高等卫生职业教育
临床医学专业（3+2）系列教材

供临床医学、口腔医学、中医学、康复、检验、影像专业使用

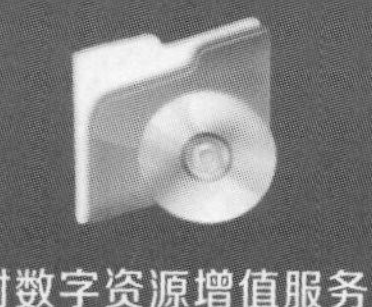

附数字资源增值服务

妇产科学

主　编　杨水莲　杨　娟　叶　芬

副主编　曾华彬　张艳慧　刘　霞

编　委　（按姓氏笔画排序）

王雪莉　商丘医学高等专科学校

叶　芬　湖北职业技术学院

丘东海　泉州医学高等专科学校

刘　霞　肇庆医学高等专科学校

李小梅　肇庆医学高等专科学校

杨　娟　黄河科技学院

杨水莲　泉州医学高等专科学校

张兴平　毕节医学高等专科学校

张艳慧　黄河科技学院

曾华彬　泉州医学高等专科学校附属人民医院

華中科技大學出版社

http://www.hustp.com

中国·武汉

内容简介

本教材是高等卫生职业教育临床医学专业(3+2)系列教材。

本教材共24章，内容包括绪论、妇科病史及检查、女性生殖系统解剖、女性生殖系统生理、妊娠生理、妊娠诊断、产前检查和孕期保健、正常分娩、正常产褥、病理产科、妊娠合并症、异常分娩、分娩并发症、产褥期并发症、女性生殖系统炎症、女性生殖系统肿瘤、妊娠滋养细胞疾病、生殖内分泌疾病、子宫内膜异位症和子宫腺肌病、盆底功能障碍及生殖器官损伤性疾病、不孕症及辅助生殖技术、计划生育、妇女保健、妇产科常用特殊检查。

本教材可供临床医学、口腔医学、中医学、康复、检验、影像专业使用。

图书在版编目(CIP)数据

妇产科学/杨水莲，杨娟，叶芬主编. —武汉:华中科技大学出版社，2021.1
ISBN 978-7-5680-6863-5

Ⅰ.①妇…　Ⅱ.①杨…　②杨…　③叶…　Ⅲ.①妇产科学-高等职业教育-教材　Ⅳ.①R71

中国版本图书馆CIP数据核字(2021)第018688号

妇产科学　　杨水莲　杨　娟　叶　芬　主编
Fuchankexue

策划编辑：余　雯
责任编辑：张　琳　张　琴
封面设计：原色设计
责任校对：张会军
责任监印：周治超
出版发行：华中科技大学出版社(中国·武汉)　　电话：(027)81321913
　　　　　武汉市东湖新技术开发区华工科技园　　邮编：430223
录　　排：华中科技大学惠友文印中心
印　　刷：武汉科源印刷设计有限公司
开　　本：889mm×1194mm　1/16
印　　张：23
字　　数：655千字
版　　次：2021年1月第1版第1次印刷
定　　价：69.80元

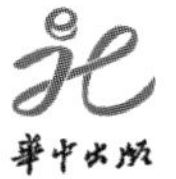

高等卫生职业教育
临床医学专业(3+2)系列教材

编委会

网络增值服务使用说明

欢迎使用华中科技大学出版社医学资源服务网yixue.hustp.com

1.教师使用流程

（1）登录网址：http://yixue.hustp.com（注册时请选择教师用户）

注册　登录　完善个人信息　等待审核

（2）审核通过后，您可以在网站使用以下功能：

2.学员使用流程

建议学员在PC端完成注册、登录、完善个人信息的操作。

（1） PC端学员操作步骤

①登录网址：http://yixue.hustp.com（注册时请选择普通用户）

注册　登录　完善个人信息

② 查看课程资源

如有学习码，请在个人中心-学习码验证中先验证，再进行操作。

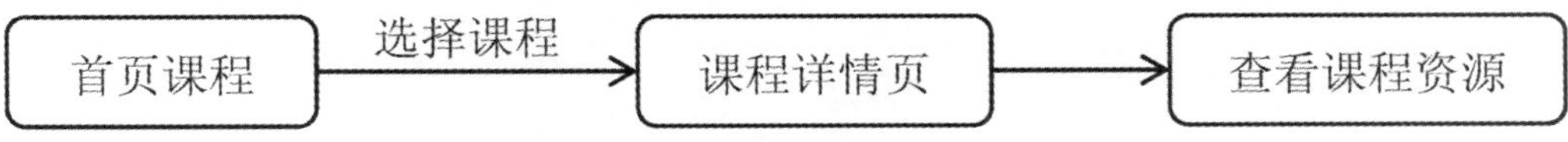

（2） 手机端扫码操作步骤

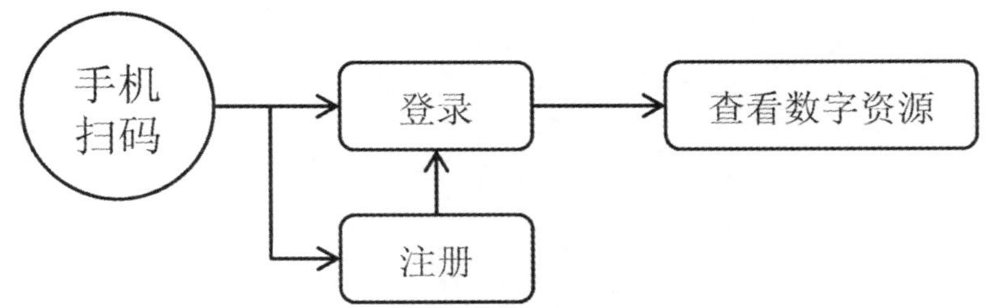

Preface 前言

为适应国家医师资格考试医学综合考试和国家医师资格考试实践技能考试的要求，适应当下短学制医学生的文化基础和学习特点，明确与岗位需求及学历层次相匹配的教学要求，加强临床思维能力和职业精神的培养，培养高素质技术技能的医学人才，教学和临床一线的妇产科专家以“密切与执业助理医师考试接轨”“医教协同”为编写思路，编写了《妇产科学》。

教材的编写遵循“三基”(基本理论、基本知识、基本技能)、“五性”(思想性、科学性、先进性、启发性、实用性)的编写原则，保证基本知识的准确性，适度增加新知识、新技术，以满足师生教学及实际应用。本教材是高等卫生职业教育临床医学专业(3＋2)系列教材，学习目标和内容明晰，实用性强，采用案例导入的形式，突出职业教育特色，贴近课堂教学、职业资格考试，注重技能，丰富教材形式，采用二维码链接数字资源等方式来增加教材内容的延展性。

全书共24章，内容编排根据妇产科学亚学科分类，按产科学、妇科学、计划生育学的顺序排列。在产科学中，根据产前、产时、产后三个时段顺序排列，各个时段内按先生理后病理的顺序排列。在妇科学中，按妇科炎症、妇科肿瘤、生殖内分泌顺序排列。本教材为融合教材，除纸质版外，还附有数字资源，可通过扫描各章节所附的二维码获取内容。

由于编者水平有限，教材编写中不足之处在所难免，恳请各院校师生不吝指正以促进本教材在今后的修订过程中日臻完善。

编　者

目　录

MULU

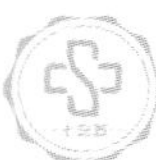

第六章 妊娠诊断

第七章 产前检查和孕期保健

第八章 正常分娩

第九章 正常产褥

第十章 病理产科

第十一章 妊娠合并症

第十二章 异常分娩

第十三章 分娩并发症

第十四章 产褥期并发症

第十五章 女性生殖系统炎症

第十六章 女性生殖系统肿瘤

第一章 绪 论

妇产科学是临床医学专业的核心课程之一，妇产科学不仅与内科、外科、儿科等学科密切相关，还包含了临床药理学、病理胚胎学、解剖学、流行病学等学科内容，涉及的知识面广，整体性强。随着现代医学的不断发展，妇产科学作为一门独立的学科得到了很大的发展，形成自己完善的专业理论，妇产科学与内科学、外科学及儿科学等课程已成为医学生必修的主干课程。

一、妇产科学研究领域

妇产科学（obstetrics and gynecology）是专门研究女性特有的生理、病理及生育调控的一门临床医学学科，包括产科学（obstetrics）和妇科学（gynecology）两大部分。产科学是一门研究妇女妊娠、分娩及产褥全过程所发生的生理和病理变化，并对其进行预防保健、诊断和处理，产科学是一门负责传播正确的产科服务理念和传授产科实践技能的学科。妊娠与分娩是孕育、诞生新生命的过程，关乎着两代人的安全。产科学亦是协助新生命诞生的医学学科。产科学主要研究内容包括产科学基础、胎儿医学、生理及病理产科学四大部分。近年来产科学开始以一个新的视觉审视妊娠与分娩的本质，现代产科致力于改善分娩质量，降低孕产妇死亡率和围产儿死亡率及减少出生缺陷人口数，以达到保证母婴健康和提高出生人口素质的目的。围产医学（perinatology）是一门交叉学科，涉及多个学科，主要研究围产期中的孕妇、胎儿及早期新生儿的监护及其病理改变，并进行预防、诊断和处理。但产科学以母亲为中心的理论体系逐渐被打破，现在母胎统一管理的新理论体系成为新趋势，形成母胎医学（maternal fetal medicine）的理论体系。母胎医学涉及围产医学、医学遗传学、影像医学等学科，是在整合了传统产科学、遗传学、影像学、发育学等多学科的基础上发展起来的致力于母婴健康、降低出生缺陷率、提高出生人口素质的新型交叉学科。

妇科学是一门研究妇女非妊娠期生殖系统的生理和病理改变，并对其进行预防、诊断和处理的医学学科。妇科学包括妇科学基础、女性生殖器炎症、女性生殖器肿瘤、生殖内分泌疾病、女性生殖器损伤疾病、女性生殖器发育异常及先天畸形及女性其他生殖器疾病等，我国妇科学还涵盖了计划生育，计划生育是我国的一项基本国策，计划生育（family planning）在我国是一门独立的亚学科，主要研究现代女性生育的调控，包括选择生育时间、生育数目和两胎之间的生育间隔，亦研究意外妊娠的预防和处理等。妇科学还包括生殖医学，生殖医学是涉及男科学、妇产科学、遗传学、性病学、儿科学等新型交叉性学科。

二、妇产科学近代重要发展

随着科技日新月异的发展，各医学学科不断进步，妇产科学近年来取得了许多新的成果。

（一）产科学理论体系的转变

随着产科学的发展，以往以母亲为中心的产科理论体系被以母子统一管理的新理论体系所取代，产科进入现代化发展阶段，原来的经验医学不断向循证医学发展，并且强调产科、儿科等多学科团队合作，这一新理论体系带动了围生医学与新生儿学等分支学科的发展。随着围

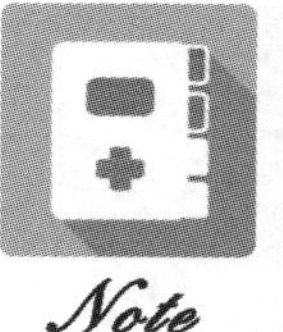

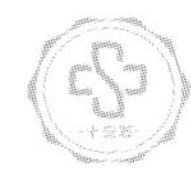

生期监护技术的发展，产科医生与新生儿科医生的密切合作，产程胎儿监护、无痛分娩等大量新技术运用于该领域，显著降低了围产儿的死亡率。

（二）产前诊断技术不断创新

随着科学技术的发展，特别是分子生物学技术和医学遗传技术也在不断进步，产前诊断技术可以准确、快速地发现越来越多的胎儿缺陷，而且在妊娠早、中期就可以明确诊断出许多遗传性疾病和先天性畸形，避免了严重畸形儿的出生，大大减轻了家庭及社会的负担。运用遗传学新技术，通过无创基因检测筛查 21-三体综合征、18-三体综合征、13-三体综合征等染色体非整倍体疾病，降低了筛查成本，避免感染。通过绒毛活检、羊水穿刺、脐带血穿刺和无创 DNA 等手段，结合遗传学和分子生物学，大大提高了人群遗传素质和人口质量。

（三）生殖医学的发展

生殖医学以往属于边缘学科，缺乏系统性、全面性、深入性的研究，近年来辅助生殖技术迅速发展，也促进了生殖学的发展。辅助生殖技术包括配子和胚胎的冷冻技术，控制性超排卵（COH）、卵母细胞单精子显微注射（CSI）、植入前遗传学诊断（PGD）、宫腔内配子移植术（GIUT）、体外受精胚胎移植术（IVF-ET）、配子输卵管内移植（GIFT）、供胚移植等。

（四）女性生殖内分泌学的发展

近年来临床上对于女性内分泌疾病的研究已从器官水平进展到分子水平。随着人类基因组计划的实施和接近完成，将极大地促进生命科学领域一系列基础研究的发展，而生殖医学基础研究在生命科学中占有举足轻重的地位。免疫应激对生殖功能的影响及其作用机制已经成为研究热点，尤其对青春期的正常启动、生殖激素的分泌有着显著影响。许多新药问世也促进了女性月经失调和生殖功能异常的诊断和治疗进入一个新阶段。绝经后激素替代治疗的推广使用，促使生殖内分泌学发展成为一门新兴的专门学科。

（五）妇科肿瘤学的发展

妇科肿瘤学是近年发展较快的一门学科。在世界范围内妇科肿瘤的发病率呈逐年上升的趋势，随着妇科肿瘤进展机制研究的进一步深入、多种肿瘤标志物意义的发现、现代化的影像技术的应用、放射治疗的不断发展、手术方法的改良及各种新型化疗药的研制和推广应用，使一些妇科肿瘤能够早期发现、早期诊断及早期治疗。近年来宫腔镜和腹腔镜为主的各种微创手术在我国迅速发展，并形成了自己的特色和优势，也标志着妇科肿瘤手术方式进入一个新的阶段。现在已有宫颈癌疫苗上市，疫苗普及后，将大大降低了宫颈癌的发生率与死亡率。妇科肿瘤的主要治疗方式仍然是手术辅以放化疗的综合治疗，但分子生物学技术的发展使我们可以了解人类癌症的基因图谱，肿瘤基因组计划的实现，让我们可以更深入地了解这些肿瘤，并揭示潜在治疗靶标。随着基因组学技术的发展和普及，对患者的诊断、治疗和随诊更加个体化，能最大限度地改善疗效、减少治疗相关毒性反应、提高患者生存质量。

（六）妇女保健学的建立

妇女保健学是根据女性生殖生理的特点，以保健为中心，以群体为对象的一门学科。主要研究妇女一生各时期的生理、心理特点，病理变化，社会适应能力及保健要求。生殖健康的内容已经被纳入中国妇幼保健工作内容和服务体系之中，同时也成为全面提高妇女健康水平的工作目标。提供的妇女保健服务从广度和深度上都得到了进一步发展。更关注全面保护妇女生殖健康，为妇女提供综合性保健服务，使广大妇女掌握保健知识，提高妇女自我保健能力，充分体现妇女的自我健康权利。在妇女保健方面获得多部门的合作和全社会的支持，将妇女健康推向更高的层次。

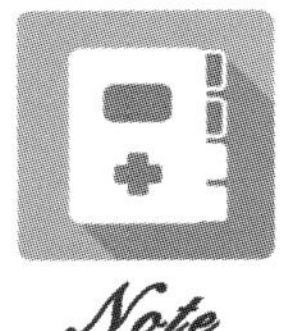

Note

三、妇产科学的学习方法及要领

妇产科学是一门独立的临床医学学科，但女性生殖系统的生理与病理变化与全身其他器官和系统不可分割，它们是一个整体、相互影响。如正常月经有赖于下丘脑-腺垂体-卵巢轴神经内分泌的正常调节，若甲状腺、肾上腺皮质功能等内分泌腺异常，均可导致月经失调。如妊娠合并心脏病可导致母儿死亡。妇产科学虽分为产科学和妇科学两部分，但产科与妇科疾病多互为因果，例如分娩所致的盆底组织损伤可导致出血生殖系统损伤性疾病。反之，妇科肿瘤可影响妊娠与分娩，生殖系统感染可导致早产。妇产科学课程一般分为三个阶段，包括系统性理论学习、临床见习和毕业实习。根据产科学和妇科学各自的特点，充分掌握妇产科学的理论体系，做到融会贯通、举一反三。妇产科学不仅是临床医学，同时也是预防医学。在产科可通过一些预防措施来避免发生或减轻危害，如开展遗传咨询、产前筛查等可预防新生儿遗传性疾病和先天性畸形，减少出生缺陷，在妇科通过开展宫颈癌筛查可以早期发现宫颈癌前病变等。妇产科学亦是一门实践性很强的学科，除了必须掌握妇产科学的基础理论和基本知识，要重视实践技能训练。在反复的学习和训练中，不断加强自己的临床思维和基本技能。为了适应医学模式的改变和社会的发展对生育、健康及医疗保健要求的变化，应更重视人文关怀，此外，应具有良好医德和医风，尊重、关心及爱护患者，向患者提供具有安全性、高质量和充满人文关怀的健康照顾，才能成为一名合格的妇产科医师。

（李小梅）

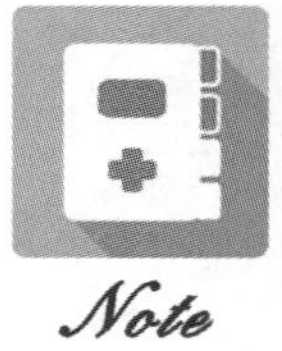

Note

第二章　妇科病史及检查

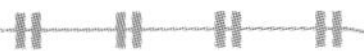

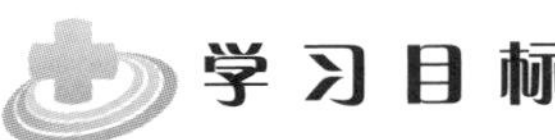

学习目标

扫码看 PPT

1. 掌握：妇科病史采集的要点；能按照临床思维方法对妇科患者进行病史采集，并整理成妇科病案；妇科盆腔检查的方法；妇科患者盆腔检查后的记录方法；妇科病史采集的方法；妇科盆腔检查的注意事项。

2. 熟悉：妇科患者的心理和疾病特点；临床助理医师技能考试项目和具体内容。

3. 了解：职业素质的内容，并内化于日常学习工作中；妇科疾病常见症状的鉴别要点。

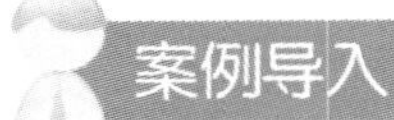

案例导入

主诉：经量增多 1 年，加剧 8 天。

现病史：患者 45 岁，于 1 年前无明显诱因经量开始增多，周期尚正常。自以为围绝经期改变，未行检查及治疗。此次月经来潮，经量多，无痛经。就诊于当地妇幼保健院，B 超示：子宫肌瘤。今日就诊于我院。患者发病以来，睡眠饮食大小便正常，体重无明显改变。

妇检：宫体增大如妊娠 3 个月，质地硬，表面光滑，活动，无压痛，附件未触及肿物。

请问：

1. 作为一个临床医师，如何与患者沟通？收集病史有哪些方法？
2. 妇科疾病在病史采集时应注意什么？
3. 如何进一步完善该患者的病史及体格检查？
4. 如何确定辅助检查项目？
5. 如何把职业素质体现在具体疾病的诊疗中？

【案例导入答案】见文档 0201

《中华人民共和国执业医师法》确定我国实行医师资格考试制度。临床助理医师是医师资格考试的一种，医师资格考试性质是行业准入考试，是评价申请医师资格者是否具备从事医师工作所必需的专业知识与技能的考试。医师资格考试分实践技能考试和医学综合笔试两部分。考试分为两级四类，即执业医师和执业助理医师两级；每级分为临床、中医、口腔、公共卫生四类。

实践技能考试采用多站测试的方式，考区设有实践技能考试基地，根据考试内容设置若干考站，考生依次通过考站接受实践技能的测试。每位考生必须在同一考试基地的考站进行测试。实践技能考试重点考查考生动手操作能力和综合运用所学知识分析、解决问题的能力，包括职业素质、病史采集、病例分析、体格检查、基本操作和辅助检查六部分。妇产科学是医学的一部分，作为学习妇产科学的医学生，也必须掌握以上六部分技能。

Note

第一节 职业素质

一、医德医风

医德医风是指执业医师应具有的医学道德和风尚。它属于医学职业道德的范畴。医学职业道德是从事医学职业的人们在医疗卫生保健工作中应遵循的行为原则和规范的总和。

医学作为一种特殊职业，面对的是有思想、有感情的人类。执业医师担负着维护和促进人类健康的使命，关系到人的健康利益和生命，而人的健康和生命又是世界万物中最宝贵的。因此，执业医师在职业活动中，不仅在医疗技术上要逐渐达到精良，而且在面对一个个患者时还需要有亲切的语言、和蔼的态度、高度的责任感和高尚的医学道德情操，只有这样才能使自己成为德才兼备的医学人才，担负起“救死扶伤，治病救人”的光荣使命，也才能成为一个受人民群众爱戴的医生。

二、沟通能力

沟通是人与人之间、个人与群体之间思想与感情的传递和反馈的过程，以求思想达成一致和感情的通畅。这种过程不仅包含口头语言和书面语言，也包含形体语言、个人的习气和方式、物质环境——赋予信息含义的任何东西。沟通按沟通方式分为语言沟通和非语言沟通，语言沟通包括口头语言沟通和书面语言沟通，非语言沟通包括声音语气、肢体动作。最有效的沟通是语言沟通和非语言沟通的结合。医患沟通使双方有更好的了解和理解，有利于诊治和护理的进行，从而提高理疗质量，利于患者的康复。

沟通能力有两个因素：一是思维是否清晰，能否有效地收集信息，并做出逻辑的分析和判断；二是能否贴切地表达出（无论是口头还是书面）自己的思维过程和结果。而前者更重要，没有思维的基础，再好的语言技巧，也不可能达到传达、说服、影响的结果，其包含着表达能力、争辩能力、倾听能力和设计能力。沟通能力看起来是外在的东西，而实际上是个人素质的重要体现，它关系着一个人的知识、能力和品德。沟通过程的要素包括沟通主体、沟通客体、沟通介体、沟通环境和沟通渠道。表面上来看，沟通能力似乎就是一种能说会道的能力，实际上它包罗了一个从穿衣打扮到言谈举止等一切行为的能力。一个具有良好沟通能力的人，他可以将自己所拥有的专业知识及专业能力进行充分的发挥，并能给对方留下“我最棒”“我能行”的深刻印象。沟通时医生的言语、举止、神态、衣着都会影响沟通的效果。因此在临床工作中，在重视医疗技术提高的同时，更应该重视医生的沟通技巧、协作能力，与患者的亲和力等方面能力的培养。主要沟通技能涉及与患者建立关系、采集病史、解释问题，与患者及其家属达成对治疗方案的共识，提高患者治疗的依从性。医务人员应具备的积极心理品质有同理心、乐观思维、心理弹性和团队合作。

【知识拓展】

见文档0202

三、人文关怀

人文就是人类文化中的先进部分和核心部分，即先进的价值观及规范。人文关怀的集中体现是重视人、尊重人、关心人、爱护人。简而言之，人文，即重视人的文化。人文的核心是“人”，以人为本，关心人、爱护人、尊重人。这就是我们常常所说的人类关怀和生命关怀。人是衡量一切的尺度，在人世间的各种权利，只有人权是生来具有的，不可剥夺，也不可替代的。承认人的价值，尊重人的个人利益，包括物质的利益和精神的利益。医学人文，是一门医学和人

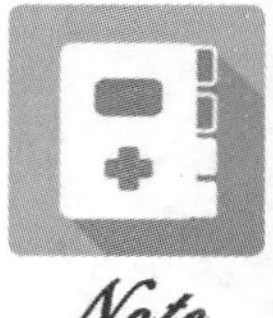

Note

文学的交叉学科。正如其名，是研究医学与人文关系及从人文观念角度出发对各种医学现象、事件进行思考、总结的学科。

人文，是一个动态的概念。《辞海》中人文是指人类社会的各种文化现象。文化是人类或者一个民族、一个人群共同具有的符号、价值观及其规范。符号是文化的基础，价值观是文化的核心，而规范，包括习惯规范、道德规范和法律规范，则是文化的主要内容。

临床医学分科的细化，形成一个医师只是面对人体的一个系统或者一个器官的局面。医学技术的飞速发展，导致技术至上主义的滋长。市场化导致医疗机构把追求更大的经济利益作为服务的潜在动力等，削弱了医学的人文关怀。但是，医学是起源于他人关怀和人类关怀的需要，人的心理对生理能产生巨大的影响。因此，人文关怀是医学的本质特征，也是医学的核心理念。医疗活动是以患者而不是以疾病为中心，把患者视为一个整体的人而不是损伤的机器，在诊断治疗过程中贯穿着对患者的尊重、关怀，主张与患者进行情感的沟通，充分体现了“医乃仁术”的基本原则。

【知识拓展】

见文档 0203

医务工作者要改变“见病不见人”的单纯技术服务观念，在诊疗方式上需要了解患者的心理与情绪，重视与患者的沟通，要使医学实践从单纯寻求药物、手术的治疗转向追求治疗安全、持续有效、微创或无创、改善预后、经济耗费低和尽可能好的生命质量。而对于医院来说，服务流程的设计要设身处地为患者着想，尽可能方便、优质、高效、温馨，努力为患者提供全方位的人文关怀。

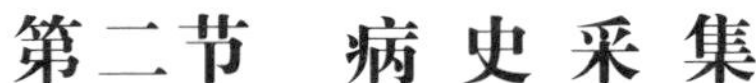

第二节　病史采集

病史是诊断疾病的重要依据之一，所形成的文字资料为原始的法律文本，故要求全面、客观、真实、准确、完整而系统。完整、准确病史的获得，不仅要熟悉有关疾病的基本知识，而且还要掌握采集病史的基本方法。采集病史时，应做到态度和蔼、语言亲切。为正确判断妇科病情，应与患者融洽交流，耐心、细致地询问病情。询问病史应有目的性，切勿遗漏关键性的病史内容，以免造成漏诊或误诊。对危重患者在初步了解病情后，应立即抢救，以免贻误治疗。外院转诊者，应索阅病情介绍作为重要参考资料。对不能自己口述的危重患者，可询问最了解其病情的家属或亲友，但应注明可信性。要注意患者的隐私，对于关于性生活情况及有其他难言之隐患者，不可盲目信任及反复追问。对未婚患者否认性生活史者，行直肠-腹部诊和相应的化验检查，明确病情后再补充询问与性生活有关的问题。

一、常见症状

外阴瘙痒；白带异常；阴道出血；月经失调；腹部肿块等。发热；疼痛（如头痛、胸痛、腹痛、腰痛、关节痛）；咳嗽与咳痰；咯血；呼吸困难；心悸；水肿；恶心与呕吐；呕血与便血；腹泻；黄疸；消瘦；无尿、少尿与多尿；尿频、尿急与尿痛；血尿；抽搐与惊厥；意识障碍。

二、妇科病史询问

（一）一般项目

一般项目包括患者姓名、性别、年龄、籍贯、职业、民族、婚姻、住址、入院日期、病史记录日期、病史陈述者、可靠程度。

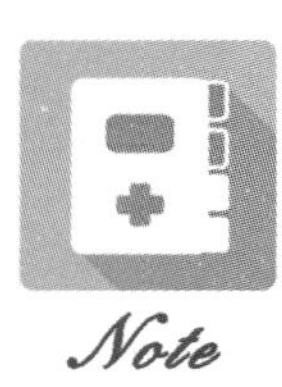

Note

（二）主诉

主诉是指促使患者就诊的主要症状（或体征）及持续时间。要求用简单、明了的语言描述，通常不超过20个字。妇科主要症状有外阴瘙痒、阴道出血、白带异常、腹痛、腹部包块、不孕等。若患者有停经、阴道流血及腹痛三种主要症状，则应按其发生时间的顺序将主诉书写为“停经50日，阴道流血4日，腹痛1日”。若患者无任何自觉症状，仅妇科体检时发现子宫肌瘤，主诉应写为“查体发现子宫肌瘤10日”。

（三）现病史

现病史是指患者从发病到就诊时疾病发生、发展及治疗的全过程，是病史的主要组成部分，要详细记录。应围绕主要症状，按时间先后顺序，系统地记录主要症状的演变、有无伴随症状及伴随症状与主要症状之间的相互关系等。若曾有过治疗，应记录治疗的全部过程和结果，以及与鉴别诊断有关的阳性或阴性资料等。常见的现病史主要症状描述如下。

1. 阴道出血 阴道出血的日期、持续时间、血量、颜色，有无血块，有无组织排出及排出组织的性状，有无出血诱因，有无伴随症状，出血与月经的关系，末次月经及前次月经的日期等。

2. 白带异常 白带异常发生时间、量、颜色及性状，有无气味，是否伴有外阴瘙痒以及与月经的关系。

3. 腹部包块 包块发生的时间、部位、大小、活动度、硬度、增长速度，有无疼痛及伴随症状。

4. 腹痛 发生时间及持续时间、部位、性质、程度，与月经的关系，有无诱因、全身反应及伴随症状等。

（四）月经史

月经史包括初潮年龄、周期、经期持续时间、经量、有无血块、经血颜色、有无痛经、经前有无不适及月经是否规律，常规记载末次月经时间（LMP），必要时询问前次月经时间（PMP）。若已绝经，应询问绝经年龄及绝经期、绝经后的情况等。如15岁初潮，周期为28日，经期持续4日，绝经年龄为48岁，可简写为“15 4/28 48”。

（五）婚育史

婚次及每次结婚年龄，是否近亲结婚。男方年龄、职业、健康状况、有无冶游史和性病史。夫妇同居情况。初孕、初产年龄，足月产、早产、流产情况及现存子女数，生育史可简写为足产数-早产数-流产数-现存子女数，如足月产1次，无早产，流产2次，现存子女1人，简写为“1-0-2-1”，也可写为“孕3产1”（G_3P_1）。妊娠、流产及分娩的经过，分娩方式，新生儿情况。产后有无大出血、感染或其他并发症。流产是人工流产还是自然流产，自然流产是否刮宫。末次流产和分娩的时间、年龄。采用何种避孕方法及其效果和不良反应等。

（六）既往史

以往健康状况，患过何种疾病，尤其是妇科疾病，有无腹部手术史等。还应询问过敏史及过敏药物名称。尤其输血史应予记载。

（七）个人史

生活和居住情况，出生地和曾居住地区，有无烟酒嗜好。

（八）家族史

家族成员中有无遗传病及可能遗传的有关疾病及传染病，如血友病、白血病、糖尿病、高血压、癌症、结核病等。

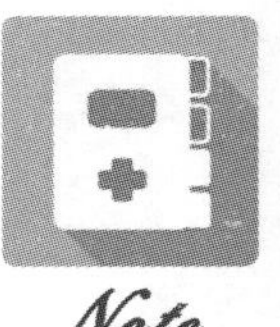

Note

第三节　体格检查

体格检查应在采集病史后进行。检查范围包括全身检查、专科检查。这里重点介绍妇科检查，也称为盆腔检查。

一、全身检查

（一）一般检查

全身状况：包括生命体征（体温、脉搏、呼吸、血压）、发育（包括身高、体重、头围）、体型、营养状态、意识状态、面容、体位、姿势、步态、皮肤（包括颜色、湿度与出汗、弹性、皮疹、出血点与紫癜、蜘蛛痣、毛发、水肿等）、淋巴结。

（二）头颈部

眼：如外眼检查（包括眼睑、巩膜、结膜、眼球运动）、瞳孔的大小与形状、对光反射（直、间接）、集合反射。口：咽部、扁桃体。颈部：甲状腺、气管、血管。

（三）胸部

胸部的体表标志；胸壁、胸廓与乳房的检查；肺和胸膜的检查，包括视（观察呼吸）、触（检查胸廓扩张度、语音震颤、胸膜摩擦感）、叩（肺界的叩诊）、听（常见疾病的呼吸音）等；心脏的视、触、叩、听等。

（四）腹部

腹部检查是妇科体格检查的重要组成部分，要全面进行。观察腹部形态，有无隆起、瘢痕、妊娠纹等，触摸腹壁厚度，有无压痛、反跳痛和肌紧张，有无移动性浊音，有无包块，包块的位置、大小、范围、软硬度、活动度、是否光滑、是否有压痛。若合并妊娠，应检查腹围、子宫底高度、胎位、胎心及胎儿大小等。

1. 腹部视诊　腹部的体表标志及分区；腹部外形、腹围；呼吸运动；腹壁静脉；胃肠型和蠕动波。

2. 腹部触诊　腹壁紧张度；压痛及反跳痛；肝脾触诊及测量方法；腹部包块；液波震颤；振水音。

3. 腹部叩诊　腹部叩诊音；肝浊音界；移动性浊音；肋脊角叩击痛；膀胱叩诊。

4. 腹部听诊　肠鸣音；血管杂音。

（五）脊柱、四肢、肛门

1. 脊柱检查　脊柱弯曲度；脊柱活动度；脊柱有无压痛与叩击痛；运动功能有无受限。

2. 四肢、关节检查　有无形态异常，如杵状指、反甲、水肿、下肢静脉曲张等。

3. 肛门指诊　先后检查括约肌的紧张度、肛管、直肠内壁等。

（六）神经系统

1. 神经反射　浅反射即刺激皮肤或黏膜所引起的反应。深反射即刺激骨膜肌腱引起的反应。病理反射也称为锥体束征，见于上运动神经元损伤。

2. 脑膜刺激征　脑膜受激惹的表现，阳性见于各种脑膜炎、颅内压增高等。

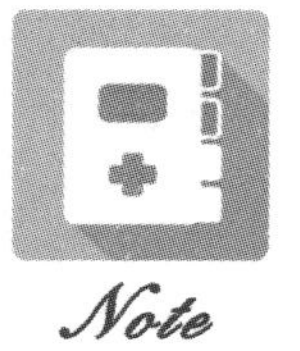

Note

二、盆腔检查(专科检查也叫妇科检查)

(一) 注意事项

(1) 所有检查器具必须消毒。

(2) 除尿失禁患者外,检查前嘱患者排空膀胱。直肠充盈者应排空大便。

(3) 每检查一人,应更换臀下垫单一次,以免交叉感染。

(4) 患者取截石位,臀部置于检查台缘,头略抬高,两手平放身旁,使腹肌尽量松弛。检查者面向患者,站立于患者两腿之间。

(5) 月经期及阴道出血时应尽量避免进行阴道检查,必须检查时,应严格消毒后进行。

(6) 否认性生活史女性禁做阴道和窥器检查。如确需检查,应征得本人及家属同意并签字后方可进行。了解盆腔器官情况一般做肛腹诊。

(7) 检查时要关心、体贴患者,态度要严肃、认真,动作轻柔、准确。男医生做妇科检查时,应有其他医护人员在场,以消除患者紧张心理和避免不必要的误会。

(8) 疑有盆腔内病变的腹壁肥厚、高度紧张不合作或未婚患者,当盆腔检查不满意时,可行B型超声检查,必要时可在麻醉下进行盆腔检查。

(二) 检查内容及方法

1. 外阴检查 观察外阴部发育、阴毛多少及分布、阴阜、阴蒂、大小阴唇、会阴、前庭大腺等情况,注意有无畸形、炎症、溃疡、瘢痕、肿瘤等。用一手拇指和示指分开两侧小阴唇,暴露阴道前庭、尿道口、处女膜及阴道口,注意有无红肿、赘生物、尿道黏膜外翻及处女膜形态,有无损伤和畸形。嘱患者向下屏气,观察有无阴道壁膨出及子宫脱垂、尿失禁等。

2. 阴道窥器检查 将阴道窥器两叶合拢,涂以润滑剂。检查者用一手示指及拇指分开双侧小阴唇,暴露阴道口,另一手持阴道窥器沿阴道侧后壁插入阴道(图 2-1),边推进边将两叶转平,缓慢张开两叶,充分暴露子宫颈(简称宫颈)(图 2-2),旋转窥器清楚地显露阴道前、后壁及两侧壁。注意两叶顶端勿直接碰触宫颈,以防宫颈出血。宫颈不易暴露时选用大号阴道窥器或单叶拉钩。观察宫颈大小、颜色、外口形状,宫颈是否光滑,有无裂伤、糜烂、外翻、肥大、息肉、囊肿、赘生物,子宫颈管(简称宫颈管)分泌物的量及性状,宫颈有无接触性出血等。若需做宫颈刮片、宫颈管分泌物涂片及培养应在此取材。然后观察阴道壁色泽、皱襞,阴道宽度及深度,有无畸形,有无红肿、结节、溃疡、肿物、损伤、瘢痕。观察后穹隆有无裂伤、瘢痕、膨出或肿物。查看阴道分泌物的量及性状、色泽、气味。需做阴道分泌物悬滴法检查者在此取材。

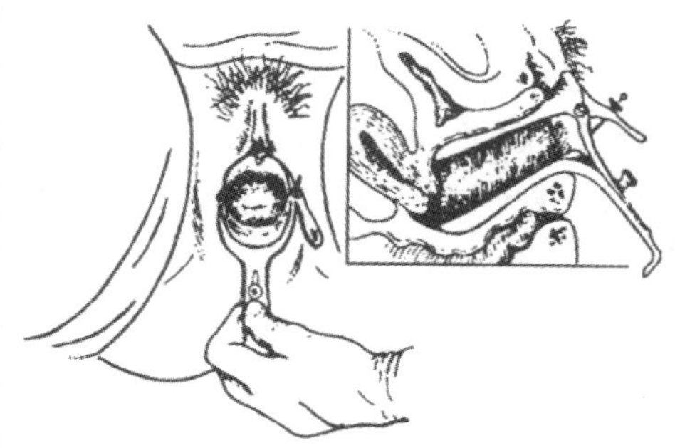

图 2-1 分开两侧小阴唇,准备放入阴道窥器

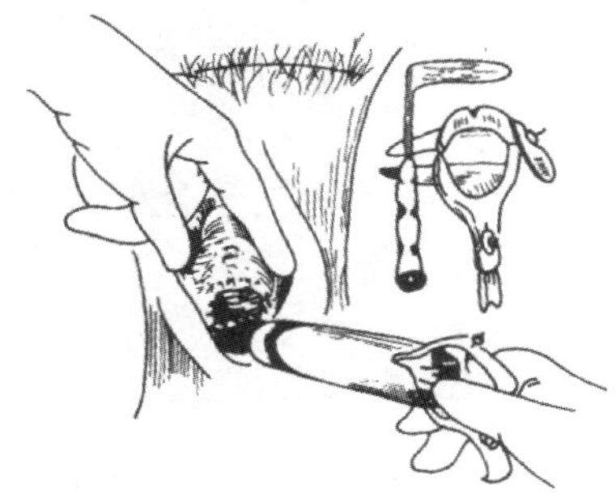

图 2-2 暴露宫颈

3. 双合诊 检查者一手戴手套,将中指、示指深入阴道,另一手在腹部配合的检查方法称双合诊,双合诊是妇科的一种基本检查方法。其目的是扪清阴道、宫颈、宫体、输卵管、卵巢、子宫韧带、子宫旁结缔组织及盆腔其他器官和组织的情况。适用于有性生活史的妇女。

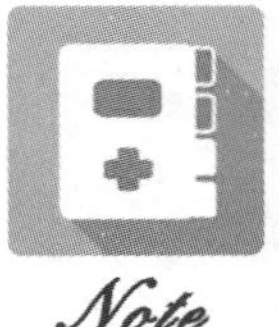

检查者一手戴好消毒手套，中指、示指涂以润滑剂后，轻轻通过阴道口沿阴道后壁放入阴道。先检查阴道有无畸形，阴道的通畅度、深度、弹性及有无瘢痕、结节或肿块。阴道内手指经阴道前壁压迫尿道，注意尿道口有无脓液排出。手指深入阴道后穹隆部，检查后穹隆有无饱满及触痛。再触摸宫颈，检查宫颈大小、形态、硬度、长度、位置、宫颈外口情况及有无接触性出血。向上或向两侧摇动宫颈，患者感到有疼痛时称为宫颈举痛。随后将阴道内两指放在宫颈后方，另一手掌心朝下四指平放于患者脐部，阴道内手指向上向前抬举宫颈，腹部手指往下往后按压腹部，并逐渐向耻骨联合方向移动，通过双手协调抬举、按压，使子宫位于两手之间。扪清子宫的位置、大小、形态、软硬度、活动度及有无压痛(图 2-3)。扪清子宫后，阴道内两指由宫颈后方分别先后移至两侧穹隆部，尽量向上向盆腔深部触及，同时，腹部一手从与穹隆两侧的髂嵴水平开始由上往下按压腹部，与阴道内手指相互对合，了解输卵管、卵巢、宫旁结缔组织(俗称子宫附件，简称附件)情况(图 2-4)。

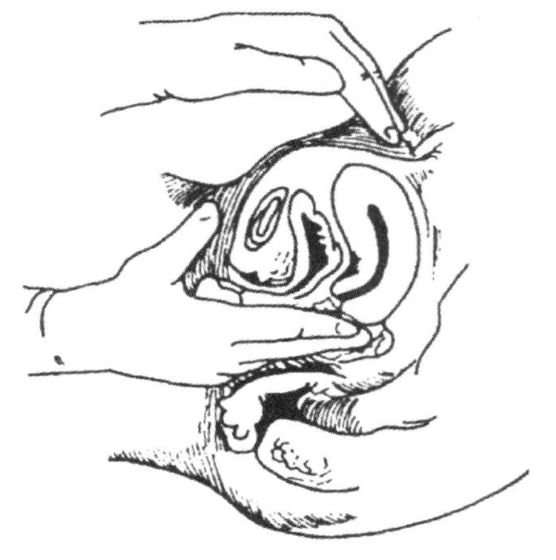

图 2-3　双合诊检查子宫

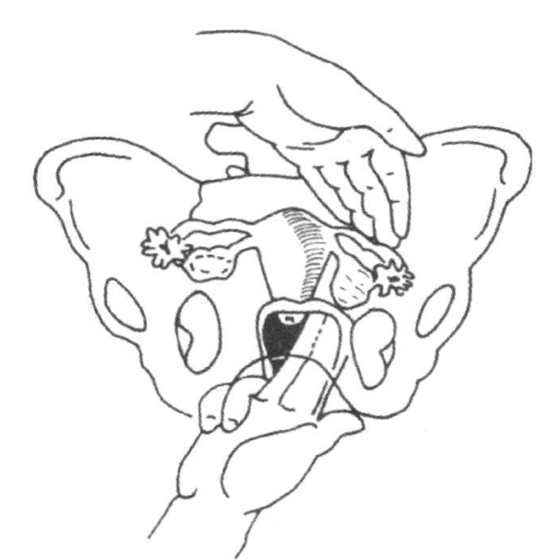

图 2-4　双合诊检查附件

正常情况下，内、外两手可相互对合，输卵管不能触及，卵巢偶可触及，有酸胀感。若两手之间距离增大，提示宫旁结缔组织增厚或有肿物。触及包块应注意其位置、大小、质地、活动度，有无凹凸不平，有无压痛及与子宫的关系等。

4. 三合诊　一手示指放入阴道，中指放入直肠，另一手置于腹部的检查方法称三合诊，具体操作方法同双合诊(图 2-5)。

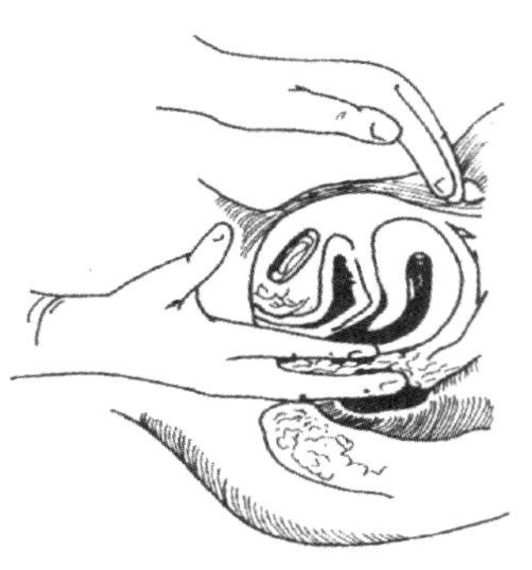

图 2-5　三合诊检查

三合诊用于弥补双合诊的不足。通过三合诊能进一步扪清后倾或后屈子宫的大小、子宫后壁、直肠子宫陷凹、子宫骶骨韧带、盆腔后部及直肠的病变。对诊断盆腔肿瘤、子宫颈癌分期、子宫内膜异位症、盆腔炎、生殖器结核等盆腔病变，三合诊是必不可少的检查方法。

5. 直肠-腹部诊　一手示指伸入直肠，另一手在腹部配合检查的方法称为直肠-腹部诊，又称肛腹诊。一般用于无性生活史、阴道闭锁或其他不宜进行双合诊及三合诊检查的患者。

(三) 记录盆腔检查结果，按生殖器解剖部位顺序记录

1. 外阴　发育，婚产式，异常情况。

2. 阴道　是否通畅，黏膜情况，分泌物量、色、性状、气味，异常发现。

3. 宫颈　大小，硬度，有无撕裂，是否光滑，糜烂及其程度，息肉，囊肿，接触性出血，宫颈举痛，异常发现。

4. 子宫 位置，大小，硬度，活动度，形态，压痛，异常发现。

5. 附件 有无增厚、压痛及包块。包块位置、大小、硬度、活动度、是否光滑、与周围组织的关系等。

【知识拓展】

见文档0204

第四节 妇科疾病常见症状的鉴别要点

妇科疾病的常见症状有阴道流血、白带异常、下腹疼痛、外阴瘙痒及下腹肿块等，掌握这些症状的鉴别要点对妇科疾病的诊治极为重要。

一、阴道流血

阴道流血是最常见的一种症状，出血可来自生殖道任何部位，如外阴、阴道、宫颈、宫体等处，以来自宫体为最多，除正常月经外均称为阴道流血。常见原因如下。

（1）卵巢内分泌功能异常导致子宫出血。

（2）与妊娠有关的子宫出血：异位妊娠、葡萄胎、流产等。

（3）生殖器炎症：阴道炎、急性宫颈炎、宫颈息肉、子宫内膜炎等。

（4）生殖器肿瘤：外阴癌、阴道癌、宫颈癌、子宫内膜癌、子宫肉瘤及具有分泌功能的卵巢肿瘤。

（5）外伤、异物和外源性性激素：外阴、阴道损伤，阴道内异物，宫腔内放置节育器可致流血；雌激素、孕激素使用不当，均可引起异常子宫出血。

（6）全身性疾病：血小板减少性紫癜、白血病、再生障碍性贫血等。

（7）卵巢内分泌功能失调：无排卵性和排卵性异常子宫出血等。

二、白带异常

白带是由阴道黏膜渗出物、宫颈管及子宫内膜腺体分泌物等混合而成。正常白带呈白色稀糊状或蛋清样，无腥臭味，量少，称为生理性白带。当白带的量及性状发生异常改变时，称为异常白带。常见原因如下。

（一）生殖道炎症所致的白带改变

1. 阴道炎症 常见阴道炎症为外阴阴道假丝酵母菌病、滴虫性阴道炎、细菌性阴道炎、淋球菌性阴道炎。

2. 宫颈炎症 淡黄色脓性或乳白色黏液样白带，量多，重度糜烂或息肉生成，可有脓血性白带。

3. 子宫内膜炎症 可有白带增多，急性炎症时白带可为脓性或脓血性。

4. 盆腔炎症感染 急性期脓性或血性白带，伴下腹疼痛。慢性期白带黄色浆液性。

（二）生殖器官肿瘤引起的白带改变

1. 宫颈癌 多为血性或淘米水样白带，晚期患者白带多恶臭。

2. 子宫内膜癌或子宫黏膜下肌瘤 可有血性白带，子宫黏膜下肌瘤伴感染时白带可恶臭。

3. 输卵管癌 多有黄色或红色水样白带，呈间歇性排出。

（三）激素引起的白带改变

如口服大量雌激素，会导致白带增加。

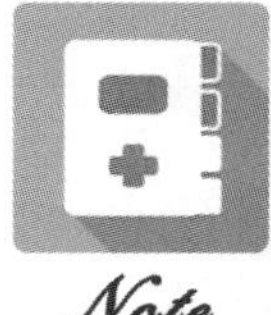

三、下腹部疼痛

下腹部疼痛是女性就诊的常见主诉，多由妇科疾病引起，但应除外其他系统疾病，根据下腹痛起病缓急、部位、性质和特点寻找病因。

四、下腹部肿块

下腹部肿块是妇科就诊时的常见主诉。肿块可以是患者本人或妇科检查时发现，可为功能性、炎症性、肿瘤性等。

五、外阴瘙痒

女性外阴容易受各种因素的刺激或本身疾病而致瘙痒，严重者可影响患者的生活和工作，是患者就诊的主要症状。

（一）局部原因

1. 阴道炎症引起 如外阴阴道假丝酵母菌阴道炎、滴虫性阴道炎、外阴尖锐湿疣等，是白带异常增多刺激外阴瘙痒的原因。

2. 尿液、粪液刺激引起 多见于尿失禁、尿瘘、粪瘘。

3. 局部过敏 避孕套（又称阴茎套）、卫生巾、卫生棉条或其他药物、化学品过敏所致。

（二）全身原因

1. 精神性因素 多为心理紧张等原因所致，妇科检查无发病原因，患者常诉外阴瘙痒在夜间加重。

2. 全身疾病 如糖尿病外阴炎、妊娠肝内胆汁淤积症、雌激素水平下降、荨麻疹、药疹，均可引起外阴瘙痒。

3. 外阴局部营养不良 易引起外阴瘙痒。

【目标检测】
见文档 0205

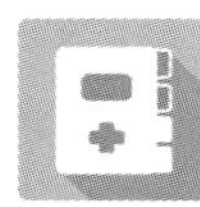

本章小结

妇科病史及检查	学习要点
职业素质	医德医风，沟通能力，人文关怀
概念	主诉，现病史，双合诊，三合诊，直肠-腹部诊
病史采集	一般项目，主诉，现病史，月经史，婚育史，既往史，个人史，家族史
全身检查	一般检查，头颈部，胸部，腹部，脊柱、四肢、肛门，神经系统
妇科检查	注意事项，外阴，阴道，宫颈，宫体，附件，记录
妇科病常见症状	阴道流血，白带异常，下腹部疼痛，下腹部肿块、外阴瘙痒

（杨水莲）

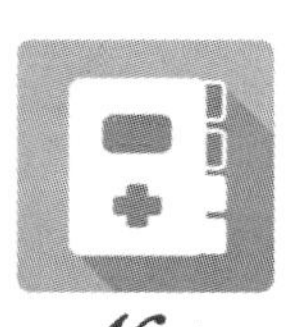
Note

第三章　女性生殖系统解剖

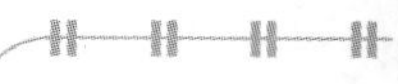

学习目标

1. 掌握：女性内、外生殖器官解剖的组成、形态及功能。
2. 熟悉：女性生殖器官的邻近器官与骨盆的解剖特点。
3. 了解：女性生殖器官的血管分布、淋巴回流与神经支配。

扫码看 PPT

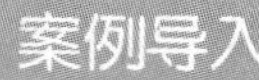

患者，女，45 岁，已婚，近 2 年来，月经量多、经期延长。现月经来潮已第 6 日，仍出血不止，晨起上卫生间时晕倒在地，急送医院。体格检查：患者面色苍白，血压 90/60 mmHg，脉搏 100 次/分。妇科检查：外阴阴道已产式，宫颈光滑、正常大，子宫如儿头大、质硬、表面有结节状突起，双侧附件未触及。结合相关辅助检查，确诊为多发性子宫肌瘤，拟择日行全子宫切除术。请问：

1. 骨盆腔内有哪些器官与子宫毗邻？
2. 手术前，为何要上导尿管使患者膀胱保持空虚状态？
3. 行全子宫切除术过程中切除子宫主韧带时，特别注意要避免损伤的邻近器官是什么？

【案例导入答案】
见文档 0301

第一节　外生殖器解剖

女性外生殖器（external genitalia）又称外阴（vulva），是指女性生殖器官的外露部分，包括两股内侧从耻骨联合到会阴之间的组织，如图 3-1 所示。

一、阴阜

阴阜（mons pubis）即耻骨联合前面隆起的脂肪垫。青春期该部皮肤开始生长阴毛，分布呈尖端向下的三角形，阴毛密度和色泽存在种族和个体差异，为第二性征之一。

二、大阴唇

大阴唇（labium majus）为两股内侧的一对隆起的纵行皮肤皱襞，起自阴阜，止于会阴。两侧大阴唇前端为子宫圆韧带终点，后端在会阴体前相融合，分别形成阴唇的前、后联合。大阴唇外侧面与皮肤相同，内有皮脂腺和汗腺，青春期长出阴毛；其内侧面皮肤湿润似黏膜。大阴唇皮下脂肪层含丰富血管、淋巴管和神经，受伤后易致血肿。未婚女性两侧大阴唇自然合拢，

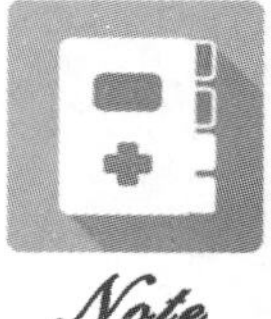

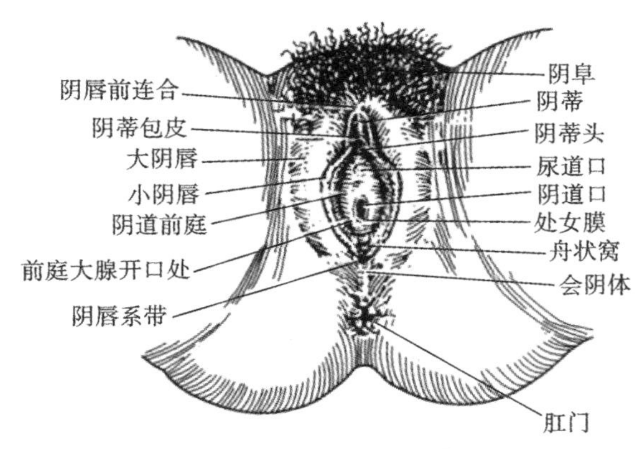

图 3-1　女性外生殖器

分娩后向两侧分开，绝经后呈萎缩状，阴毛稀少。

三、小阴唇

小阴唇(labium minus)是位于大阴唇内侧的一对薄皱襞。表面湿润，色褐，无毛，富含神经末梢，故十分敏感。两侧小阴唇前端相互融合，并分为前后两叶包绕阴蒂，前叶形成阴蒂包皮，后叶形成阴蒂系带。小阴唇后端与大阴唇后端相会合，在正中线形成阴唇系带(frenulum labium pudendal)。

四、阴蒂

阴蒂(clitoris)位于两小阴唇顶端的联合处，是与男性阴茎相似的海绵体组织，具有勃起性。它分为三部分，前端为阴蒂头，显露于外阴，为 6～8 mm，富含神经末梢，极敏感；中为阴蒂体；后为两个阴蒂脚，附着于两侧的耻骨支。

五、阴道前庭

阴道前庭(vaginal vestibule)为两小阴唇之间的菱形区域。其前为阴蒂，后为阴唇系带。在此区域内，前方有尿道外口，后方有阴道口，阴道口与阴唇系带之间存在一浅窝，称舟状窝(又称阴道前庭窝)。在此区域内尚有以下各部。

(一) 前庭球

前庭球(vestibular bulb)又称球海绵体，位于前庭两侧，由具有勃起性的静脉丛构成，表面被球海绵体肌覆盖。

(二) 前庭大腺

前庭大腺(major vestibular gland)又称巴氏腺(Bartholin's gland)，位于大阴唇后部，被球海绵体肌所覆盖，如黄豆大，左右各一。腺管细长(1～2 cm)，向内侧开口于小阴唇与处女膜之间的沟内。该腺体在性兴奋时分泌黏液起润滑作用。正常情况此腺不能触及。若因腺管口闭塞，可形成前庭大腺脓肿或囊肿。

(三) 尿道口

尿道口(urethral orifice)位于阴蒂头后下方的阴道前庭前部，略呈圆形。后壁上有一对并列腺体称尿道旁腺，其分泌物有润滑尿道口作用。此腺体常有细菌潜伏。

(四) 阴道口及处女膜

阴道口(vaginal orifice)位于尿道口后方的阴道前庭后部，其周缘覆有一层较薄的黏膜称处女膜(hymen)。膜有一孔，多在中央，孔的形状、大小及膜的厚薄因人而异。初次性交或剧烈运动可致处女膜破裂出血，后受分娩的影响，产后残留数个隆起称处女膜痕。

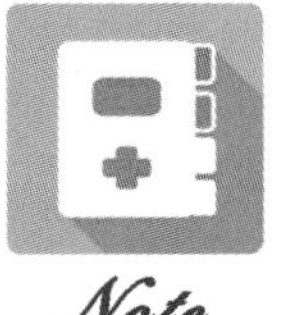
Note

第二节　内生殖器解剖

女性内生殖器(female internal genitalia)包括阴道、子宫、输卵管及卵巢。后两者合称为子宫附件(uterine adnexa),如图 3-2 所示。

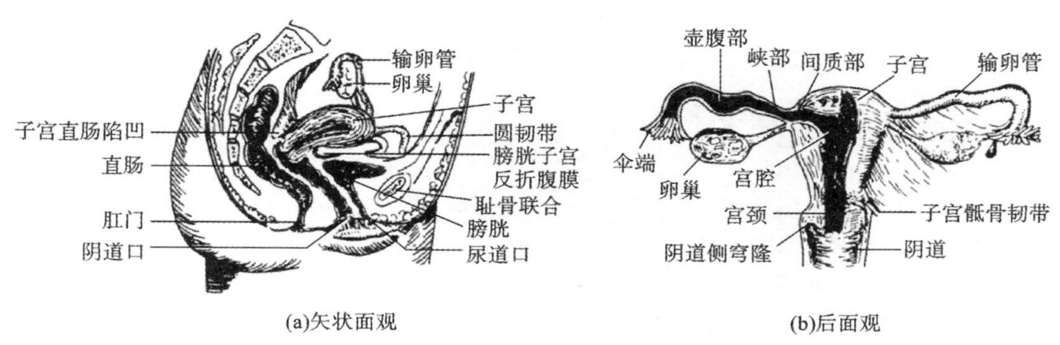

图 3-2　女性内生殖器

一、阴道

阴道(vagina)为性交器官,是月经血排出及胎儿娩出的通道。位于真骨盆下部中央,呈上宽下窄的扁圆柱形,前壁长 7～9 cm,与膀胱和尿道相邻;后壁长 10～12 cm,与直肠相邻。阴道上端包绕宫颈,下端开口于阴道前庭的后部。阴道顶端环绕宫颈周围的部分称为阴道穹隆(vaginal fornix),分前、后、左、右 4 个穹隆,其中后穹隆与直肠子宫陷凹紧密相邻,具有重要的临床意义。

二、子宫

(一)形态和位置

子宫(uterus)是有腔的肌性器官,位于盆腔中央,介于膀胱和直肠之间,下端接阴道,两侧有输卵管和卵巢。当膀胱空虚时,成年女性子宫的正常位置呈轻度前倾前屈,主要依靠子宫韧带、骨盆底肌及筋膜的支托作用。正常情况下宫颈下端位于坐骨棘水平稍上方。

子宫如倒置梨形,前后扁平。未孕成年女性子宫重约 50 g,长 7～8 cm,宽 4～5 cm,厚 2～3 cm,宫腔容量约 5 mL。子宫上部较宽部分称宫体(corpus uteri),其上端隆突部分称宫底(fundus uteri),两侧为宫角(cornua uteri),与输卵管相通。子宫下部较窄呈圆柱形为宫颈(cervix uteri)。宫体和宫颈的比例因年龄而异,婴儿期为 1∶2,成年女性为 2∶1,老年女性为1∶1。

宫腔(uterine cavity)上宽下窄,尖端朝下与宫颈管相通。宫体和宫颈之间最狭窄的部分称子宫峡部(isthmus uteri),在非孕期长约 1 cm,其上端由于解剖上较狭窄,称解剖学内口(anatomical internal os);其下端由于黏膜组织在此处由宫腔内膜转为宫颈黏膜,故称组织学内口(histological internal os)。妊娠末期子宫峡部可伸展达 7～10 cm,形成子宫下段。宫颈内腔呈菱形称宫颈管(cervical canal),成年妇女宫颈管长 2.5～3 cm,下端为宫颈外口。宫颈下端伸入阴道内的部分称宫颈阴道部,阴道以上的部分称宫颈阴道上部(图 3-3)。未产妇宫颈外口呈圆形,经产妇受分娩影响变成“一”字形,分为前、后两唇。

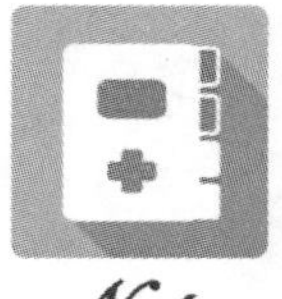

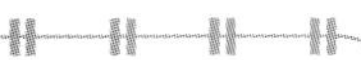

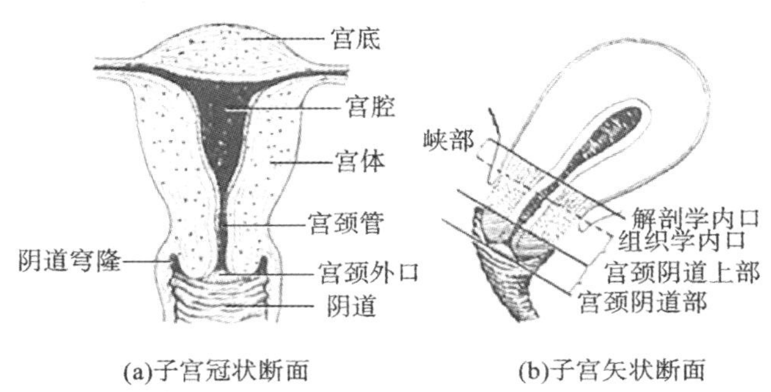

图 3-3　子宫各部

（二）组织结构

宫体和宫颈的结构不同。

1. 宫体　由 3 层组织构成，从内向外可分为子宫内膜层、肌层、浆膜层（脏腹膜）。①子宫内膜层：为粉红色黏膜组织，上覆盖柱状上皮，从青春期开始受性激素影响，表面 2/3 为功能层，受卵巢激素的影响而周期性剥脱。靠近肌层的 1/3 内膜无周期性变化，为基底层。②肌层：是宫壁最厚的一层，非孕时厚约 0.8 cm，由平滑肌束与弹力纤维构成。肌束纵横交错如网状，分为三层：内层环形、外层纵形、中层交叉。肌层内含有血管，宫缩时血管被挤压，能有效地制止子宫出血，尤其能制止产后出血。③浆膜层：覆盖于宫体底部及前后面的脏腹膜，与肌层紧贴，但在子宫前壁近峡部处，腹膜与子宫壁结合较疏松，并向前反折覆盖膀胱，形成膀胱子宫陷凹（vesicouterine pouch）。后壁腹膜沿子宫壁向下，到达宫颈后方及阴道后穹隆再折向直肠，形成直肠子宫陷凹（rectouterine pouch），亦称道格拉斯陷凹，并与后腹膜相连续，是腹腔的最低点。

2. 宫颈　主要由结缔组织构成，含少量的平滑肌纤维、血管及弹力纤维。宫颈管黏膜为单层高柱状上皮，黏膜内腺体能分泌碱性黏液，并形成黏液栓堵塞宫颈管。宫颈阴道部为复层鳞状上皮覆盖，表面光滑。宫颈管黏膜也受性激素影响发生周期性变化。宫颈外口柱状上皮与鳞状上皮交界处是宫颈癌的好发部位。

（三）子宫韧带

子宫韧带共有 4 对。

1. 圆韧带（round ligament）　呈圆索状，由结缔组织与平滑肌组成。起于宫角的前面、输卵管近端下方，在子宫阔韧带前叶的覆盖下向前外侧伸展达两侧骨盆壁，再穿过腹股沟管终止于大阴唇前端。有维持子宫呈前倾位置的作用。

2. 阔韧带（broad ligament）　位于子宫两侧的双层腹膜皱襞，呈翼状，由覆盖在子宫前后壁的腹膜自子宫侧缘向两侧延伸达到盆壁而成，能限制子宫向两侧倾倒，固定宫体位于骨盆正中。阔韧带分为前后两叶，其上缘游离，内 2/3 部包裹输卵管（伞部无腹膜遮盖），外 1/3 部移行为骨盆漏斗韧带（infundibulopelvic ligament）或称卵巢悬韧带（suspensory ligament of ovary），卵巢动静脉由此穿行。在输卵管以下、卵巢附着处以上的阔韧带称输卵管系膜。卵巢与阔韧带后叶相接处称卵巢系膜。卵巢内侧与宫角之间的阔韧带稍增厚称卵巢固有韧带或卵巢韧带。在宫体两侧的阔韧带中丰富的血管、神经、淋巴管及大量疏松结缔组织称宫旁组织。子宫动静脉和输尿管均从阔韧带基底部穿过，感染或肿瘤常累及此部。

3. 主韧带（cardinal ligament）　又称宫颈横韧带。在阔韧带下部横行于宫颈两侧和骨盆侧壁之间，为一对坚韧的平滑肌与结缔组织纤维束，主要固定宫颈位置，防止子宫下垂。子宫动静脉及输尿管下段穿越此韧带，妇科手术中应注意。

4. 宫骶韧带（uterosacral ligament）　从宫颈后面的上侧方（相当于组织学内口水平），向两侧绕过直肠到达第 2、3 骶椎前面的筋膜。韧带含平滑肌和结缔组织，外有腹膜遮盖，将宫颈

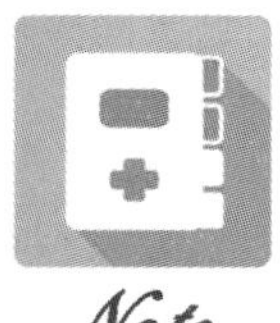
Note

向后向上牵引，维持子宫处于前倾位置。

若上述韧带、骨盆底肌和筋膜薄弱或受损伤，可导致子宫脱垂。

子宫韧带（前面观）如图 3-4 所示。

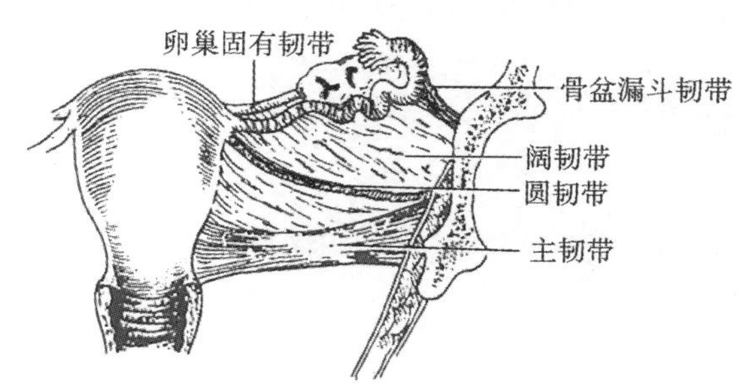

图 3-4 子宫韧带（前面观）

三、输卵管

输卵管（fallopian tube）是拾卵的工具、受精的场所、运送孕卵的管道。输卵管为一对细长而弯曲的肌性管道，位于子宫阔韧带的上缘内，内侧与宫角相连通，外端游离，与卵巢接近。全长 8～14 cm。根据输卵管的形态由内向外可分为 4 个部分。①间质部（interstitial portion）：为通入子宫壁内的部分，狭窄而短，长约 1 cm。②峡部（isthmic portion）：在间质部外侧，管腔较窄，长 2～3 cm。③壶腹部（ampulla）：在峡部外侧，管腔较宽大，长 5～8 cm，为正常受精部位。④伞部（fimbria）：为输卵管的末端，开口于腹腔，游离端呈漏斗状，有许多细长的指状突起。伞的长度不一，多为 1～1.5 cm，有拾卵作用。

输卵管壁由三层组织构成：外层为浆膜层，系腹膜的一部分；中层为平滑肌层，常有节律性的收缩，能引起输卵管由远端向近端蠕动；内层为黏膜层，由单层高柱状上皮覆盖。输卵管平滑肌的收缩与黏膜上皮细胞的形态、分泌及纤毛摆动均受性激素的影响呈周期性变化。

四、卵巢

卵巢（ovary）是一对扁椭圆形的性腺，具有生殖和内分泌功能。卵巢的大小和形状随年龄而有差异。青春期前，卵巢表面光滑；青春期开始排卵后，卵巢表面逐渐凹凸不平。成年女性的卵巢大小约为 4 cm×3 cm×1 cm，重 5～6 g，灰白色；绝经后卵巢萎缩变小变硬。卵巢位于输卵管的后下方，卵巢系膜连接于阔韧带后叶的部位有血管与神经出入卵巢，称卵巢门。卵巢外侧以骨盆漏斗韧带与骨盆壁相连，内侧以卵巢固有韧带与子宫连接。

卵巢表面无腹膜，由单层立方上皮覆盖称为生发上皮（germinal epithelium）。上皮的深面有一层致密纤维组织称卵巢白膜（tunica albuginea）。再往内为卵巢实质，分皮质与髓质。皮质居外，是卵巢的主要部分，含有数以万计的始基卵泡和致密结缔组织；髓质居内，不含卵泡，含疏松结缔组织、丰富血管、神经、淋巴管及少量平滑肌纤维，如图 3-5 所示。

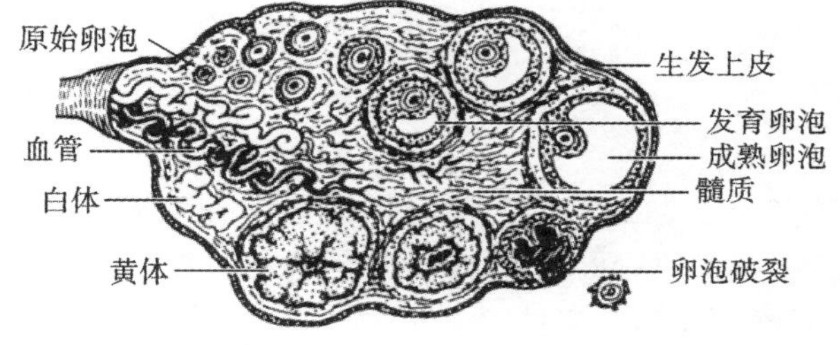

图 3-5 卵巢构造

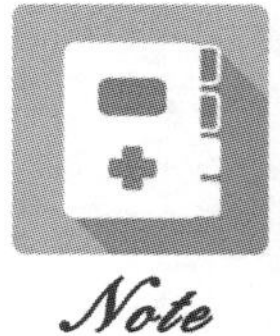

第三节　生殖系统血管分布、淋巴引流和神经支配

一、血管分布

女性内、外生殖器官的血液供应主要来自卵巢动脉、子宫动脉、阴道动脉及阴部内动脉。盆腔动脉的血液供应如图 3-6 所示。

（一）动脉

1. 卵巢动脉　自腹主动脉分出（左侧来自左肾动脉）。在腹膜后沿腰大肌前下行至骨盆腔，跨过输尿管与髂总动脉下段，经骨盆漏斗韧带向内横行，再进入卵巢门。其分支供应输卵管，其末梢在宫角附近与子宫动脉上行支相吻合。

2. 子宫动脉　为髂内动脉前干分支。在腹膜后沿骨盆侧壁向下向前行，经过阔韧带基底部、宫旁组织到达子宫外侧（相当于宫颈内口水平）距宫颈约 2 cm 处横跨输尿管至子宫侧缘，再分为上、下两支：上支较粗，沿子宫侧缘迂曲上行称宫体支，至宫角处又分为宫底支（分布于宫底部）、卵巢支（与卵巢动脉末梢吻合）及输卵管支（分布于输卵管）；下支较细，分布于宫颈及阴道上段称宫颈-阴道支（图 3-7）。

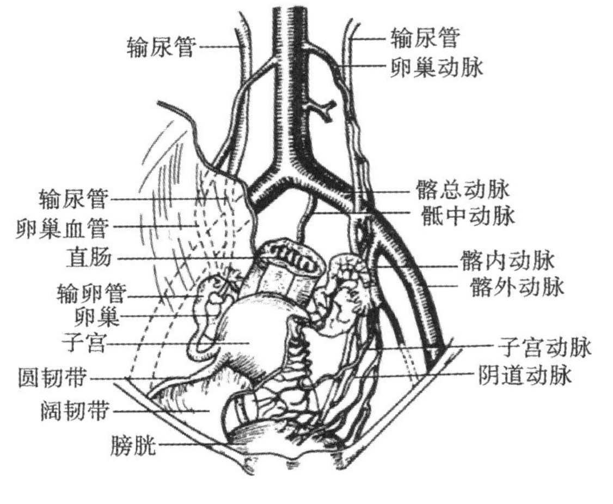

图 3-6　盆腔动脉的血液供应

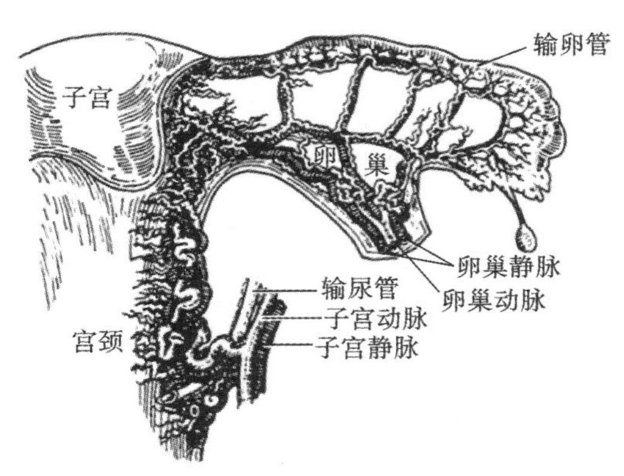

图 3-7　子宫、卵巢动静脉

3. 阴道动脉　为髂内动脉前干分支，分布于膀胱顶、膀胱颈及阴道中下段的前后面。阴道动脉与子宫动脉阴道支和阴部内动脉分支相吻合。阴道上段由子宫动脉宫颈-阴道支供应，中段由阴道动脉供应，下段由阴部内动脉和痔中动脉供应。

4. 阴部内动脉　为髂内动脉前干终支，经坐骨大孔穿出盆腔，绕过坐骨棘再经坐骨小孔到达会阴、肛门部，并分出痔下、会阴、阴唇、阴蒂四支，供给外生殖器及肛门、阴道下段及直肠下段的血液。

（二）静脉

静脉均与同名动脉伴行，并在相应器官及其周围形成静脉丛，且互相吻合，故盆腔静脉感染容易蔓延。卵巢静脉出卵巢门后形成静脉丛，与同名动脉伴行，右侧汇入下腔静脉，左侧汇入左肾静脉，故左侧盆腔静脉曲张较多见。

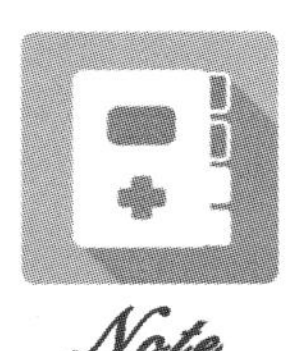
Note

二、淋巴

女性生殖器官和盆腔具有丰富的淋巴系统。淋巴结一般沿相应的血管排列。分为外生殖器淋巴与盆腔淋巴两组。外生殖器淋巴分为腹股沟浅淋巴结、腹股沟深淋巴结两部分。盆腔淋巴分为髂淋巴组、骶前淋巴组、腰淋巴组(图 3-8)。

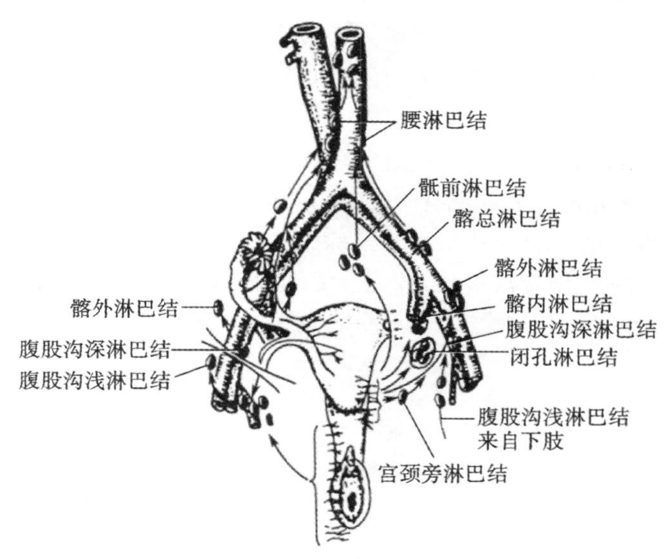

图 3-8 女性生殖系统淋巴分布

三、神经支配

(一) 外生殖器的神经支配

外阴部主要由阴部神经支配。由第Ⅱ、Ⅲ、Ⅳ骶神经分支组成,含感觉和运动神经纤维,分成 3 支,即会阴神经、阴蒂背神经及痔下神经,分布于会阴、阴唇、阴蒂、肛门周围。会阴侧切时常进行阴部神经阻滞麻醉。

(二) 内生殖器的神经支配

内生殖器主要由交感神经与副交感神经所支配。交感神经纤维自腹主动脉前神经丛分出,下行入盆腔后分为卵巢神经丛及骶前神经丛,分别分布到卵巢、输卵管、子宫、膀胱上部等位置。因子宫平滑肌有自律活动,完全切除其神经后仍能有节律收缩,还能完成分娩活动。临床上可见下半身截瘫的产妇仍能自然分娩。

第四节 骨盆的组成、分界和类型

女性骨盆既是支持躯干和保护盆腔脏器的重要器官,又是胎儿娩出的骨性产道,其大小、形状对分娩有直接影响。

一、骨盆的组成

(一) 骨盆的骨骼

骨盆由骶骨(sacrum)、尾骨(coccyx)及左右两块髋骨(coxae)组成。每块髋骨又由髂骨

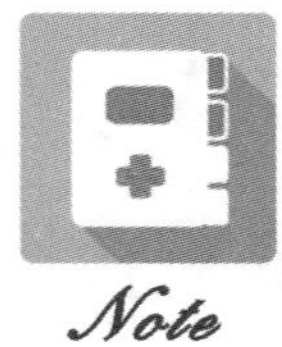

(ilium)、坐骨(ischium)及耻骨(pubis)融合而成。骶骨由5～6块骶椎融合而成，其前面呈凹形，上缘第一骶椎向前突出形成骶岬(promontory)，骶岬为骨盆内测量的重要标志。尾骨由4～5块尾椎融合而成(图3-9)。

（二）骨盆的关节

骨盆的关节包括耻骨联合(public symphysis)、骶髂关节(sacroiliac joint)和骶尾关节(sacrococcygeal joint)。在骨盆的前方两耻骨之间由纤维软骨连接，称耻骨联合。骶髂关节位于骶骨和髂骨之间，在骨盆后方。骶尾关节为骶骨与尾骨的联合处，有一定活动度。

（三）骨盆的韧带

1. 骶结节韧带(sacrotuberous ligament) 骶骨、尾骨与坐骨结节之间的韧带。

2. 骶棘韧带(sacrospinous ligament) 骶骨、尾骨与坐骨棘之间的韧带。骶棘韧带宽度即坐骨切迹宽度，为判断中骨盆是否狭窄的重要标志。

妊娠期受性激素影响，韧带较松弛，各关节活动性略增加，有利于分娩时胎儿通过骨产道(图3-10)。

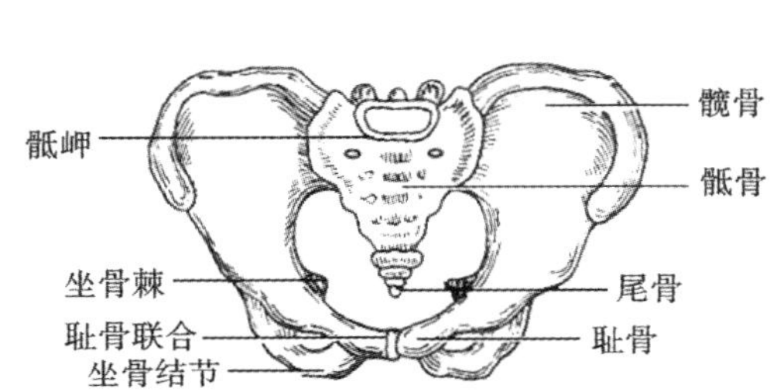

图3-9 正常女性骨盆

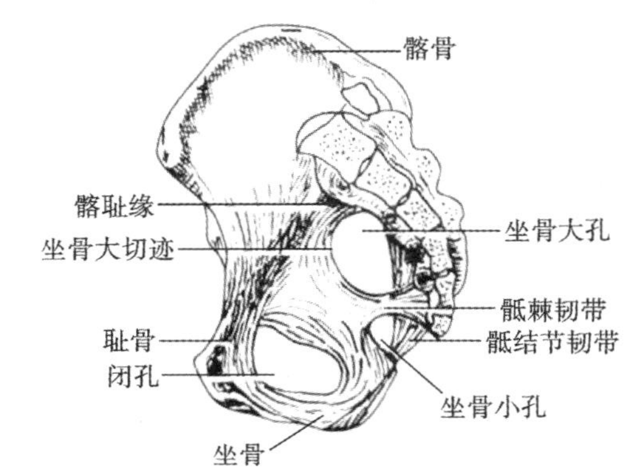

图3-10 骨盆的分界及韧带(侧面观)

二、骨盆的分界

以耻骨联合上缘、髂耻缘及骶岬上缘的连线为分界线，将骨盆分为假骨盆和真骨盆两部分。假骨盆(false pelvis)又称大骨盆(greater pelvis)，位于分界线之上，是腹腔的一部分。假骨盆与产道无直接关系，但其径线的长短关系到真骨盆的大小，测量假骨盆的这些径线可作为了解真骨盆的参考。真骨盆(true pelvis)又称小骨盆(lesser pelvis)，位于分界线之下，是胎儿娩出的骨产道(bony birth canal)。真骨盆有上、下两口，即骨盆入口(pelvic inlet)与骨盆出口(pelvic outlet)，中间为骨盆腔(pelvic cavity)，真骨盆腔呈前浅后深形态。

三、骨盆的平面及径线

为了便于理解分娩时胎儿通过骨产道的全过程，将骨盆分为三个假想平面。

（一）入口平面

入口平面是指真假骨盆的交界面，即骨盆腔上口，呈横椭圆形。前方为耻骨联合上缘，两侧为髂耻缘，后方为骶岬上缘。入口平面有4条径线。

1. 入口前后径 又称真结合径。耻骨联合上缘中点至骶岬上缘正中间的距离，平均值为11 cm。

2. 入口横径 两侧髂耻缘间最大的距离，平均值为13 cm。

3. 入口斜径 左右各一，左或右骶髂关节至对侧髂耻粗隆间的距离，平均值为12.75 cm。

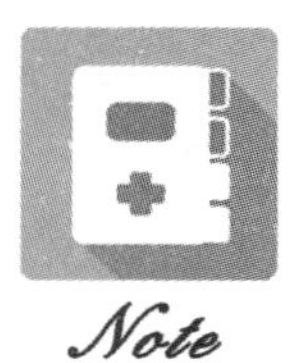

Note

骨盆入口平面及其径线图如图 3-11 所示。

（二）中骨盆平面

中骨盆平面为骨盆最小平面，呈前后径长的纵椭圆形。前方为耻骨联合下缘，两侧为坐骨棘，后方为骶骨下端。中骨盆平面有 2 条径线。

1. 中骨盆前后径 耻骨联合下缘中点通过两侧坐骨棘连线中点至骶骨下端间的距离，平均值为 11.5 cm。

2. 中骨盆横径 又称坐骨棘间径，指两坐骨棘之间的距离，平均值为 10 cm。

中骨盆平面及其径线如图 3-12 所示。

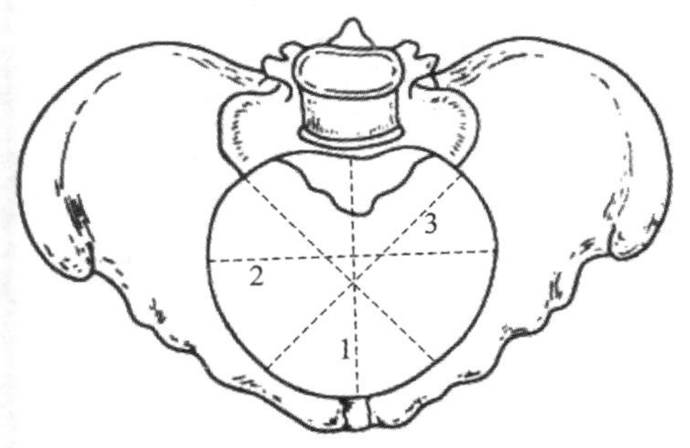

1.前后径11 cm 2.横径13 cm 3.斜径12.75 cm

图 3-11 骨盆入口平面及其径线图

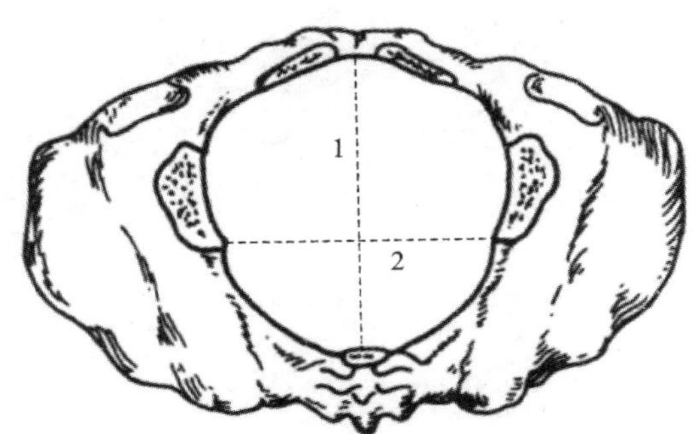

1.前后径11.5 cm 2.横径10 cm

图 3-12 中骨盆平面及其径线

（三）骨盆出口平面

骨盆出口平面即骨盆腔下口。由两个不同平面的三角形组成。前三角平面顶端为耻骨联合下缘中点，两侧为耻骨降支；后三角平面顶端为骶尾关节，两侧为骶结节韧带，两个三角形共同的底边为坐骨结节间径。骨盆出口平面有 4 条径线。

1. 出口前后径 耻骨联合下缘中点至骶尾关节间的距离，平均值为 11.5 cm。

2. 出口横径 又称坐骨结节间径，为两坐骨结节末端内缘间的距离，平均值为 9 cm。

3. 出口前矢状径 耻骨联合下缘中点至坐骨结节间径中点的距离，平均值为 6 cm。

4. 出口后矢状径 骶尾关节至坐骨结节间径中点的距离，平均值为 8.5 cm。如出口横径稍短，而出口后矢状径较长，两径之和大于 15 cm 时，正常大小的胎头可通过后三角经阴道分娩。

骨盆出口平面及其径线如图 3-15 所示。

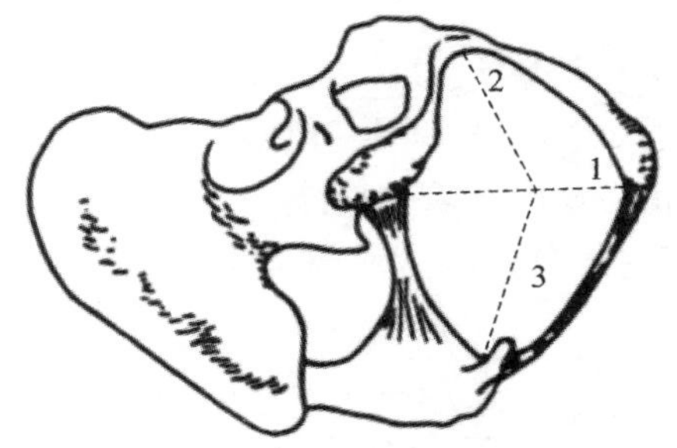

1.出口横径 2.出口前矢状径 3.出口后矢状径

图 3-13 骨盆出口平面及其径线

四、骨盆轴及骨盆的倾斜度

（一）骨盆轴（pelvis axis）

骨盆轴是指连接骨盆各个假想平面中心的曲线。直立时，该轴上段向下向后，中段向下，下段向下向前。分娩时胎儿沿此轴娩出，故又称产轴（图 3-14）。

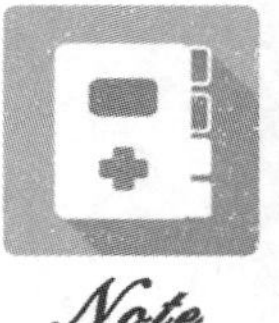

(二) 骨盆倾斜度(inclination of pelvis)

骨盆倾斜度是指妇女直立时，骨盆入口平面与地平面所形成的角度，正常值为60°左右(图3-15)。此角过大不利于胎头的衔接。

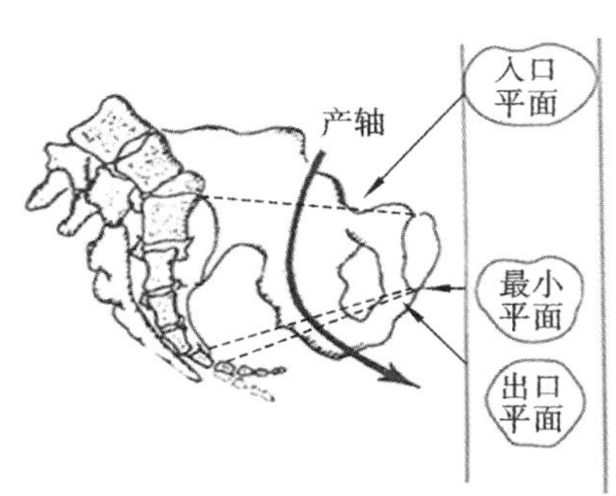

图 3-14　骨盆各平面及产轴

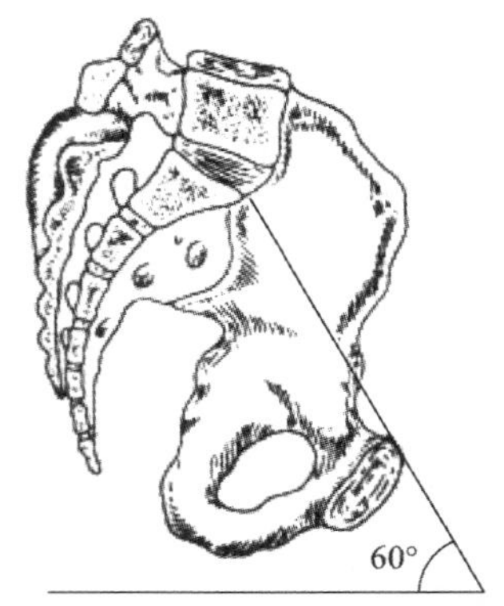

图 3-15　骨盆倾斜度

五、骨盆的类型

(一) 女型(gynecoid type)

此型最常见，为女性正常骨盆，在我国妇女骨盆类型中占52%～58.9%。此型特点：骨盆入口呈横椭圆形，髂骨翼宽而浅，入口横径较前后径稍长，耻骨弓较宽，坐骨棘间径≥10 cm。

(二) 男型(android type)

此型较少见，我国妇女仅占1%～3.7%。此型特点：骨盆入口略呈三角形，两侧壁内聚，坐骨棘突出，耻骨弓较窄，坐骨切迹窄呈高弓形，骶骨较直而前倾，致出口后矢状径较短。因男型骨盆呈漏斗形，往往造成难产。

(三) 类人猿型(anthropoid type)

此型在我国妇女中占14.2%～18%。此型特点：骨盆入口呈长椭圆形，骨盆入口、中骨盆和骨盆出口的横径均较短，前后径稍长。坐骨切迹较宽，两侧壁稍内聚，坐骨棘较突出，耻骨弓较窄，骶骨向后倾斜，故骨盆前部较窄而后部较宽。骶骨通常有6节且较直，因此比其他型骨盆深。

(四) 扁平型(platypelloid type)

此型在我国妇女较常见，占23.2%～29%。此型特点：骨盆入口前后径短而横径长，呈扁椭圆形。耻骨弓宽，骶骨失去正常弯度，变直向后翘或呈深弧形，故骨盆浅。

上述四种基本类型仅为理论上归类，实际临床上多为混合型骨盆。

骨盆类型如图3-16所示。

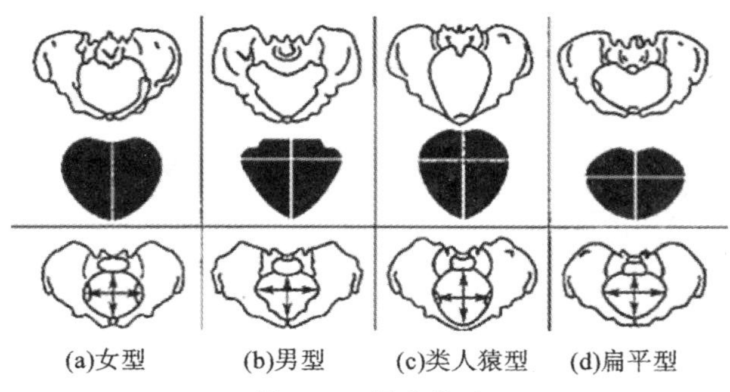

图 3-16　骨盆类型

第五节　骨盆底的组成及会阴解剖

女性骨盆既是支持躯干和保护盆腔脏器的重要器官，又是胎儿娩出的骨性产道，其大小、形状对分娩有直接影响。

一、骨盆底的组成

骨盆底(pelvic floor)是由多层肌肉和筋膜所组成，封闭骨盆出口，承托盆腔脏器。如其结构和功能发生异常，可影响盆腔脏器的位置与功能，甚至导致分娩障碍；如分娩处理不当，也可损伤骨盆底。骨盆底自外向内有三层组织。

（一）外层

外层由会阴浅筋膜及其深面的球海绵体肌、坐骨海绵体肌、会阴浅横肌 3 对肌肉和肛门外括约肌组成。此层肌肉的肌腱汇合于阴道外口和肛门之间，形成会阴中心腱(图 3-17)。

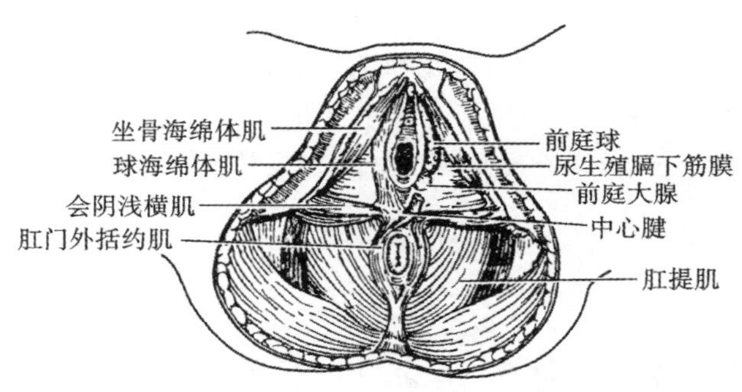

图 3-17　骨盆底浅层肌肉

（二）中层

中层由上、下两层坚韧筋膜及之间的会阴深横肌及尿道括约肌组成，覆盖于由耻骨弓与两坐骨结节所形成的骨盆出口前部三角形平面上，又称三角韧带。三角韧带中有尿道与阴道贯穿通过，又称泌尿生殖膈(图 3-18)。

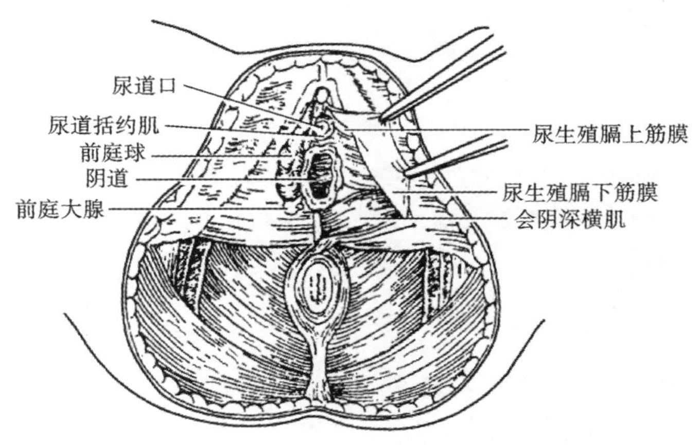

图 3-18　骨盆底中层肌肉及筋膜

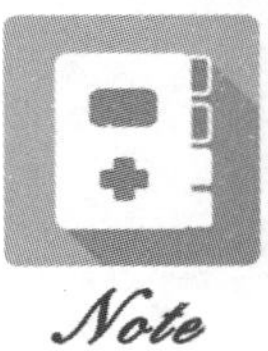

（三）内层

内层即盆膈，为骨盆底最坚韧的一层，由肛提肌及其内、外面各覆一层筋膜所组成，有尿道、阴道及直肠穿过（图 3-19）。肛提肌是位于骨盆底的成对扁肌，向下向内合成漏斗状。每侧肛提肌由前内向后外由耻尾肌、髂尾肌和坐尾肌 3 部分组成。

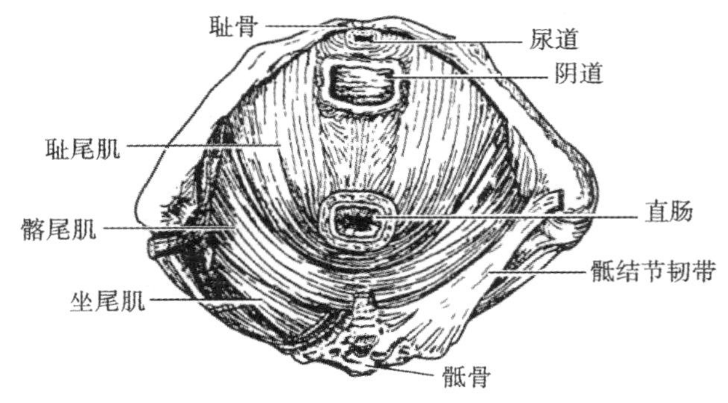

图 3-19　骨盆底深层肌肉

二、会阴解剖

广义的会阴（perineum）是指封闭骨盆出口的所有软组织。狭义的会阴是指阴道口与肛门之间的软组织，厚 3～4 cm，由外向内逐渐变窄呈楔状，表面为皮肤和皮下脂肪，内层为会阴中心腱，又称会阴体（perineal body）。妊娠期会阴组织变软有利于分娩。分娩时要保护此区防止裂伤。

第六节　内生殖器与邻近器官的关系

女性生殖器官与骨盆腔其他器官互相邻接，其血管、淋巴及神经有密切联系。当某一器官有病变时，如创伤、感染、肿瘤等，易累及邻近器官。

一、尿道

尿道（urethra）为肌性管道，从膀胱三角尖端开始，穿过泌尿生殖膈，开口于阴道前庭，长 4～5 cm，直径约 0.6 cm。女性尿道短而直，又接近阴道，易引起泌尿系统感染。

二、膀胱

膀胱（urinary bladder）为囊状肌性空腔器官，位于耻骨联合与子宫之间。空虚时位于盆腔内，充盈时可凸向盆腔甚至腹腔。充盈的膀胱在手术中易损伤，并妨碍盆腔检查，故妇科手术或检查时均需排空膀胱。

三、输尿管

输尿管（ureter）是一对肌性圆索状管道，长约 30 cm，自肾盂起始在腹膜后沿腰大肌前面偏中线侧下行，至阔韧带基底部向前内方行，于宫颈旁约 2 cm 处，在子宫动脉下方，与之交叉（图 3-20），然后向前进入膀胱底。在施行子宫切除术结扎子宫动脉时，应避免损伤输尿管。

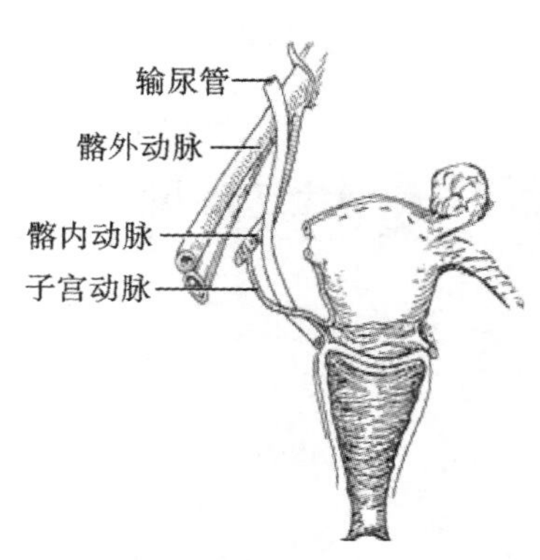

图 3-20 输尿管及其血管供应

四、直肠

直肠(rectum)位于盆腔后部，前面与子宫和阴道邻近，后面与骶骨相邻。肛管周围有肛门内、外括约肌及肛提肌，肛门外括约肌为骨盆浅层肌的一部分。妇科手术及分娩时均应注意避免损伤肛管、直肠。

五、阑尾

阑尾(vermiform appendix)通常位于右髂窝内，妊娠期阑尾可随子宫增大而逐渐向上外方移位，阑尾下端有时可达右侧附件区，因此妇女患阑尾炎时可能累及输卵管及卵巢。

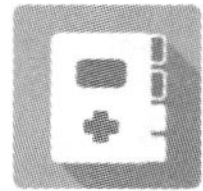

本章小结

女性生殖系统解剖	学习要点
职业素质	医德医风，沟通能力，人文关怀
概念	阴道前庭，阴道穹隆，子宫峡部、解剖学内口、组织学内口、骨盆轴、骨盆倾斜度
外生殖器官	组成、位置及特点
内生殖器官	阴道后穹隆临床意义；子宫的形态和位置、组织结构、功能及韧带；输卵管和卵巢的形态及功能
生殖系统血管淋巴神经	女性生殖器官血管分布、淋巴引流和神经支配
骨盆	骨盆的组成、分界和类型
骨盆底	骨盆底的组成及会阴解剖
毗邻器官	内生殖器与邻近器官的关系

(叶　芬)

【目标检测】
见文档 0302

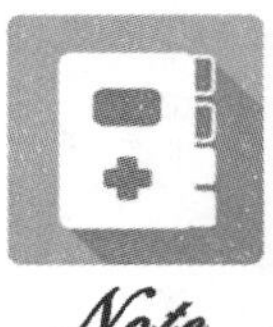

第四章　女性生殖系统生理

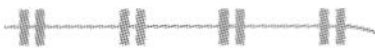

学习目标

扫码看 PPT

1. 掌握：卵巢及性激素功能、子宫内膜的周期性变化及卵巢的周期性变化。
2. 熟悉：女性一生各阶段生理特点及月经期的临床表现。
3. 了解：月经周期的调节。

案例导入

患者，女，46 岁，以往月经规律，周期 28～30 日，经期 5～6 日，经血呈暗红色，经量中等。近一年来，患者月经周期紊乱，经期延长 10～15 日，月经量多，有血块，不伴下腹坠胀、疼痛等不适。近 1 个月来，患者感头晕、乏力。经检查，患者血红蛋白 60 g/L，其全身及内外生殖器官均未见明显器质性病变存在。医生明确月经异常的原因是月经周期的内分泌调节功能失常。请问：

1. 什么是月经？
2. 月经血有何特征？
3. 月经周期的调节主要通过哪种神经内分泌系统来实现？

【案例导入答案】

见文档 0401

第一节　女性一生各阶段的生理特点

女性一生根据其生理特点共分为七个阶段，各阶段间并无截然界限。

一、胎儿期

卵子受精后形成受精卵，受精卵是由父系和母系来源的 23 对染色体组成的新个体。性染色体 X 与 Y 决定着胎儿的性别，XX 合子发育为女性，XY 合子发育为男性。胚胎 6 周后原始性腺开始分化，至胚胎 8～10 周出现卵巢结构，卵巢形成后，两条副中肾管发育成女性生殖道。

二、新生儿期

出生后 4 周内称为新生儿期。在母体内受到胎盘及母体卵巢产生的性激素影响，出生的新生儿常出现外阴较丰满、乳房略隆起或少许泌乳现象。出生后因脱离母体环境，新生儿血中女性激素水平迅速下降，可出现少量阴道流血。这些均属生理现象，短期内能自然消退。

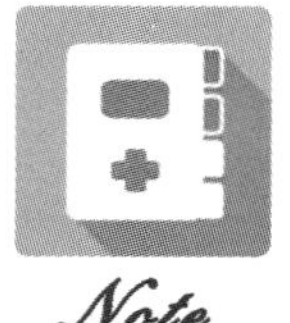

三、儿童期

从出生 4 周到 12 岁左右为儿童期。8 岁以前(儿童早期)主要是身体生长发育,下丘脑-垂体-卵巢轴的功能处于抑制状态,生殖器官均为幼稚型。阴道狭长,上皮薄且无皱襞,阴道上皮细胞内缺乏糖原,阴道酸度低,抗感染能力弱,易发生炎症。子宫小,宫颈较长,约占子宫全长的 2/3,子宫肌层很薄。输卵管很细且弯曲。卵巢窄而长,虽有大量卵泡能自主生长(非促性腺激素依赖性),但发育到窦前期便萎缩、退化。子宫、卵巢和输卵管位于腹腔内。8 岁以后(儿童后期),下丘脑促性腺激素释放激素(gonadotropin-releasing hormone,GnRH)抑制状态解除,卵巢内卵泡有一定的发育并分泌性激素,但仍不成熟也不排卵。子宫、输卵管及卵巢逐渐由腹腔向骨盆腔内下降。皮下脂肪在胸、髋、肩及耻骨前面堆积,乳房开始发育,女性特征开始显现。

四、青春期

青春期是儿童到成人的转变期,是生殖器官、内分泌及体格逐渐发育至成熟的阶段,共需大约 4.5 年的时间。世界卫生组织(WHO)规定青春期为 10~19 岁。此期体格生长呈直线加速,生殖器从幼稚型变为成人型。第二性征呈现女性特征,包括:音调变高、乳房发育、阴毛及腋毛分布、骨盆横径发育大于前后径,胸、肩部皮下脂肪增多等,呈现出女性特有体态。青春期的重要标志是月经初潮(女性第一次月经来潮),由于此时中枢对雌激素的正反馈机制尚未成熟,即使卵泡发育成熟也不能排卵,因此月经周期常不规律,经 5~7 年建立规律的周期性排卵后,月经才逐渐正常。此期女孩心理变化较大,出现性意识,智力和情绪亦发生明显变化,易激动,想象力和判断力明显增强。

五、性成熟期

性成熟期又称生育期。一般自 18 岁左右开始,历时约 30 年,是卵巢生殖功能和内分泌功能最旺盛的时期。此期女性性功能旺盛,卵巢已建立周期性排卵并分泌性激素。生殖器官各部和乳房在卵巢分泌的性激素作用下发生周期性变化。

六、绝经过渡期

绝经过渡期是指从开始出现绝经趋势直至最后一次月经的时期。一般始于 40 岁,历时短则 1~2 年,长则 10~20 年。此期卵巢功能逐渐衰退,卵泡数量明显减少且易发生卵泡发育不全,因而月经不规律,多为无排卵性月经。最终由于卵泡自然耗竭或残余卵泡对促性腺激素丧失反应,卵巢功能衰竭。月经永久性停止称绝经(menopause),绝经年龄主要取决于遗传,我国妇女平均绝经年龄为 49.5 岁,80%在 44~54 岁。卵巢功能开始衰退至绝经后 1 年内的时期称为围绝经期(perimenopausal period),此期由于雌激素水平低下,可出现血管舒缩障碍和神经精神症状如潮热、出汗、情绪不稳定、不安、抑郁或烦躁、失眠等,称为绝经综合征。

七、绝经后期

绝经后期是指绝经后的生命时期。妇女一般 60 岁以后机体逐渐老化进入老年期(senility)。此期卵巢功能已完全衰竭,雌激素水平低落,不足以维持女性第二性征,生殖器官进一步萎缩。阴道局部抵抗力降低,易患老年性阴道炎;骨代谢失常引起骨质疏松,易发生骨折;血胆固醇水平升高,易患心血管疾病。

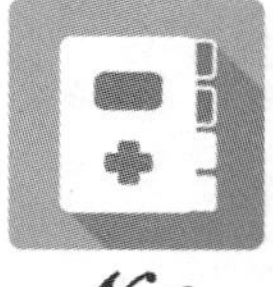
Note

第二节　卵巢功能及周期性变化

一、卵巢的功能

卵巢是女性的性腺，其主要功能为产生卵子并排卵和分泌女性激素，分别称为卵巢的生殖功能和内分泌功能。

二、卵巢的周期性变化

卵泡自胚胎形成后即进入自主发育和闭锁的轨道，此过程不依赖于促性腺激素，其机制尚不清楚。胎儿期的卵泡不断闭锁，出生时约剩 200 万个，儿童期多数卵泡退化，至青春期只剩下约 30 万个。从青春期开始至绝经前，卵巢在形态和功能上发生周期性变化，称为卵巢周期(ovarian cycle)。

(一) 卵泡的发育和成熟

进入青春期后，卵泡由自主发育推进至发育成熟的过程依赖于促性腺激素的刺激。性成熟期每月发育一批(3～11 个)卵泡，经过募集和选择，其中一般只有一个优势卵泡可以发育成熟并排卵。其余的卵泡发育至一定程度后自行退化，称为卵泡闭锁。妇女一生中一般只有 400～500 个卵泡发育成熟并排卵。根据卵泡的形态、大小、生长速度和组织学特征，其生长过程分为以下几个阶段：始基卵泡、窦前卵泡、窦状卵泡、排卵前卵泡。成熟卵泡的结构从外向内依次为：卵泡外膜、卵泡内膜、颗粒细胞、卵泡腔、卵丘、放射冠、透明带、卵细胞，如图 4-1 所示。

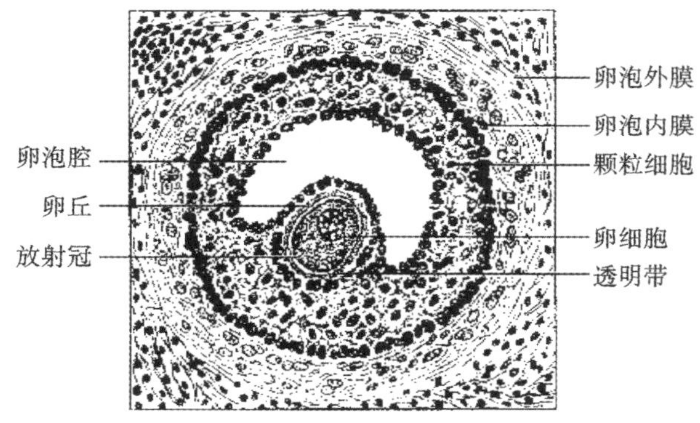

图 4-1　发育成熟的卵泡

(二) 排卵

卵细胞和它周围的卵丘颗粒细胞一起被排出的过程称为排卵(ovulation)。排卵前，循环中雌二醇达到峰值，对下丘脑进行正反馈调节，促使 GnRH 大量释放，继而调节垂体，出现 LH/FSH 峰，LH 峰是即将排卵的可靠指标。在 LH 峰作用下排卵前卵泡黄素化，产生少量孕酮。LH/FSH 峰与孕酮协同，并在排卵前卵泡液中前列腺素的协助下，排卵发生。排卵时间一般在下次月经来潮前 14 日左右，两侧卵巢交替排卵或一侧卵巢持续排卵。卵子排出后被输卵管伞部拾起，并通过输卵管运送到宫腔。

(三) 黄体形成与退化

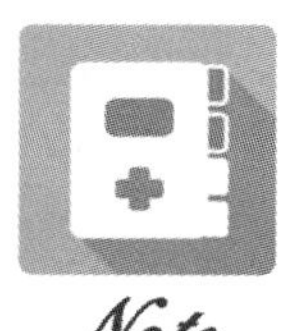

排卵后卵泡壁塌陷，形成许多皱襞，卵泡壁的卵泡颗粒细胞和卵泡内膜细胞向内侵入，周

围由结缔组织的卵泡外膜包围，形成黄体(corpus luteum)。至排卵后7～8日，黄体体积和功能达到高峰，直径1～2 cm，外观黄色，分泌大量雌激素及孕激素。若卵子未受精，黄体于排卵后9～10日开始退化，逐渐被结缔组织替代，外观白色，称白体(corpus albicans)。黄体寿命一般为14日。黄体功能退化后月经来潮，卵巢中又有新的一批卵泡发育，开始新的周期。若卵子受精，黄体则在人绒毛膜促性腺激素作用下增大，转变为妊娠黄体，至妊娠3个月末才退化。

三、卵巢性激素分泌的周期性变化

卵巢能分泌合成性激素，主要有雌激素、孕激素和少量雄激素，均为甾体激素。卵巢除分泌甾体激素外，还分泌一些多肽激素、细胞因子和生长因子。

(一) 雌激素

在卵泡逐渐发育成熟的过程中，由卵泡的颗粒细胞与卵泡内膜细胞分泌雌激素，且随卵泡发育成熟分泌逐渐增加，于排卵前形成第一个高峰。排卵后由于卵泡液中雌激素释放至腹腔使循环中雌激素暂时下降，排卵后1～2日，由黄体分泌的雌激素又逐渐增加，在排卵后7～8日黄体成熟时，循环中雌激素出现第二个高峰，峰的均值低于第一高峰。随着黄体退化，雌激素水平急剧下降，至月经前最低。临床检测血、尿中的雌激素浓度可了解卵巢功能，妊娠后可了解胎盘功能。

(二) 孕激素

卵泡期卵泡不分泌孕酮，排卵前成熟卵泡的颗粒细胞在黄体生成素(LH)排卵峰的作用下黄素化，开始分泌少量孕酮，排卵后随黄体发育成熟由黄体细胞分泌的孕酮逐渐增加，在排卵后7～8日黄体成熟时达高峰，以后逐渐下降，至月经来潮时恢复至卵泡期水平。

(三) 雄激素

女性雄激素主要来自肾上腺，也可由卵泡膜细胞、卵巢间质细胞和门细胞分泌少量。排卵前血中雄激素增高，一方面可促进非优势卵泡闭锁，另一方面可提高性欲。

四、卵巢性激素的生理作用

(一) 雌激素与孕激素的生理作用

孕激素与雌激素存在协同和拮抗作用，如表4-1所示。

表4-1 雌激素与孕激素的生理作用

	雌激素	孕激素
子宫肌层	促进子宫肌细胞增生和肥大发育，使肌层增厚；增进血运，促使和维持子宫发育；增加子宫平滑肌对缩宫素的敏感性	降低子宫平滑肌兴奋性及其对缩宫素的敏感性，抑制子宫收缩，有利于胚胎及胎儿宫内生长发育
子宫内膜	促使子宫内膜腺体和间质增生、修复	使增生期子宫内膜转化为分泌期内膜
宫颈	使宫颈口松弛、扩张，宫颈黏液分泌增加，性状变稀薄，富有弹性，易拉成丝状	使宫口闭合；黏液分泌减少，性状变黏稠
输卵管	促进输卵管肌层发育及上皮的分泌，加强输卵管肌节律性收缩的振幅	抑制输卵管肌节律性收缩振幅
阴道上皮	促进上皮细胞增生、角化及黏膜变厚；增加细胞内糖原含量，使阴道维持酸性环境	加快上皮细胞脱落

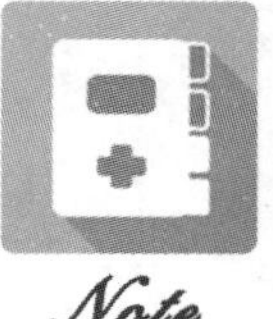

续表

	雌激素	孕激素
乳腺	使乳腺管增生,乳头、乳晕着色,促进其他第二性征发育	促进乳腺腺泡发育
下丘脑、垂体	通过对下丘脑和垂体的正、负反馈调节,控制促性腺激素的分泌	在月经中期可增强雌激素对垂体 LH 排卵峰释放的正反馈作用;在黄体期对下丘脑和垂体有负反馈作用
代谢作用	促进水钠潴留;促进肝脏高密度脂蛋白合成,抑制低密度脂蛋白合成,降低循环中胆固醇水平;维持和促进骨基质代谢	促进水钠排泄
其他	协同 FSH 促进卵泡发育	兴奋下丘脑体温调节中枢,使基础体温在排卵后升高 0.3～0.5 ℃

(二)雄激素生理作用

雄激素是合成雌激素的前身物质,能维持女性正常生殖功能和第二性征;促进蛋白合成、肌肉生长及骨骼发育,刺激骨髓中红细胞增生。雄激素过多会对雌激素产生拮抗作用。长期使用雄激素,可出现男性化的表现。

第三节　子宫内膜的周期性变化与月经

一、子宫内膜的周期性变化

子宫内膜从形态上可分为功能层和基底层。子宫内膜功能层是胚胎植入的部位,受卵巢激素变化的调节,发生周期性增生、分泌和脱落变化。基底层在月经后再生修复创面,重新形成功能层。以一个正常月经周期 28 日为例,根据组织学变化将月经周期分为增殖期、分泌期、月经期 3 个阶段。

(一)增殖期

月经周期第 5～14 日,对应于卵巢周期中的卵泡期。由于月经期子宫内膜功能层脱落随经血排出,仅留下基底层,在雌激素的作用下,基底层由 0.5 mm 增生为 3～5 mm,使功能层修复,内膜腺体增多,间质疏松,间质内小动脉成螺旋状卷曲。此期末卵泡成熟破裂排卵。增殖期分为 3 期:增殖早期(月经周期第 5～7 日),增殖中期(月经周期第 8～10 日),增殖晚期(月经周期第 11～14 日)。

(二)分泌期

月经周期第 15～28 日,对应卵巢周期中的黄体期。黄体分泌的雌激素、孕激素使增殖期子宫内膜继续增厚,腺体增长弯曲,出现分泌现象;血管迅速增加,更加弯曲;间质疏松、水肿。此时内膜厚且松软,含有丰富的营养物质,有利于受精卵着床发育。分泌期分为 3 期:分泌早期(月经周期第 15～19 日),分泌中期(月经周期第 20～23 日),分泌晚期(月经周期第24～28 日)。

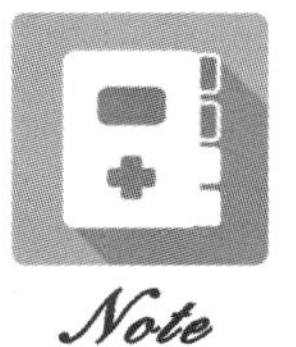

（三）月经期

月经周期第 1～4 日。此期由于黄体退化、萎缩，雌、孕激素分泌下降，引起子宫内膜功能层从基底层崩解脱落。经前 24 h 子宫内膜螺旋小动脉出现节律性收缩及舒张，继而出现逐渐加强的血管痉挛性收缩，导致远端血管壁及组织缺血坏死、剥脱，脱落的内膜碎片及血液一起从阴道流出，即为月经来潮。

二、月经及月经期的临床表现

（一）月经

月经是指伴随卵巢周期性变化而出现的子宫内膜周期性脱落及出血。规律月经的出现是生殖功能成熟的重要标志。月经第一次来潮称为月经初潮（menarche）。初潮年龄多在 13～14 岁，超过 15 岁月经尚未来潮者应引起临床重视。初潮早晚主要受遗传因素控制，亦可受营养、体重等因素的影响。近年来，月经初潮年龄有提前趋势。

（二）月经血的特征

月经血呈暗红色，主要成分为血液、子宫内膜碎片、宫颈黏液及脱落的阴道上皮细胞。经血中含有前列腺素及大量纤维蛋白溶酶，故月经血不凝固，只有出血多时可出现血凝块。

（三）正常月经的临床表现

正常月经具有周期性，出血第 1 日为月经周期的开始，两次月经第 1 日的间隔时间称为一个月经周期（menstrual），一般为 21～35 日，平均 28 日。每次月经持续时间称为经期，一般为 2～8 日，平均 4～6 日。一次月经的总失血量为经量，一般为 20～60 mL，超过 80 mL 称为月经过多。多数妇女月经期无特殊症状，但经期由于盆腔充血和前列腺素的作用，部分妇女出现下腹及腰骶部下坠不适感或子宫收缩痛，并可出现腹泻等胃肠功能紊乱症状。少数妇女可有头痛及轻度神经系统不稳定症状。

第四节　生殖器其他部位的周期性变化

在卵巢性激素的周期性作用下，阴道黏膜、宫颈黏液、输卵管以及乳房组织也发生相应变化。

一、阴道黏膜的周期性变化

排卵前，阴道上皮在雌激素的作用下，底层细胞增生，逐渐演变成中层与表层细胞，使阴道上皮增厚；表层细胞出现角化，其程度在排卵期最明显。细胞内富含糖原，糖原经阴道乳酸杆菌分解成乳酸，使阴道内保持一定酸度，可防止致病菌的繁殖，此作用称阴道的“自净作用”。排卵后受孕激素影响，主要表现为表层细胞脱落。临床上可借助阴道脱落细胞的变化了解体内雌激素水平和有无排卵。

二、宫颈黏液的周期性变化

月经干净后至排卵前，随着体内雌激素水平不断升高，宫颈管黏液的分泌量逐渐增加，黏液稀薄、透明，拉丝度可达 10 cm，黏液涂片检查可见羊齿植物叶状结晶，此结晶在月经周期第 6～7 日开始出现，至排卵期最清晰、典型。排卵期宫颈黏液最适合精子通过。排卵后受孕激

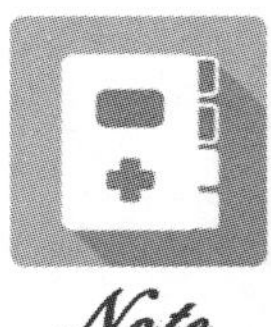

素影响，黏液分泌量逐渐减少，质地变黏稠、混浊，拉丝度差，易断裂，涂片检查时结晶逐渐模糊，月经周期第22日左右完全消失，代之以排列成行的椭圆体，如图4-2所示。临床根据宫颈黏液检查，可了解卵巢功能。

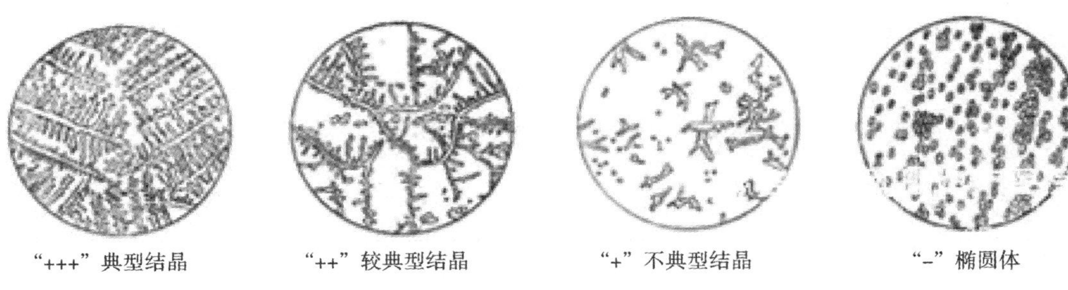

图4-2　宫颈黏液结晶

三、输卵管的周期性变化

雌激素促进输卵管发育及输卵管肌层的节律性收缩振幅，孕激素则抑制输卵管的节律性收缩振幅。在雌激素作用下，输卵管黏膜上皮纤毛细胞生长，体积增大，非纤毛细胞分泌增加，为卵子提供运输和种植前的营养物质；孕激素则抑制输卵管黏膜上皮纤毛细胞的生长，减低分泌细胞分泌黏液的功能。雌、孕激素的协同作用，保证受精卵在输卵管内的正常运行。

第五节　月经周期的调节

月经周期的调节过程非常复杂，主要通过下丘脑-垂体-卵巢轴来实现。下丘脑分泌的GnRH通过调节垂体促性腺激素的分泌，调控卵巢功能。卵巢分泌的雌、孕激素对下丘脑、垂体又有反馈调节作用。下丘脑、垂体及卵巢之间相互调节与影响形成一个完整而协调的神经内分泌系统，称为下丘脑-垂体-卵巢轴（hypothalamic-pituitary-ovarian axis，HPOA）（图4-3）。HPOA的神经内分泌活动受到大脑高级中枢的影响，其他内分泌腺与月经亦有关系。

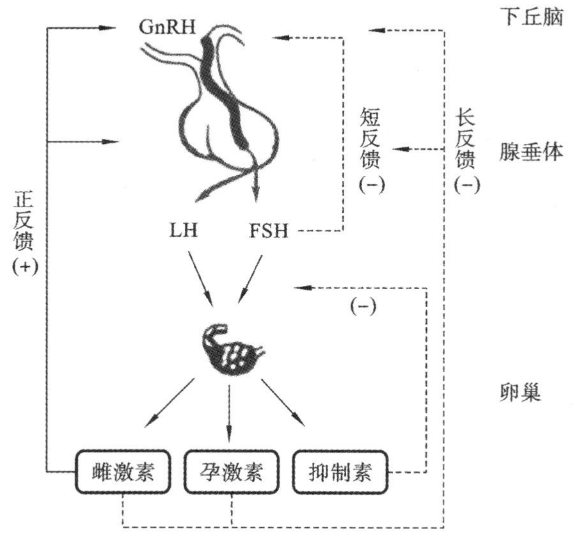

图4-3　下丘脑-垂体-卵巢轴之间相互关系

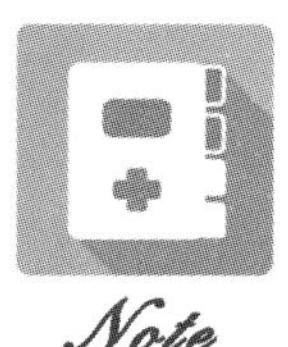
Note

一、下丘脑促性腺激素释放激素

下丘脑的神经分泌细胞分泌的 GnRH 是一种十肽激素，它直接通过垂体门脉系统送达腺垂体，调节垂体合成与分泌促性腺激素。GnRH 的分泌受垂体促性腺激素和卵巢性激素的正反馈和负反馈调节，反馈调节包括长反馈、短反馈和超短反馈。长反馈指卵巢分泌的性激素对下丘脑的反馈作用；短反馈是指垂体促性腺激素对下丘脑 GnRH 分泌的负反馈调节；超短反馈是指 GnRH 对其本身合成的负反馈调节。

二、腺垂体生殖激素

腺垂体分泌的直接与生殖调节有关的激素有促性腺激素和催乳素。

（一）促性腺激素

1. 卵泡刺激素（follicle-stimulating hormone，FSH） FSH 为糖蛋白激素，是卵泡发育必需的激素，其主要生理作用包括：①促进卵泡生长发育；②激活颗粒细胞芳香化酶，合成与分泌雌二醇；③促使卵巢内窦卵泡群的募集；④调节优势卵泡的选择与非优势卵泡的闭锁退化；⑤在卵泡期晚期与雌激素协同，诱导颗粒细胞生成 LH 受体，为排卵及黄素化作准备。卵泡刺激素在整个月经周期中均有分泌，于排卵前 1～2 日形成高峰，能促进卵泡的生长发育，并在少量的黄体生成素的协调作用下，促使卵泡成熟与分泌大量雌激素。

2. 黄体生成素（luteinizing hormone，LH） 亦为糖蛋白激素，其生理作用包括：①在卵泡期刺激卵泡膜细胞合成雄激素，为雌二醇的合成提供底物；②促使卵母细胞最终成熟与排卵；③维持黄体功能，促进孕激素、雌二醇和抑制素 A 的合成与分泌。

（二）催乳素

催乳素（prolactin，PRL）是由腺垂体的催乳细胞分泌的多肽激素，具有促进乳汁合成功能。当 GnRH 的分泌受到抑制时，可出现促性腺激素水平下降，而 PRL 水平上升，临床表现为闭经泌乳综合征。此外，促甲状腺激素释放激素（TRH）亦能刺激 PRL 的分泌，由于 TRH 升高，可使一些甲状腺功能减退的妇女出现泌乳现象。

三、卵巢性激素的反馈调节

卵巢在 FSH 和 LH 作用下分泌雌激素、孕激素及少量雄激素。卵巢分泌的性激素对下丘脑和垂体具有反馈调节功能。在卵泡期早期，一定量的雌激素负反馈作用于下丘脑，抑制 GnRH 的释放，从而抑制垂体促性腺激素分泌。在卵泡期晚期，当雌激素的分泌达到阈值并维持 48 h 以上，雌激素即发挥正反馈作用，刺激 LH 分泌高峰。在黄体期，雌激素和孕激素对下丘脑起负反馈作用。排卵前，低水平的孕激素可以增强雌激素对促性腺激素的正反馈作用；在黄体期，高水平的孕激素对促性腺激素的分泌起负反馈作用。

四、月经周期的调节机制

（一）卵泡期

在前次月经周期末，黄体萎缩后，雌激素和孕激素降至最低，解除了对下丘脑和垂体的抑制，下丘脑开始分泌 GnRH，使垂体分泌 FSH 增加，促使卵泡发育，分泌雌激素，在雌激素作用下，子宫内膜发生增生期变化。随着雌激素分泌增加，其对下丘脑的负反馈作用增强，抑制下丘脑分泌 GnRH，使垂体分泌 FSH 减少。当卵泡发育逐渐成熟，分泌的雌激素达到高峰值时，即对下丘脑和垂体产生正反馈作用，形成 LH 峰和 FSH 峰，两者协同作用，促使成熟卵泡排卵。

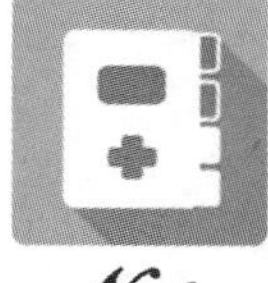

（二）黄体期

排卵后循环中的LH和FSH急速下降，在少量的LH和FSH作用下，黄体形成并逐渐成熟。黄体主要分泌孕激素和雌激素，使子宫内膜从增生期转变为分泌期。排卵后第7～8日，黄体发育成熟，孕激素达到高峰，雌激素也达到又一次高峰。在大量孕激素和雌激素以及抑制素A的共同负反馈作用下，垂体分泌的LH和FSH减少，黄体开始萎缩，孕激素、雌激素分泌的下降。子宫内膜因失去激素支持，发生剥脱，月经来潮。同时，也解除了对下丘脑-垂体的负反馈抑制，在大脑皮质的控制下，下丘脑又开始分泌GnRH，垂体分泌FSH增加，继而卵泡发育，开始下一个月经周期，如此周而复始进行（图4-4）。

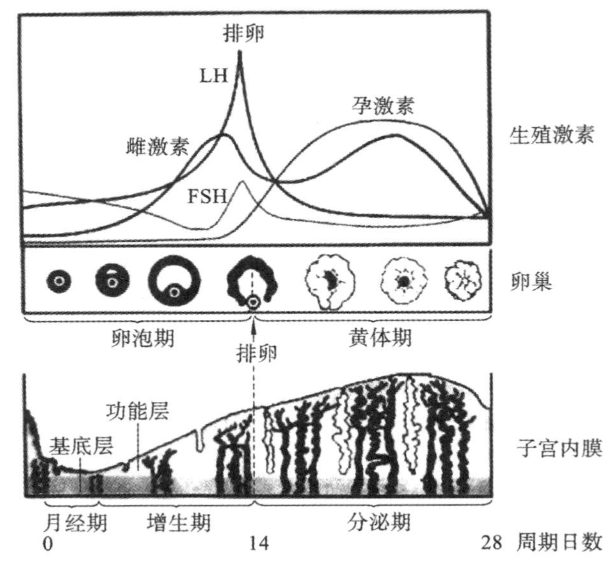

图4-4 卵巢及子宫内膜变化和激素水平的关系

【知识拓展】

见文档0402

【目标检测】

见文档0403

正常月经周期的调节依赖于下丘脑-垂体-卵巢轴的神经内分泌调控，同时也受抑制素-激活素-卵泡抑制素系统的调节，下丘脑-垂体-卵巢轴之外的内分泌腺功能也对月经有影响，如甲状腺、肾上腺、胰腺等功能异常可导致月经失调。下丘脑-垂体-卵巢轴的生理活动受到大脑皮层神经中枢的影响，如外界环境、精神因素等均可影响月经周期。大脑皮质、下丘脑、垂体和卵巢之间如果任何一个环节发生障碍，都会引起卵巢功能紊乱，导致月经失调。

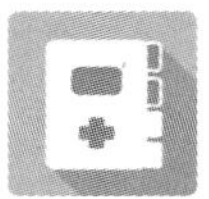

本章小结

女性生殖系统生理	学习要点
职业素质	医德医风，沟通能力，人文关怀
概念	月经、月经周期、绝经过渡期、下丘脑-垂体-卵巢轴
女性生理阶段	女性一生各阶段及各阶段的生理特点
卵巢	功能及周期性变化，卵巢性激素生理功能及分泌的周期性变化
女性生殖系统周期性变化	子宫内膜的周期性变化，生殖器其他部位的周期性变化，月经及月经期的临床表现
月经周期的调节	下丘脑-垂体-卵巢轴之间相互调节机制

（叶 芬）

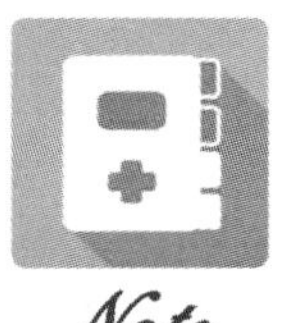

Note

第五章　妊娠生理

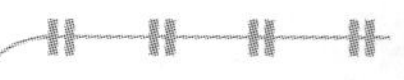

学习目标

1. 掌握：胎儿附属物的形成及其功能；妊娠期母体生殖系统、循环系统及乳房的变化。
2. 熟悉：胎盘的血液交换特点、足月胎头的结构和径线。
3. 了解：胎儿发育的特征及妊娠期母体其他系统的变化。

扫码看 PPT

案例导入

孕妇李某，自确诊早孕行首次产前检查起，定期行产前检查，整个孕期过程顺利，无特殊不适。目前孕 33 周，近半个月来，患者活动量增多后即感心悸、气短不适，休息后好转。体格检查：心脏轻度增大，心尖区可闻及Ⅰ～Ⅱ级柔和吹风样收缩期杂音。心电图示电轴左偏约 15°，余未见异常。请问：

1. 孕妇出现的上述不适是否属妊娠期母体正常生理变化？
2. 孕妇出现上述不适的主要原因是什么？

【案例导入答案】

见文档 0501

妊娠是胚胎(embryo)和胎儿(fetus)在母体内发育成长的过程。卵子受精是妊娠的开始，胎儿及其附属物自母体排出是妊娠的终止。临床以末次月经第 1 日作为妊娠的开始，全过程共 10 个妊娠月(1 个妊娠月为 4 周)，共 280 日。妊娠是一个复杂、变化又极协调的生理过程。

第一节　受精及受精卵的发育、输送与着床

获能的精子与次级卵母细胞结合形成受精卵的过程称为受精(fertilization)。已获能的精子穿过次级卵母细胞透明带，精子外膜与卵子胞膜接触并融合，精子进入卵子内。随后卵原核与精原核融合，核膜消失，染色体相互混合，完成受精过程。受精发生在排卵后 12 h 内，整个受精过程约需要 24 h。

受精后 30 h，借助输卵管蠕动及输卵管上皮纤毛推动，受精卵向宫腔方向移动，同时开始有丝分裂。受精后 50 h 为 8 细胞阶段，受精后 72 h 分裂成由 16 个细胞组成的早期囊胚(early blastocyst)，又称桑椹胚。约在受精后 4 日，早期囊胚进入宫腔。受精后第 5～6 日，早期囊胚透明带消失，继续分裂发育，形成晚期囊胚(late blastocyst)。之后经过定位、黏附和侵入 3 个过程，囊胚逐渐埋入而且被子宫内膜所覆盖的过程，称受精卵着床，也称受精卵植入(implantation)。着床必须具备以下条件：①透明带消失。②囊胚细胞滋养细胞分化出合体滋养细胞。③囊胚和子宫内膜同步发育且功能协调。④孕妇体内分泌足够量的孕酮。子宫有一个极短的敏感期允许受精卵着床。

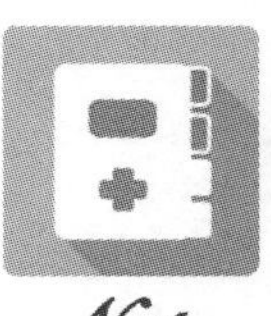

第二节　胎儿附属物的形成及功能

胎儿附属物包括胎盘、胎膜、脐带和羊水。

一、胎盘

（一）胎盘的构成

1. 羊膜(amniotic membrane)　构成胎盘的胎儿部分。为附着在胎盘胎儿面的半透明薄膜，光滑，无血管、神经及淋巴，具有一定弹性。

2. 叶状绒毛膜(chorion frondosum)　为胎盘的主要结构。晚期囊胚着床后，着床部位的滋养层细胞迅速分裂增殖，表面形成的毛状突起称为绒毛。在滋养层内面有一称为胚外中胚层的细胞层，与滋养层共同组成绒毛膜。与底蜕膜相接触的绒毛，营养丰富发育良好且反复分支，称为叶状绒毛膜；与包蜕膜接触的绒毛，因缺乏血液供应而萎缩退化，称平滑绒毛膜。叶状绒毛膜的绒毛有两种，少数绒毛像树根一样紧紧长入蜕膜深部，称为固定绒毛；大部分绒毛末端游离，称为游离绒毛。

绒毛之间的间隙称绒毛间隙。绒毛间隙充满母体血液，游离绒毛悬浮于其中，母儿间物质交换在悬浮于母血的绒毛处进行(图 5-1)。

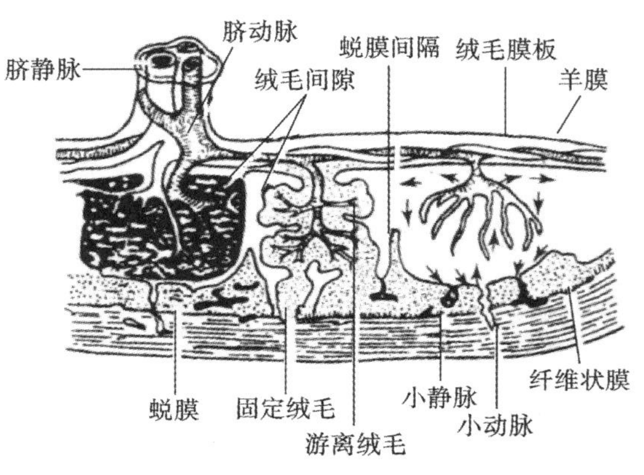

图 5-1　胎盘的结构与胎儿-胎盘循环模式图

3. 底蜕膜(basal decidua)　来自胎盘附着部位的子宫内膜，组成胎盘的母体部分。固定绒毛的滋养层细胞与底蜕膜共同形成绒毛间隙的底，称为蜕膜板。从此板向绒毛膜伸出蜕膜间隔，不超过胎盘厚度的 2/3，将胎盘母体面分成肉眼可见的 20 个左右母体叶。

（二）胎盘的结构

妊娠足月胎盘呈圆形或椭圆形，重 450～650 g，直径 16～20 cm，厚 1～3 cm，中央厚，边缘薄。胎盘分胎儿面和母体面，胎儿面被覆羊膜，呈灰白色，光滑半透明，脐带动静脉从附着处分支向四周呈放射状分布，直达胎盘边缘，其分支穿过绒毛膜板，进入绒毛干及其分支。母体面呈暗红色，蜕膜间隔形成若干浅沟分成母体叶。

（三）胎盘的功能

1. 气体交换　利用母血和胎血中氧和二氧化碳分压的差异，母儿间 O_2 和 CO_2 在胎盘中以简单扩散方式交换，相当于胎儿呼吸系统的功能。

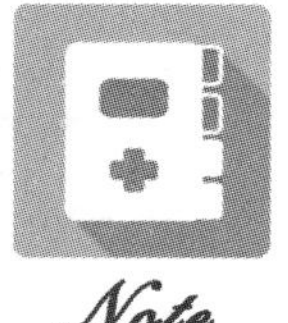

2. 营养物质供应 葡萄糖是胎儿代谢的主要能源，母体内的葡萄糖，以易化扩散方式通过胎盘。氨基酸、钙、磷、碘和铁以主动运输方式通过胎盘。脂肪酸、钾、钠、镁、维生素A、维生素D、维生素E、维生素K以简单扩散方式通过胎盘。胎儿通过绒毛血管从绒毛间隙的血管中摄取各种营养，以保证生长发育的需要。

3. 排泄废物 胎儿代谢产物如尿素、尿酸、肌酐、肌酸等，经胎盘进入母血，由母体排出体外。

4. 防御功能 胎盘的屏障作用极为有限。各种病毒（如风疹病毒、巨细胞病毒等）及大部分药物均可通过胎盘，影响胎儿。细菌、弓形虫、衣原体、螺旋体不能通过胎盘屏障，但可在胎盘部位形成病灶，破坏绒毛结构后进入胎体感染胚胎及胎儿。母血中免疫抗体如IgG能通过胎盘，使胎儿在出生后短时间内获得被动免疫力。

5. 免疫功能 胎儿是同种半异体移植物。正常妊娠母体能容受、不排斥胎儿，其机制目前尚不清楚。

6. 合成功能 胎盘能合成多种激素、酶和细胞因子。

1）人绒毛膜促性腺激素（HCG） 由胎盘合体滋养细胞合成。HCG的主要功能是维持月经黄体寿命，使月经黄体增大成为妊娠黄体，增加甾体激素的分泌以维持妊娠。受精后第6日开始微量分泌，受精后10日可自母血清中测出，成为诊断早孕的最敏感方法。妊娠8～10周血清HCG浓度达高峰，持续约10日迅速下降，产后2周内消失。

2）人胎盘催乳素（HPL） 由胎盘合体滋养细胞合成。主要功能是促进乳腺腺泡发育，刺激乳腺上皮细胞合成乳白蛋白、乳酪蛋白和乳珠蛋白，为产后泌乳做准备。妊娠5～6周可在母体血浆中测出，随妊娠进展其分泌量持续增加，妊娠34～36周达高峰并维持至分娩，产后迅速下降，产后7 h即测不出。

3）雌激素 妊娠早期由卵巢黄体产生，妊娠10周后主要由胎儿-胎盘单位合成。

4）孕激素 妊娠早期由卵巢妊娠黄体产生。妊娠8～10周后，胎盘合体滋养细胞是产生孕激素的主要来源。母血孕酮值随妊娠进展逐渐增高。孕激素在雌激素协同作用下，对妊娠期子宫内膜、子宫肌层、乳腺以及母体其他系统的生理变化起重要作用。

5）酶 如缩宫素酶、耐热性碱性磷酸酶等。

二、胎膜

胎膜（fetal membrane）由两层膜组成：外层为平滑绒毛膜，内层为羊膜。至妊娠晚期平滑绒毛膜与羊膜轻轻贴附并能分开。胎膜的重要作用：胎膜维持羊膜腔的完整性，保护胎儿，在分娩发动上有一定作用；胎膜参与羊水平衡的维持；胎膜含甾体激素代谢所需的多种酶活性，故与甾体激素代谢有关。

三、脐带

脐带（umbilical cord）是连接胎儿与胎盘的条索状组织，是母体与胎儿进行气体交换、营养物质供应和代谢产物排出的重要通道。足月胎儿的脐带长30～100 cm，平均约55 cm，直径0.8～2.0 cm。脐带表面被羊膜覆盖呈灰白色，内有一条脐静脉，两条脐动脉，脐血管周围含大量丰富的胶样组织，称为华通胶，具有保护脐血管的作用。脐带一旦受压将导致血流受阻，使胎儿缺氧，甚至危及胎儿生命。

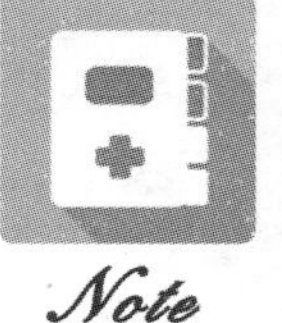

四、羊水

羊水（amniotic fluid）为充满在羊膜腔内的液体。

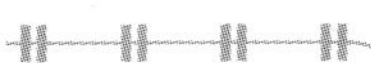

（一）羊水的来源

妊娠早期的羊水主要来自母体血清经胎膜进入羊膜腔的透析液；妊娠中、晚期，胎儿尿液成为羊水的主要来源。

（二）羊水的吸收

约 50％由胎膜完成；足月妊娠胎儿每日可吞咽羊水 500～700 mL；脐带每小时能吸收羊水 40～50 mL；妊娠 20 周前，胎儿角化前皮肤有吸收羊水的功能，但量很少。

（三）母体、胎儿、羊水三者间的液体平衡

羊水在羊膜腔内不断进行液体交换，以保持羊水量相对恒定。母儿间的液体交换主要通过胎盘，每小时约 3600 mL。母体与羊水的交换主要通过胎膜，每小时约 400 mL。羊水与胎儿间主要通过胎儿消化管、呼吸道、泌尿道以及角化前皮肤进行交换。

（四）羊水量、性状及成分

妊娠期羊水量逐渐增加，妊娠 38 周约 1000 mL，此后羊水量逐渐减少。妊娠 40 周羊水量约 800 mL，过期妊娠羊水量明显减少，可减少至 300 mL 以下。足月妊娠时羊水比重为 1.007～1.025，pH 约为 7.20。妊娠早期羊水为无色澄清液体，妊娠足月羊水略混浊、不透明，羊水内悬有小片状物（胎脂、胎儿脱落上皮细胞、毳毛、毛发、少量白细胞等）。羊水中含大量激素和酶。

（五）羊水的功能

1. 保护胎儿　避免胎儿受到挤压，防止胎肢粘连；避免子宫肌壁或胎儿对脐带直接压迫所致的胎儿窘迫；临产宫缩时，羊水能使宫缩压力均匀分布，避免胎儿局部受压；胎儿吞咽或吸入羊水可促进胎儿消化道和肺的发育。

2. 保护母体　妊娠期减轻胎动所致的不适感；临产后，前羊水囊借助楔形水压扩张宫口及阴道；破膜后羊水冲洗阴道，减少感染机会。

第三节　胚胎、胎儿发育的特征及胎儿的生理特点

一、胚胎、胎儿的发育特征

以 4 周为一孕龄单位，描述胚胎及胎儿发育的特征。妊娠 10 周（受精后 8 周）内称为胚胎，是器官分化、形成的时期。自妊娠 11 周（受精第 9 周）起称为胎儿，是生长、成熟的时期。胎儿发育特征如下。

4 周末：可以辨认出胚盘与体蒂。

8 周末：胚胎初具人形，头大，占整个胎体的近一半。能分辨出眼、耳、鼻、口、手指及足趾，各器官正在分化发育，心脏已形成。

12 周末：胎儿身长约 9 cm，体重约 20 g。外生殖器已可初辨性别。胎儿四肢可活动。

16 周末：胎儿身长约 16 cm，体重约 110 g。从外生殖器可确认胎儿性别。头皮已长出毛发，胎儿已开始出现呼吸运动。皮肤菲薄呈深红色，无皮下脂肪。部分孕妇已能自觉胎动。

20 周末：胎儿身长约 25 cm，体重约 320 g。皮肤暗红，出现胎脂，全身覆盖毳毛，并可见少许头发。开始出现吞咽、排尿功能。自该孕周起胎儿体重呈线性增长。胎儿运动明显增加，10％～30％时间胎动活跃。

Note

24 周末：胎儿身长约 30 cm，体重约 630 g。各脏器均已发育，皮下脂肪开始沉积，因量不多皮肤呈皱缩状。肺泡已经发育。出生后可有呼吸，但生存力极差。

28 周末：胎儿身长约 35 cm，体重约 1000 g。皮下脂肪不多。皮肤表面覆盖胎脂，四肢活动好，有呼吸运动。出生后可存活，但易患特发性呼吸窘迫综合征。

32 周末：胎儿身长约 40 cm，体重约 1700 g。皮肤深红多皱。出生后注意护理可能存活。

36 周末：胎儿身长约 45 cm，体重约 2500 g。皮下脂肪较多，身体圆润。指(趾)甲已达指(趾)端。出生后生活力良好，基本能存活。

40 周末：胎儿身长约 50 cm，体重约 3400 g。皮肤粉红色，外观体形丰满。足底皮肤有纹理。男性睾丸已降至阴囊内，女性大小阴唇发育良好。出生后哭声响亮，吸吮能力强，能很好存活。

妊娠前 5 个月(20 周前)的胎儿身长＝孕月^2，如妊娠 4 个月，胎儿身长＝4^2＝16 cm。妊娠后 5 个月(20 周后)的胎儿身长＝孕月×5，如妊娠 8 个月，胎儿身长＝8×5＝40 cm。

二、胎儿的生理特点

(一) 循环系统

胎儿的营养供给和代谢产物排出，均需经胎盘转输后由母体完成。胎儿脐静脉携带来自胎盘的含氧量较高、营养物质丰富的血液进入胎体，胎儿脐动脉主要携带来自胎儿含氧量较低的混合血。胎儿体内无纯动脉血，均为动静脉混合血。注入肝、心、头部及上肢的血液含氧量较高，且营养较丰富，以适应需要；注入肺及身体下半部的血液含氧量及营养相对较少。

(二) 血液系统

胎儿体内的红细胞及白细胞总数均较高，妊娠 32 周后出生的新生儿红细胞数约为 $6.0\times10^{12}/L$，妊娠足月时白细胞计数可高达$(15\sim20)\times10^{9}/L$。胎儿血红蛋白分三种，即原始血红蛋白、胎儿血红蛋白和成人血红蛋白，于妊娠前半阶段均为胎儿血红蛋白，至妊娠最后 4～6 周，成人血红蛋白增多。

(三) 呼吸系统

胎儿时期胎盘取代肺脏功能，母儿血液在胎盘进行气体交换。但出生前胎儿已具备呼吸道、肺循环且呼吸肌发育，出现呼吸运动。新生儿出生后肺泡扩张，开始呼吸功能。出生时胎肺不成熟可导致呼吸窘迫综合征，影响新生儿存活力。地塞米松可刺激肺表面活性物质的产生。

(四) 神经系统

随妊娠进展，胎儿大脑逐渐发育长大，妊娠 24～26 周胎儿在宫内已能听及一些声音。妊娠 28 周胎儿眼开始出现对光反应，出生后才逐渐形成对形象及色彩的视觉。

(五) 消化系统

妊娠 11 周胎儿小肠已有蠕动，妊娠 16 周胃肠功能基本建立，胎儿能吞咽羊水，吸收水分、氨基酸、葡萄糖及其他可溶性营养物质。胎儿肝内缺乏许多酶，不能结合因红细胞破坏产生的大量游离胆红素。胆红素经胆道排入小肠氧化成胆绿素，胆绿素的降解产物导致胎粪呈黑绿色。

(六) 泌尿系统

妊娠 11～14 周胎儿肾已有排尿功能，妊娠 14 周胎儿膀胱内已有尿液，胎儿通过排尿参与羊水的循环。

(七) 内分泌系统

甲状腺于妊娠第 6 周开始发育，妊娠 12 周已能合成甲状腺激素。甲状腺素对胎儿各组织

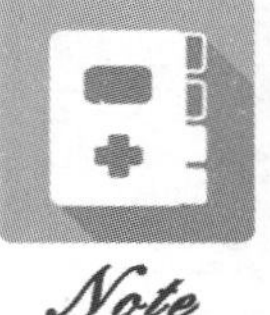
Note

器官的正常发育均有作用，尤其是大脑的发育。胎儿肾上腺发育良好，胎儿肾上腺皮质能产生大量甾体激素，与胎儿肝、胎盘、母体共同完成雌三醇的合成。妊娠 12 周胎儿胰腺开始分泌胰岛素。

（八）生殖系统及性腺分化发育

胎儿的性别由性染色体决定，性染色体 XX 或 XY 在受精卵形成时已确定。若胚胎细胞含 Y 染色体，原始生殖细胞分化为睾丸。若胚胎细胞不含 Y 染色体，原始生殖细胞分化为卵巢。

三、足月胎头

足月胎头是胎体最大的部分，也是通过产道最困难的部分。

（一）胎头的结构

胎头头颅由 2 块顶骨、2 块额骨、2 块颞骨及 1 块枕骨构成。颅骨之间的缝隙称为颅缝，缝与缝之间的空隙称为囟门。颅缝共有 5 条，分别是：①矢状缝：位于头顶部中央，两顶骨之间。②冠状缝：位于两顶骨与两额骨之间。③额缝：位于两额骨之间。④人字缝：位于两顶骨与枕骨之间。⑤颞缝：位于颞骨与顶骨之间。胎头前方的菱形空隙为前囟门或大囟门；胎头后方三角形的空隙为后囟门或小囟门。颅缝与囟门有软组织覆盖，使骨板有一定的活动余地，胎头存在一定的可塑性。在分娩过程中，通过颅缝轻度重叠，使头颅变形，缩小头颅体积，有利于胎头娩出。

（二）胎头的径线

1. 双顶径（biparietal diameter，BPD） 两侧顶骨隆突之间的距离，是胎头的最大横径。临床常用 B 型超声测此值，可判断胎儿大小。妊娠足月时 BPD 平均值约为 9.3 cm。

2. 枕额径（occipito frontal diameter） 鼻根至枕骨隆突的距离，平均 11.3 cm。胎头以枕额径衔接。

3. 枕下前囟径（suboccipitobregmatic diameter） 又称小斜径，为前囟门中央至枕骨隆突下方之间的距离，妊娠足月时平均约为 9.5 cm。胎头俯屈后以此径线通过产道。

4. 枕颏径（occipitomental diameter） 又称大斜径，为颏骨下方中央至后囟门顶部间的距离，妊娠足月时平均值约为 13.3 cm。

胎头结构与径线如图 5-2 所示。

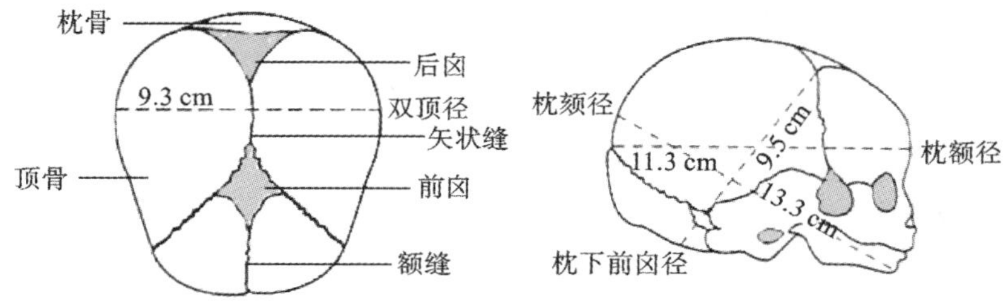

图 5-2 胎头结构与径线

第四节 妊娠期母体变化

在胎盘产生的激素参与和神经内分泌的影响下，孕妇体内各系统发生一系列生理变化以适应胎儿生长发育的需要并为分娩做准备。

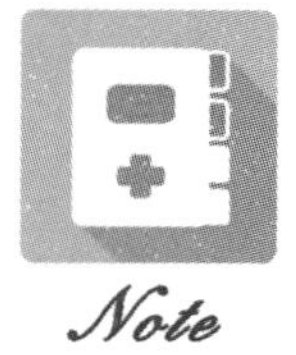

一、生殖系统的变化

(一) 子宫

子宫变化最显著。

1. 子宫大小 随着妊娠的进展,子宫体逐渐增大、变软。至妊娠足月时子宫体积达35 cm×25 cm×22 cm,容量约5000 mL,重量约1000 g。妊娠12周后,增大的子宫逐渐超出盆腔,在耻骨联合上方可触及。妊娠晚期的子宫轻度右旋,与乙状结肠在盆腔的左侧占据有关。

2. 子宫血流量 妊娠期子宫血管扩张、增粗,子宫血流量增加,以适应胎儿-胎盘循环的需要。孕早期的子宫血流量为每分钟50 mL,主要供应子宫肌层和蜕膜;孕足月时为每分钟450~650 mL,其中80%~85%供应胎盘。子宫收缩时子宫螺旋血管被紧压,血流量减少,过强收缩导致胎儿窘迫,有效的子宫收缩也是产后使子宫胎盘剥离面迅速止血的主要机制。

3. 子宫内膜 受精卵着床后,子宫内膜在大量雌、孕激素作用下迅速发生蜕膜变。此时的子宫内膜称为蜕膜。按蜕膜与囊胚的关系,将蜕膜分为3个部分:底蜕膜、包蜕膜和真蜕膜(图5-3)。①底蜕膜:来自胎盘附着部位的子宫内膜,为胎盘的母体部分。②包蜕膜:覆盖在囊胚表面的蜕膜,随胚泡发育逐渐突向宫腔并退化。③真蜕膜:底蜕膜及包蜕膜以外覆盖宫腔其他部分的蜕膜。妊娠14~16周羊膜腔明显增大,包蜕膜与底蜕膜相贴近,宫腔消失。

4. 子宫收缩 宫体部肌纤维含量最多,子宫下段次之,宫颈最少,以适应临产后子宫阵发性收缩由子宫底部向下递减,促使胎儿娩出。自妊娠12~14周起,子宫可出现不规律无痛性收缩,于腹部检查时可触之,孕妇有时自身也可感觉到。特点为稀发、不规律和不对称,随妊娠进展而逐渐增加,收缩的频率及强度也逐渐增加,但宫缩时宫腔内压力通常不超过5~25 mmHg,持续时间不足30 s,一般不会引起疼痛,也不伴宫颈的扩张,这种生理性无痛宫缩称为Braxton Hicks收缩。

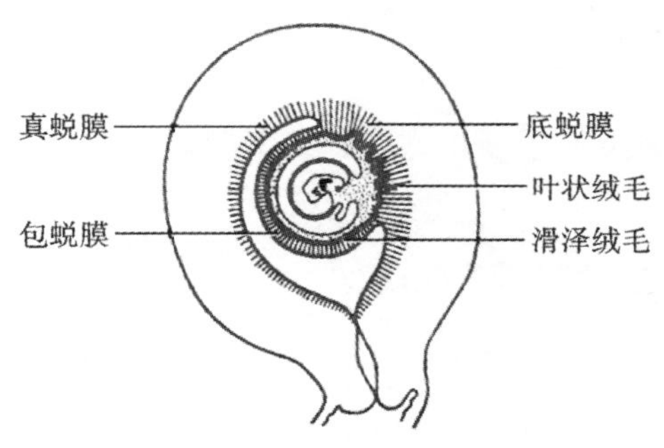

图5-3 早期妊娠子宫蜕膜与绒毛的关系

5. 子宫峡部 位于宫体与宫颈之间最狭窄的部位。非孕时长约1 cm,妊娠后子宫峡部逐渐变软,并逐渐伸展拉长变薄,扩展为宫腔的一部分,临产后伸展为7~10 cm,成为软产道的一部分,称为子宫下段。

6. 宫颈 妊娠后在激素的作用下,宫颈充血、水肿,宫颈管内腺体增生、肥大,使宫颈自妊娠早期逐渐变软,呈紫蓝色。妊娠期宫颈黏液增多,形成黏稠黏液栓,保护宫腔不受外来感染侵袭。妊娠期宫颈关闭,临产后宫颈扩张,产褥期宫颈迅速复旧。

(二) 卵巢

妊娠期卵巢排卵和新卵泡发育均停止。妊娠6~7周前,妊娠黄体产生大量雌激素及孕激

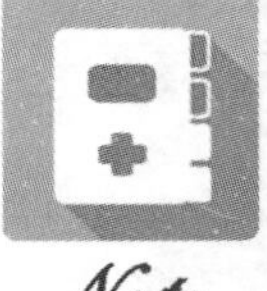
Note

素，以维持早期妊娠。妊娠 10 周后黄体功能由胎盘取代，黄体开始萎缩。

(三) 输卵管

妊娠期输卵管伸长，但肌层并不增厚。黏膜层上皮细胞稍扁平，有时黏膜呈蜕膜样改变。

(四) 阴道

妊娠期阴道黏膜变软、水肿、充血呈紫蓝色(Chadwick 征)。阴道壁伸展性增加，利于分娩时胎儿的通过。阴道分泌物增多呈白色糊状。阴道上皮细胞糖原含量增加，乳酸增多，阴道 pH 值降低，不利于致病菌生长，利于防止感染。

(五) 外阴

妊娠期外阴部充血，皮肤增厚，大小阴唇色素沉着。大阴唇内血管增多及结缔组织松软，故伸展性增加，有利于分娩时胎儿的通过。

二、乳房的变化

乳房于妊娠早期开始增大、充血，乳头增大、着色、易勃起，乳晕皮脂腺肥大，形成散在的结节状隆起，称为蒙氏结节(Montgomery's tubercles)。妊娠期虽有大量、多种激素参与乳腺发育，为泌乳做准备，但妊娠期间并无乳汁分泌，可能与大量雌、孕激素抑制乳汁生成有关。产后胎盘娩出，新生儿吸吮乳头，乳汁开始分泌。妊娠末期，尤其在接近分娩期挤压乳房时，可有少量淡黄色稀薄液体溢出称为初乳。

三、循环系统的变化

(一) 心脏

妊娠后期因增大的子宫使膈肌升高，心脏向左、上、前方移位。心脏沿纵轴顺时针方向扭转，心浊音界稍扩大，心尖搏动左移 1～2 cm。心脏容量至妊娠末期约增加 10%，心率于妊娠晚期，休息时每分钟增加 10～15 次。部分孕妇可闻及心尖区 Ⅰ～Ⅱ 级柔和吹风样收缩期杂音，产后逐渐消失。心电图因心脏左移出现电轴左偏约 15°。

(二) 心排出量

心排出量自妊娠 10 周逐渐增加，至妊娠 32～34 周达高峰，持续至分娩，左侧卧位测量心排出量较未孕时约增加 30%。

(三) 血压

妊娠早期及中期血压偏低，妊娠 24～26 周后血压轻度升高。一般收缩压无变化，舒张压轻度降低，使脉压稍增大。妊娠晚期仰卧位时增大的子宫压迫下腔静脉，回心血量减少，心排出量随之减少使血压下降，形成仰卧位低血压综合征。妊娠中、晚期孕妇侧卧位休息能解除子宫压迫，改善血液回流。

四、血液的变化

(一) 血容量

血容量于妊娠 6～8 周开始增加，至妊娠 32～34 周达高峰，增加 40%～45%，平均约增加 1450 mL，维持此水平直至分娩。其中血浆平均增加 1000 mL，红细胞平均增加 450 mL，血浆增加多于红细胞增加，出现生理性血液稀释。

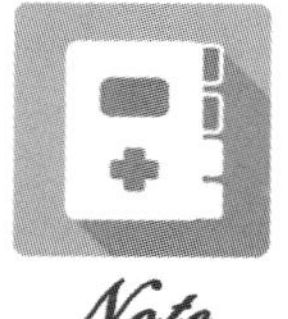

Note

（二）血液成分

1. 红细胞 妊娠期骨髓造血增加，网织红细胞轻度增多。由于血液稀释，红细胞计数约为 $3.6\times10^{12}/L$（非孕妇女约为 $4.2\times10^{12}/L$），血红蛋白值约为 110 g/L（非孕妇女约为 130 g/L），血细胞比容降至 0.31～0.34。

2. 白细胞 妊娠期白细胞计数于妊娠 7～8 周开始轻度增加，至妊娠 30 周达高峰。孕期白细胞计数为 $(5\sim12)\times10^{9}/L$，有时可达 $15\times10^{9}/L$。分娩时及产褥期为 $(14\sim16)\times10^{9}/L$。

3. 凝血因子 妊娠期凝血因子Ⅱ、Ⅴ、Ⅶ、Ⅷ、Ⅸ、Ⅹ增加，血小板数轻度减少，孕期血液处于高凝状态，产后胎盘剥离面血管内迅速形成血栓，有利于防止产后出血。

（三）血浆蛋白

由于血液稀释，血浆蛋白自妊娠早期开始降低，至妊娠中期为 60～65 g/L，主要是白蛋白减少，约为 35 g/L，以后持续此水平直至分娩。

五、泌尿系统的变化

妊娠期孕妇及胎儿代谢产物增多，肾脏负担加重，肾血浆流量（renal plasma flow，RPF）及肾小球滤过率（glomerular filtration rate，GFR）于妊娠早期均增加，整个妊娠期间维持高水平。与非孕时相比，RPF 约增加 35%，GFR 约增加 50%。妊娠期 GFR 增加，而肾小管对葡萄糖重吸收能力未相应增加，约 15%孕妇饭后出现妊娠期生理性糖尿，应注意与糖尿病鉴别。孕妇仰卧位时尿量增加，故夜尿量多于日尿量。妊娠期受孕激素影响，泌尿系统平滑肌张力降低。输尿管增粗及蠕动减弱，尿流缓慢，肾盂及输尿管自妊娠中期起轻度扩张，且右侧输尿管常受右旋妊娠子宫的压迫，可致肾盂积水。孕妇易患急性肾盂肾炎，以右侧居多。孕早期膀胱受增大子宫的压迫，可出现尿频，子宫越出盆腔后症状往往缓解。妊娠晚期，胎头入盆后，膀胱受压，部分孕妇可出现尿频及尿失禁。

六、呼吸系统的变化

妊娠期耗氧量增加，气体交换量增加，呼吸稍增快。由于妊娠期子宫增大，膈肌上抬，肋骨外展，胸廓横径加宽，周径加大，孕妇以胸式呼吸为主。妊娠期肺功能变化主要包括以下几个方面：①肺活量无明显改变。②通气量每分钟约增加 40%，潮气量约增加 39%。③残气量约减少 20%。④肺泡换气量约增加 65%。⑤受雌激素影响，上呼吸道黏膜增厚，轻度充血、水肿，易发生上呼吸道感染。

七、消化系统的变化

妊娠期受雌激素影响，齿龈肥厚，容易充血、水肿、增生、出血。胃肠平滑肌张力降低、肌肉松弛，胃排空时间延长及肠蠕动减弱，易出现上腹部饱满感及便秘，加之直肠静脉压增高，孕妇易发生痔疮或使原有痔疮加重。

八、内分泌系统的变化

妊娠末期腺垂体明显增大，嗜酸细胞肥大增多，形成“妊娠细胞”。产后若有出血性休克，可使增生、肥大的垂体缺血、坏死，导致希恩综合征（Sheehan syndrome）。

妊娠黄体及胎盘分泌大量雌、孕激素，对下丘脑及腺垂体产生负反馈作用，使 FSH 及 LH 分泌减少，故妊娠期间无卵泡发育成熟，也无排卵。

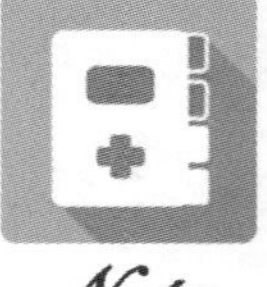

Note

垂体催乳素(PRL)随妊娠进展逐渐增量,妊娠足月分娩前达高峰约 150 g/L,为非孕妇女的 10 倍。催乳素促进乳腺发育,为产后泌乳做准备。

妊娠期促甲状腺激素(TSH)和促肾上腺皮质激素(ACTH)分泌增加,但无甲状腺或肾上腺皮质功能亢进的表现。促黑色素细胞刺激激素(MSH)的分泌增多,使孕妇皮肤色素沉着。

九、皮肤的变化

妊娠期促黑色素细胞刺激激素(MSH)的分泌增多,加之大量的雌、孕激素有黑色素细胞刺激效应,使黑色素增加,导致孕妇乳头、乳晕、腹白线、外阴等处出现色素沉着。色素沉着于颧颊部并累及眶周、前额、上唇和鼻部,边缘较明显,呈蝶状褐色斑,称为妊娠黄褐斑,于产后自行消退。妊娠期间孕妇腹壁皮肤的弹力纤维断裂,呈多量紫色或淡红色条纹,称为妊娠纹,见于初产妇。旧妊娠纹呈银色光亮,见于经产妇。

十、新陈代谢的变化

(一) 基础代谢率

妊娠早期基础代谢率稍下降,于妊娠中期逐渐增高,至妊娠晚期可增高 15%～20%。

(二) 体重

妊娠 13 周前体重无明显变化,13 周起平均每周增加 350 g,妊娠晚期每周最多不超过 500 g。孕期平均体重增加 12.5 kg。

(三) 碳水化合物代谢

妊娠期胰腺分泌胰岛素增多,胎盘产生的胰岛素酶、激素等拮抗胰岛素致其分泌相对不足。孕妇空腹血糖值略低,餐后高血糖和高胰岛素血症,以利于对胎儿葡萄糖的供给。妊娠期糖代谢的特点和变化可致妊娠期糖尿病的发生。

(四) 脂肪代谢

妊娠期能量消耗多,母体脂肪积存多,糖原储备减少。妊娠期肠道吸收脂肪能力增强,血脂较孕前增加约 50%。当能量消耗过多时,体内动用大量脂肪,使血中酮体增加,易发生酮血症。

(五) 蛋白质代谢

孕妇对蛋白质的需要量明显增加,呈正氮平衡。妊娠期体内需储备足够的蛋白质,除供给胎儿生长发育及子宫、乳房增大的需要外,还为分娩期消耗做准备。如果蛋白质储备不足,血浆蛋白减少,组织间液增加,出现水肿。

(六) 矿物质代谢

妊娠期胎儿生长发育需要大量的钙、磷、铁。妊娠中、晚期应注意加强饮食中钙、铁的摄入,必要时补充钙剂和铁剂,以满足胎儿生长和孕妇的需要。

十一、骨骼、关节及韧带的变化

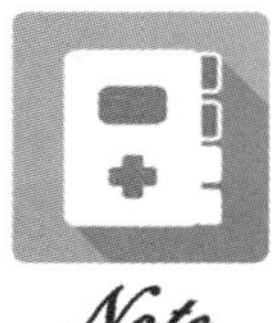

在妊娠期间骨质通常无改变,仅在妊娠次数过多、过密又不注意补充维生素 D 及钙时,引起骨质疏松。部分孕妇自觉腰骶部及肢体疼痛不适,可能与由胎盘分泌的松弛素(relaxin)使骨盆韧带及椎骨间的关节、韧带松弛有关。部分孕妇耻骨联合松弛、分离导致明显疼痛、活动受限，产后往往消失。妊娠晚期孕妇重心向前移，为保持身体平衡，孕妇头部与肩部应向后仰，腰部向前挺，形成典型的孕妇姿势。

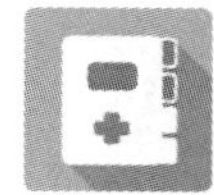

本章小结

女性妊娠生理	学习要点
职业素质	医德医风，沟通能力，人文关怀
概念	妊娠、受精、着床、底蜕膜、胎盘、双顶径、枕额径、枕下前囟径、蒙氏结节、仰卧位低血压综合征
胎儿附属物	胎儿附属物的形成及功能
胚胎及胎儿	胚胎及胎儿发育的特征及胎儿生理特点
妊娠期母体	妊娠期母体主要生理变化

（叶　芬）

【目标检测】

见文档 0502

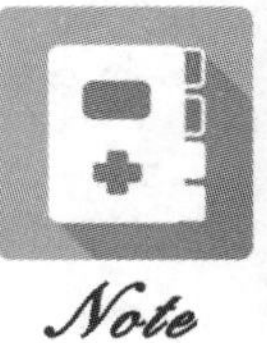

第六章 妊娠诊断

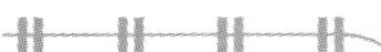

学习目标

1. 掌握:妊娠早、中、晚期的诊断要点。
2. 熟悉:胎产式、胎先露、胎方位的定义及判断。
3. 了解:妊娠诊断中各项辅助检查的原理。

扫码看 PPT

【案例导入答案】

见文档 0601

案例导入

已婚女性,24 岁,以"停经 43 日"就诊。末次月经 2017 年 11 月 2 日。2 日来晨起时恶心、呕吐、厌食、乏力,喜食酸品,自用早孕试纸测试阳性。平时月经规则 5~6 日/28 日,0-0-0-0。请问:

1. 本例就诊者的诊断是什么?
2. 整个妊娠期可分为几个时期?如何划分?

妊娠是受精卵在母体从胚胎到胎儿发育成长的全过程。妊娠期通常从末次月经的第 1 日开始算起,约为 280 日,即 40 周。临床上将其分为 3 个时期:第 13^{+6} 周前为早期妊娠,第 14~27^{+6} 周为中期妊娠,第 28 周及以后为晚期妊娠。

第一节 早期妊娠的诊断

一、病史与症状

(一) 停经

停经是妊娠最早且最重要的症状。对有性生活的育龄妇女,平时月经周期规律,一旦月经过期,应疑为妊娠。

(二) 早孕反应

大约半数或以上孕妇于妊娠早期(妊娠 6 周左右)出现头晕、乏力、嗜睡、流涎、食欲不振、偏食、喜酸性食物或厌油腻、恶心、晨起时呕吐等,称为早孕反应。多数于妊娠 12 周左右自行消失。

(三) 尿频

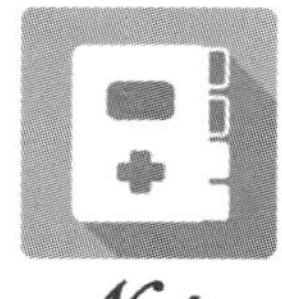

Note

妊娠期增大的前倾子宫在盆腔内压迫膀胱,以及妊娠后盆腔充血,可致妊娠早期出现尿频。子宫增大超出盆腔后自然消失，多数于妊娠 12 周后。

二、检查与体征

（一）乳房的变化

乳房逐渐增大，孕妇自觉乳房胀痛，静脉显露，检查见乳头及其周围皮肤（乳晕）着色加深，乳晕周围蒙氏结节显现。哺乳期妇女一旦受孕，乳汁常明显减少。

（二）妇科检查

妊娠 6～8 周时阴道黏膜及宫颈可变软充血呈紫蓝色。双合诊检查子宫峡部极软，宫颈与宫体之间似不相连，称为黑加征（Hegar sign）。宫体增大变软，妊娠 5～6 周宫体呈球形，妊娠 8 周时宫体约为非孕时的 2 倍，妊娠 12 周时约为非孕宫体的 3 倍，可在耻骨联合上方触及。

三、辅助检查

（一）妊娠试验

受精卵着床后 7 日即可在血清中检测出 HCG。孕妇尿液中亦含有 HCG，用早孕试纸法检测，若阳性结合临床有助于早期妊娠诊断，但无法鉴别宫内或宫外妊娠。该方法方便快捷，临床常用此方法协助诊断。

（二）超声检查

超声检查是早期妊娠快速、准确的诊断方法，并可排除异位妊娠、滋养细胞疾病和盆腔肿块，估计孕龄，确定胎数。若为多胎可根据胚囊数和形体判断绒毛膜性。经阴道 B 型超声最早可在停经 35 日时探测到妊娠囊，停经 6 周时探测到胚芽和原始心管搏动，停经 $11 \sim 13^{+6}$ 周后可测量头臀长度，能较准确地估计胎龄，矫正预产期。于妊娠 $11 \sim 13^{+6}$ 周时需 B 型超声测量胎儿颈后透明层厚度（NT）值和胎儿鼻骨等，用于妊娠早期染色体疾病的筛查（图 6-1、图 6-2）。

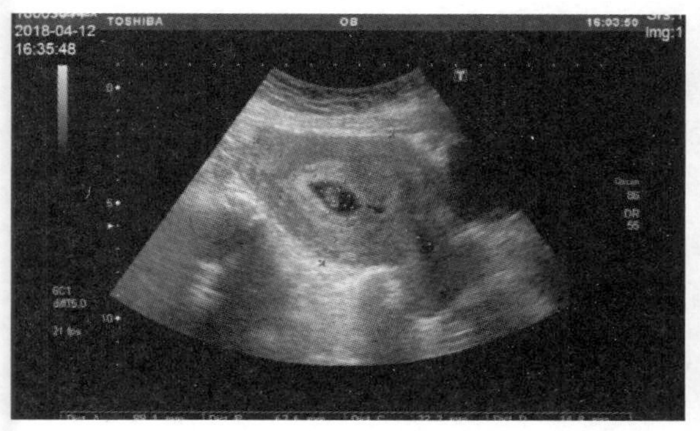

图 6-1　早期妊娠 B 型超声图像

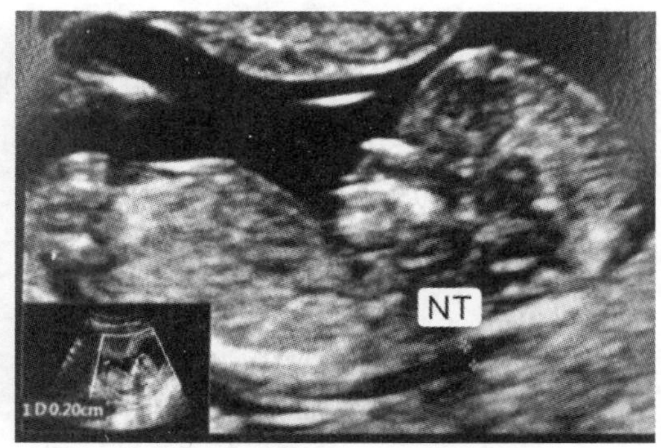

图 6-2　胎儿颈后透明层厚度 B 型超声图像

四、鉴别诊断

内分泌失调、哺乳期、口服避孕药、异位妊娠、滋养细胞疾病、盆腔肿块等均可导致停经。已婚育龄妇女发生停经时，应注意排除。月经未复潮的哺乳期妇女也可能再次妊娠。

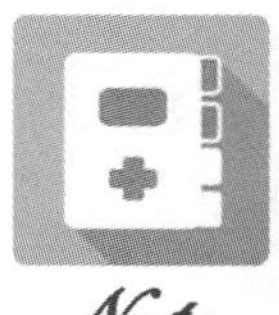

第二节　中晚期妊娠的诊断

一、病史与症状

有早期妊娠的经过，并感腹部逐渐增大，初孕者在妊娠 20 周开始有胎动感，经产妇感觉略早。胎动随妊娠月份增加而增强，于妊娠 32～34 周最强，妊娠 38 周后逐渐减弱。

二、检查与体征

（一）子宫增大

腹部检查可触及增大的子宫，依据手测宫底高度及尺测耻骨上子宫长度可估计孕周及胎儿大小（表 6-1）。子宫底高度的测量受孕妇脐耻间的距离、胎儿发育情况、羊水量、胎儿个数影响，妊娠 36 周时达最高，36 周后逐渐有所减低。

表 6-1　不同妊娠周数的宫底高度及子宫长度

妊娠周数	手测宫底高度	尺测子宫长度/cm
12 周末	耻骨联合上 2～3 横指	
16 周末	脐耻之间	
20 周末	脐下 1 横指	18(15.3～21.4)
24 周末	脐上 1 横指	24(22.0～25.1)
28 周末	脐上 3 横指	26(22.4～29.0)
32 周末	脐与剑突之间	29(25.3～32.0)
36 周末	剑突下 2 横指	32(29.8～34.5)
40 周末	脐与剑突之间或略高	33(30.0～35.3)

（二）胎动

胎儿在子宫内的躯体活动称为胎动。胎动是胎儿在子宫内安危的重要指标。妊娠 28 周后，正常胎动不少于 10 次/2 h。腹部检查时经腹壁可触及或看到胎动。

（三）胎心音

妊娠 12^{+6} 周后用多普勒胎心仪经腹壁探测到胎心音即可确诊妊娠活胎，18～20 周后用普通听诊器能听到。正常 110～160 次/分。注意胎心音应与母体子宫杂音、腹主动脉音及脐带杂音鉴别。

（四）胎体

妊娠 20 周以后，经孕妇腹壁触诊能触及宫内胎儿躯体，24 周后已能区分胎头、胎背、胎臀及胎儿肢体。胎头圆而硬，有浮球感；胎背宽而平坦；胎臀宽而软，形状略不规则；胎儿肢体小且有不规则活动。腹部触诊检查可了解胎儿在宫内的体位。

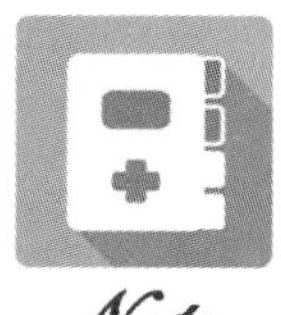

Note

三、辅助检查

（一）超声检查

B 型超声检查可检测宫内胎儿数目、胎产式、胎先露、胎位、有无胎心搏动、胎盘位置及胎盘分级，测量胎头双顶径、股骨长度等多条径线和羊水量，了解胎儿发育情况，并可筛查胎儿畸形。超声多普勒法能探出胎心音、胎动音、脐带血流音及胎盘血流音等。

（二）超声多普勒血流监测

超声多普勒血流监测主要用于有妊娠合并症或并发症的高危孕妇胎儿的监测。母体子宫动脉、胎儿脐动静脉、大脑中动脉、静脉导管等血流的超声检测结果，有助于判断胎儿宫内状况，如胎儿宫内缺氧、胎儿贫血、胎儿生长受限和子痫前期等。

第三节 胎姿势、胎产式、胎先露、胎方位

妊娠 28 周以前，胎儿较小，羊水量相对较多，胎儿在宫腔内的活动范围较大，胎儿位置不固定。妊娠 32 周后，胎儿生长速度较羊水量增长速度快，羊水相对减少，宫内活动度变小，胎儿位置和相对姿势恒定。但少数胎儿仍可在妊娠晚期发生改变。胎儿位置是否正常与分娩能否顺利及母子安全有直接关系。胎儿位置可通过腹部四步触诊法、阴道或肛门检查、超声检查等综合判断。

一、胎姿势

胎儿在子宫内的姿势称胎姿势。正常的胎姿势为胎头俯屈，颏部贴近胸壁，脊柱略向前弯曲，四肢屈曲交叉于胸腹前，其体积及体表面积均明显缩小，整个胎体成为头端小、臀端大的椭圆形，以适应妊娠晚期椭圆形宫腔的形状。

二、胎产式

胎产式是指胎体纵轴与母体纵轴的关系。两纵轴平行者称为纵产式，占足月妊娠分娩总数的 99.75%，多数能经阴道分娩；两纵轴垂直者称为横产式，无法经阴道分娩。两纵轴交叉成角度者称为斜产式，属暂时性，在分娩过程中多数转为纵产式，偶尔转成横产式（图 6-3）。

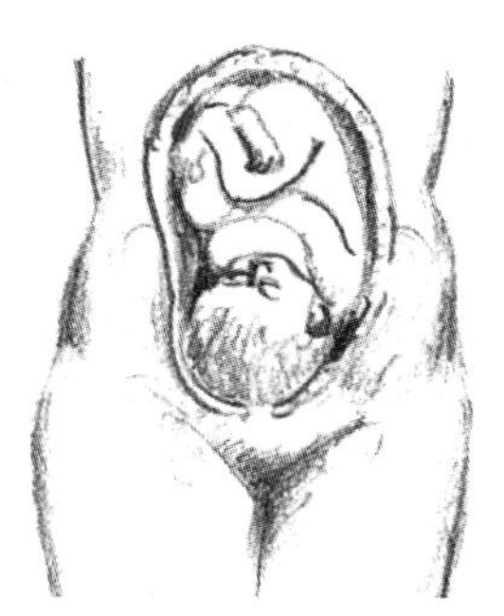
(a)纵产式-头先露

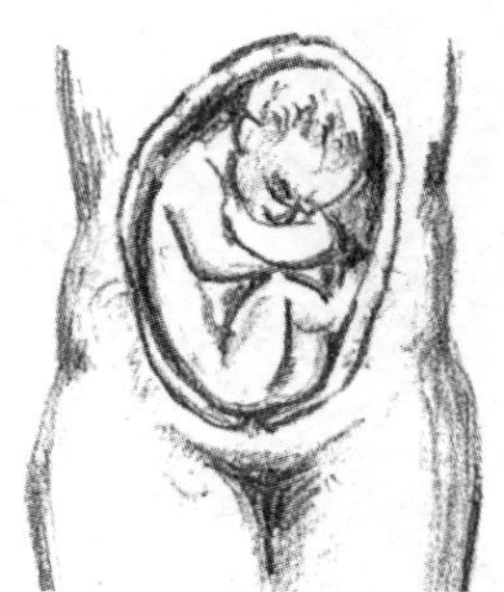
(b)纵产式-臀先露

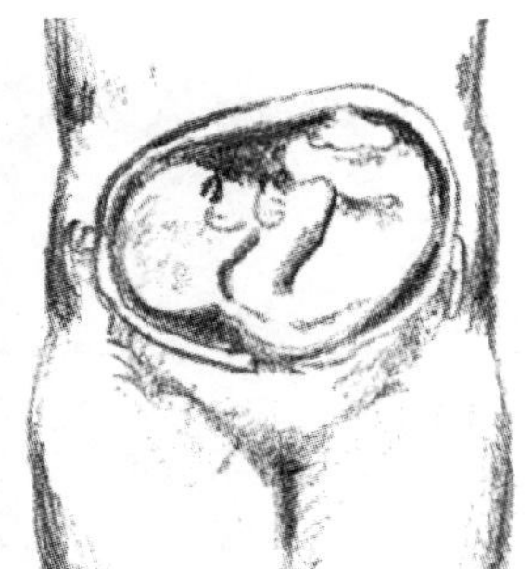
(c)横产式-肩先露

图 6-3 胎产式与胎先露

三、胎先露

胎先露是指最先进入骨盆入口的胎儿部分。纵产式有头先露及臀先露，横产式为肩先露。头先露因胎头屈伸程度不同，又分为枕先露、前囟先露、额先露及面先露。臀先露因入盆的先露部分不同，又分为单臀先露、完全臀先露和不完全臀先露，不完全臀先露又可分为单足先露

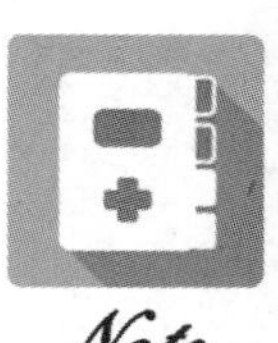

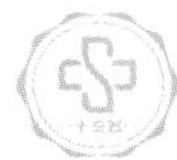

及双足先露。如胎儿上肢或下肢与胎头或臀同时进入骨盆者则称为复合先露（图 6-4 至图 6-6）。

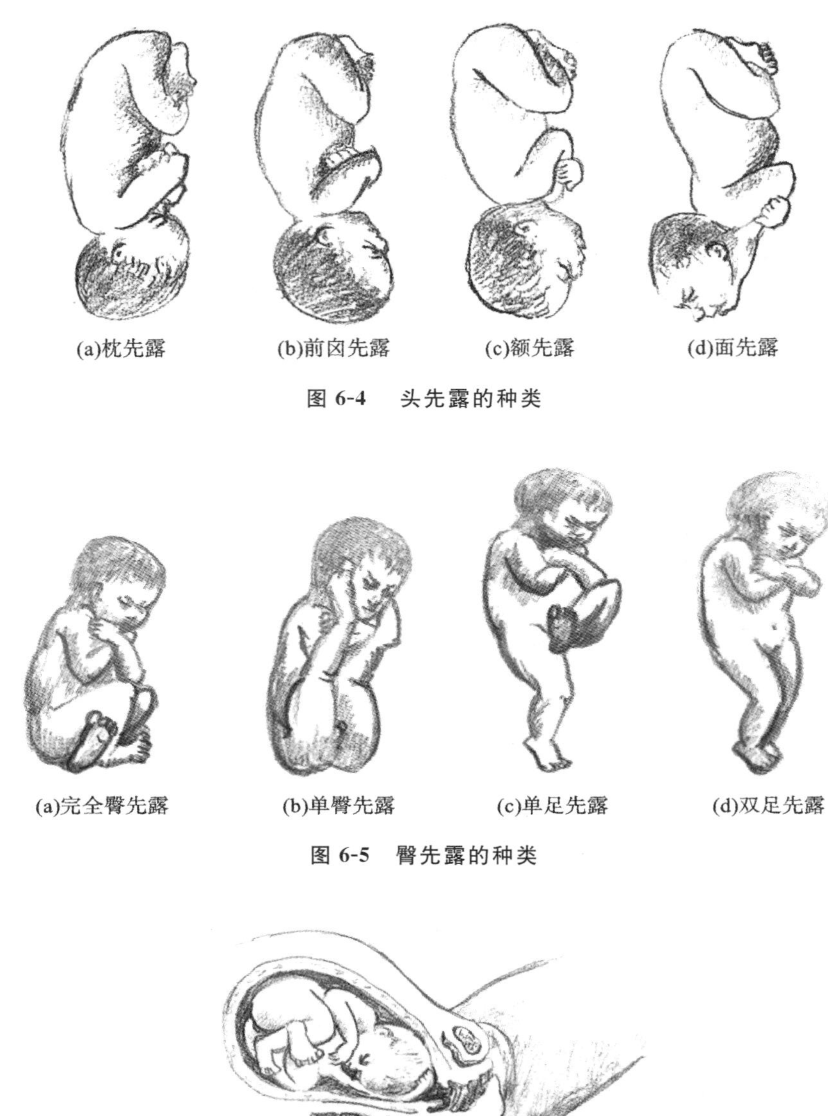

(a)枕先露　(b)前囟先露　(c)额先露　(d)面先露

图 6-4　头先露的种类

(a)完全臀先露　(b)单臀先露　(c)单足先露　(d)双足先露

图 6-5　臀先露的种类

图 6-6　复合先露

四、胎方位

胎儿先露部的指示点与母体骨盆的关系称为胎方位（简称胎位）。枕先露以枕骨、面先露以颏骨、臀先露以骶骨、肩先露以肩胛骨为指示点。根据指示点与母体骨盆左、右、前、后、横的关系而有不同的胎方位。每种胎先露有六种胎方位，横位则为四种。以顶先露为例，当枕骨位于母体骨盆腔的左前方时，称为“枕左前”，位于右前方时为“枕右前”，这两种方位最为常见。其他较少见的为枕左后、枕右后、枕左横及枕右横。横位有肩左前、肩右前、肩左后及肩右后四种方位，见表 6-2。

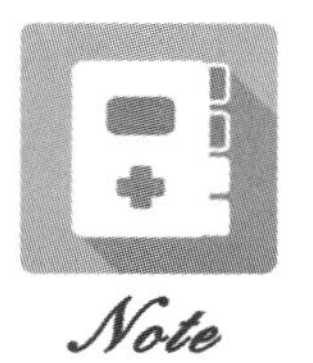

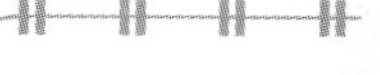

表 6-2　胎产式、胎先露及胎方位的关系及种类

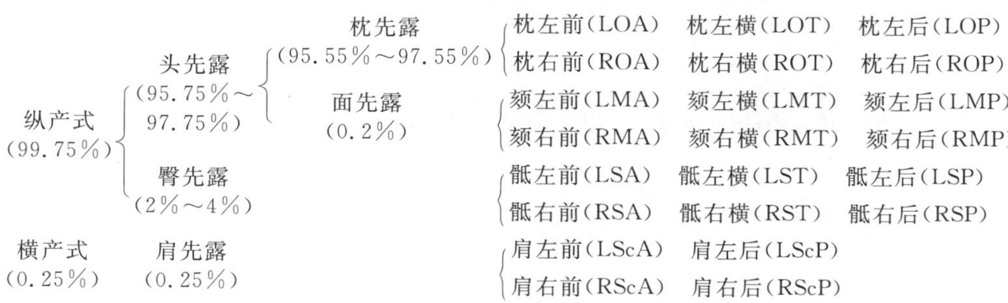

胎产式	胎先露		胎方位		
纵产式（99.75%）	头先露（95.75%～97.75%）	枕先露（95.55%～97.55%）	枕左前（LOA）	枕左横（LOT）	枕左后（LOP）
			枕右前（ROA）	枕右横（ROT）	枕右后（ROP）
		面先露（0.2%）	颏左前（LMA）	颏左横（LMT）	颏左后（LMP）
			颏右前（RMA）	颏右横（RMT）	颏右后（RMP）
	臀先露（2%～4%）		骶左前（LSA）	骶左横（LST）	骶左后（LSP）
			骶右前（RSA）	骶右横（RST）	骶右后（RSP）
横产式（0.25%）	肩先露（0.25%）		肩左前（LScA）	肩左后（LScP）	
			肩右前（RScA）	肩右后（RScP）	

【知识拓展】
见文档 0602

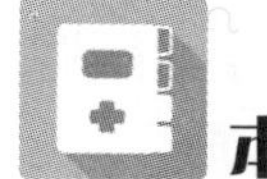

本章小结

一、妊娠分期：分早、中、晚期三个时期

早期妊娠诊断	学习要点
病史与症状	已婚健康妇女，停经，早孕反应，尿频，乳房增大，蒙氏结节——主要表现
妇科检查	阴道黏膜及宫颈变软充血呈紫蓝色，黑加征，子宫增大——主要体征
辅助检查	妊娠试验：阳性，确定妊娠的主要指标 超声检查：宫腔内见妊娠囊，停经 6 周后见到胚芽和原始心管搏动，可确诊宫内早期妊娠活胎。停经 $11\sim13^{+6}$ 周后可测量头臀长度，能较准确地估计胎龄，矫正预产期
鉴别诊断	内分泌失调、哺乳期、口服避孕药、异位妊娠、滋养细胞疾病、盆腔肿块

二、胎产式、胎先露、胎方位

项目	学习要点
定义	胎姿势、胎产式、胎先露、胎方位
分类	胎产式、胎先露及胎方位的关系及种类 1. 胎产式　胎儿纵轴与母体纵轴的关系 纵产式：头先露、臀先露 横产式：肩先露 2. 胎先露　最先进入骨盆入口的胎儿部分 头先露：枕先露、前囟先露、额先露、面先露 臀先露：完全臀先露、单臀先露、足先露 肩先露：横位 3. 复合先露　除了一个主要先露（头或臀）以外，尚有上肢或下肢同时入盆者，最多见为头与手复合先露 胎方位：胎先露的指示点与母体骨盆的关系 枕先露：以枕骨为指示点（LOA ROA LOP ROP LOT ROT） 面先露：以颏骨为指示点（LMA RMA LMP RMP LMT RMT） 臀先露：以骶骨为指示点（LSA RSA LSP RSP LST RST） 肩先露：以肩胛骨为指示点（LScA RScA LScP RScP）

【目标检测】
见文档 0603

（曾华彬）

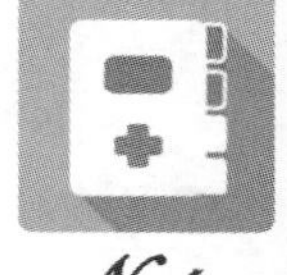

第七章　产前检查和孕期保健

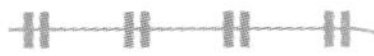

学习目标

扫码看 PPT

1. 掌握：产前检查的时间及内容、预产期的推算、产科腹部检查的内容和方法。
2. 熟悉：孕期检查的意义、胎儿健康状况的评估、产科合理用药。
3. 了解：孕妇管理及孕期营养、产科合理用药的意义、孕期指导及常见症状的处理。

案例导入

女性，24 岁，以“停经 57 日”于 2017 年 5 月 29 日到医院产科要求检查。末次月经 2017 年 4 月 2 日，既往月经规则，4～5 日/28 日。已婚未育。超声检查提示宫内可见 30 mm×28 mm×20 mm 孕囊，有胚芽及原始心管搏动。有生育要求。请问：

案例导入答案见文档 0701

1. 产前检查的次数与方案是什么？
2. 如何对孕妇及胎儿健康状况进行评估？
3. 如何进行孕妇管理？
4. 如何进行孕期营养指导？
5. 常见症状的处理措施是什么？

围产医学是研究围产期内对围产儿及孕产妇卫生保健的一门科学。围产期的定义有 4 种：①围产期Ⅰ：从妊娠达到及超过 28 周至产后 1 周。②围产期Ⅱ：从妊娠达到及超过 20 周至产后 4 周。③围产期Ⅲ：从妊娠达到及超过 28 周至产后 4 周。④围产期Ⅳ：从胚胎形成至产后 1 周。国内采用围产期Ⅰ来计算围产期相关的统计指标。

产前检查和保健包括定期对孕妇和胎儿进行监护，及时发现并处理母胎异常情况、进行孕期宣教及卫生指导，指导孕期营养和用药，确定分娩时机和分娩方式，保障母胎健康平安分娩，及降低孕产妇和围产儿并发症的发生率和死亡率、减少出生缺陷的重要措施。围产期死亡率是衡量产科和新生儿科质量的重要指标，是一个国家或地区社会经济发展水平的重要标志。

本章节内容主要根据我国《孕前和孕期保健指南(2018)》编写。

第一节　产前检查的内容和方法

妊娠早期、中期和晚期孕妇和胎儿变化很大，产前检查的内容及频率也不同。通过系统规范的产前检查，监护胎儿发育和宫内生长环境，观察孕妇各系统变化，开展健康教育，提高妊娠质量，确保母儿安康。

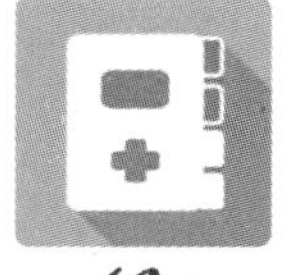

Note

一、产前检查的时间和次数

首次产前检查的时间应从确诊早期妊娠开始，主要目的：①确定孕妇及胎儿的健康情况。②估计孕期和胎龄。③制订产前检查计划。首次检查以妊娠6～8周为宜。我国《孕前和孕期保健指南(2018)》推荐的产前检查孕周分别如下：妊娠6～13^{+6}周；妊娠14～19^{+6}周；妊娠20～24周；妊娠25～28周；妊娠29～32周；妊娠33～36周；妊娠37～41周(每周一次)。有高危因素者，酌情增加检查次数。

二、产前检查的内容

产前检查包括详细询问病史、全身体格检查、产科检查及必要的辅助检查。评估孕期高危因素。

（一）详细询问病史

1. 年龄 年龄过小易发生难产；年龄小于18岁或大于等于35岁妊娠为高危因素，大于等于35岁妊娠者为高龄孕妇。大于等于35岁的孕妇易发生妊娠期高血压疾病、产力异常等。

2. 职业 接触毒害物质及放射线的孕妇，应查血常规及肝功能，建议妊娠前及妊娠后调换工作岗位。

3. 本次妊娠过程 了解妊娠早期有无早孕反应、发热、病毒感染及用药，有无阴道出血史；有无头晕头痛、心悸气促，双下肢有无水肿；饮食营养、运动(劳动)、睡眠及大小便情况等。

4. 月经史及以往分娩情况 了解初潮年龄及月经周期，孕次及流产史、以往分娩情况及新生儿情况。

5. 推算预产期(EDC) 按末次月经(LMP)来潮第1日算起，月份减3或加9，日数加7，如为农历则先转换为公历后再推算预产期。实际分娩日期与推算的预产期可相差1～2周。若孕妇的末次月经记不清或哺乳期月经未复潮而妊娠者，或月经不规则者，可根据早孕反应出现时间、胎动开始时间、子宫高度、B超测量的双顶径、顶臀长度(CRL)等推算预产期。妊娠早期超声检测胎儿顶臀长度是估计孕周最准确的指标。

6. 既往史 了解有无心、肺、肝、肾等重要器官疾病病史以及手术史，尤其是剖宫产史及子宫肌瘤剔除术史。

7. 丈夫健康情况和家族史 注意家族中有无出生缺陷和遗传病史。

（二）全身体格检查

注意发育、营养、步态及身高，身高小于145 cm者常伴有骨盆狭窄。测血压及体重，每周体重增加应不超过500 g，超过者多有水肿或隐性水肿。注意乳头有无凹陷及皲裂、心肺有无异常，脊柱及双下肢有无畸形；常规妇科检查了解生殖道发育情况，排除畸形和肿瘤。进行必要的辅助检查。

（三）产科检查

产科检查目的是了解胎儿及产道情况，包括腹部检查、骨盆测量、阴道检查。

1. 腹部检查 检查者站在孕妇的右侧。嘱孕妇排尿后仰卧于检查床上，头部稍垫高，暴露腹部，双腿屈曲稍分开，腹肌放松。

1）视诊 观察腹部形状及大小、有无水肿、妊娠纹及手术瘢痕等。

2）触诊 四步触诊。前三步检查时，检查者面朝孕妇头部，第四步检查时，检查者面朝孕妇足端。

先测量宫高及腹围。用软尺从耻骨联合上缘经脐到宫底，测量值为子宫长度；再将软尺经脐绕腹部一周测量腹围值。宫高及腹围测量值大于正常孕周范围时，有多胎妊娠、巨大儿、羊

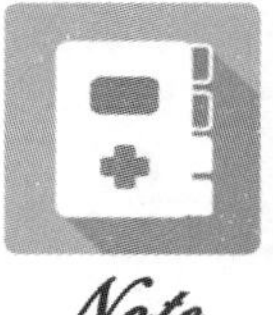

水过多可能；腹部过小、宫底过低者多考虑胎儿生长受限(FGR)、胎儿畸形或孕周推算错误等；腹部宽，横径较大伴宫底过低者，肩先露(横位)的可能性大；尖腹或是悬垂腹者可能伴有骨盆狭窄。随后通过四步触诊法检查子宫大小、胎产式、胎先露、胎方位及先露部是否衔接(图7-1)。

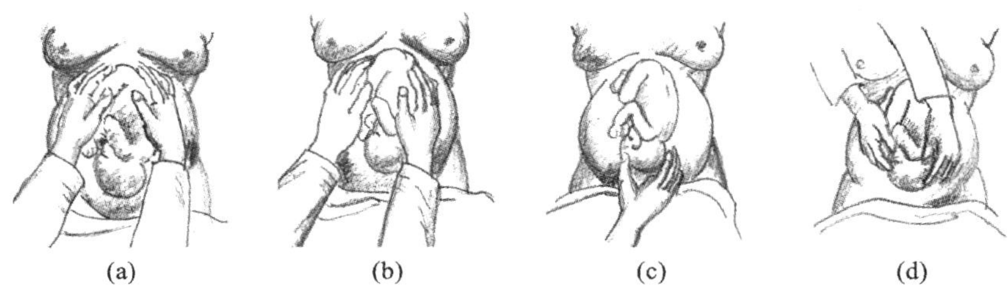

图 7-1　胎位检查的四步触诊法

第一步：检查者两手置于宫底，手测宫底高度，估计胎儿大小与妊娠周期是否相符，然后以双手指腹相对交替轻推，判断宫底处胎儿部分，胎头圆而硬且有浮球感，胎臀宽而软且形态不规则。

第二步：检查者两手分别置于腹部两侧，一手固定，另一手轻轻深按进行检查，两手交替进行。触到平坦饱满部分为胎背；高低不平部分可能是胎儿肢体，有时可感觉胎儿肢体的活动。

第三步：检查者右手拇指与其余四指分开，置于耻骨联合上方握住胎先露部左右推动，进一步查清是胎头或是胎臀，并确定是否衔接入盆。若胎先露部仍可左右摆动者，表示尚未衔接；若胎先露部不能被推动，则已衔接。

第四步：检查者两手分别置于胎先露部的两侧，向骨盆入口处向下深按，进一步核实胎先露及其入盆的程度。

3）听诊　使用多普勒胎心仪在妊娠 12 周时即可测得胎心音，妊娠 18～20 周起可用听筒经孕妇腹部闻及，近胎背处的孕妇腹壁上听得最清楚。妊娠 24 周前，胎心音位于脐下左右两侧；妊娠 24 周后，可根据胎方位来决定听诊部位。头先露时，胎心音在脐左(右)下方；臀先露时，胎心音在脐左(右)上方；肩先露时，胎心音在靠近脐部下方听得最清楚(图 7-2)。

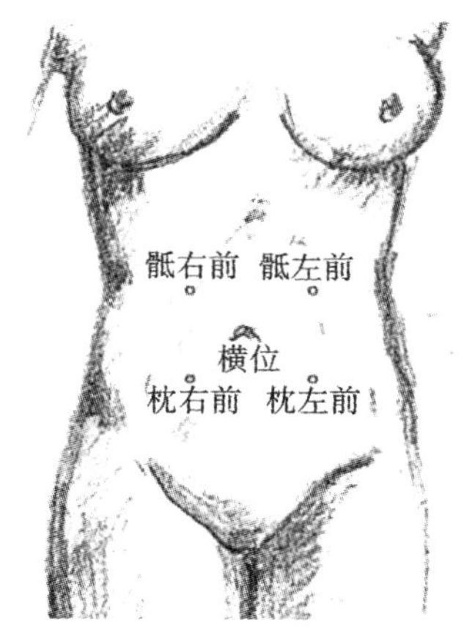

图 7-2　不同胎方位胎心听诊部位

2. 骨盆测量(骨产道检查)　分外测量和内测量两种。

1）骨盆外测量　间接了解骨盆腔的大小及形态。研究表明骨盆外测量无法预测产时是否出现头盆不称。《孕前和孕期保健指南(2018)》中不推荐骨盆外测量为常规测量。

(1) 髂棘间径(IS)：孕妇取伸腿仰卧位，测量两侧髂前上棘外侧缘间的距离，正常值为

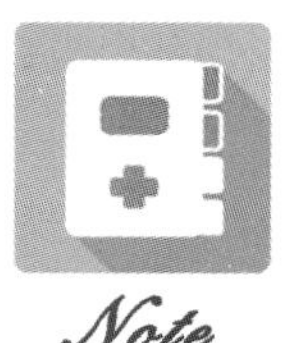

23～26 cm。

(2) 髂嵴间径(IC):孕妇取伸腿仰卧位,测量两髂嵴外缘间最宽的距离,正常值为25～28 cm。

(3) 骶耻外径(EC):孕妇左侧卧位,右腿伸直,左腿屈曲,测量第5腰椎棘突下至耻骨联合上缘中点的距离,正常值为18～20 cm。第5腰椎棘突下相当于米氏菱形窝的上角,或相当于两侧髂嵴后连线中点下1.5 cm处。此径线可间接推测骨盆入口前后径的长度。

(4) 坐骨结节间径(IT)或称出口横径(TO):孕妇取仰卧位,双手抱双膝,双腿向腹部屈曲,暴露坐骨结节。测量时检查者面向孕妇外阴部,触到坐骨结节,测量两坐骨结节内侧缘间的距离(图7-3),正常值为8.5～9.5 cm。也可用检查者手拳测量,能容纳一成人横置手拳即属正常。若此径线小于8 cm,应加测出口后矢状径。

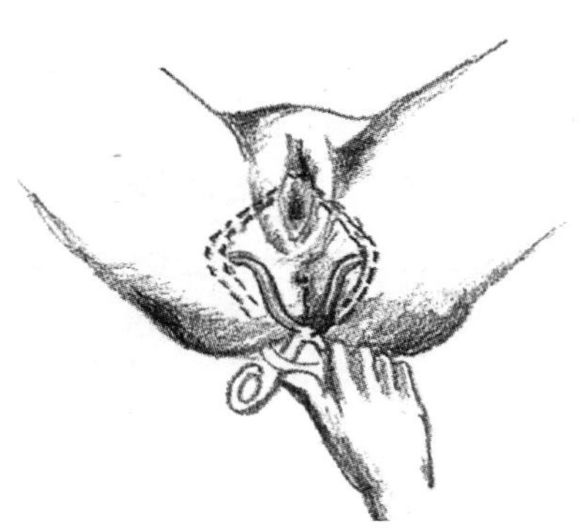

图 7-3 测量坐骨结节间径

(5) 耻骨弓角度:孕妇取仰卧位,两腿弯曲,双手紧抱双膝。检查者两手拇指尖斜着对拢放置于耻骨联合下缘,左右两拇指平放在耻骨降支上,两拇指间形成的角度即耻骨弓角度,正常值为90°,小于80°为异常(图7-4)。此角度反映骨盆出口横径的宽度。

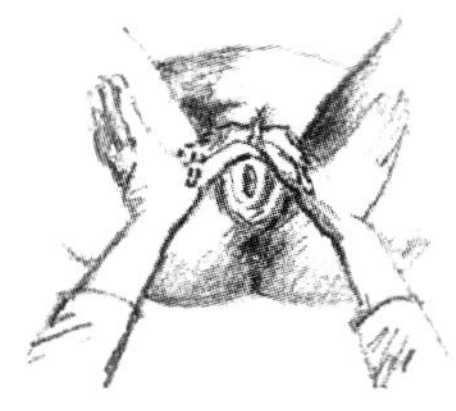

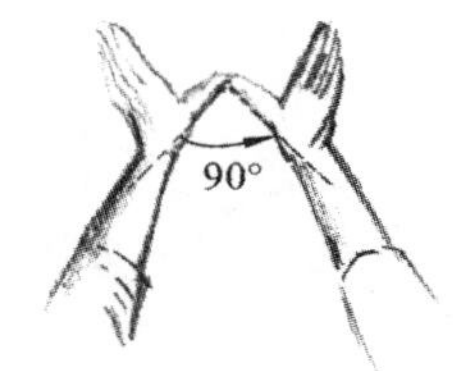

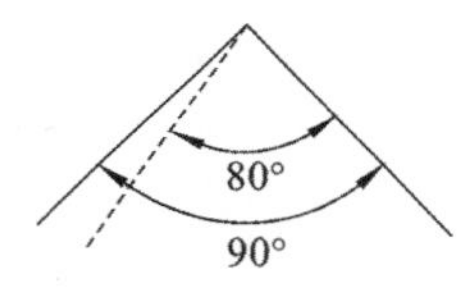

图 7-4 测量耻骨弓角度

2) 骨盆内测量 能较准确地反映骨盆内径的大小。于妊娠24～36周阴道松软时测量为宜。孕妇取仰卧截石位,检查者戴消毒手套涂润滑油,操作要轻柔。主要测量的径线如下。

(1) 对角径(DC):耻骨联合下缘至骶岬上缘中点间的距离,正常值为12.5～13 cm,此值减去1.5～2 cm即骨盆入口前后径的长度,又称真结合径,正常值为11 cm。检查者将一手示指、中指伸入阴道,用中指指尖触及骶岬上缘中点,示指上缘紧贴耻骨联合下缘,另一手示指标记该接触点,抽出阴道内手指,测其中指尖端到该接触点的距离,即为对角径(图7-5)。若测量时阴道内的中指尖端触不到骶岬上缘,表示对角径值大于12.5 cm。

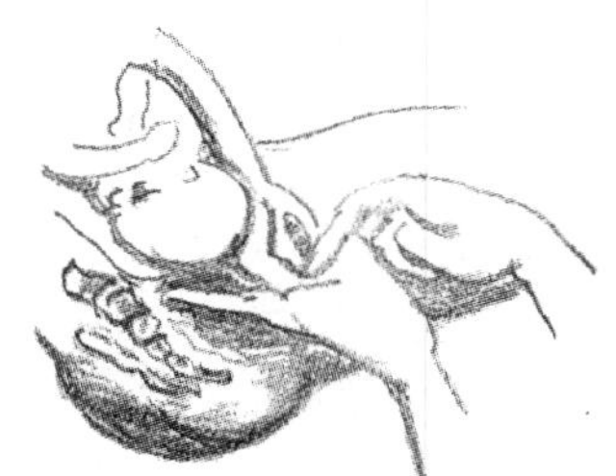

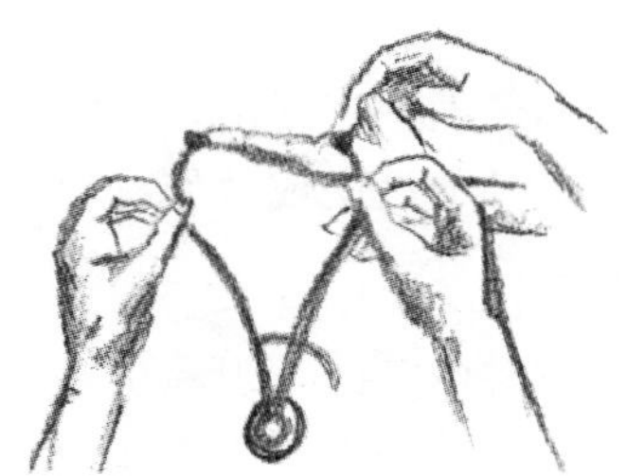

图 7-5 测量对角径

(2) 坐骨棘间径:测量两坐骨棘间的距离,正常值为10 cm。检查时一手示指、中指伸入阴道内,触及两侧坐骨棘,估计其间的距离(图7-6)。坐骨棘间径是中骨盆最短径线,该径线过小会影响产程中胎先露部下降。

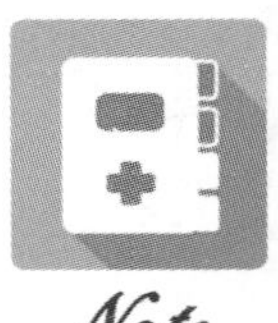

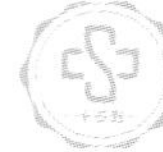

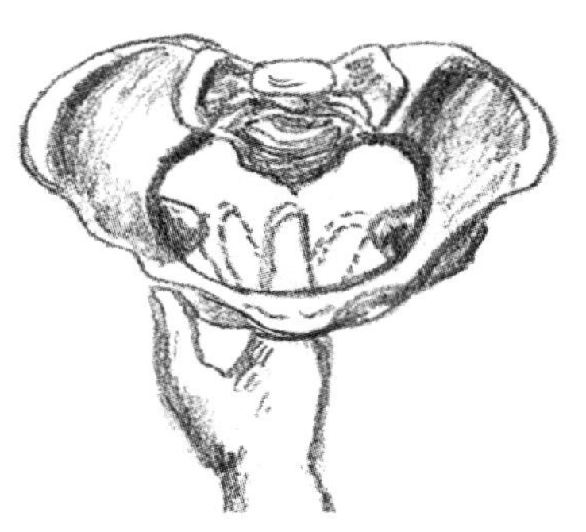

图 7-6　测量坐骨棘间径

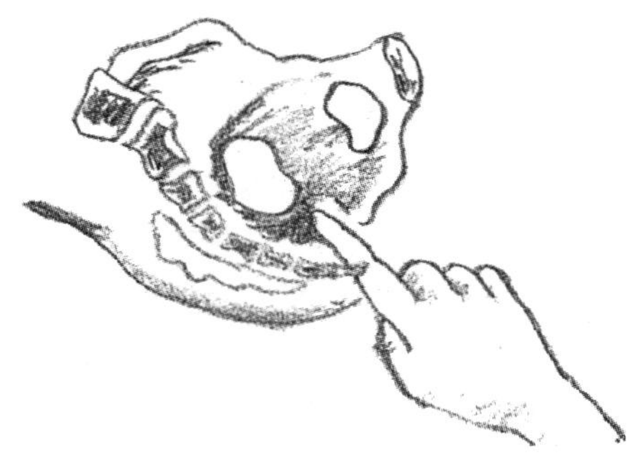

图 7-7　测量坐骨切迹宽度

(3) 坐骨切迹宽度：代表中骨盆后矢状径，其宽度为坐骨棘与骶骨下部间的距离，即骶棘韧带宽度。将阴道内的示指置于该韧带上移动(图 7-7)，若能容纳 3 横指(5.5～6 cm)为正常，否则为中骨盆狭窄。

(4) 出口后矢状径：两侧坐骨结节间径中点至骶骨尖端的距离。检查者戴手套的右手示指伸入孕妇肛门向骶骨方向，拇指置于孕妇体外骶尾部，两者共同找到骶骨尖端，将骨盆出口测量器一端置于坐骨结节间径的中点，另一端置于骶骨尖端处测量出口后矢状径(图 7-8)，正常值为 8～9 cm。如出口后矢状径值与坐骨结节间径值之和大于 15 cm，表明骨盆出口狭窄不明显。

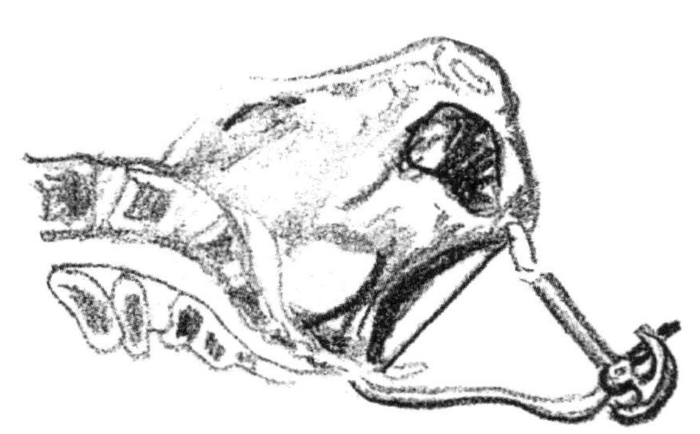

图 7-8　测量出口后矢状径

3. 阴道检查　妊娠期行阴道检查，特别是有阴道流血和阴道分泌物异常时。分娩前阴道检查可协助确定骨盆大小、宫颈容受和宫颈口开大程度，进行宫颈 Bishop 评分。

(四) 辅助检查

根据我国《孕前和孕期保健指南(2018)》推荐，每次的产前检查按照孕周进行相对应的必查辅助检查项目，有条件的医院或孕妇有检查指征时可检查备查项目。

(五) 健康教育

健康教育包括：①对流产的认识和预防。②合理营养，控制体重增加。③补充叶酸 0.4～0.8 mg/d，或含叶酸的复合维生素。④既往生育过神经管缺陷(NTD)儿的孕妇，则需补充叶酸 4 mg/d。⑤合理用药，避免使用可能影响胎儿正常发育的药物。⑥避免接触生活及职业环境中的有毒有害物质(如放射线、铅、汞、苯、砷、农药等)，避免高温，避免密切接触宠物。⑦改变不良的生活习惯(如吸烟、酗酒、吸毒等)及生活方式。⑧避免高强度的工作、高噪声环境和家庭暴力。⑨保持心理健康，解除精神压力，预防孕期及产后心理问题的发生。⑩合理选择运动方式。

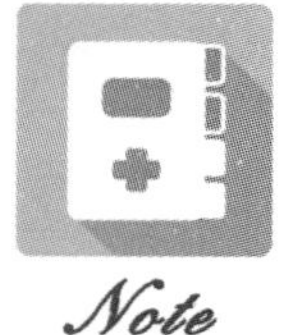

产前检查的次数与方案如表 7-1 所示。

表 7-1 产前检查的次数与方案

次数	常规检查及保健	备查项目	健康教育及指导
第 1 次检查（妊娠 6～13^{+6}周）	1. 建立妊娠期保健手册 2. 确定孕周、推算预产期 3. 评估妊娠期高危因素 4. 血压、体重指数、胎心率 5. 血常规、尿常规、血型(ABO 和 Rh)、空腹血糖、肝功能和肾功能、乙型肝炎病毒表面抗原、梅毒螺旋体和 HIV 筛查、地中海贫血筛查(重点省份) 6. 超声检查等	1. HCV 筛查 2. 抗 D 滴度检测(Rh 血型阴性者) 3. 75 g OGTT 4. 甲状腺功能检测 5. 血清铁蛋白(血红蛋白＜110 g/L 者) 6. 结核菌素(PPD)试验(高危孕妇) 7. 宫颈细胞学检查(孕前 12 个月未检查者) 8. 宫颈分泌物检测淋球菌和沙眼衣原体(高危孕妇或有症状者) 9. 细菌性阴道病(BV)的检测(有症状或早产史者) 10. 胎儿染色体非整倍体异常的孕早期(妊娠 10～13^{+6}周)母体血清学筛查。注意事项：空腹；超声检查确定孕周；确定抽血当天的体重 11. 超声检查：妊娠 11～13^{+6}周测量胎儿颈部透明层厚度；核定孕周；双胎妊娠还需确定绒毛膜性质 12. 绒毛穿刺取样术(妊娠 10～13^{+6}周，高危孕妇) 13. 心电图检查	1. 对流产的认识和预防 2. 营养和生活方式的指导 3. 避免接触有毒有害物质和宠物 4. 慎用药物 5. 改变不良生活方式；避免高强度、高噪声环境和家庭暴力 6. 继续补充叶酸 0.4～0.8 mg/d 至 3 个月，有条件者可继续服用含叶酸的复合维生素 7. 保持心理健康，解除精神压力，预防孕期及产后心理问题的发生
第 2 次检查（妊娠 14～19^{+6}周）	1. 分析首次产前检查的结果 2. 血压、体重、宫底高度、腹围、胎心率	1. NIPT：妊娠 12～22^{+6}周 2. 胎儿染色体非整倍体异常的中孕期母体血清学筛查(妊娠 15～20 周，16～18 周检测最佳) 3. 羊膜腔穿刺检查胎儿染色体(妊娠 16～22 周)	1. 妊娠中期胎儿非整倍体筛查的意义 2. 血清铁蛋白＜30 μg/L，补充元素铁 60 mg/d；缺铁性贫血孕妇，补充元素铁 100～200 mg/d 3. 开始补充钙剂 0.6～1.5 g/d
第 3 次检查（妊娠 20～24 周）	1. 血压、体重、宫底高度、腹围、胎心率 2. 胎儿系统 B 型超声筛查(妊娠 20～24 周) 3. 血常规、尿常规	宫颈评估(B 型超声测量宫颈长度，早产高危者)	1. 对早产的认识和预防 2. 营养和生活方式的指导 3. 胎儿系统 B 型超声筛查的意义
第 4 次检查（妊娠 25～28 周）	1. 血压、体重、宫底高度、腹围、胎心率 2. 75 g OGTT 3. 血常规、尿常规	1. 抗 D 滴度检测(Rh 阴性者) 2. 宫颈阴道分泌物 fFN 检测(宫颈长度为 20～30 mm 者)	1. 对早产的认识和预防 2. 营养和生活方式的指导 3. 妊娠期糖尿病筛查的意义

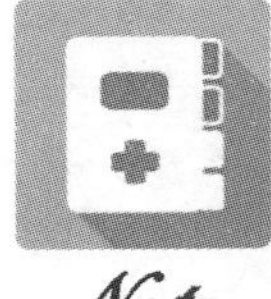

续表

次数	常规检查及保健	备查项目	健康教育及指导
第5次检查（妊娠29～32周）	1. 血压、体重、宫底高度、腹围、胎心率、胎位 2. 产科B型超声检查 3. 血常规、尿常规	无	1. 分娩方式指导 2. 开始注意胎动或计数胎动 3. 母乳喂养指导 4. 新生儿护理指导
第6次检查（妊娠33～36周）	1. 血压、体重、宫底高度、腹围、胎心率、胎位 2. 尿常规	1. GBS筛查（妊娠35～37周） 2. 肝功能、血清胆汁酸检测（妊娠32～34周，怀疑ICP孕妇） 3. NST检查（妊娠32～34周开始） 4. 心电图复查（高危者）	1. 分娩前生活方式的指导 2. 分娩相关知识 3. 新生儿疾病筛查 4. 抑郁症的预防
第7次检查（妊娠37～41周）	1. 血压、体重、宫底高度、腹围、胎心率、胎位 2. 产科B型超声检查 3. 血常规、尿常规 4. NST检查（每周1次）	宫颈检查及Bishop评分	1. 分娩相关知识 2. 新生儿免疫接种指导 3. 产褥期指导 4. 胎儿宫内情况的监护 5. 妊娠≥41周，住院并引产

注：1.《孕前和孕期保健指南(2018)》准确的名称是《单胎无妊娠合并症和并发症的孕前和孕期保健指南》。

2. 健康教育及指导、常规保健内容和辅助检查的必查项目适用于所有的孕妇，有条件的医院或孕妇有指征时可开展备查项目。

第二节　胎儿健康状况评估

一、胎儿宫内状态的监护

胎儿宫内状态的监护，包括确定是否为高危儿和胎儿宫内情况的监护。

（一）确定是否为高危儿

高危儿包括：①孕龄<37周或孕龄≥42周。②出生体重<2500 g。③小于孕龄或大于孕龄儿。④产时窒息。⑤产时感染。⑥高危妊娠产妇的新生儿。⑦手术产儿。⑧新生儿的兄姐有严重新生儿疾病或新生儿期死亡。⑨双胎或多胎儿。

（二）胎儿宫内监护的内容

1. 妊娠早期　行妇科检查确定子宫大小及是否与孕周相符；妊娠第5周B型超声检查可见到妊娠囊；妊娠6周可见到胚芽和原始心管搏动；妊娠11～13^{+6}周超声测量胎儿颈后透明层厚度(NT)和胎儿发育情况。

2. 妊娠中期　手测宫底高度或尺测子宫长度和腹围，判断胎儿大小及是否与孕周相符；监测胎心率；应用B型超声检测筛查与诊断胎头发育、结构异常；胎儿染色体异常的筛查与诊断。

3. 妊娠晚期

1）定期产前检查　询问孕妇自觉症状，监测心率、血压变化，下肢水肿情况和必要的全身

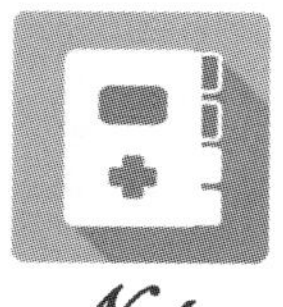

Note

检查。量测宫底高度或子宫长度和腹围，听胎心，了解胎儿大小、胎产式、胎方位和胎心率。

2）胎动计数　胎动计数监测是孕妇自测评价胎儿宫内情况简便有效的方法之一。胎动一般在妊娠 20 周后出现，且随孕周增加逐渐由弱变强，妊娠足月时因羊水量减少和空间减小胎动又逐渐减弱。妊娠 28 周后如胎动<10 次/2 h 或减少 50%提示胎儿缺氧可能。自觉胎动异常剧烈或胎动停止，提示胎儿宫内严重缺氧，有胎死宫内的危险。

3）腹部听诊　通过听诊可发现胎心率的异常变化，若胎心率长时间持续>160 次/分或宫缩后胎心率减慢不能很快恢复正常，提示有胎儿窘迫可能。

4）胎儿影像学监测及血流动力学监测　B 型超声是目前使用最广泛的胎儿影像学监护，可测量胎儿大小(包括胎头双顶径、腹围、股骨长)、胎动及羊水情况；可进行胎儿畸形筛查，判定胎位、胎盘位置及胎盘成熟度。彩色多普勒超声胎儿血流监测能监测胎儿脐动脉和大脑中动脉血流。常用脐动脉血液检测指标有收缩期最大血流速度(S)与舒张末期血流速度(D)的比值(S/D 值)、搏动指数(PI)[PI=(S－D)/平均流速]、阻力指数(RI)[RI=(S－D)/S]。脐静脉和静脉导管血流波型等。S/D、PI 与 RI 值随孕周改变。目前较公认的判断胎儿血流异常的标准：①脐动脉血流指数大于各孕周的第 95 百分位数或超过平均值 2 个标准差，预示胎儿缺氧。②脐动脉舒张末期血流频谱消失或倒置，预示胎儿缺氧严重。③胎儿大脑中动脉S/D 值降低，提示胎儿体内血流重新分布，预示胎儿缺氧。④出现脐静脉或静脉导管搏动、静脉导管血流 a 波反向均预示胎儿处于濒死状态。

5）电子胎儿监护　临床上广泛用于连续观察和记录胎心率(FHR)的动态变化，了解胎心、胎动及宫缩之间的关系，评估胎儿宫内安危情况。其中基线变异是最重要的评价指标。监护可在妊娠 34 周开始，高危妊娠孕妇酌情提前。目前已广泛用于产前和产时的胎儿监护。

(1）监测胎心率：

A. 胎心率基线(BFHR)：任何 10 min 内胎心率平均水平(除外胎心加速、减速和显著变异的部分)，至少观察 2 min 的图形，该图形可以是不连续的。

正常胎心率基线：110～160 次/分。

胎儿心动过速：胎心率基线>160 次/分；持续时间≥10 min。

胎儿心动过缓：胎心率基线<110 次/分；持续时间≥10 min。

B. 基线变异：每分钟胎心率从波峰到波谷振幅的改变，按照振幅波动程度分为以下几类。

变异消失：振幅波动完全消失。

微小变异：振幅波动≤5 次/分。

中等变异(正常变异)：振幅波动为 6～25 次/分。

显著变异：振幅波动>25 次/分。

C. 加速：基线胎心率突然显著增加，开始到波峰的时间<30 s。从胎心率开始加速至恢复到基线胎心率水平的时间为加速时间。

妊娠≥32 周胎心加速标准：胎心加速≥15 次/分，持续时间>15 s，但不超过 2 min。

妊娠<32 周胎心加速标准：胎心加速≥10 次/分，持续时间>10 s，但不超过 2 min。

延长加速：胎心加速持续 2～10 min。胎心加速≥10 min 则考虑胎心率基线变化。

D. 早期减速：伴随宫缩出现的减速，通常是对称性地、缓慢地下降到最低点再恢复到基线。减速的开始到胎心率最低点的时间≥30 s，减速的最低点常与宫缩的峰值同时出现；一般来说，减速的开始、最低值及恢复与宫缩的起始、峰值及结束同步(图 7-9)。

E. 晚期减速：指伴随宫缩出现的减速，通常是对称性地、缓慢地下降到最低点再恢复到基线。减速的开始到胎心率最低点的时间≥30 s，减速的最低点通常晚于宫缩峰值；一般来说，减速的开始、最低值及恢复分别延后于宫缩的起始、峰值及结束(图 7-10)。

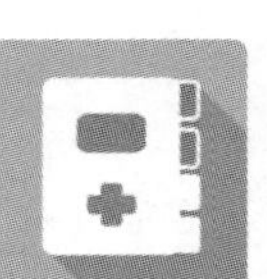

F. 变异减速：突发的显著的胎心率急速下降。减速的开始到最低点的时间<30 s，胎心

Note

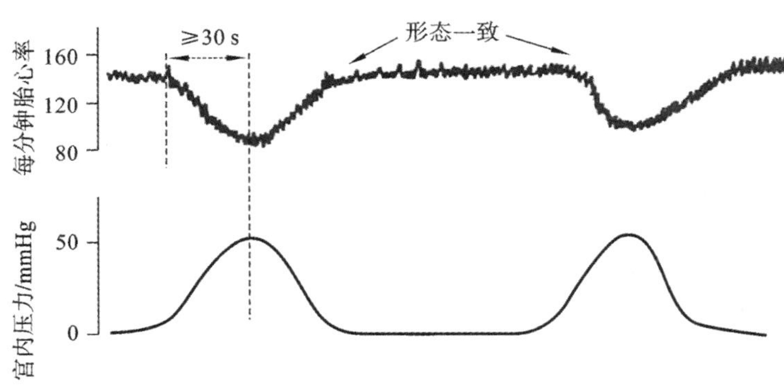

图 7-9　胎心率早期减速

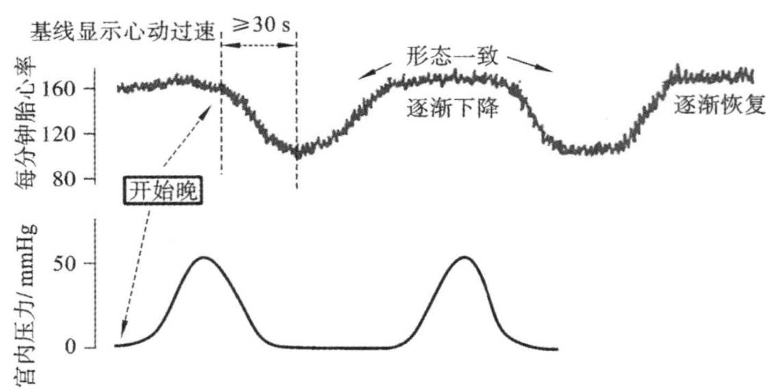

图 7-10　胎心率晚期减速

率下降≥15 次/分，15 s≥持续时间<2 min。当变异减速伴随宫缩时，减速的起始、深度和持续时间与宫缩之间无固定规律(图 7-11)。典型的变异减速是先有一初始加速的肩峰，紧接一快速的减速，之后快速恢复到正常基线伴有一继发性加速(双肩峰)。

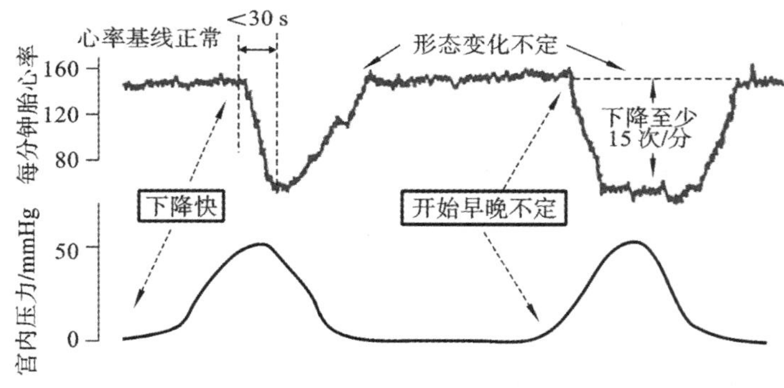

图 7-11　胎心率变异减速

G. 延长减速指明显的低于基线的胎心率下降。减速程度≥15 次/分，持续时间≥2 min，但不超过 10 min。胎心减速≥10 min 则考虑胎心率基线变化。

H. 反复性减速：20 min 观察时间内，≥50%的宫缩伴发减速。

I. 间歇性减速：20 min 观察时间内，<50%的宫缩伴发减速。

J. 正弦波形：胎心率基线呈现平滑的类似正弦波样摆动，频率固定，3～5 次/分，持续时间≥20 min。

K. 宫缩。

正常宫缩：观察 30 min，10 min 内宫缩次数≤5 次。

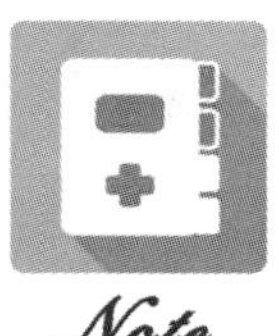
Note

宫缩过频：观察 30 min，10 min 内有 5 次以上宫缩。当宫缩过频时应记录有无伴随胎心率变化。

（2）预测胎儿宫内储备能力：

A. 无应激试验（NST）：在无宫缩、无外界负荷刺激下，对胎儿进行胎心率宫缩图的观察和记录，以了解胎儿储备能力。NST 的判读及处理见表 7-2。由于 NST 假阳性率高，发现阳性时要注意复查或延长监护时间。

表 7-2 NST 的判读及处理（SOGC 指南，2007 年）

参数	正常 NST	不典型 NST	异常 NST
胎心率基线	110～160 次/分	100～110 次/分 ＞160 次/分，＜30 min	胎心过缓＜100 次/分 胎心过速＞160 次/分，＞30 min
基线变异	6～25 次/分（中等变异） ≤5 次/分（变异缺失及微小变异），持续时间＜40 s	≤5 次/分，持续时间 40～80 min	≤5 次/分，持续时间≥80 min， ≥25 次/分，＞10 min 正弦型
减速	无减速或偶发变异减速，持续时间＜30 s	变异减速，持续时间 30～60 s	变异减速，持续时间≥60 s 晚期减速
加速（≥32 孕周）	40 min 内 2 次及以上加速超过 15 次/分，持续时间 15 s	40～80 min 2 次以下加速超过 15 次/分，持续时间 15 s	超过 80 min 2 次以下加速超过 15 次/分，持续时间 15 s
处理	观察或者进一步评估	需要进一步评估（复查 NST）	复查，全面评估胎儿状况 生物物理评分，及时终止妊娠

B. 缩宫素激惹试验（OCT）：又称为宫缩应激试验（CST），其原理为诱发宫缩，并用胎儿监护仪记录胎心率变化，了解胎盘于宫缩时一过性缺氧的负荷变化，测定胎儿的储备能力。

OCT 的判读：主要基于是否出现晚期减速和变异减速：①阴性：没有晚期减速或重度变异减速。②可疑（有下述任一种表现）：间断出现晚期减速或重度变异减速；宫缩过频（10 min 内有 5 次以上宫缩）；宫缩伴胎心减速，持续时间＞90 s；出现无法解释的监护图形。③阳性：≥50%的宫缩伴随晚期减速。

6）产时胎心监护图形判读　产程中，为了避免不必要的产时剖宫产，推荐采用产时胎心监护图形的三级判读系统。该判读系统参照 2009 年美国妇产科医师学会（ACOC）发布的指南及 2015 年中华医学会围产医学分会发布的《电子胎心监护应用专家共识》，见表 7-3。

表 7-3 产时电子胎心监护三级评价系统及其意义

分类	描述	意义
Ⅰ类	同时包括以下各项： 基线：110～160 次/分 正常变异 晚期减速或变异减速：无 早期减速：有或无 加速：有或无	正常的胎心监护图形，提示在监护期内胎儿酸碱平衡状态良好。后续的观察可按照产科情况常规处理，不需要特殊干预
Ⅱ类	除Ⅰ类或Ⅲ类以外的图形	可疑的胎心监护图形，尚无法表明存在胎儿酸碱平衡紊乱，但需结合临床情况，继续持续胎心监护再评估。可能需行胎宫内复苏，如宫内复苏后胎心监护图形仍无改善或发展为Ⅲ类监护图形，应立即分娩

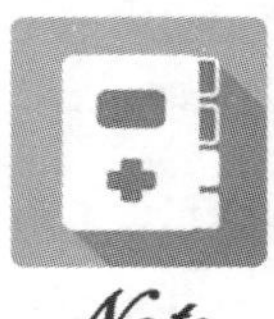

Note

续表

分类	描述	意义
Ⅲ类	包括以下任何一项： 1. 基线变异缺失伴以下任一项： 复发性晚期减速 复发性变异减速 胎儿心动过缓(胎心率基线<110 次/分) 2. 正弦波形	异常的胎心监护图形，提示在监护期内胎儿出现异常的酸碱平衡状态，必须立即行宫内复苏，包括改变孕妇体位、吸氧、停用缩宫素、抑制宫缩、纠正孕妇低血压等措施，如未见效，需尽快终止妊娠

7）胎儿生物物理评分(BPP)　利用电子胎儿监护和B型超声联合检测胎儿宫内缺氧和胎儿酸中毒情况。综合检测比任何单独监测更准确。Manning 评分法见表 7-4。满分为 10 分，8～10 分无急慢性缺氧，6～8 分可能有急性或慢性缺氧，4～6 分有急性或慢性缺氧，2～4 分有急性缺氧伴慢性缺氧，0 分有急慢性缺氧。

表 7-4　Manning 评分法

项目	2 分(正常)	0 分(异常)
无应激试验(NST)(20 min)	≥2 次胎动伴胎心加速≥15 次/分，持续时间≥15 s	<2 次胎动，胎心加速<15 次/分，持续时间<15 s
胎儿呼吸运动(FBM)(30 min)	≥1 次，持续时间≥30 s	无或持续时间<30 s
胎动(FM)(30 min)	≥3 次躯干和肢体活动 (连续出现计 1 次)	≤2 次躯干和肢体活动 无活动或肢体完全伸展
胎儿肌张力(FT)	≥1 次躯干和肢体伸展复屈，手指摊开合拢	无活动；肢体完全伸展；伸展缓慢，部分复屈
最大羊水暗区垂直深度(AFV)	最大羊水暗区垂直直径≥2 cm	无或最大暗区垂直直径<2 cm

二、胎儿成熟度检查

妊娠满 34 周(经妊娠早期超声核对)胎肺基本发育成熟。除计算胎龄外，还可通过经腹壁羊膜腔穿刺抽取羊水，进行下列项目检查。现已少用。

(一) 羊水卵磷脂/鞘磷脂值

羊水卵磷脂/鞘磷脂(L/S)值≥2 时，提示胎肺成熟。或采用羊水泡沫试验或震荡试验估计胎肺是否成熟。

(二) 磷脂酰甘油

磷脂酰甘油(PG)检测阳性则提示胎肺成熟。

第三节　孕产妇系统管理

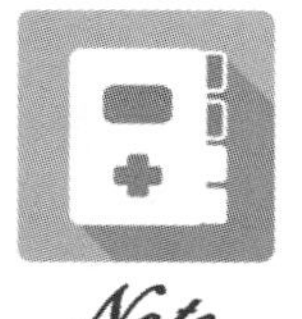

孕产妇系统管理指从确诊妊娠开始，到产后 42 日之内，以母儿为共同监护对象，按照妊娠各期所规定的一些必查和备查项目，进行系统检查、监护和保健指导，及时发现高危情况，及时转诊治疗和住院分娩及产后随访，以确保母婴安全与健康的系统管理。我国已普遍实行孕产妇系统保健的三级管理，推广使用孕产妇系统保健手册、对高危妊娠进行重点筛查、监护和管

理，以达到降低孕产妇及围产儿患病率、提高母儿生活质量的目标。

一、孕产妇系统保健三级管理中对孕产妇开展的系统管理

现在我国城市开展医院三级管理（市、区、街道）和妇幼保健机构三级管理（市、区、基层卫生院），在农村也开展了三级管理（县医院和县妇幼保健站、乡卫生院、村妇幼保健人员），实行孕产妇划片分级管理，并健全相互间会诊、转诊等制度，及早发现高危孕妇并转至上级医院进行会诊和监护处理。

二、使用孕产妇系统保健手册（母子健康手册）

建立孕产妇系统保健手册（母子健康手册）制度，加强对孕产妇的系统管理，提高产科疾病防治与管理质量，降低“三率”（孕产妇死亡率、围产儿死亡率和病残儿出生率）。手册需从确诊早孕时开始建册，系统管理直至产褥期结束（产后满 6 周）。手册应记录每次产前检查时的孕妇与胎儿情况及处理意见，在医院住院分娩时应提交孕产妇系统保健手册，出院时需将住院分娩及产后母婴情况填写完整后将手册交还给产妇，由产妇交到居住地基层医疗保健组织，进行产后访视（共 3 次，分别是出院后 3 日内、产后 14 日、产后 28 日），产后访视结束后该手册将汇总至县、区妇幼保健机构进行详细的统计分析。

三、对高危妊娠进行筛查、监护和管理

通过系统的产前检查，尽早筛查出具有高危因素的孕妇，及早给予评估与管理，包括妊娠风险筛查、妊娠风险评估分类、妊娠风险管理和产后风险评估。对妊娠风险筛查阳性的孕妇，进行首次妊娠风险评估分类，并在母子健康手册上做特殊标记。根据评估对结果进行分类，分别以绿、黄、橙、红、紫 5 种颜色标识：①绿色标识：未见异常。②黄色标识：妊娠风险低。③橙色标识：妊娠风险较高。④红色标识：妊娠风险高。⑤紫色标识：孕妇患有传染性疾病。对不宜继续妊娠者应告知并及时终止妊娠；高危妇女继续妊娠者，应评估是否转诊。对妊娠中晚期出现的异常情况，如妊娠期高血压疾病、妊娠期糖尿病、胎儿生长受限、胎盘和羊水异常等高危妊娠者应加强管理及时转诊到上级医院，以确保母儿安全，不断提高高危妊娠管理的“三率”（高危妊娠检出率、高危妊娠随诊率、高危妊娠住院分娩率）。这是降低孕产妇死亡率、围产儿死亡率和病残儿出生率的重要手段。

第四节　孕期营养

一、孕期营养的重要性

与非妊娠同龄妇女相比，妊娠期妇女的生殖器官及胎儿的生长和智力发育需要更多的营养。适时控制与监测孕妇体重变化，有利于母儿健康。妊娠期妇女通过胎盘转运供给胎儿生长发育所需的全部营养，经过 280 日，将一个单细胞受精卵孕育成体重约 3.2 kg 的新生儿。实践证明母体营养对妊娠结局将产生直接的至关重要的影响，营养不良的孕妇营养改善后能明显改善妊娠结局，并维持母体的健康。2006 年联合国营养执行委员会提出，从妊娠到出生后 2 岁是通过营养干预预防成年慢性病的机遇窗口期。围产期的营养可能关系到胎儿一生的健康。

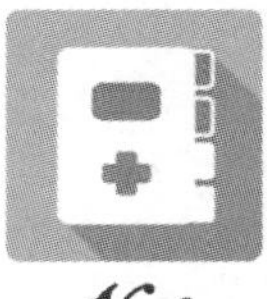

孕妇为适应妊娠期间增大的子宫、乳房和胎盘、胎儿生长发育需要，妊娠期所需的营养必

须高于非孕期。若孕妇在妊娠期出现营养不良，会直接影响胎儿生长和智力发育，导致器官发育不全、胎儿生长受限及低体重儿，容易造成流产、早产、胎儿畸形和胎死宫内。在妊娠期增加营养，关键在于所进食物应保持高热量，含有丰富蛋白质、脂肪、糖类、微量元素和维生素，但要注意避免营养过剩。

二、孕期体重管理

妊娠期需监测孕妇体重变化。较理想的增长速度为妊娠早期共增长 1～2 kg，妊娠中期及晚期，每周增长 0.3～0.5 kg(肥胖者每周增长 0.3 kg)，总增长 10～12 kg(肥胖者增长 7～9 kg)。凡每周增重＜0.3 kg 或＞0.55 kg 者，应适当调整其能量摄入，使每周体重增长维持在 0.5 kg 左右。孕妇体重的增长影响母儿近远期的健康。2009 年美国医学研究所发布了基于孕前不同体重指数的孕妇体重增长管理。第一次产检时需测出孕前 BMI[体重(kg)/身高^2(m^2)]，为孕妇提供体重、膳食及运动指导。孕期体重增加范围的建议见表 7-5。

表 7-5　孕期体重增加范围的建议

孕前体重分类	BMI/(kg/m^2)	孕期体重增加范围/kg	孕中晚期体重增长速度(平均增重范围)/千克/周)
低体重	＜18.5	12.5～18.0	0.51(0.44～0.58)
正常体重	18.5～24.9	11.5～16.0	0.42(0.35～0.50)
超重	25.0～29.9	7.0～11.5	0.28(0.23～0.33)
肥胖	≥30.0	5.0～9.0	0.22(0.17～0.27)

三、孕妇营养需要

(一) 热量

热量是能量之源，妊娠期间在原有基础上每日至少应增加 200 kcal 热量。蛋白质、脂肪、碳水化合物在人体内氧化后均可产生热量，应按适当比例进食，蛋白质占 15%，脂肪占 20%，碳水化合物类占 65%。在我国汉族人民的饮食习惯中，热量主要来源于粮食，占 65%，每日摄取主食 0.2～0.45 kg，可以满足需要。其余 35%来自食用油、动物性食物、蔬菜和水果。

(二) 蛋白质

中国营养学会提出在妊娠 4～6 个月期间，孕妇进食蛋白质每日应增加 15 g，在妊娠 7～9 个月期间，每日应增加 25 g。若在妊娠期摄取蛋白质不足，会造成胎儿脑细胞分化缓慢，导致脑细胞总数减少，影响智力。优质蛋白主要来源于动物，如肉类、牛奶、鸡蛋、奶酪、鸡肉和鱼，能提供最佳搭配的氨基酸，尤其是牛奶。

(三) 碳水化合物

碳水化合物是机体主要供给热量的食物。妊娠中期以后，每日增加大约 35 g 主食即可以满足需要。

(四) 微量元素

除了铁，几乎所有的微量元素均可在平时的食物中得到补充。

1. 铁　妊娠 4 个月后，约有 300 mg 铁进入胎儿和胎盘，500 mg 铁储存在孕妇体内，有需要时合成血红蛋白。中国营养学会建议孕妇每日膳食中铁的供应量为 28 mg，因铁很难从膳食中得到补充，故主张妊娠 4 个月开始口服硫酸亚铁 0.3 g，1 次/日。

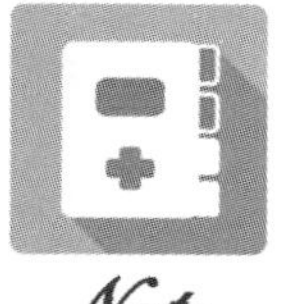
Note

2. 钙　中国营养学会建议自妊娠 16 周起摄入钙 1000 mg/d，于妊娠晚期增至 1500 mg。

3. 锌 蛋白质和酶的组成部分，对胎儿生长发育很重要。

4. 碘 妊娠期碘的需要量增加，若孕妇膳食中碘的供给量不足，可发生胎儿甲状腺功能减退和神经系统发育不良。中国营养学会推荐在整个妊娠期食用含碘食盐。

（五）维生素

维生素参与机体重要的生理过程，是生命活动中不可缺少的物质，主要从食物中获取，分为水溶性（B族维生素、维生素C）和脂溶性（维生素A、维生素D、维生素E、维生素K）两类。

1. 维生素A 又称为视黄醇。我国推荐每日膳食中孕妇视黄醇当量为1000 μg。维生素A主要存在于动物性食物中，如牛奶、肝等。若孕妇体内缺乏维生素A，会发生夜盲、贫血、早产，可能致胎儿畸形（唇裂、腭裂、小头畸形等）。

2. B族维生素 尤其是叶酸供给量应增加。我国推荐孕妇每日膳食中叶酸供给量为0.8 mg，特别是在妊娠前3个月。妊娠早期叶酸缺乏，易发生胎儿神经管缺陷畸形。叶酸的重要来源是谷类食品。在妊娠前3个月最好口服叶酸5 mg/d。

3. 维生素C 形成骨骼、牙齿、结缔组织所必需。我国推荐孕妇每日膳食中维生素C的供给量为80 mg。多吃新鲜水果和蔬菜，建议口服维生素C 200 mg，3次/日。

4. 维生素D 主要是维生素D_2和维生素D_3。我国推荐孕妇每日膳食中维生素D的供给量为10 μg。鱼肝油含量最多，其次为肝、蛋黄、鱼。若孕妇缺乏维生素D，可影响胎儿骨骼发育。

四、孕妇膳食指南

2016年中国营养学会发布了《孕期妇女膳食指南》，建议孕妇在一般人群膳食指南的基础上，增加以下5条内容：①补充叶酸，常吃含铁丰富的食物，选用碘盐。②严重的妊娠呕吐者，少量多餐，以保证摄入含必要量碳水化合物的食物。③妊娠中晚期适量增加奶、鱼、禽、蛋、瘦肉的摄入。④进行适量的身体活动，维持孕期适宜体重增加。⑤禁烟酒，积极准备母乳喂养。

1. 妊娠早期

（1）膳食清淡、适口、易于消化，且有益于降低妊娠反应。

（2）少食多餐，进食的餐次、数量、种类和时间需根据孕妇的食欲及反应的轻重给予及时调整。

（3）保证摄入足量富含碳水化合物的食物，妊娠早期应保证每日至少摄入130 g碳水化合物，首选易消化的粮谷类，此时不必过分强调平衡膳食。

（4）多食富含叶酸的食物，并建议每日增加补充叶酸400～800 μg。

（5）戒烟、禁酒：烟草和酒精可导致胎儿缺氧和营养不良、发育迟缓。

2. 妊娠中晚期

（1）适当增加鱼、禽、蛋、瘦肉等优质蛋白的摄取：妊娠中期每日增加共计50 g，孕晚期再增加75 g左右。深海鱼类含有较多二十二碳六烯酸（DHA），对胎儿大脑及视网膜发育有益，最好每周食用2～3次。

（2）适当增加奶类的摄入：奶类富含蛋白质，也是钙的良好来源。从妊娠中期开始，每日应摄入250～500 g奶制品并补充600 mg的钙。

（3）适当增加碘的摄入：孕期碘的推荐摄入量为230 μg/d，孕妇应选用加碘盐，此外每周还应摄入1～2次含碘丰富的海产品如海带、紫菜等。

（4）进食含铁丰富的食物：孕妇是缺铁性贫血的高发人群，妊娠中期开始增加铁的摄入，每日增加20～50 g红肉，每周吃1～2次动物内脏或血液。有指征时可额外补充铁剂。

（5）进行适量的身体活动：为维持体重的适宜增长，每日进行不少于30 min的中等强度

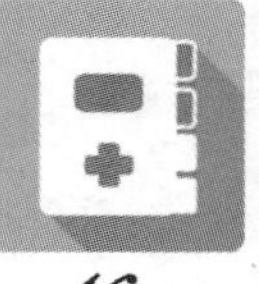

Note

的身体活动。如散步、做体操、游泳等活动有利于体重适宜增长和自然分娩。

(6) 禁烟戒酒，少吃刺激性食物：烟草和酒精在胚胎发育的各个阶段都有明显的毒性作用。

第五节　产科合理用药

妊娠期是个特殊的生理期，其间各系统均有明显的适应性改变，药物在孕妇体内发生的药代动力学和药效变化也会与非妊娠期有明显的差异。胎儿各器官还处于发育过程中，许多药物可通过胎盘直接作用于胎儿，对其产生影响；也可通过生物转化成为代谢产物后具有致畸作用。妊娠期母体代谢状态、胎儿的生长发育、胎盘功能变化都会影响药物的吸收、分布、代谢、排泄，对药物的毒性产生不同程度的影响。所以孕产妇要合理用药，临床上需按照"妊娠期没有特殊原因不要用药"的原则，尤其是在妊娠早期。

一、孕期用药特点

妊娠期受雌、孕激素影响，胃肠系统排空延迟，以致口服药物吸收峰值后推，且峰值偏低；妊娠期血容量增加，药物分布容积增加，血药浓度下降；血浆白蛋白的减少使游离药物增加，易通过胎盘，增加胎儿风险。正常妊娠时肾血流量、肾小球滤过率增加，促进药物从肾脏排出，药物半衰期缩短。

二、孕期用药原则

(1) 必须有明确指征，避免不必要的用药。

(2) 必须在医生指导下用药，不要擅自使用药物。

(3) 尽量用一种药物，避免联合用药。

(4) 用疗效较肯定的药物，避免用尚难确定的对胎儿有无不良影响的新药。

(5) 严格掌握药物剂量和用药持续时间，注意及时停药。

(6) 妊娠早期若病情允许，尽量推迟到妊娠中晚期再用药；若病情所需，在妊娠早期应用对胚胎、胎儿有害的致畸药物，应先终止妊娠，随后再用药。

三、药物对胎儿的危害性等级

美国食品药物监督管理局(FDA)根据药物对动物和人类不同程度的致畸危险，将药物危害性分为5类。

A类：临床对照研究中，未发现药物对妊娠早期、中期及晚期的胎儿有损害，其危险性极小。

B类：临床对照研究中，药物对妊娠早期、中期及晚期胎儿的危害证据不足或不能证实。

C类：动物实验发现药物造成胎儿畸形或死亡，但无人类对照研究，使用时必须谨慎权衡药物对胎儿的影响。

D类：药物对人类胎儿有危害，但临床非常需要，又无替代药物，应充分权衡利弊后使用。

X类：对动物和人类均具有明显的致畸作用，这类药物在妊娠期禁用。

由于该分类方法存在一定局限性，单纯分类较笼统，对用药的咨询较为困难。因此，2008年FDA提出应摒弃之前的药物妊娠分类法，改为更详细的知情告知，包括以下内容。

第一部分为"胎儿风险总结"：详细描述药物对胎儿的影响，如果存在风险，需说明这些风

险的相关信息来自动物实验或人类实验。

第二部分为"临床考虑"：包括药物的作用，尤其是在不知自己已妊娠的妇女当中使用该药物的信息，还包括剂量、并发症等信息。

第三部分为"数据"：更详细地描述相关的动物实验或人类实验方面的数据，也就是第一部分的证据。

四、孕期用药对胎儿、新生儿的影响

受精后2周内，药物对胚胎的影响结果是流产或正常发育，即"全"或"无"。"全"表现为胚胎早期死亡导致流产；"无"则为胚胎继续发育，不出现异常。受精后3～12周，是胚胎、胎儿各器官分化、发育的重要阶段，是致畸的高敏感期。此时受有害药物作用后，即可发生畸形。受精后第12周至足月是胎儿生长发育、器官功能的完善阶段，但神经系统、生殖器官、牙齿仍在继续分化，有可能受某些药物作用而受损。在相同致畸剂量中，短暂暴露很少致畸，而长期慢性暴露导致致畸风险显著增加，因此妊娠期用药尽可能缩短用药时间。通常暴露剂量越大，对胚胎和胎儿的危害越大，由于胚胎对有害因子较成人敏感，当暴露剂量尚未对母体有明显影响时，可能已经对胚胎产生不良影响。因此，用药咨询需要考虑用药的时间长度和暴露剂量，综合分析。

第六节　孕期常见症状及其处理

一、便秘

便秘在妊娠期间较常见。孕妇肠蠕动及肠张力减弱，增大的妊娠子宫及胎先露部对肠道下段产生压迫，常会引起便秘。宜每日清晨饮一杯开水，多吃易消化的、含有纤维素多的新鲜蔬菜和水果，每日进行适当的运动，养成按时排便的良好习惯。必要时口服缓泻剂，如开塞露、甘油栓，使粪便润滑容易排出。禁用硫酸镁等泻剂，也不应灌肠，以免引起流产或早产。

二、痔疮

痔静脉曲张可在妊娠期间首次出现，或原有痔疮复发和恶化，系因增大的妊娠子宫或妊娠期便秘使痔静脉回流受阻，引起直肠静脉压升高。除多吃蔬菜和少吃辛辣食物外，通过温水坐浴、服用缓泻剂可缓解痔疮引起的疼痛和肿胀感。

三、消化系统症状

妊娠早期的消化系统症状中，恶心、呕吐常见，应少食、多餐，忌油腻的食物。给予口服维生素 B_6 10～20 mg，3次/日；消化不良者，口服维生素 B_1 20 mg、干酵母3片及胃蛋白酶0.3 g，饭时与稀盐酸1 mL同服，3次/日。呕吐症状严重者，按妊娠剧吐治疗。

四、腰背痛

妊娠期间关节韧带松弛，躯体重心后移，腰椎向前突，背肌处于持续紧张状态，孕妇常出现轻微腰背痛。休息时，腰背部垫枕头可缓解疼痛，必要时应卧床休息、局部热敷及服止痛药物。腰背痛明显者，应及时查找原因，按病因治疗。

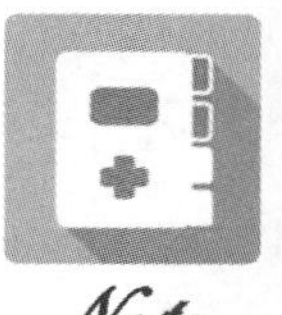

Note

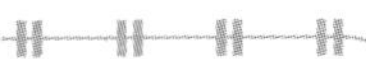

五、下肢及外阴静脉曲张

下肢及外阴静脉曲张因增大子宫压迫下腔静脉，使股静脉压力增高，随妊娠次数增多逐渐加重。妊娠晚期孕妇应尽量避免长时间站立，下肢绑以弹性绷带，晚间睡眠时应适当垫高下肢以利于静脉回流。分娩时应防止外阴部曲张的静脉破裂。

六、贫血

妊娠中晚期孕妇对铁的需求量增多，单靠饮食补充明显不足，应自妊娠 4 个月开始补充铁剂，如硫酸亚铁 0.3 g，1 次/日，口服预防贫血。若已出现贫血，应查明原因，通常以缺铁性贫血多见，应加大剂量，口服硫酸亚铁 0.6 g，另外补充维生素 C 和钙剂能增加铁的吸收。

七、下肢肌肉痉挛

下肢肌肉痉挛在妊娠晚期多见，是孕妇缺钙的表现。多见于小腿腓肠肌，常在夜间发作，多能迅速缓解。已出现下肢肌肉痉挛的孕妇应及时补充钙剂。

八、下肢水肿

妊娠晚期孕妇常有下肢轻度水肿，休息后消退，属生理现象。孕妇睡眠取左侧卧位，下肢垫高 15°能改善下肢血液回流，使水肿减轻。若下肢水肿明显，休息后不消退，应考虑妊娠合并肾脏疾病、低蛋白血症或妊娠期高血压疾病等。

九、仰卧位低血压

妊娠晚期，孕妇如较长时间取仰卧位姿势，由于增大子宫压迫下腔静脉，使回心血量及心排出量突然减少，出现低血压，此时孕妇应改为侧卧位，血压迅即恢复正常。

十、外阴阴道假丝酵母菌病

【知识拓展】

见文档 0702

约 30%孕妇的阴道分泌物中可培养出假丝酵母菌。多数孕妇无症状，部分孕妇有阴道分泌物增多、外阴瘙痒伴疼痛和红肿，可给予阴道内放置克霉唑栓剂等。

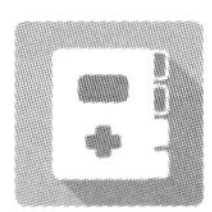

本章小结

【目标检测】

见文档 0703

产前检查与保健	学习要点
产前检查的内容	产前检查的时间项目及次数、推算预产期、四步触诊法及骨盆测量，测胎心音
胎儿健康状况评估	胎儿宫内状态的监护、胎盘功能检查、胎儿成熟度检查
孕期管理与营养	孕产妇系统保健三级管理和孕产妇系统保健手册的使用、孕期营养指导
产科合理用药	孕期用药特点、孕期用药原则、药物对胎儿的危害性等级、孕期用药对胎儿和新生儿的影响、孕期常见症状及其处理

（曾华彬）

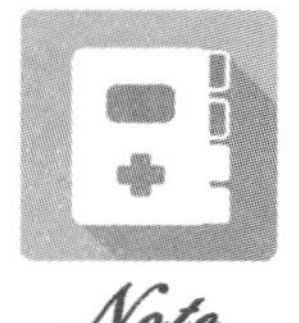

Note

第八章 正常分娩

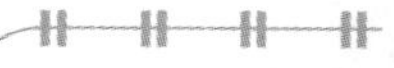

学习目标

扫码看 PPT

1. 掌握：分娩、足月产、早产、过期产、第一产程、第二产程、第三产程、分娩机制；影响分娩的三大因素及各因素的作用；子宫收缩的特点；骨盆各平面各径线的特点及其与分娩的关系；临产的标志、枕先露的分娩机制、各产程的临床表现及处理措施；产程图绘制和新生儿 Apgar 评分。

2. 熟悉：促进子宫收缩的方法；与分娩有关的胎头径线；正常分娩阴道助产接生的操作方法。

3. 了解：分娩期产妇的心理反应及其影响因素；孕产妇心理。

案例导入

初产妇，28 岁，G_1P_0，孕 39 周。未进行定期产检。最近 1 个月来，偶有下腹部变硬，持续 10 s 左右自然消退，无腹痛等不适。昨天上午发现内裤有少量血迹，胎动正常，未及时就诊。昨晨 2 点左右开始出现下腹部疼痛，呈不规律的阵痛，持续约 16 s，间隔 2～40 min，阴道没明显出血，没有流水，胎动正常。凌晨 4 点到医院产科急诊。如果你是当班的产科医师，请问：

1. 该案例初步诊断是什么？主要诊断依据是什么？
2. 如何进一步完善病史，如何进行检查和处理？
3. 如果该孕妇分娩了，如何按照正常的分娩规律预计产程的进展情况？
4. 产程中如何监护母儿的安危？
5. 如何预防产后出血和感染？

【案例导入答案】

见文档 0801

妊娠满 28 周及以后，胎儿及其附属物从临产开始到全部从母体产道娩出的过程称为分娩。妊娠满 28 周至不满 37 足周分娩，称为早产；妊娠满 37 周至不满 42 足周分娩，称为足月产；妊娠满 42 周及以后分娩，称为过期产。

第一节 影响分娩的因素

影响分娩的四因素为产力、产道、胎儿及产妇的精神心理。若各因素均正常并能相互适应，胎儿能顺利经阴道自然娩出，称为正常分娩。分娩必须依靠产力将胎儿推出，同时需有足够大的骨产道和软产道相应扩张让胎儿通过。产力同时受胎儿大小、胎位及产道和产妇精神

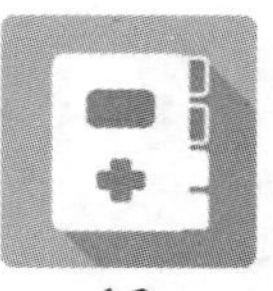

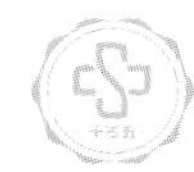

【知识拓展】

见文档 0802

心理因素影响。

一、产力

将胎儿及其附属物从宫腔内逼出的力量称为产力。产力包括子宫收缩力（简称宫缩，主力）、腹壁肌及膈肌收缩力（统称腹压，辅力）和肛提肌收缩力。

（一）子宫收缩力

子宫收缩力是临产后的主要产力，贯穿于分娩的全过程。临产后的宫缩能使宫颈管缩短直至消失，宫口扩张，胎先露下降和胎儿胎盘娩出。正常子宫收缩力具有以下特点。

1. 节律性　节律性宫缩是临产后的重要标志。正常宫缩是宫体肌肉不随意、有规律的阵发性收缩，宫缩伴有的疼痛，称为阵痛。每次宫缩由弱渐强（进行期），维持一段时间（极期），随后由强渐弱（退行期），直至消失进入间歇期，间歇期子宫肌肉松弛。宫缩如此反复出现，直至分娩结束。子宫收缩节律性如图 8-1 所示。

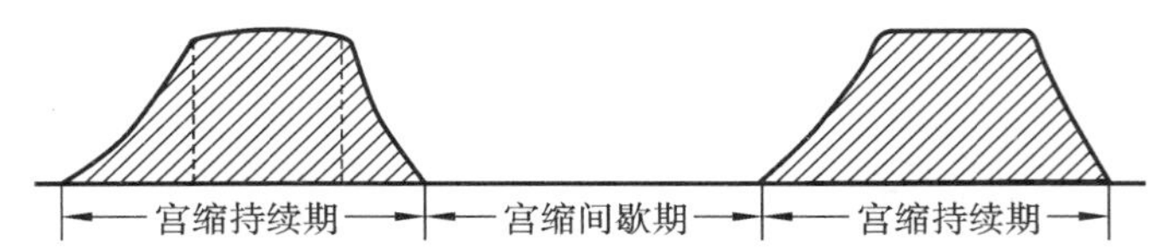

图 8-1　子宫收缩节律性

2. 对称性　正常宫缩起自两侧子宫角部，以微波形式向宫底中线集中，左右对称，向子宫下段扩散，均匀协调地扩展至整个子宫，此为子宫收缩力的对称性。

3. 极性　宫缩以子宫底部最强、最持久，向下逐渐减弱，子宫底部收缩力的强度几乎是子宫下段的 2 倍，此为子宫收缩力的极性。

子宫收缩力的极性与对称性如图 8-2 所示。

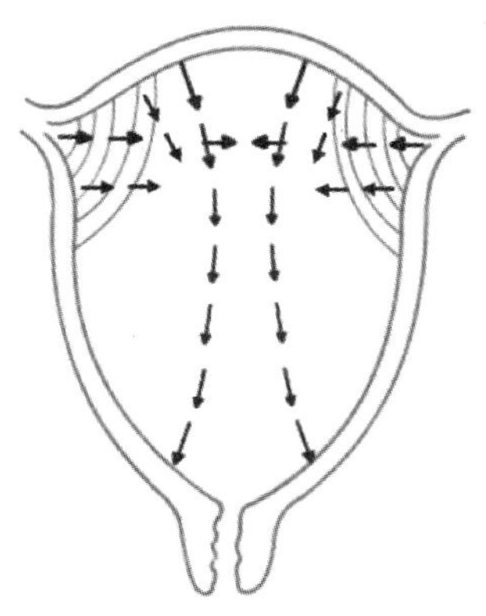

图 8-2　子宫收缩力的极性与对称性

4. 缩复作用　子宫体部平滑肌为收缩段。子宫收缩时肌纤维缩短变宽，间歇时肌纤维不能恢复到原长度，经反复收缩，肌纤维越来越短，此为子宫收缩力的缩复作用。缩复作用能使宫腔内容积逐渐缩小，迫使胎先露部下降，宫颈管逐渐缩短直至消失，宫颈口扩张。

（二）腹壁肌及膈肌收缩力

腹壁肌及膈肌收缩力是第二产程时娩出胎儿的重要辅助力量。当宫口开全后，胎先露部已降至阴道。每当宫缩时，前羊水囊或胎先露部压迫直肠和盆底组织，反射性引起排便感，产妇主动屏气向下用力，腹壁肌、膈肌收缩使腹压增加，促使胎儿娩出。腹压在第二产程末配合

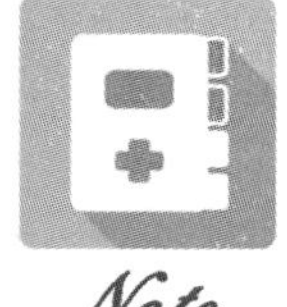

Note

宫缩时运用最有效，过早运用则易导致产妇疲劳、宫颈水肿、产程延长。腹压在第三产程时可协助胎盘娩出。

（三）肛提肌收缩力

在第二产程中，肛提肌收缩力有协助胎先露部在盆腔进行内旋转的作用，胎头枕部露于耻骨弓下时，能协助胎头仰伸及娩出。在第三产程中当胎盘降至阴道时，能协助胎盘娩出。

二、产道

产道是胎儿娩出的通道，分为骨产道和软产道两部分。

（一）骨产道

骨产道又称真骨盆，它是产道的重要组成部分，其大小、形态直接影响分娩。骨盆分为三个平面，每个平面又由多条径线组成。骨产道相关内容详见第三章第四节。

（二）软产道

软产道是由子宫下段、宫颈、阴道及骨盆底软组织所构成的弯曲管道。

1. 子宫下段的形成 子宫下段由非孕期长约 1 cm 的子宫峡部伸展形成。妊娠 12 周后的子宫峡部已扩展成宫腔的一部分，至妊娠末期被逐渐拉长形成子宫下段。临产后的规律宫缩使子宫下段快速拉长达 7～10 cm。由于子宫肌纤维的缩复作用，子宫上段肌壁越变越厚，子宫下段肌肉被牵拉越来越薄，由于上下段之间的肌壁厚薄不同，在两者间的子宫内面形成一环状隆起，称生理性缩复环，此环一般不会疼痛，位置不超过肚脐。

2. 宫颈的变化 包括宫颈管消失和宫口扩张两个过程。

临产前宫颈管长 2～3 cm，初产妇较经产妇稍长。临产后由于宫缩牵拉宫颈内口的子宫肌纤维及周围韧带，加之胎先露部支撑使前羊水囊呈楔状，致使宫颈内口水平的肌纤维向上牵拉，使宫颈管形成如漏斗形，此时宫颈外口变化不大，随后宫颈管逐渐缩短直至消失，称为宫颈管消失。临产前，初产妇的宫颈外口仅容纳 1 指尖，经产妇能容纳 1 指，临产后，随产程进展，宫颈外口也随之扩张，称为宫口扩张。宫颈口开大至 10 cm 时即宫口开全，妊娠足月胎头方能通过。初产妇多是宫颈管先消失，然后宫颈口再开大（图 8-3）；经产妇则宫颈管消失与宫颈口扩张同时进行。

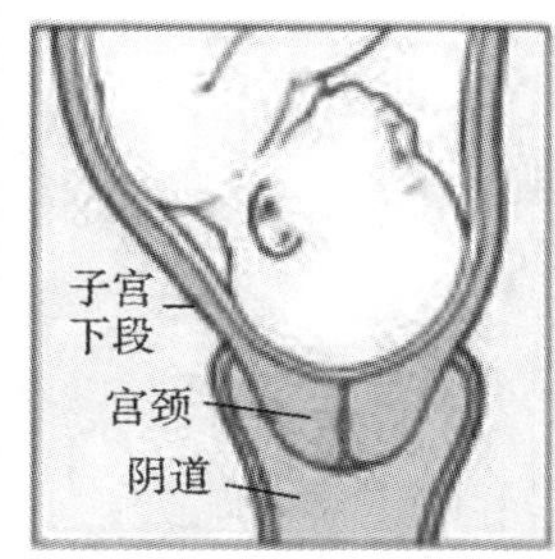

宫颈管未消失，宫颈口未开

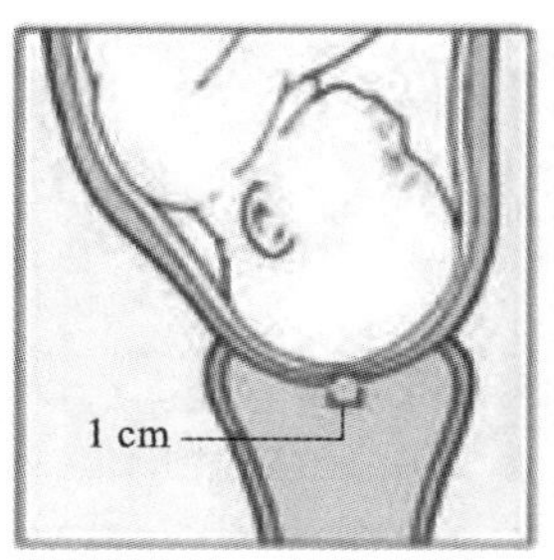

宫颈管消失，宫颈口开大 1 cm

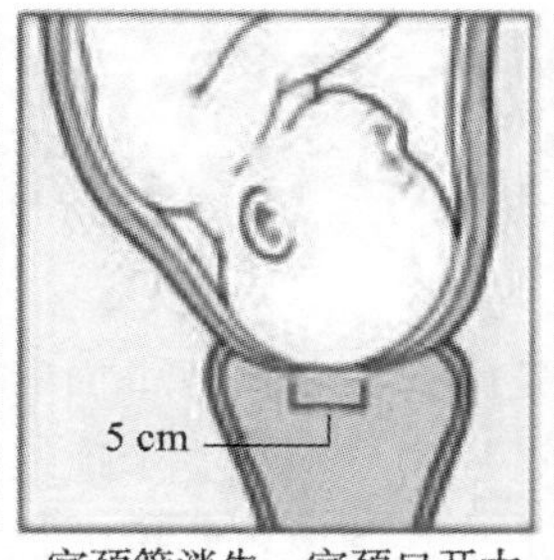

宫颈管消失，宫颈口开大 5 cm

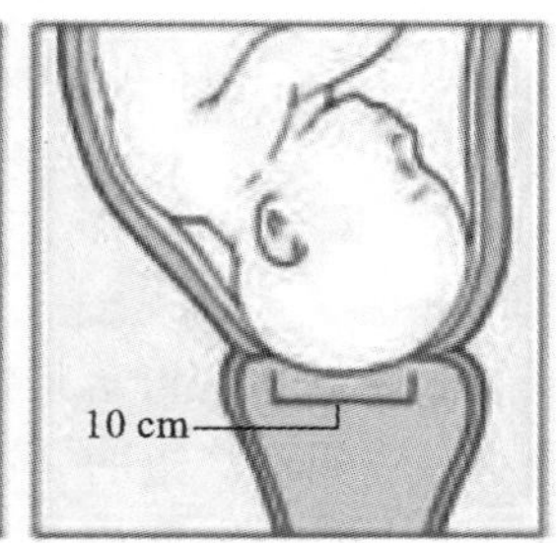

宫颈口开全

图 8-3 分娩期初产妇宫颈变化

3. 阴道、骨盆底及会阴的变化 临产后在前羊水囊和胎先露部的直接压迫下，阴道及盆底组织扩展，使软产道下段形成一个向前弯的长筒，前壁短，后壁长，阴道外口开向前上方。阴道黏膜皱襞展平更使腔道加宽。肛提肌向下及向两侧扩展，肌束分开，肌纤维拉长，使会阴体由原来的 5 cm 厚伸展变薄到 2～4 mm，便于胎儿顺利通过。阴道及骨盆底的结缔组织和肌纤维于妊娠期变得特别松软。分娩时会阴能承受一定压力，但若保护不当，易造成会阴裂伤。

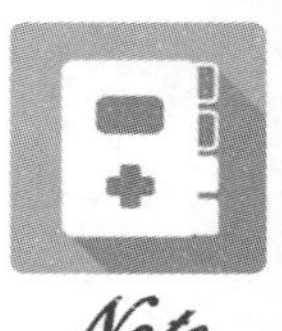

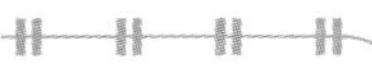

三、胎儿

胎儿能否顺利通过产道，除产力、产道因素外，还取决于胎儿大小、胎位及有无造成分娩困难的胎儿畸形。胎头是胎体的最大部分，也是胎儿通过产道最困难的部分，其大小、硬度、形状及姿势均可影响分娩的顺利进行。

（一）胎儿大小

详见第五章第三节的足月胎头部分。

（二）胎位

产道为一纵行管道。若为纵产式（头先露或臀先露），胎体纵轴与骨盆轴相一致，容易通过产道。枕前位是正常胎位。矢状缝和囟门是确定胎位的重要标志。头先露时，由于分娩过程中颅骨重叠，使胎头变形、周径变小，有利于胎头娩出。臀先露时，较胎头周径小且软的胎臀先娩出，阴道扩张不充分，当胎头娩出时头颅又无变形机会，胎头娩出困难易致难产。横产式肩先露时，胎体纵轴与骨盆轴垂直，更可能难产。

四、产妇的精神心理

分娩是生理现象，但对于产妇则是一种持久而强烈的应激源，可以对产妇的精神心理产生影响，进而影响到产妇机体内部的平衡、适应力和健康。

随着分娩的临近，从各种渠道了解到的有关分娩时的负面信息，会让多数初产妇害怕和恐惧分娩的一切过程（如怕疼痛、怕出血、怕难产、怕胎儿性别及有无畸形等）、怕待产室及产房陌生又孤独的环境，导致临产后情绪紧张，常处于焦虑、不安和恐惧的精神心理状态。这种精神心理表现可引起机体产生一系列变化，如心率加快、呼吸急促、肺内气体交换不足，致使子宫缺氧、收缩力减弱、宫口扩张缓慢、胎先露部下降受阻、产程延长、产妇体力消耗过多，同时也促使产妇神经内分泌发生变化，交感神经兴奋，释放儿茶酚胺，血压升高，导致胎儿缺血缺氧，出现胎儿窘迫。

总之，骨盆和胎儿大小是相对固定的因素，产力、胎位和心理状况是可变的。因此，助产人员应保护好产力，及时发现和纠正异常胎位，做好心理护理，使分娩顺利进行。

第二节　枕先露的分娩机制

分娩机制是指胎儿先露部随骨盆各平面的不同形态，被动进行的一连串适应性转动，以其最小径线通过产道的全过程。分娩是一个连续的过程，为了便于叙述常将其人为地分解为以下动作。只有枕前位才是正常胎位。临床上枕先露占大多数，又以枕左前位最多见，下面以枕左前位为例叙述分娩机制（图 8-4）。

1. 衔接　胎头双顶径进入骨盆入口平面，胎头颅骨最低点接近或达到坐骨棘水平，称为衔接或入盆。胎头取半俯屈状态以枕额径进入骨盆入口，由于枕额径大于骨盆入口前后径，胎头矢状缝坐落在骨盆入口右斜径，胎头枕骨在骨盆的左前方。初产妇多在预产期前 1～2 周胎头衔接，经产妇多在分娩开始后胎头衔接。若初产妇已临产而胎头仍未衔接，应警惕存在头盆不称。

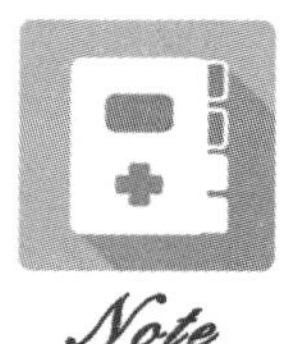
Note

2. 下降　胎头沿骨盆轴前进的动作称为下降，是胎儿娩出的首要条件。下降的动作贯穿于整个分娩过程中，呈间歇性，与其他动作相伴行，宫缩时胎头下降，间歇时胎头又稍回缩。临

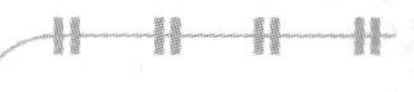

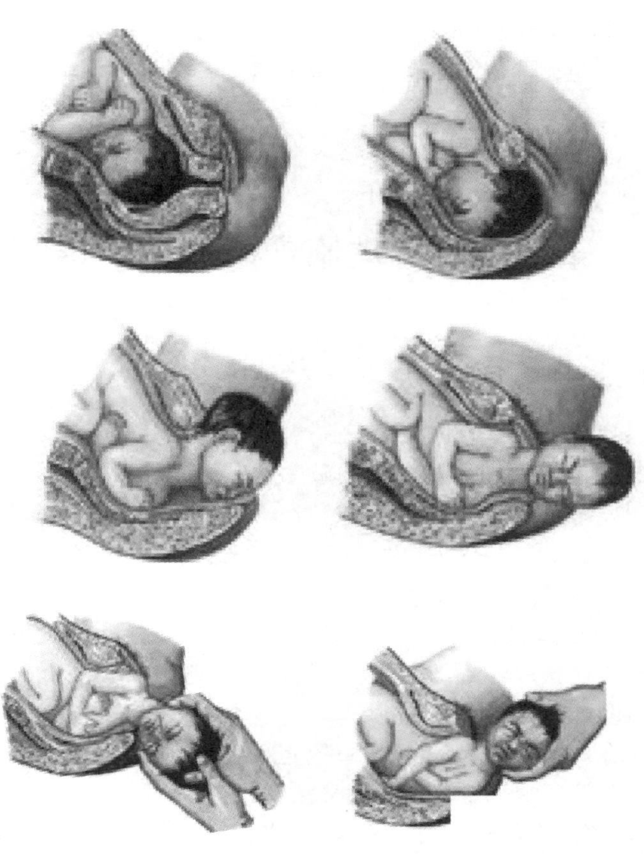

图 8-4 枕左前位分娩机制

床上常以胎先露下降程度作为判断产程进展是否顺利的重要标志。

3. 俯屈 当胎头以枕额径进入骨盆腔降至骨盆底时，原处于半俯屈的胎头枕部遇肛提肌阻力，借杠杆作用进一步发生俯屈，使下颏部贴近胸部，以胎头最小的枕下前囟径取代较长的枕额径，以最小径线适应产道，有利于胎头继续下降。

4. 内旋转 胎头围绕骨盆纵轴旋转，使其矢状缝与中骨盆及出口前后径相一致的动作称为内旋转。内旋转使胎头适应中骨盆及骨盆出口前后径大于横径的特点，有利于胎头进一步下降。枕先露时，胎头枕部到达骨盆底最低位置，肛提肌收缩力将胎头枕部推向阻力小、部位宽的前方，枕左前位的胎头向母体前方旋转 45°，胎头向前向中线旋转 45°时，小囟门转至耻骨弓下。胎头于第一产程末完成内旋转动作。

5. 仰伸 完成内旋转后，当完全俯屈的胎头下降达阴道外口时，宫缩与腹压继续迫使胎头下降，而肛提肌收缩力又将胎头向前推进。两者的共同作用（合力）使胎头沿骨盆轴下段向下向前的方向转向前，胎头枕部下部达耻骨联合下缘时，以耻骨弓为支点，使胎头逐渐仰伸，胎头的顶、额、鼻、口、颏依次由会阴前缘娩出。当胎头仰伸时，胎儿双肩径沿左斜径进入骨盆入口。

6. 复位及外旋转 胎头娩出时，胎儿双肩径沿骨盆入口左斜径下降。胎头内旋转时胎肩并未发生旋转，故头与双肩成一扭曲角度。胎头娩出后，为使胎头与胎肩恢复到正常关系，胎头枕部再向左旋转 45°，称为复位。胎肩在盆腔内继续下降，为适应中骨盆与骨盆出口平面前后径大于横径的特点，前（右）肩向前向中线旋转 45°，使双肩径与骨盆出口前后径相一致，而胎头枕部需在外继续向左转动 45°，以保持胎头（矢状缝）与胎肩（双肩径）的垂直关系，称为外旋转。

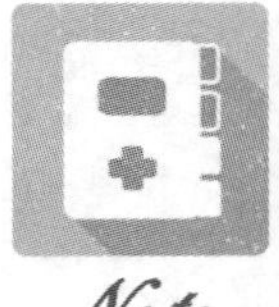

7. 胎肩及胎儿娩出 胎头完成外旋转动作后，胎儿前(右)肩在耻骨弓下先娩出，胎体稍侧屈，后(左)肩随即由会阴前缘娩出。胎儿双肩娩出后，胎体及胎儿下肢随之取侧位顺利娩出。至此，胎儿娩出过程全部完成。

第三节 先兆临产及临产的诊断

一、先兆临产

出现预示不久将临产的症状，称为先兆临产。

1. 假临产 妊娠足月近临产时，子宫的敏感度增加，可出现短暂而间歇不规则的宫缩，称为假临产。其特点是：①持续时间短(＜30 s)且不恒定，间歇时间长且不规律，宫缩强度不增加。②宫缩仅引起轻微的下腹部胀痛及不适感，宫颈管不缩短，宫口不扩张。③常在夜间出现，清晨消失。④应用强镇静药可使之消失。

2. 胎儿下降感 又称轻松感。初产妇于分娩前2～4周，由于胎先露部入盆，宫底下降，孕妇的肺部、胃部受压症状缓解，常感上腹部较前舒适，呼吸较轻快，食欲增加。但可因胎先露压迫膀胱出现尿频症状。

3. 见红 临产前24～48 h，因宫颈内口附近的胎膜与该处的子宫壁分离，毛细血管破裂引起少量出血，与宫颈管黏液混合形成血性分泌物，经阴道排出，俗称见红，是分娩即将开始比较可靠的征象。若阴道出血超过平时月经量，不应视为见红，应考虑妊娠晚期出血，如前置胎盘、胎盘早剥等。

二、临产的诊断

临产开始的标志是规律且逐渐增强的宫缩，持续30 s或30 s以上，间歇5～6 min，并伴随进行性宫颈管消失、宫口扩张和胎先露部下降。应用强镇静药不能抑制宫缩。

三、总产程及产程分期

总产程即分娩全过程，是指从开始出现规律宫缩直到胎儿胎盘娩出。初产妇总产程一般不超过24 h，经产妇总产程一般不超过16 h。临床上通常将其分为三个产程。

1. 第一产程 又称宫颈扩张期。是从规律性宫缩开始直至宫口完全扩张即开全(10 cm)为止。第一产程又分为潜伏期和活跃期：潜伏期为宫口扩张缓慢阶段，初产妇一般不超过20 h，经产妇一般不超过14 h。活跃期为宫口扩张的加速阶段，可在宫口开大4 cm时进入活跃期，宫口开大6 cm时100%的产妇进入了活跃期。最近，国际上一般将临产开始至宫口开大4～6 cm为潜伏期，宫口开大4～6 cm至宫口开全(10 cm)为活跃期，此期宫口扩张速度应大于0.5 cm/h。

2. 第二产程 又称胎儿娩出期。从宫口开全到胎儿娩出的过程。未实施硬膜外麻醉者，初产妇最长不应超过3 h，经产妇不应超过2 h；实施硬膜外麻醉者，可在此基础上延长1 h。但是，第二产程不应盲目等待至产程超过上述标准才进行评估，初产妇第二产程超过1 h即应关注产程进展，超过2 h时必须由有经验的医师进行母胎情况的全面评估，决定下一步的处理方案。

3. 第三产程 又称胎盘娩出期。从胎儿娩出到胎盘胎膜娩出，需5～15 min，不超过30 min。

亦有学者将胎盘娩出后的2 h内定为第四产程。

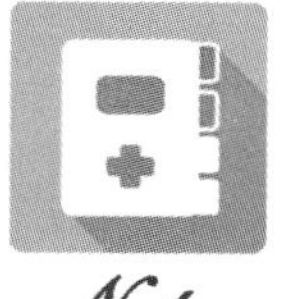
Note

第四节 分娩的临床经过及处理

案例导入

正常分娩是人们生存繁殖中的一个自然过程，所谓顺产，即单胎足月产时在生产过程中不需借助于外力而自然生产。但并不是说无须帮助，确切地说顺产应该是在医务人员帮助下，采用新式助产法，产妇顺利生产，母亲和新生儿均健康，无并发症。作为助产人员，我们该做些什么？如何按照正常的分娩规律预计产程的进展情况？产程中如何监护母儿的安危？如何预防产后出血和感染？

一、第一产程的临床经过及处理

（一）第一产程临床表现

1. 规律宫缩 产程开始时，出现伴有疼痛的宫缩，习惯上称为阵痛。助产人员将手掌平放于产妇腹壁上，宫缩时宫体部隆起变硬，间歇期松弛变软。或用胎儿监护仪描记宫缩曲线。开始时子宫收缩力弱，持续时间约 30 s，间歇时间 5～6 min。随着产程的进展，持续时间逐渐延长达 50～60 s，间歇时间逐渐缩短至 2～3 min，宫缩强度亦逐渐增强。当宫口近开全时，宫缩持续时间可达 1 min 或更长，间歇仅 1～2 min。

2. 宫颈扩张 当宫缩渐频且不断增强时，宫颈管逐渐变软、短缩直至消失。宫颈管逐渐展平，宫口逐渐扩张。宫口扩张于潜伏期速度较慢，进入活跃期后扩张速度加快。当宫口开全时，子宫下段及阴道形成宽阔的筒腔。

3. 胎先露下降 胎先露下降是决定能否经阴道分娩的重要指标。随着产程的进展，胎先露逐渐下降，并在活跃期快速下降，最终先露部到达阴道口而娩出。胎先露下降程度以坐骨棘水平为标志。胎先露骨质部分最低点达坐骨棘水平者为“0”，在坐骨棘水平上 1 cm 者为“－1”，在坐骨棘水平下 1 cm 者为“＋1”，依此类推(图 8-5)。

【知识拓展】

见文档 0803

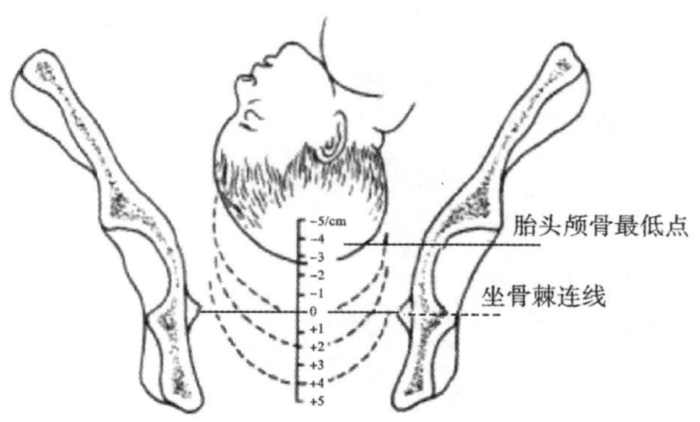

图 8-5 胎头高低判断示意图

4. 胎膜破裂 简称破膜。在胎先露部前面的羊水量不多，约 100 mL，称为前羊水，形成的前羊水囊称为胎胞，它有助于宫口扩张。宫缩继续增强，当羊膜腔压力增加到一定程度时自然破膜。破膜多发生在宫口近开全时。如胎膜未破，肛查时在先露部前能触到有弹性的前羊

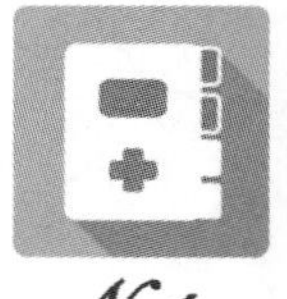

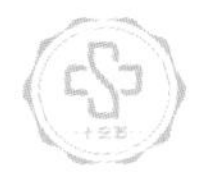

水囊。若已破膜，则能直接触到胎先露，推动先露羊水可自阴道流出。

5. 胎儿情况 了解宫高、腹围、胎位、胎心、先露部入盆情况。正常胎心率在 110～160 次/分，同时注意胎心音强弱及节律性。宫缩时，胎心率减慢，宫缩停止约 15 s 后胎心率恢复正常，因此听胎心音应在宫缩间歇时进行。

6. 心理社会状况 由于环境的陌生及宫缩所致的疼痛，产妇可能出现紧张、焦虑、害怕甚至恐惧，尤其是初产妇表现更为明显，她们往往担心胎儿能否顺利娩出、分娩过程是否危险、家人能否陪伴。家属也随着产程的进展焦急不安。护理人员应与产妇进行沟通，通过对产妇的语言、姿势、感知水平及不适程度来评估其心理状态。

（二）第一产程观察及处理（表 8-1）

表 8-1 外阴消毒、铺巾及打产包技能考核评分表（满分为 100 分）

任务	任务分类	操作要点	分值	扣分	得分
一	准备		10		
		1. 态度端正，工作认真负责	3		
		2. 修剪指甲，戴帽和口罩	3		
		3. 各物齐全，放置合理	4		
二	操作		80		
	1. 外阴冲洗	1. 拿镊子和冲洗钳正确	3		
		2. 取棉球的手法正确	3		
		3. 冲洗的顺序	7		
		4. 冲洗的质量	7		
	2. 外阴擦洗	1. 拿镊子和擦洗钳正确	3		
		2. 取棉球的手法正确	3		
		3. 擦洗的顺序	7		
		4. 擦洗的质量	7		
	3. 铺巾前准备	1. 体位准备	2		
		2. 正确打开外包布和内包	4		
		3. 操作者的双手消毒	2		
	4. 铺巾	1. 无菌操作	4		
		2. 铺巾顺序	7		
		3. 铺巾质量	7		
	5. 包扎产包	1. 顺序和质量	10		
		2. 外形美观、松紧度适宜	4		
三	质量		10		
		1. 操作规范、动作轻巧	5		
		2. 操作熟练，全过程 20 min，超时 1 min 扣 1～2 分	5		
合计					

1. 询问病史 大多数定时产前检查的孕妇，常于出现宫缩、见红或阴道流水时就诊。小部分孕妇无定时或从未产前检查，临产才匆匆就诊。因此，必须详细询问病史，进行体格检查和必要的辅助检查，以便确诊已经临产。询问孕妇基本情况，有无内、外科病史，孕产史、难产史和孕期经过，临产情况，包括宫缩开始时间、有无破膜、见红，了解孕妇精神状态。

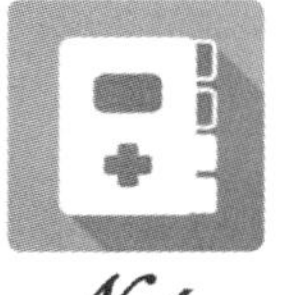

Note

2. 一般检查 记录血压、脉搏、呼吸、体温状况，注意产妇体形、身高、有无骨骼畸形；产妇的营养状态、初诊孕妇应注意心、肺、肝等脏器的体检，查血、尿常规及血型、肝肾功能、乙肝两对半、心电图、B超等。宫缩时血压常会升高 5～10 mmHg，间歇期复原。产程中应每隔 4～6 h 测量一次。发现血压升高，应增加测量次数并给予相应处理。

3. 饮食与休息 为保证精力和体力充沛，应鼓励产妇少量多次进食，吃高热量易消化食物，注意摄入足够水分，必要时可静脉补液支持。临产早期应让产妇有适当的休息和睡眠，以保持体力。保持室内环境安静，使产妇有休息的条件。活跃期宫口未开全时若宫缩强，应指导产妇深呼吸，防止过早屏气用力。若初产妇阵痛明显而潜伏期进展缓慢，可查明原因后给予镇静剂或宫缩抑制剂调整宫缩。

4. 排尿与排便 应鼓励产妇 2～4 h 排尿一次，以免膀胱充盈影响宫缩及胎头下降。排尿困难者可给予导尿。初产妇宫口扩张小于 4 cm、经产妇宫口扩张小于 2 cm，可行温肥皂水灌肠，既能清除粪便避免分娩时排便造成污染，又能通过反射作用刺激宫缩加速产程进展。但有胎膜早破、阴道流血、胎头未衔接、胎位异常、有剖宫产史、宫缩强估计 1 h 内分娩及患严重心脏病等情况者不宜灌肠。

5. 精神安慰 产妇的精神状态影响宫缩和产程进展。初产妇产程长，容易产生焦虑、紧张和急躁情绪，导致宫缩乏力。应安慰产妇并耐心讲解分娩是生理过程，使产妇精神放松，嘱产妇与助产人员密切配合，以便顺利分娩。在宫缩时指导产妇深呼吸，或用双手轻揉产妇下腹部。若腰骶部胀痛，用手拳压迫腰骶部常能减轻不适感。

6. 子宫收缩 产程中通过手掌按压子宫底部了解宫缩强度，定时观察并记录宫缩持续时间、间歇时间和强度。胎儿监护仪可以描记宫缩曲线，是反映宫缩情况的客观指标。

7. 胎心率 胎心监测是产程中极重要的观察指标。用胎心听诊器在宫缩间歇时听取胎心。潜伏期应每隔 1～2 h 听一次胎心，活跃期应 20～30 min 听一次，每次听诊 1 min。胎儿电子监护仪可准确反映胎心率变异及其与宫缩、胎动的关系，能较客观地判断胎儿在宫内的状态。

8. 宫口扩张及胎头下降 宫口扩张及胎头下降曲线，是产程图重要的两个指标，表明产程进展情况，并能指导产程处理，初产妇宫口开全、经产妇宫口开 4 cm 以上应送入产房，并做好接产准备。

1）肛门检查 肛门检查可了解骨盆腔内的情况（骶骨表面的弧度，骶尾关节活动度，坐骨棘突出的程度等）比阴道检查更清楚，但对宫口及胎先露、胎位、骨盆入口的了解不及阴道检查直接明了，因此有的医院采用阴道指诊代替肛门检查。

【知识拓展】

见文档 0804

2）阴道检查 须严格执行无菌操作，否则会导致宫腔感染，次数不可过多。

阴道检查的方法：产妇排空膀胱，严格消毒外阴，铺巾。检查者洗手消毒后戴无菌手套，用右手示指和中指蘸消毒润滑剂，轻轻插入阴道，防止手指触及肛门及大阴唇外侧，应认真查清情况再退出手指，勿反复进出阴道，以避免增加感染的机会。

阴道检查的内容：①软产道的情况，阴道有无畸形、水肿、瘢痕，以及阴道弹性、通畅度等。盆底组织的厚度、弹性。宫颈管长度、软硬、厚薄、位置等，宫颈有无裂伤、水肿、瘢痕及赘生物等。宫颈与胎先露部之间是否紧密相贴。疑似中央型前置胎盘者应在具备抢救条件的情况下，有立即手术准备时进行检查。②骨盆情况，了解两耻骨降支间距、耻骨弓角度、骶骨弯曲度、尾骨翘度、坐骨切迹宽度。③胎儿先露部情况，先露部及其位置，头先露根据囟门及矢状缝位置确定胎方位，产瘤大、颅骨重叠严重者，不易触清囟门与颅缝时，可触摸胎耳来确定胎位。④胎膜已破者观察阴道口流出的羊水量、颜色、气味以及是否胎粪污染等。

9. 绘制产程图 为了客观地反映产程的动态变化并记录，目前多采用产程图（图 8-6）。

产程图的横坐标为临产时间（h），纵坐标左侧为宫口扩张程度（cm），右侧为胎先露下降程

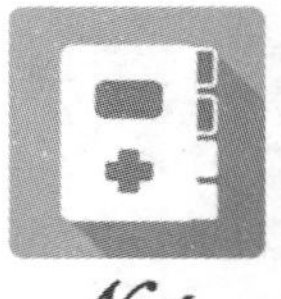

Note

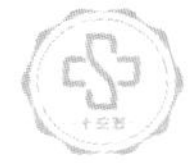

度(cm)。画出宫口扩张曲线和胎头下降曲线,使产程进展一目了然。

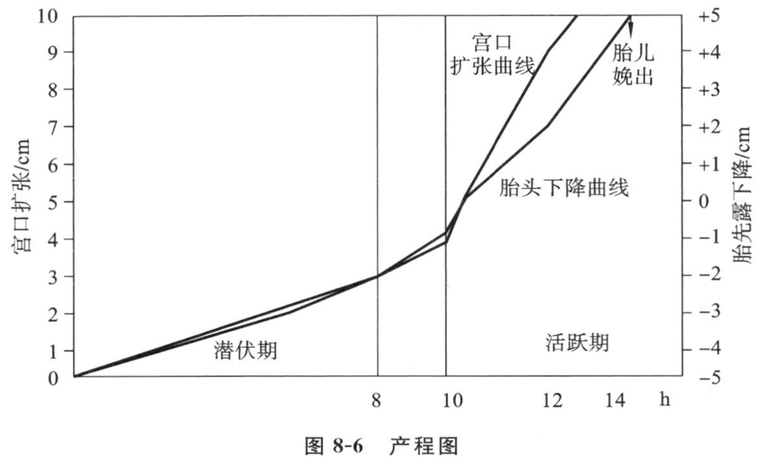

图 8-6　产程图

1) 宫口扩张曲线 第一产程分为潜伏期和活跃期。潜伏期指从规律宫缩至宫口扩张 4～6 cm。此期间宫口扩张速度慢,初产妇超过 20 h、经产妇超过 14 h 称潜伏期延长。活跃期是指宫口扩张 4～6 cm 到开全,此期间宫口扩张速度快,若活跃期宫口扩张速度小于每小时 0.5 cm 称活跃期延长。

2) 胎头下降曲线　以胎头颅骨最低点与坐骨棘平面的关系标明胎头下降程度,坐骨棘平面是判断胎头高低的标志。潜伏期胎头下降不明显,活跃期下降加快,平均每小时下降 0.86 cm,可作为分娩难易的有效指标。

10. 胎膜破裂　胎膜多在宫口近开全时自然破裂,前羊水流出。破膜后应立即听胎心,观察羊水性状和流出量,并立即消毒外阴,使用消毒会阴垫。破膜 12 h 以上未分娩者,应预防性使用抗生素,以免发生感染。记录破膜时间。

二、第二产程的临床经过及处理

(一) 第二产程临床表现

1. 身体状况

1) 宫缩增强　进入第二产程时胎膜多已自然破裂,若仍未破裂应行人工破膜。破膜后,宫缩常暂时停止,产妇略感舒适,随后重现宫缩且较前增强,每次持续 1 min 或更长,间歇期缩短至 1～2 min。胎头降至骨盆出口时,压迫骨盆底组织及直肠,产妇有排便感,不自主地向下屏气。会阴体渐膨隆、变薄,肛门括约肌松弛,此为宫口开大、开全的一个参考指标。

2) 胎儿下降及娩出　随着产程进展,会阴体渐膨隆、变薄,阴唇分开、肛门括约肌松弛。胎头在宫缩时露出阴道口,露出部分不断增大,宫缩间歇期胎头又缩回阴道内,称胎头拨露。多次拨露后,当胎头双顶径越过骨盆出口,宫缩间歇时胎头不再回缩,称为胎头着冠。此时会阴极度扩张,产程继续进展,胎头枕骨于耻骨弓下露出,出现仰伸动作,胎头娩出,接着出现胎头复位及外旋转,随后前肩和后肩也相继娩出,胎体很快顺利娩出,后羊水随之涌出。经产妇的第二产程短,有时仅需几次宫缩即可完成上述动作。产妇体力消耗大,出汗多,腹痛感觉分散到会阴。

2. 心理社会状况　第二产程产妇恐惧、急躁情绪较第一产程加剧,表现为烦躁不安、精疲力竭,期盼尽快结束分娩。胎儿娩出后先兴奋后安静。

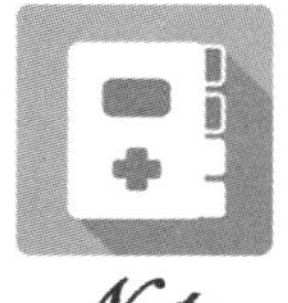

Note

(二)第二产程观察及处理(表 8-2)

表 8-2 正常分娩助产技能考核评分表(满分为 100 分)

任务	任务分类	操作要点	分值	扣分	得分
一	用物准备	灭菌产包一个、手术衣一件、产单一套、大浴巾一条、聚血器或弯盘一个、血管钳两把、组织剪一把、粗丝线两段与脐带布一块或气门芯两个、吸痰管一根、纱布若干块、灭菌手套一双	6		
二	操作		90		
	1.产科洗手	①用肥皂液刷洗双手及前臂特别是指端,清水冲净,用无菌小毛巾擦干	2		
		②倒消毒液(高效消毒液,如灭菌王)5 mL 于掌心,涂抹双手及前臂,待干	2		
	2.消毒会阴	大小阴唇→阴阜→两大腿内侧上 1/3→会阴及肛周	3		
	3.术者准备	戴无菌手套,穿手术衣,严格执行无菌技术操作	3		
	4.产科铺巾	从近到远,由内向外	3		
	5.助产	①胎头拨露使阴唇后联合紧张时,右手大鱼际肌顶住会阴部,宫缩时向上方托压,同时左手轻压胎头枕部,协助俯屈和下降,宫缩间歇时放松(防水肿)	5		
		②胎头枕部到达耻骨弓下时,协助胎头仰伸	5		
		③宫缩间歇时娩出胎头	4		
		④左手自鼻根向下颏挤压,挤出口鼻内黏液和羊水,右手仍保护会阴	5		
		⑤协助复位和外旋转	4		
		⑥协助前肩娩出(左手将胎儿颈部向下轻压,右手保护会阴)	4		
		⑦协助后肩娩出(左手托胎儿颈部向上,右手保护会阴)	5		
		⑧双手协助胎体及下肢相继以侧位娩出并记录时间	5		
		⑨断脐:胎儿娩出后 1～2 min,在距脐带根部 15～20 cm 处用两把血管钳钳夹,在两钳之间剪断脐带	3		
		⑩在产妇臀下放置聚血器或弯盘接血,以计测出血量	3		
	6.新生儿处理	①断脐后,立即以大浴巾擦干新生儿身上羊水,同时摆正体位,继续清理呼吸道(30 s)	4		
		②确定新生儿呼吸道清理干净而未啼哭时,用手轻拍足底,使其啼哭	3		
		③Apgar 评分	4		
		④处理脐带	4		
		⑤双手托抱新生儿,给产妇看性别,随后交给巡回者(戴手圈)盖脚印、测体重	3		
		⑥进行早吸吮	2		

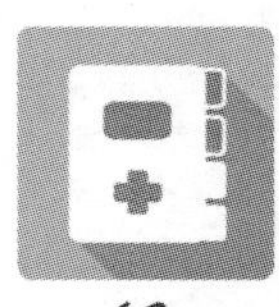

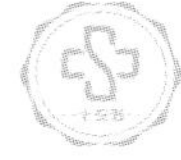

续表

任务	任务分类	操作要点	分值	扣分	得分
	7. 协助胎盘娩出	①确认胎盘是否剥离	2		
		②宫缩时，左手握住宫底并按压，同时，右手轻拉脐带，协助娩出胎盘	3		
		③胎盘娩至阴道口时，双手捧住胎盘，向一个方向旋转并缓慢向外牵拉，协助胎膜完整排出	3		
	8. 检查胎盘	检查胎盘、胎膜；观察是否有胎盘缺损；观察胎膜的破裂口	2		
	9. 检查产道	是否有软产道裂伤及血肿	2		
	10. 处理	清理用物，分类无害化处理	2		
三	服务态度	①关心、体贴产妇，指导产妇正确使用腹压，手法正确，动作轻柔(忌粗暴)	3		
		②穿戴符合手术要求	1		
合计					

1. 健康史 了解第一产程的经过及处理情况，注意宫口开全的时间、宫缩的频率和强度、胎心音、是否破膜、羊水的性状及颜色、膀胱有无充盈，进一步确定胎位、胎先露及先露下降程度。

2. 严密监测胎心 第二产程宫缩频而强，需密切观测胎儿有无急性缺氧，应每 5～10 min 听胎心一次，每次听 1 min。有条件应用胎儿监护仪持续监测。若发现胎心音异常，应及时通知医师并给予产妇吸氧。若产程延长，应迅速找出原因，及时处理。

3. 监护产程进展 第二产程护理人员应陪伴在身旁，要理解产妇的疼痛与不适，允许产妇以适当的方式表达疼痛的感受，并给予更多的关心、体贴和支持，以消除紧张和恐惧情绪。注意宫缩的强度、频率及宫缩间歇期子宫是否全部放松，警惕强直性宫缩和病理性缩复环的出现。注意胎头下降的情况，如发现异常，应果断采取手术助产以免延误抢救胎儿的时间。

4. 排空膀胱 第一产程末第二产程开始时，嘱产妇排空膀胱。如不能自行排尿，应行导尿术，以免因膀胱充盈而阻碍胎头下降，影响第三产程胎盘娩出及宫缩，导致产后出血。

5. 指导产妇屏气 正确应用腹压是缩短第二产程的关键，指导产妇双足蹬在产床上，双手握产床把手，宫缩时深吸气屏住，紧闭双唇，放松盆底，腰部贴产床，然后增加腹压同时如排便样向肛门方向用力，直至宫缩缓解，若宫缩时间持续较长，可以快速换气，再次深呼吸屏气用力，换气时尽量保持腹压以免胎头回缩。宫缩间歇时，产妇呼气并使全身肌肉放松，安静休息。如此反复屏气用力，促使胎儿娩出，若用力不当，不但耗费体力，还易疲劳致宫缩乏力，影响产程进展。如经屏气用力先露下降无进展，应警惕头盆不称或胎头位置异常，尽快采取措施使胎儿娩出，防止胎儿窘迫、颅内出血等并发症的发生。

6. 产妇准备 初产妇宫口开全，经产妇宫口扩张 6 cm 且宫缩规律有力时，应将产妇送至产房，做好接产前的清洁消毒工作。采用外阴冲洗法消毒三遍。消毒范围：前起阴阜后至肛门(包括两股)，两侧至大腿内侧上 1/3 处。操作方法：①产妇仰卧于产床上，两腿屈曲分开露出外阴部，将消毒便盆置于臀下，用消毒纱布蘸无菌肥皂液擦洗外阴部，顺序是小阴唇、大阴唇、阴阜、大腿内侧上 1/3 处、会阴及肛周，最后肛门。②用温开水冲洗外阴部的肥皂液，顺序如下：由上至下，由外向内，注意用消毒干纱球盖住阴道口，以防冲洗液流入阴道。③再用消毒液(0.1%苯扎溴铵溶液)冲洗消毒外阴部，顺序和方法同第二步，或涂以聚维酮碘消毒。消毒后

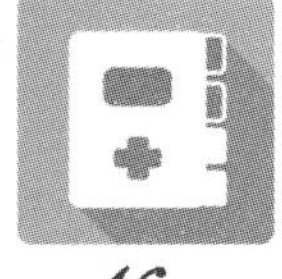

撤去阴道口棉球和臀下便盆，在臀下铺上无菌巾。

7. 接产人员准备 按外科手术要求洗手，穿手术衣，戴无菌手套，立于产妇右侧，铺好消毒巾，准备接产。根据产程进展情况，接产者应掌握洗手时间，一般于初产妇胎头拨露的径线达 4～5 cm 时、经产妇第一产程末时洗手，过早洗手增加再度污染的机会，过迟则使接产匆忙，易造成会阴或阴道严重裂伤。洗手后穿消毒衣，戴口罩、手套。

8. 接产

1）会阴撕裂诱因 会阴水肿、会阴过紧缺乏弹性、耻骨弓过低、胎儿过大、胎儿娩出过快等均易造成会阴撕裂。接产者在接产前应作出正确判断。

2）接产要领 保护会阴并协助胎头俯屈，让胎头以最小径线（枕下前囟径）在宫缩间歇时缓慢通过阴道口，是预防会阴撕裂的关键，产妇屏气必须与接产者相配合。胎肩娩出时也要注意保护好会阴。

3）接产步骤 产妇取仰卧位，两腿屈曲，双膝分开，接产者站在产妇右侧，当胎头拨露使会阴后联合紧张时，开始保护会阴。方法如下：在会阴部铺消毒巾，接产者右肘支在产床上，右手拇指与其余四指分开，利用手掌大鱼际肌顶住会阴部。宫缩时向上内方托会阴部，左手同时应下压胎头枕部，协助胎头俯屈、下降（图 8-7(a)）。宫缩间歇时，保护会阴的右手稍放松，以免持续压迫引起会阴水肿。当胎头枕部在耻骨弓下露出时，左手应按分娩机制协助胎头仰伸（图 8-7(b)），并控制阵缩时的突然冲力。此时若宫缩强，应嘱产妇张口哈气消除腹压，嘱产妇在宫缩间歇时稍向下用力，使胎头缓慢娩出，以免过强的产力造成会阴严重撕裂。若胎头娩出后发现脐带缠绕一周且较松时，可用手将脐带顺胎肩推上或从胎头推下，若脐带缠绕过紧或缠绕两周及两周以上，应立刻用两把止血钳夹住一段脐带从中间剪断，快速松解脐带，注意不要伤及胎儿颈部。再协助胎肩娩出。

胎头娩出后，右手仍应注意保护会阴，不要急于娩出胎肩，而应先以左手自胎儿鼻根部向下颏挤压，挤出口鼻内的黏液和羊水，防止胎儿吸入。然后协助胎头复位和外旋转，使胎儿双肩径与骨盆出口前后径相一致。左手向下轻压胎儿颈部，协助前肩从耻骨弓下先娩出（图 8-7(c)），再托胎颈向上使胎后肩从会阴前缘缓慢娩出（图 8-7(d)）。双肩娩出后，保护会阴的右手方可放松，双手协助胎体及下肢相继以侧位娩出。

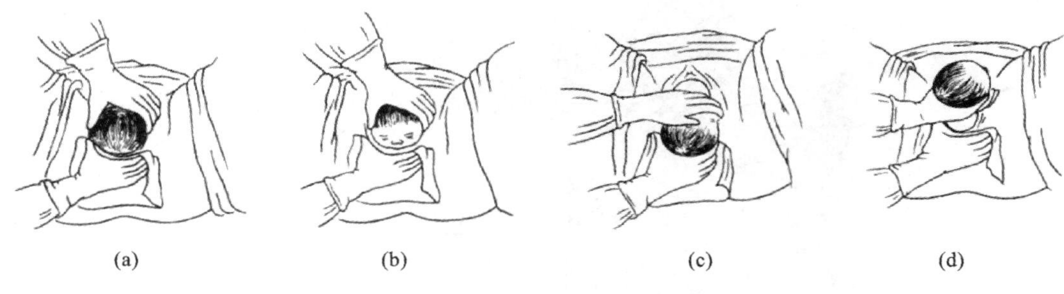

图 8-7 接产步骤

4）会阴切开指征 会阴过紧、水肿、缺乏弹性，胎儿较大，应在接产前充分估计，避免分娩时会阴撕裂，或因胎儿、母体有病理因素，如妊高征、早产儿等急需尽快结束分娩者。

9. 心理支持 第二产程护理人员应陪伴在产妇身旁，要理解产妇的疼痛与不适，允许产妇以适当的方式表达疼痛的感受，并给予更多的关心、体贴和支持，以消除紧张和恐惧情绪。让产妇具有分娩的信心，能正确使用腹压，积极参与并配合分娩过程，没有会阴裂伤；新生儿没有产伤。

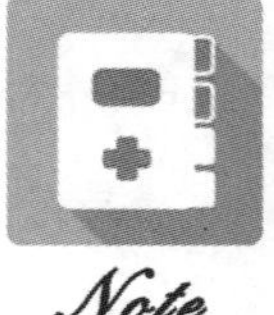

三、第三产程的临床经过及处理

(一)第三产程临床表现

第三产程一般需5～15 min,最多不应超过30 min。了解第一、第二产程的经过,注意胎儿娩出的方式、速度、时间,是否有会阴切开、撕裂及阴道助产术等情况,以及阴道流血及宫缩情况。正确处理新生儿和胎盘,预防产后出血和感染。

1. 宫缩及阴道流血量评估 胎儿娩出后,宫底下降至脐平,宫缩暂停数分钟后再次出现,收缩好的子宫硬,似球形。如宫缩乏力表现为子宫不收缩或收缩欠佳,子宫软而无力,阴道流血增多,正常分娩阴道流量一般不超过300 mL,出血多可能由宫缩乏力或软组织损伤引起。

2. 胎盘剥离 由于宫腔容积突然明显缩小,胎盘不能相应缩小与子宫壁发生错位而剥离,剥离面出血形成胎盘后血肿。子宫继续收缩,剥离面积继续扩大,致使胎盘完全剥离而娩出。

1)胎盘剥离征象 ①子宫体变硬成球形,宫底升高至脐上。②阴道口外露的一段脐带自行向下延长。③阴道少量流血,为30～60 mL。④用手掌尺侧在产妇耻骨联合上方轻压子宫下段时,宫体上升而外露的脐带不再回缩。

2)胎盘剥离及排出方式 胎盘娩出的方式有两种:①胎儿面娩出式:胎盘从中央开始剥离,再向周围剥离,胎盘胎儿面先排出,随后阴道少量流血,此方式较多见。②母体面娩出式:少见,胎盘从边缘开始剥离,血液沿剥离面流出,其特点是胎盘母体面先排出,胎盘排出前先有较多量阴道流血。

(二)第三产程处理

1. 新生儿处理

1)清理呼吸道 娩出断脐后,将新生儿置于平台上,注意保暖。继续清除新生儿呼吸道黏液和羊水,用新生儿吸痰管或导管轻轻吸除咽部及鼻腔内的黏液及羊水,以防吸入性肺炎。当确认呼吸道通畅而仍未啼哭时,可用手轻拍新生儿足底。新生儿大声啼哭,表示呼吸道已通畅。同时进行Apgar评分,低于7分的新生儿应进行抢救。

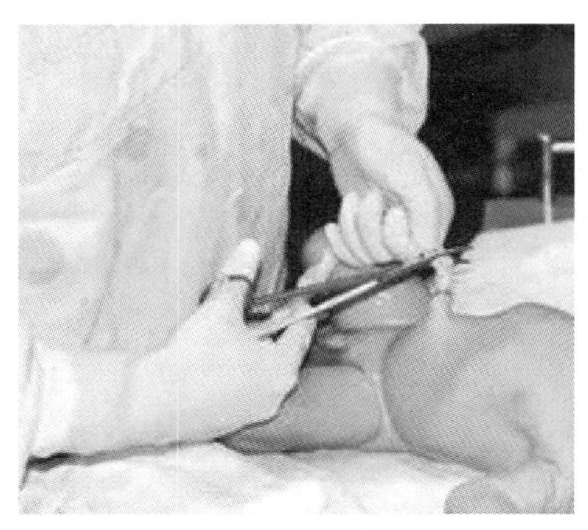

图8-8 断脐

2)脐带处理 在胎儿娩出后1～2 min断扎脐带,先用两把止血钳在距脐根10～15 cm处夹住,于两钳间剪断脐带。用75%酒精消毒脐带根部及其周围,在距脐根0.5 cm处用无菌粗线结扎第一道,再在第一道结扎线外0.5～1 cm处结扎第二道。结扎时用力要适当,以防脐带出血和断裂。在第二道结扎线外0.5 cm处剪断脐带(图8-8),挤净残余血液,检查无出血后,用20%高锰酸钾溶液或5%聚维酮碘消毒脐带断面,注意药液不要沾到新生儿皮肤,以防灼伤。待脐带断面干后,用无菌纱布覆盖,脐带布包扎即可。目前脐带结扎方法还有很多种,如使用气门芯、脐带夹、血管钳等方法。

3)新生儿体格检查 测体重、身长;了解有无产瘤、畸形,以及囟门情况、四肢活动情况等。Apgar评分:用于判断有无新生儿窒息及窒息的严重程度。对新生儿娩出后1 min的心率、呼吸、肌张力、喉反射及皮肤颜色5项体征进行评分并记录(表8-3)。每项为0～2分,满分为10分。8～10分为正常;4～7分为轻度窒息,又称青紫窒息,需清理呼吸道、人工呼吸、吸氧、用药等措施才能恢复;0～3分为重度窒息,又称苍白窒息,缺氧严重需紧急抢救,用喉镜在

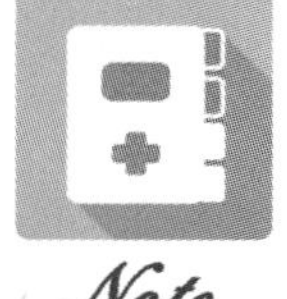

直视下气管内插管并给氧。缺氧较严重的新生儿，应在出生后 5 min、10 min 时再次评分，直至连续两次评分均≥8 分。

表 8-3 新生儿 Apgar 评分法

体征	出生后 1 min 内应得分数		
	0 分	1 分	2 分
每分钟心率	0	<100 次	≥100 次
呼吸	0	浅慢，不规则	佳
肌张力	松弛	四肢稍屈曲	四肢屈曲，活动好
喉反射	无反应	有些动作	咳嗽、恶心
皮肤颜色	全身苍白，口唇青紫	躯干红，四肢青紫	全身粉红

4）新生儿身份标记　擦净新生儿足底胎脂，打新生儿足印及产妇拇指印于新生儿病历上，将标明新生儿性别、体重、出生时间、母亲姓名和床号的手圈系于新生儿的右前腕。

5）其他　上述处理完毕后将新生儿抱示产妇，认清性别。然后用 5%的弱蛋白银或 0.25%的氯霉素眼药水滴眼，预防新生儿在通过产道时受到淋球菌感染而致淋病性眼结膜炎。若新生儿无异常，半小时内将其抱给母亲，进行皮肤接触和早吸吮，以促进产妇乳汁分泌及宫缩。

2. 协助胎盘娩出　确定胎盘完全剥离后，于宫缩时以左手握住宫底（拇指置于子宫前壁，其余四指放在子宫后壁）并按压，同时右手轻拉脐带，协助胎盘娩出（图 8-9(a)）。当胎盘娩出至阴道口时，接产者用双手捧住胎盘，向一个方向旋转并缓慢向外牵拉，协助胎盘胎膜完整剥离排出（图 8-9(b)）。如发现胎膜有部分断裂，可用血管钳夹住断裂上端的胎膜，再继续向原方向旋转，直至胎膜完全排出。胎盘胎膜排出后，立即按摩子宫刺激其收缩，以减少产后出血。

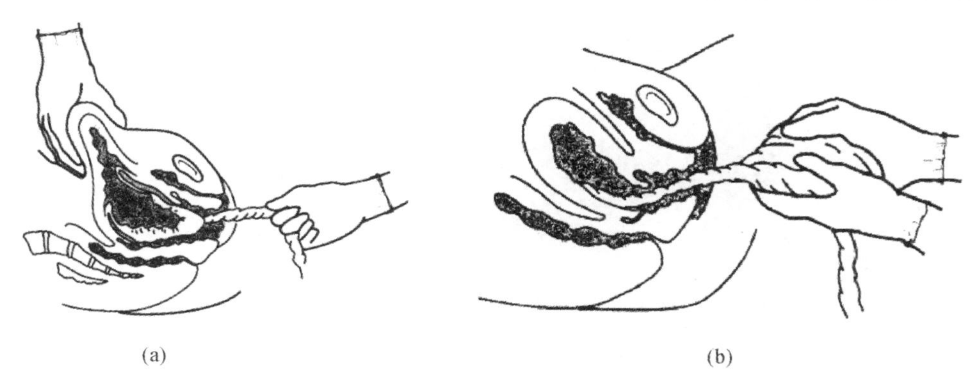

(a)　　(b)

图 8-9　助娩胎盘

3. 胎盘胎膜评估　将胎盘铺平，检查胎盘小叶有无缺损，然后将胎盘提起，检查胎膜是否完整，并检查胎盘胎儿面边缘有无血管断裂，以及时发现副胎盘。

4. 检查软产道　胎盘娩出后仔细检查会阴、小阴唇内侧、尿道口周围、阴道及宫颈有无裂伤。正确及时进行会阴切开缝合术及会阴裂伤修复术。

5. 观察产后一般情况　胎盘娩出后在产房观察 2 h，应注意宫缩、宫底高度、膀胱充盈情况、阴道流血量、会阴切口状况，测量血压、脉搏等。如阴道流血量不多，但宫缩不良、宫底上升者，提示宫腔内有积血，应挤压宫底排出积血，并给予子宫收缩剂。如产妇自觉有肛门坠胀感，多提示有阴道后壁血肿，应行肛门检查，确诊后给予及时处理。如无异常，产后 2 h 后，将产妇和新生儿一起送母婴同室休息。

6. 心理社会状况评估　胎儿娩出后，产妇有如释重负的轻松感。因产程消耗，产妇多疲劳

【知识拓展】

见文档 0805

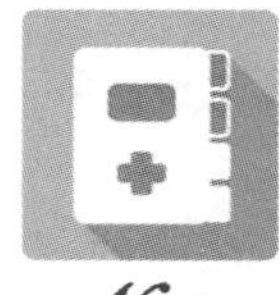

Note

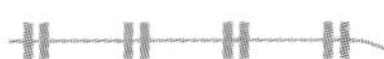

后进入小睡状态。少数产妇因新生儿异常或对新生儿性别不满意、不能接受而感到悲观失望。

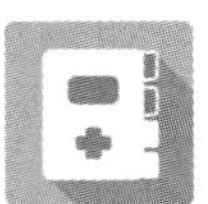

本章小结

正常分娩	学习要点
影响分娩的因素	产力,产道,胎儿,产妇心理特点
分娩机制	各个步骤的概念,顺序和后果
临产的诊断	规律宫缩,宫颈管消失,宫口扩张,胎先露下降,规律,检查
分娩的经过及处理	临床表现,观察方面,正常值
第一产程	概念,时间,产妇的产程观察,胎儿安危的观察等
第二产程	概念,时间,接生的准备、步骤等
第三产程	概念,时间,新生儿的处理,胎盘的娩出,产后出血的预防等

(杨水莲)

【目标检测】
见文档 0806

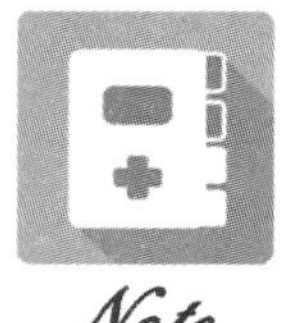

Note

第九章　正常产褥

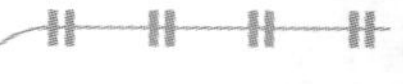

学习目标

扫码看 PPT

1. 掌握：产褥期母体生殖系统、血液循环系统的变化；产褥期子宫复旧、会阴及乳房的保健。

2. 了解：产褥期母体其他系统变化。

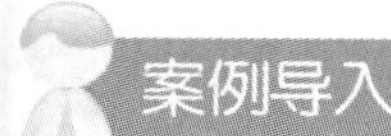

案例导入

田某，女，32 岁，G_2P_2，4 日前经阴道顺利娩出一男婴。今晨测体温 38.4 ℃，阴道有较多淡红色恶露，无异味，宫底在脐耻之间，腹痛明显，呈阵发性。产妇自述产后第 1 日体温曾升至 37.8 ℃。

1. 产妇两次发热的原因是什么？

2. 产妇腹痛的原因是什么？需药物治疗吗？

从胎盘娩出至产妇全身各器官除乳腺外恢复至正常未孕状态所需的一段时期，称为产褥期(puerperium)，通常为 6 周。

第一节　产褥期母体变化

一、生殖系统的变化

(一) 子宫

产褥期子宫变化最大。在胎盘娩出后子宫逐渐恢复至未孕状态的全过程，称为子宫复旧，一般为 6 周，其主要变化为宫体肌纤维缩复和子宫内膜再生，同时还有子宫血管的变化、子宫下段和宫颈的复原等。

1. 宫体肌纤维缩复　子宫复旧是肌浆中的蛋白质被分解并通过肾脏排出体外，胞质减少致肌细胞缩小。随着宫体肌纤维不断缩复，子宫体积及重量均发生变化。

(1) 胎盘娩出后，宫体逐渐缩小：①产后 1 周子宫缩小至约妊娠 12 周的大小，在耻骨联合上方可触及。②产后 10 日子宫降至骨盆腔内，腹部检查触不到宫底。③产后 6 周子宫恢复到妊娠前大小。

(2) 子宫重量逐渐减少：分娩结束时约为 1000 g，产后 1 周时约为 500 g，产后 2 周时约为 300 g，产后 6 周恢复至 50～70 g。

Note

2. 子宫内膜再生 胎盘、胎膜从蜕膜海绵层分离并娩出后，遗留的蜕膜分为2层，表层发生变性、坏死、脱落，形成恶露的一部分自阴道排出；接近肌层的子宫内膜基底层逐渐再生新的功能层，内膜缓慢修复：①除胎盘附着部位外，约于产后第3周，宫腔表面均由新生内膜覆盖。②胎盘附着部位全部修复需至产后6周。

3. 子宫血管变化 胎盘娩出后，胎盘附着面立即缩小，面积仅为原来的一半。子宫复旧导致开放的子宫螺旋动脉和静脉窦压缩变窄，数小时后血管内形成血栓，出血量逐渐减少直至停止。若在新生内膜修复期间，胎盘附着面因复旧不良出现血栓脱落，可导致晚期产后出血。

4. 子宫下段及宫颈变化 子宫下段肌纤维缩复，逐渐恢复为非孕时的子宫峡部。胎盘娩出后的宫颈外口呈环状如袖口。①产后2～3日宫口仍可容纳2指。②产后1周后宫颈内口关闭，宫颈管复原。③产后4周宫颈恢复至非孕时形态。④初产妇宫颈外口由产前圆形（未产型）变为产后“一”字形横裂（已产型）。原因是分娩时宫颈外口3点及9点处常发生轻度裂伤。

（二）阴道

分娩后阴道腔扩大，阴道黏膜及周围组织水肿，阴道黏膜皱襞因过度伸展而减少甚至消失，致使阴道壁松弛及肌张力低。阴道壁肌张力于产褥期逐渐恢复，阴道腔逐渐缩小，阴道黏膜皱襞约在产后3周重新显现，但阴道于产褥期结束时仍不能完全恢复至未孕时的紧张度。

（三）外阴

（1）分娩后外阴轻度水肿，于产后2～3日逐渐消退。

（2）会阴部血液循环丰富，若有轻度撕裂或会阴后-侧切开缝合后，均能在产后3～4日愈合。

（3）处女膜在分娩时撕裂，形成残缺的处女膜痕。

（四）盆底组织

分娩过程中，由于胎儿先露部长时间压迫，盆底肌肉和筋膜过度伸展而弹性降低，并常伴有盆底肌纤维的部分断裂。若能于产褥期坚持做产后康复锻炼，盆底肌可能在产褥期内即恢复至接近未孕状态。产褥期应避免过早进行较强的重体力劳动。若盆底肌及其筋膜发生严重撕裂造成盆底松弛，加之产褥期过早参加重体力劳动；或者分娩次数过多，且间隔时间短，盆底组织难以完全恢复正常，均可导致阴道壁膨出及子宫脱垂。

二、乳房的变化

产后乳房的主要变化是泌乳。妊娠期孕妇体内雌激素、孕激素、胎盘催乳素升高，使乳腺发育及初乳形成。当胎盘剥离娩出后，产妇血中雌激素、孕激素及胎盘催乳素水平急剧下降，抑制下丘脑分泌的催乳素抑制因子（PIF）释放，在催乳素作用下，乳汁开始分泌。婴儿每次吸吮乳头时，来自乳头的感觉信号经传入神经纤维到达下丘脑，通过抑制下丘脑分泌的多巴胺及其他催乳素抑制因子，使腺垂体催乳素呈脉冲式释放，促进乳汁分泌。

吸吮乳头还能反射性地引起神经垂体释放缩宫素，缩宫素使乳腺腺泡周围的肌上皮收缩，使乳汁从腺泡、小导管进入输乳导管和乳窦而喷出乳汁，此过程称为喷乳反射。

吸吮是保持乳腺不断泌乳的关键环节。不断排空乳房也是维持乳汁分泌的重要条件。由于乳汁分泌量与产妇营养、睡眠、情绪和健康状况密切相关，产妇应保证足够的休息和睡眠，以及营养丰富的饮食，避免精神刺激至关重要。

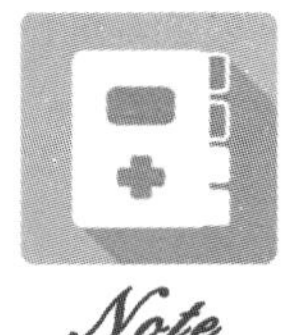
Note

产妇于胎盘娩出后，进入自身乳汁哺育婴儿的哺乳期。母乳喂养对母儿均有益处。哺乳有利于产妇生殖器官及相关器官组织得以更快恢复。初乳指产后7日内分泌的乳汁，因含β-

胡萝卜素呈淡黄色，含较多有形物质，故质稠。初乳中含蛋白质及矿物质较成熟乳多，还含有多种抗体，尤其是分泌型 IgA(SIgA)。初乳中脂肪和乳糖含量较成熟乳少，极易消化，是新生儿早期最理想的天然食物。接下来的 4 周内乳汁逐步转变为成熟乳，蛋白质含量逐渐减少，脂肪和乳糖含量逐渐增多。初乳及成熟乳均含大量免疫抗体，有助于新生儿抵抗疾病的侵袭。母乳中还含有矿物质、维生素和各种酶，对新生儿生长发育有重要作用。

由于多数药物可经母血渗入乳汁中，故产妇哺乳期用药必须考虑该药物对新生儿有无不良影响。

三、循环系统及血液的变化

由于子宫胎盘血液循环终止和子宫缩复使大量血液从子宫涌入体循环，加之妊娠期潴留的组织间液回吸收，产后 72 h 内，产妇循环血量增加 15%～25%，心脏负荷明显加重，应注意预防心力衰竭的发生。循环血量于产后 2～3 周恢复至未孕状态。

产褥早期血液仍处于高凝状态，有利于胎盘剥离创面形成血栓，减少产后出血量。纤维蛋白原、凝血酶、凝血酶原于产后 2～4 周降至正常。

血红蛋白水平于产后 1 周左右回升；白细胞总数于产褥早期较高，可达(15～30)$\times10^9$/L，一般 1～2 周恢复正常；淋巴细胞稍减少，中性粒细胞增多；血小板数增多；红细胞沉降率于产后 3～4 周降至正常。

四、消化系统的变化

妊娠期胃肠蠕动和肌张力减弱，胃液中盐酸分泌量减少，产后需 1～2 周逐渐恢复。产后 1～2 日产妇常感口渴，喜进流食或半流食。产褥期产妇活动量减少，肠蠕动减弱，加之腹肌及盆底肌松弛，容易便秘。

五、泌尿系统的变化

妊娠期体内潴留的多量水分主要经肾排出，故产后 1 周内尿量增多。妊娠期发生的肾盂及输尿管扩张于产后 2～8 周恢复正常。

在产褥期，尤其在产后 24 h 内，由于膀胱肌张力降低，对膀胱内压的敏感性降低，加之外阴切口疼痛、不习惯卧床排尿、器械助产、区域阻滞麻醉等，均可增加尿潴留的发生。

六、内分泌系统的变化

(一) 产妇产后激素水平变化剧烈

(1) 雌激素和孕激素水平急剧下降，产后 1 周降至未孕水平。

(2) 胎盘催乳素于产后 6 h 已不能测出。

(3) 垂体催乳素水平因是否哺乳而异：哺乳产妇的催乳素于产后下降，但仍高于非妊娠时水平，吸吮乳汁时催乳素明显增高；不哺乳产妇的催乳素于产后 2 周降至非妊娠时水平。

(二) 月经复潮及排卵时间受哺乳影响明显

(1) 不哺乳产妇通常在产后 6～10 周月经复潮，在产后 10 周左右恢复排卵。

(2) 哺乳产妇的月经复潮延迟，有的在哺乳期间月经一直不来潮，平均在产后 4～6 个月恢复排卵。

产后较晚月经复潮者，首次月经来潮前多有排卵，故哺乳产妇月经虽未复潮，却仍有受孕可能。

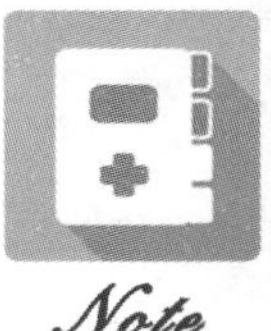

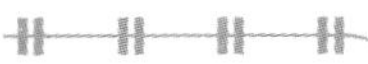

七、腹壁的变化

妊娠期出现的下腹正中线色素沉着，在产褥期逐渐消退。初产妇腹壁紫红色妊娠纹变成银白色陈旧妊娠纹。腹壁皮肤受增大的妊娠子宫影响，部分弹力纤维断裂，腹直肌出现不同程度分离，产后腹壁明显松弛，腹壁紧张度需在产后6～8周恢复。

第二节　产褥期临床表现

产妇在产褥期的临床表现属于生理性变化。

一、生命体征

1. 体温　产后体温多数在正常范围内。

(1) 产后24 h内体温略升高，一般不超过38 ℃，可能与产程延长致过度疲劳有关。

(2) 产后3～4日体温可升高至37.8～39 ℃，持续4～16 h即下降，伴乳房血管、淋巴管极度充盈，乳房胀大，称为泌乳热。泌乳热不属病态，但需排除其他原因尤其是感染引起的发热。

2. 脉搏　产后在正常范围内，一般略慢，每分钟在60～70次。

3. 呼吸　产后呼吸深慢，一般每分钟14～16次，为产后腹压降低，膈肌下降，妊娠期的胸式呼吸变为胸腹式呼吸所致。

4. 血压　产褥期血压维持在正常水平，变化不大。

二、子宫复旧

胎盘娩出后，宫底在脐下1指。

(1) 产后第1日宫底略上升至脐平。

(2) 以后宫底每日下降1～2 cm，至产后第10日子宫降入骨盆腔内。

三、产后宫缩痛

产褥早期因子宫收缩引起的下腹部阵发性剧烈疼痛，称为产后宫缩痛，于产后1～2日出现，持续2～3日自然消失，多见于经产妇。哺乳时反射性缩宫素分泌增多使疼痛加重，不需特殊用药。

四、恶露

产后子宫蜕膜脱落，血液、坏死蜕膜等组织经阴道排出，称为恶露。恶露有血腥味，但无臭味，持续4～6周，总量为250～500 mL。由于颜色、内容物及时间不同，恶露分为以下几种。

1. 血性恶露　含大量血液、颜色鲜红而得名。量多，有时有小血块，镜下见多量红细胞、坏死蜕膜及少量胎膜。持续3～4日，逐渐转变为浆液恶露。

2. 浆液恶露　含多量浆液、颜色淡红而得名。镜下见较多坏死蜕膜组织、宫腔渗出液、宫颈黏液，少量红细胞及白细胞，且有细菌。持续10日左右，逐渐变为白色恶露。

3. 白色恶露　因含大量白细胞，色泽较白得名。质黏稠，镜下见大量白细胞、坏死蜕膜组织、表皮细胞及细菌等。约持续3周干净。

若子宫复旧不全或宫腔内残留胎盘、多量胎膜或合并感染时，恶露增多，血性恶露持续时间延长。

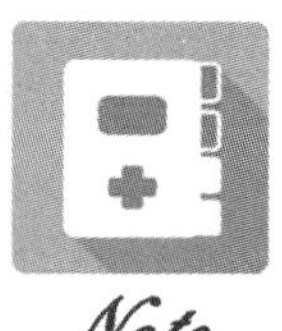

Note

五、褥汗

产后1周内皮肤排泄功能旺盛，排出大量汗液，以夜间睡眠和初醒时更明显，不属病态。

第三节 产褥期处理及保健

一、产褥期处理

（一）产后2h内的处理

（1）产后2h又称第四产程，极易发生严重并发症，如产后出血、子痫、产后心力衰竭等，故应在产房内严密观察。至少在产后15 min、30 min、60 min、90 min、120 min各观察一次。

（2）观察内容包括产妇生命体征、子宫收缩情况、阴道流血量、宫底高度、膀胱是否充盈等。最好在产妇臀下放置聚血器或弯盘收集阴道出血，准确测量出血量。

（3）常见的观察和处理：

①若子宫收缩乏力，应按摩子宫并肌内注射宫缩剂（缩宫素、前列腺素或麦角新碱）。

②若阴道流血量虽不多，但子宫收缩不良、宫底上升者，提示宫腔内有积血，应挤压宫底排出积血，并给予宫缩剂。

③若产妇自觉肛门坠胀，提示可能有阴道后壁血肿，应进行肛门检查确诊后及时给予处理。

④胎儿娩出30 min内还应协助产妇首次哺乳。

若产后2h一切正常，将产妇和新生儿送回休养室，仍需勤巡视。

（二）饮食

产后1h可让产妇进流质或半流质清淡饮食，以后可进普通饮食。食物应营养丰富，含足够的热量和水分。哺乳产妇应多进食蛋白质、热量丰富的食物和汤汁，并适当补充维生素和铁剂，推荐补充铁剂3个月。

（三）排尿与排便

1. 排尿 产后5日内尿量明显增多，应鼓励产妇尽早自行排尿。产后4h内应让产妇排尿。若排尿困难，可选用以下处理方法。

（1）鼓励产妇坐起排尿，解除怕排尿引起疼痛的顾虑。

（2）用热水熏洗外阴，用温开水冲洗尿道外口周围诱导排尿。

（3）热敷下腹部，按摩膀胱，刺激膀胱肌收缩。

（4）针刺关元、气海、三阴交、阴陵泉等穴位。

（5）肌内注射甲硫酸新斯的明1 mg，兴奋膀胱逼尿肌促其排尿。

（6）若上述方法均无效时应予导尿，留置导尿管1～2日，并给予抗生素预防感染。

2. 排便 产后因卧床休息、缺乏纤维素，加之肠蠕动减弱，产褥早期腹肌、盆底肌张力降低，容易发生便秘，应鼓励产妇多吃蔬菜及早日下床活动。若发生便秘，可口服缓泻剂。

（四）观察子宫复旧及恶露

（1）每日应于同一时间，待产妇排尿后，手测宫底高度，观察恶露数量、颜色及气味。

（2）若子宫复旧不全，红色恶露增多且持续时间延长时，应及早给予宫缩剂。

（3）若合并感染，恶露有腐臭味且有子宫压痛，应给予广谱抗生素控制感染。

（五）会阴处理

（1）用0.05%聚维酮碘溶液擦洗外阴，每日2～3次，平时应尽量保持会阴部清洁及干燥。

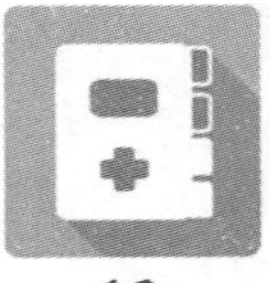
Note

(2) 会阴部有水肿者,可用50%硫酸镁液湿热敷,产后24 h后可用红外线照射外阴。

(3) 会阴部有缝线者,应每日检查切口有无红肿、硬结及分泌物。于产后3～5日拆线。

(4) 若伤口感染,应提前拆线引流或行扩创处理,并定时换药。

(六) 观察情绪变化

经历妊娠及分娩的激动与紧张后,产妇有精神极度放松、对哺育新生儿的担心、产褥期的不适等,均可造成产妇情绪不稳定,尤其在产后3～10日,可表现为轻度抑郁。应帮助产妇减轻身体不适,并给予精神关怀、鼓励、安慰,使其恢复自信。抑郁严重者,需服抗抑郁药物治疗。

(七) 乳房护理

乳房护理详见第四节母乳喂养。

(八) 预防产褥中暑

(1) 产褥期因高温环境使体内余热不能及时散发,引起中枢性体温调节功能障碍的急性热病,称为产褥中暑,表现为高热、水和电解质紊乱、循环衰竭和神经系统功能损害等。本病虽不多见,但起病急骤,发展迅速,处理不当能遗留严重后遗症,甚至死亡。及时诊断、正确处理十分重要。

(2) 常见病因是由于旧风俗习惯怕产妇"受风"而关门闭窗、包头盖被,使居室和身体小环境均处在高温、高湿状态,影响产妇出汗散热,导致体温调节中枢功能衰竭而出现高热、意识丧失和呼吸循环功能衰竭等中暑表现。

(3) 临床诊断:根据病情程度分为以下几种。

①中暑先兆:发病前多有短暂的先兆症状,表现为口渴、多汗、心悸、恶心、胸闷、四肢无力,此时体温正常或低热。

②轻度中暑:中暑先兆未能及时处理,产妇体温逐渐升高达38.5 ℃以上,随后出现面色潮红、胸闷、脉搏增快、呼吸急促、口渴、痱子满布全身。

③重度中暑:产妇体温继续升高达41～42 ℃,呈稽留热型,可出现面色苍白、呼吸急促、谵妄、抽搐、昏迷。如果处理不及时在数小时内可因呼吸、循环衰竭而死亡。幸存者也常遗留中枢神经系统不可逆的后遗症。

诊断需注意与产后子痫、产褥感染、败血症等相鉴别。

治疗原则是立即改变高温和不通风环境,迅速降温,及时纠正水、电解质紊乱及酸中毒。其中迅速降低体温是抢救成功的关键。

应做好卫生宣教,破除旧风俗习惯,居室保持通风,避免室温过高,产妇衣着应宽大透气,有利于散热,以舒适为宜。正确识别产褥中暑先兆症状对及时正确的处理十分重要。

二、产褥期保健

产褥期保健的目的是防止产后出血、感染等并发症产生,促进产后机体生理功能恢复。

(一) 饮食起居

合理饮食,保持身体清洁,产妇居室应清洁通风,注意休息,至少3周才能进行全部家务劳动。

(二) 适当活动及做产后康复锻炼

产后尽早适当活动,经阴道自然分娩的产妇,产后6～12 h即可起床轻微活动,于产后第2日可在室内随意走动。行会阴后-侧切开或行剖宫产的产妇,可适当推迟活动时间,待拆线后伤口不感疼痛时,也应做产后康复锻炼。产后康复锻炼有利于体力恢复、排尿及排便,避免或减少静脉栓塞的发生,且能使盆底及腹肌张力恢复。产后康复锻炼的运动量应循序渐进。

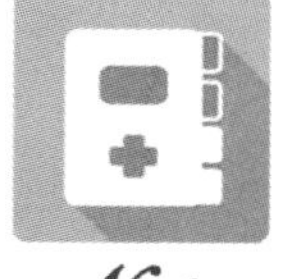
Note

（三）计划生育指导

若已恢复性生活，应采取避孕措施，哺乳者以工具避孕为宜，不哺乳者可选用药物避孕。

（四）产后检查

产后检查包括产后访视和产后健康检查两部分。

产妇出院后，由社区医疗保健人员在产妇出院后 3 日、产后 14 日和产后 28 日分别做 3 次产后访视，了解产妇及新生儿健康状况，内容包括：了解产妇饮食、睡眠等一般状况。检查乳房，了解哺乳情况。观察子宫复旧及恶露。观察会阴切口、剖宫产腹部切口。了解产妇心理状况。若发现异常应及时给予指导。了解婴儿生长发育、喂养、预防接种状况。指导婴儿的喂养及日常护理。

产妇应于产后 6 周去医院常规随诊，包括全身检查及妇科检查。前者主要测血压、脉搏，查血、尿常规，了解哺乳情况，若有内科合并症或产科合并症应作相应检查；后者主要观察盆腔内生殖器是否已恢复至非孕状态；同时应带婴儿在医院做一次全面检查，了解婴儿生长发育状况。

第四节　母乳喂养

世界卫生组织已将保护、促进和支持母乳喂养作为卫生工作的重要环节，推荐母婴同室，母乳喂养。

一、对婴儿有益

(1) 提供营养及促进发育：母乳中所含营养物质最适合婴儿的消化吸收，生物利用率高，其质与量随婴儿生长和需要发生相应改变。

(2) 提高免疫功能，抵御疾病：母乳喂养能明显降低婴儿腹泻、呼吸道和皮肤感染率。母乳中含有丰富的免疫蛋白和免疫细胞，前者如分泌型免疫球蛋白、乳铁蛋白、溶菌酶、纤维结合蛋白、双歧因子等，后者如巨噬细胞、淋巴细胞等。

(3) 有利于婴儿牙齿的发育和保护吸吮时的肌肉运动。母乳喂养不仅有助于婴儿面部正常发育，还可预防因奶瓶喂养引起的龋齿。

(4) 母乳喂养时，婴儿与母亲皮肤频繁接触，形成的母婴间情感联系对婴儿建立和谐、健康的心理有重要作用。

二、对母亲有益

(1) 有助于防止产后出血：吸吮刺激使催乳素产生的同时促进缩宫素的产生，缩宫素使子宫收缩，减少产后出血。

(2) 哺乳期闭经：哺乳者的月经复潮及排卵较不哺乳者延迟，母体内的蛋白质、铁和其他营养物质通过产后闭经得以储存，有利于产后恢复，有利于延长生育间隔。

(3) 降低母亲患乳腺癌、卵巢癌的危险性。

此外，母乳尚有清洁新鲜、温度适宜、经济方便等优点。

三、指导正确哺乳方法

(1) 早接触、早哺乳：于产后 30 min 内首次哺乳，此时乳房内乳量虽少，可通过新生儿吸吮动作刺激泌乳。

(2) 按需哺乳：哺乳的时间及频率取决于新生儿的需要及乳母感到奶胀的情况。

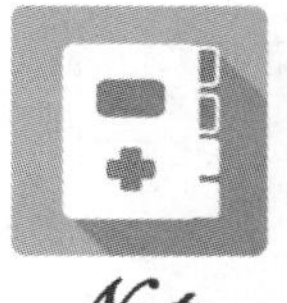
Note

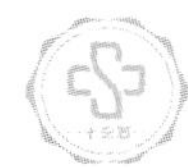

(3) 哺乳前,母亲应洗手并用温开水清洁乳房及乳头。

(4) 哺乳时,母亲及新生儿均应选择最舒适体位,一手拇指放在乳房上方,余四指放在乳房下方,将乳头和大部分乳晕放入新生儿口中,用手扶托乳房,防止乳房堵住新生儿鼻孔。让新生儿吸空一侧乳房后,再吸吮另一侧乳房。

(5) 每次哺乳后,应将新生儿抱起轻拍背部 1～2 min,排出胃内空气以防吐奶。母亲哺乳后应佩戴合适棉质哺乳文胸。

(6) 哺乳期以 1 年为宜,并可根据母亲及婴儿的意愿持续更久。

(7) 乳汁确实不足时,应及时补充按比例稀释的牛奶。

四、哺乳开始后,遇下述情况应分别处理

1. 催乳 若出现乳汁不足,鼓励乳母树立信心,指导哺乳方法,按需哺乳、夜间哺乳,适当调节饮食,喝营养丰富的肉汤。

2. 退奶 也称回乳。产妇因病不能哺乳,应尽早退奶。退奶不推荐用雌激素或溴隐亭。目前常用方法有以下几种。

(1) 停止哺乳、不排空乳房、少食汤汁是最简单的退奶方法。

(2) 生麦芽 60～90 g,水煎当茶饮,每日 1 剂,连服 3～5 日。

(3) 芒硝 250 g 分装两纱布袋内,敷于两乳房并包扎,湿硬时更换。

(4) 维生素 B_6 200 mg 口服,每日 3 次,共 5～7 日。

退奶过程中有半数产妇会感到乳房胀痛,佩戴合适的文胸,口服镇痛药物,2～3 日后疼痛减轻。

3. 乳头皲裂 轻者可继续哺乳。哺乳前湿热敷 3～5 min,挤出少许乳汁,使乳晕变软,以利新生儿含吮乳头和大部分乳晕。哺乳后挤少许乳汁涂在乳头和乳晕上,短暂暴露和干燥,也可涂抗生素软膏或 10%复方苯甲酸酊。皲裂严重者应停止直接哺乳,可使用乳头保护罩间接哺乳,也可挤出或用吸乳器将乳汁吸出后喂给新生儿。

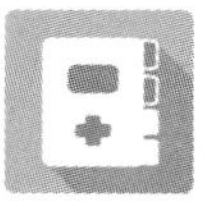

本章小结

【目标检测】
见文档 0901

病名	学习要点
产褥期母体变化	产褥期母体的变化包括全身各个系统,以生殖系统最为显著。生殖系统又以子宫复旧变化最为明显。子宫复旧主要表现为宫体肌纤维缩复、子宫内膜再生及宫颈复原等。乳腺在产后开始泌乳,吸吮和不断排空乳房是维持乳汁分泌的重要条件
产褥期临床表现	因过度疲劳产后 24 h 内体温可略升高,产后 3～4 日可出现泌乳热。1 周内伴有褥汗,10 日内子宫降入骨盆腔内。产后恶露的颜色及内容物随时间而变化,一般持续 4～6 周
产褥期处理及保健	产后 2 h 是产后严重并发症高发时期,称为第四产程,应留在产房内严密观察。产褥期保健包括饮食起居、活动、避孕及产后检查。推荐母乳喂养,按需哺乳。产后注意房间空气流通,预防产褥中暑。产褥期母体各系统变化很大,虽属生理范畴,若处理和保健不当可转变为病理情况
母乳喂养	世界卫生组织已将保护、促进和支持母乳喂养作为卫生工作的重要环节,推荐母婴同室,母乳喂养。于产后 30 min 内首次哺乳,以后按需哺乳,哺乳期以 1 年为宜,并可根据母亲及婴儿的意愿持续更久

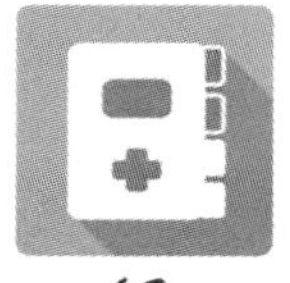

(刘　霞)

第十章 病理产科

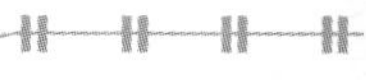

第一节 流 产

扫码看 PPT

学习目标

1. 掌握：流产的定义，临床表现及诊断。
2. 熟悉：流产的临床类型及其治疗原则。
3. 了解：流产的病因及病理表现。

案例导入

李某，女，28 岁，停经 10 周，阴道少量出血 1 周，大量出血伴下腹胀痛半天，昨日起畏寒、发热。查体：血压 11.4/8 kPa，脉搏 110 次/分，体温 38.5 ℃，神清，面色苍白。妇检结果如下。外阴：有活动性流血。子宫：孕 50 日大小，压痛明显。宫口：检查可容 1 指，有组织堵塞。双侧附件(—)。化验：Hb 88 g/L，WBC 8×10^9/L，N 0.85。请问：

1. 根据上述描述你的初步诊断是什么？
2. 找出相关的诊断依据。
3. 需要与哪些情况鉴别？
4. 患者该如何处理？

【案例导入答案】见文档 1001

妊娠不足 28 周、胎儿体重不足 1000 g 而终止称为流产(abortion)。流产发生于妊娠 12 周前称为早期流产，发生在妊娠 12 周至不足 28 周称为晚期流产。流产又分为自然流产和人工流产，本节内容仅限于自然流产。自然流产的发生率占全部妊娠的 10%～15%，早期流产占绝大多数。

一、病因

导致流产的原因较多，主要有以下几方面。

(一) 遗传基因缺陷

早期自然流产最常见的原因是染色体异常。染色体异常的胚胎占 50%～60%，多为染色体数目异常，其次为染色体结构异常。数目异常有三体、三倍体及 X 单体等；结构异常有染色体断裂、倒置、缺失和易位。染色体异常的胚胎多数结局为流产，少数可继续发育成胎儿，但出生后会发生某些功能异常或合并畸形。若已流产，妊娠产物有时仅为一空孕囊或已退化的胚胎。

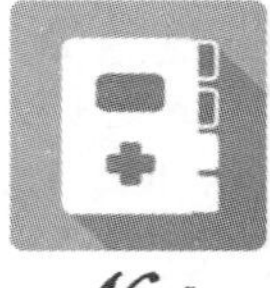

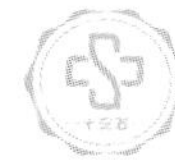

（二）环境因素

外界不良因素可以直接或间接对胚胎或胎儿造成损害。某些有害的化学物质（如砷、铅、苯、甲醛、氯丁二烯、氧化乙烯等）和物理因素（如放射线、噪声及高温等），均可引起流产。

（三）母体因素

1. 全身性疾病 妊娠期患全身性疾病，如高热可引起子宫收缩而致流产；细菌毒素或病毒（单纯疱疹病毒、巨细胞病毒等）通过胎盘进入胎儿血液循环，使胎儿死亡而发生流产；孕妇患严重贫血或心力衰竭可致胎儿缺氧，也可引起流产。孕妇患慢性肾炎或高血压，胎盘可能发生梗死而引起流产。

2. 生殖器官疾病 孕妇因子宫畸形（如双子宫、残角子宫、纵隔子宫等）、子宫发育不良、盆腔肿瘤（如子宫肌瘤、巨大卵巢肿瘤等），均可影响胎儿着床、发育而导致流产。宫颈内口松弛或宫颈重度裂伤，易因胎膜早破发生晚期流产。

3. 内分泌失调 黄体功能不足往往影响蜕膜、胎盘功能而发生流产。甲状腺功能低下者，也可导致胚胎发育不良而流产。

4. 强烈应激与不良刺激 妊娠期特别是妊娠早期外伤、性交过频、腹部手术或严重精神创伤，吸烟、酗酒、吸毒等，可刺激子宫收缩而引起流产。

5. 胎盘内分泌功能不足 妊娠早期，胎盘产生的孕激素、血人绒毛膜促性腺激素、胎盘催乳素及雌激素等水平下降，妊娠将难以继续而致流产。

6. 免疫因素 妊娠过程同种异体移植。胚胎与母体间存在复杂而特殊的免疫学关系，这种关系使胚胎不被排斥。若母儿双方免疫不适应，则可引起母体对胚胎的排斥而致流产。目前有很多因素，如父方的组织相容性抗原、胎儿抗原、血型抗原、母体抗磷脂抗体过多、孕期母体封闭抗体不足及抗精子抗体存在、母体抗父方淋巴细胞的细胞毒抗体不足等。

二、病理

早期流产时胚胎多数先死亡，随后底蜕膜出血，胚胎的绒毛与蜕膜层分离，分离的胚胎组织掉入宫腔如同异物，引起子宫收缩而被排出。有时也可能蜕膜海绵层先出血坏死或有血栓形成，使胎儿死亡，然后排出。流产发生的时间不同，病理过程亦不同。妊娠8周以内，胎盘绒毛发育尚不成熟，与子宫蜕膜联系还不牢固，胚胎多数可以完整地从子宫壁分离而排出，出血不多。妊娠8～12周时，胎盘绒毛发育茂盛，与蜕膜联系较牢固，妊娠产物往往不易完整分离排出，残留于宫腔的组织影响子宫收缩，致使大出血。妊娠12周后，胎盘已完全形成，流产时往往先有腹痛，然后排出胎儿、胎盘，其过程与足月分娩相似。有时由于底蜕膜反复出血，凝固的血块包绕胎块，形成血样胎块。血红蛋白因时间长久被吸收形成肉样胎块，或纤维化与子宫壁粘连。偶有胎儿被挤压，形成纸样胎儿，或钙化后形成石胎。

三、分类与临床表现

流产的主要症状是停经、阴道流血和腹痛。流产的临床类型，实际上是流产发展的不同阶段。

（一）流产的基本类型

1. 先兆流产（threatened abortion） 妊娠28周前，出现少量阴道流血，有（或无）下腹痛或腰背痛。妇科检查示宫颈口未开，胎膜未破，妊娠产物未排出，子宫大小与停经周数相符。经休息及治疗后，若流血停止及下腹痛消失，可继续妊娠；若流血量增多或下腹痛加剧，可发展为难免流产。

2. 难免流产（inevitable abortion） 流产已不可避免，一般由先兆流产发展而来。此时阴

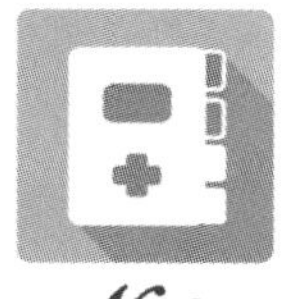

道流血量增多，阵发性下腹痛加重或出现阴道流液（胎膜破裂）。妇科检查示宫颈口已扩张，有时可见胚胎组织或胎囊堵塞于宫颈口，子宫大小与停经周数相符或略小。

3. 不全流产(incomplete abortion) 妊娠产物部分排出体外，尚有部分残留于宫腔内，往往由难免流产发展而来。由于宫腔内妊娠产物残留，影响子宫收缩，使子宫出血不止，甚至因流血过多而发生休克。妇科检查示宫颈口已扩张，有血液不断自宫颈口流出，有时可见胎盘组织堵塞于宫颈口或部分妊娠产物已排出于阴道内。子宫一般小于停经周数。

4. 完全流产(complete abortion) 妊娠产物已全部排出，阴道流血逐渐停止，腹痛逐渐消失。妇科检查示宫颈口已关闭，子宫接近正常大小。

（二）流产的特殊类型

1. 稽留流产(missed abortion) 又称过期流产，指胚胎或胎儿已死亡，滞留于宫腔内尚未自然排出者。胚胎或胎儿死亡后子宫不再增大反而缩小，早孕反应消失。若已至中期妊娠，孕妇腹部不见增大，胎动消失。妇科检查示宫颈口未开，子宫小于停经周数，质地不软。未闻及胎心。多数患者孕早期曾有先兆流产史。

2. 复发性流产(recurrent abortion，RA) 又称习惯性流产，指自然流产连续发生 3 次或以上者，发病率为 1%～5%。每次流产多发生在同一妊娠月份，其临床经过与一般流产相同。早期流产的原因常为黄体功能不足、甲状腺功能低下、染色体异常等。晚期流产常见原因为宫颈内口松弛、子宫畸形、子宫肌瘤等。

3. 流产感染(septic abortion) 流产过程中，若阴道流血时间过长、有组织残留于宫腔内或非法堕胎等，有可能引起宫腔内感染，严重时感染可扩展到盆腔、腹腔乃至全身，并发盆腔炎、腹膜炎、败血症及感染性休克等。

四、诊断

诊断流产一般并不困难。根据病史及临床表现多能确诊，少数需结合辅助检查方能确诊。确诊流产后，还应确定流产的临床类型，决定处理方法。

（一）病史

询问患者有无停经史、早孕反应出现的时间，有无阴道流血、阴道流血持续的时间及量，有无腹痛，以及腹痛的部位、性质及程度，还应了解有无阴道排液，阴道排液的颜色、量，有无臭味，有无妊娠产物排出及反复流产等。

（二）查体

观察患者生命体征，判断有无贫血及感染征象；妇科检查了解宫颈口是否扩张，羊膜囊是否膨出，有无妊娠产物堵塞宫颈管；子宫大小与停经周数是否相符，有无压痛等；检查双侧附件有无包块、增厚及压痛等，检查有助于流产类型的诊断。

（三）辅助检查

1. B 超显像 对鉴别诊断与确定流产类型有实际价值。疑为先兆流产者，可根据妊娠囊的形态、有无胎心及胎动来确定胚胎或胎儿是否存话，以指导正确的治疗方法。

2. 妊娠试验 用免疫学方法，对诊断妊娠有意义。为进一步了解流产的预后，多选用放射免疫法或酶联免疫吸附试验，进行 β-HCG 的定量测定。

3. 其他激素测定 主要是孕酮的测定，可协助判断先兆流产的预后。

五、鉴别诊断

首先，应鉴别流产的类型。各型流产的鉴别诊断见表 10-1。此外早期流产还应与异位妊

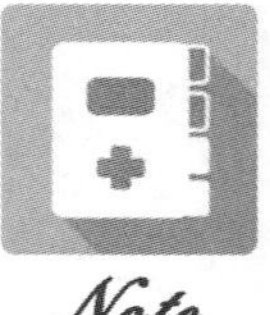

Note

娠、葡萄胎、功能失调性子宫出血及子宫肌瘤等鉴别。

表 10-1　各型流产的鉴别诊断

类型	病史			妇科检查	
	出血	下腹痛	组织排出	宫颈口	子宫大小
先兆流产	少	轻或无	无	闭	与停经周数相符
难免流产	中到多	加剧	无	扩张	相符或略小
不全流产	少到多	减轻	有	有扩张或有组织排出	小于停经周数
完全流产	少到无	无	全排出	闭	正常或稍大

六、处理

流产为产科常见病，临床上应根据流产的不同类型及时进行恰当的处理(图 10-1)。

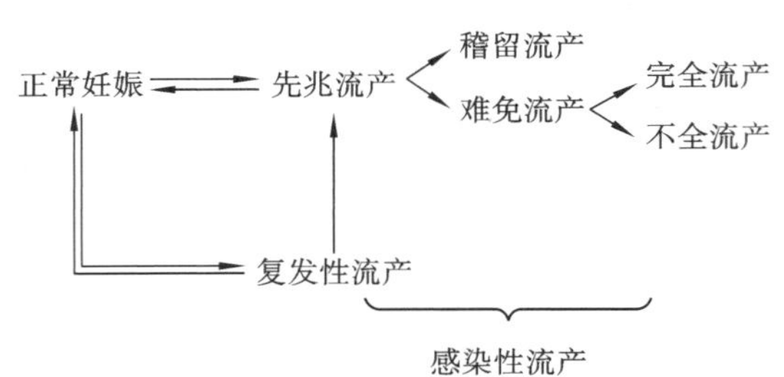

图 10-1　各种流产之间的关系图

1. 先兆流产　应卧床休息，忌性生活，阴道检查操作应轻柔，必要时给予对胎儿危害小的镇静剂，亦可口服维生素 E 进行保胎治疗。黄体功能不足的患者，应每日肌内注射黄体酮 20 mg，具有保胎效果。有报道称，持续而大量地应用孕激素治疗先兆流产是导致稽留流产的原因之一。甲状腺功能低下患者可服用小剂量甲状腺素片。此外，先兆流产患者应注意心理治疗，使其情绪安定，增强信心。治疗效果不明显或反而加重者，进行 B 型超声检查及 β-HCG 测定，提示胚胎发育异常者，应终止妊娠。

2. 难免流产　一旦确诊，应尽早使妊娠组织完全排出。早期流产应及时行负压吸宫术，对妊娠产物进行认真检查，必要时送病理检查。晚期流产，因子宫较大，吸宫或刮宫有困难者，可静脉滴注缩宫素 10 U，促使子宫收缩。胎儿及胎盘组织排出后需检查是否完全，必要时刮宫以清除宫腔内残留的妊娠产物。术后给予抗生素预防感染。

3. 不全流产　一经确诊，应及时行吸宫术或钳刮术，清除宫腔内残留组织。流血多有休克者，应同时输血输液，并给予抗生素预防感染。

4. 完全流产　如无感染征象，一般不需特殊处理。

5. 稽留流产　因胎盘组织机化，与子宫壁紧密粘连，造成刮宫困难。稽留时间过长，可发生凝血功能障碍，导致弥散性血管内凝血，造成严重出血。处理前，应检查凝血功能(如血常规、出凝血时间、血小板计数、血纤维蛋白原、凝血酶原时间、凝血块收缩试验及血浆鱼精蛋白副凝试验(3P 试验)等)，并做好输血准备。若凝血功能正常，可口服雌激素 3～5 日，以提高子宫肌对缩宫素的敏感性。子宫小于妊娠 12 周者，可行刮宫术。若胎盘机化并与宫壁粘连较紧，手术时应特别小心，防止穿孔，如一次不能刮净，可于 5～7 日后再次刮宫。子宫大于妊娠 12 周者，应静脉滴注缩宫素，或用前列腺素或依沙吖啶等进行引产。若出现凝血功能障碍，应尽早使用肝素、纤维蛋白原及输新鲜血等，待凝血功能好转后再行引产或刮宫。临床上用米非司酮与米索前列醇配伍治疗稽留流产机化组织，效果较好。

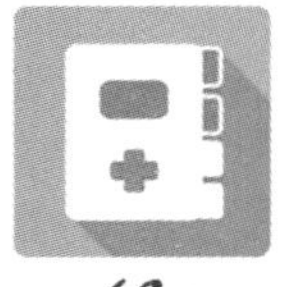

Note

6. 复发性流产 有复发性流产史的妇女，在怀孕前进行必要检查，包括卵巢功能检查、夫妇双方染色体检查、血型鉴定及其丈夫的精液检查，女方尚需进行生殖道检查，确定有无子宫肌瘤、宫腔粘连，并做子宫输卵管造影及宫腔镜检查，确定子宫有无畸形与病变、有无宫颈内口松弛等。诊断病因进行治疗。原因不明的复发性流产，可按黄体功能不足用黄体酮治疗，每日10～20 mg肌内注射，或HCG 3000 U，隔日肌内注射一次。给药直至妊娠10周或超过以往发生流产的月份，并嘱其卧床休息，禁止性生活，补充维生素E，并给予心理治疗，解除其精神紧张。目前主动免疫治疗复发性流产取得了较好的效果，主动免疫可提高体内封闭抗体水平，改变免疫细胞亚群构成比，提高再次妊娠成功率。宫颈内口松弛者，于妊娠前做宫颈内口修补术。若已妊娠，于妊娠14～16周行宫颈内口环扎术，术后定期随诊，分娩发动前拆除缝线，若有流产征象，应及时拆除缝线，以免造成宫颈撕裂。

7. 流产感染 流产感染多为不全流产合并感染，治疗应积极控制感染。若阴道流血不多，应用广谱抗生素2～3日，待控制感染后再行刮宫，清除宫腔残留组织。若阴道流血量多，静脉滴注广谱抗生素和输血的同时，用卵圆钳夹出宫腔内残留组织，使减少出血，切不可用刮匙全面搔刮宫腔，以免感染扩散。术后继续应用抗生素，待感染控制后再行刮宫。若已合并感染性休克者，应积极纠正休克。若感染严重或腹、盆腔有脓肿形成，应行手术引流，必要时切除子宫。

第二节 早 产

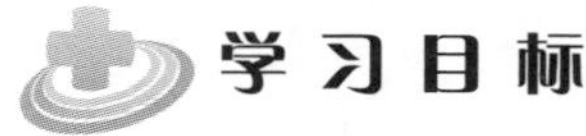

掌握：早产的定义及病因，临床表现、诊断及中西医治疗原则。

案例导入

产妇28岁，停经35周，规律宫缩6 h入院。查体：体温36.7 ℃，血压130/80 mmHg，脉搏82次/分，呼吸20次/分，宫缩持续45 s，间歇3～4 min，胎心率140次/分。内诊：宫颈管消退，宫口开大2 cm，先露头S-2，骨产道未见异常。请问：

1. 该患者的诊断是什么？为什么？
2. 将如何处理？

【案例导入答案】见文档1002

妊娠满28周至不满37足周(196～258日)分娩者称早产(premature delivery)，发生率占分娩总数的5%～15%。娩出的新生儿称早产儿，体重在1000～2499 g，各器官发育尚不够成熟，约有15%于新生儿期死亡。近年来由于早产儿治疗学等分支学科的发展及进步，早产儿的存活率有明显提高。

一、病因

(一) 孕妇因素

(1) 孕妇合并症：如病毒性肝炎，急性肾盂肾炎，急、慢性阑尾炎，妊娠期肝内胆汁淤积症，严重贫血等。

(2) 子宫因素：如双子宫、双角子宫及纵隔子宫等，宫颈内口松弛、子宫肌瘤等。

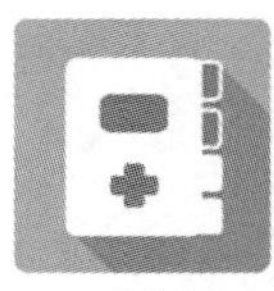

(3) 妊娠并发症:如妊娠高血压、前置胎盘、胎盘早剥等,因病情需要,必须提前终止妊娠。

(二) 胎儿、胎盘因素

双胎妊娠、羊水过多、胎膜早破、宫内感染、胎盘功能不全、母儿血型不合等。

(三) 其他

外伤、酗酒、嗜烟、吸毒等。

二、临床表现及诊断

早产的临床表现主要是子宫收缩,最初为不规则宫缩,并常伴有少许阴道流血或血性分泌物,以后可发展为规则宫缩,与足月临产相似。胎膜早破的发生较足月临产多。

诊断早产一般并不困难,但应与妊娠晚期出现的生理性子宫收缩相区别。生理性子宫收缩一般不规则、无痛感,且不伴宫颈管消退及宫口扩张。若子宫收缩不规则,伴宫颈管短缩,诊断为先兆早产。若子宫收缩较规则,间隔 5~6 min,持续 30 s 以上,伴宫颈管消退≥75%以及进行性宫口扩张 2 cm 以上时,诊断为早产临产。

三、预防

预防早产是降低围产儿死亡率的重要措施之一。

(1) 定期产前检查,指导孕期卫生,对可能引起早产的因素应充分重视。

(2) 切实加强对高危妊娠的管理,积极治疗妊娠合并症,预防胎膜早破,预防亚临床感染。

(3) 宫颈内口松弛者应于妊娠 14~18 周行宫颈内口环扎术。

(4) 注意休息,孕晚期取左侧卧位,可增加子宫胎盘血氧灌注,改善胎儿供血、供氧。

四、治疗

治疗原则:若胎儿存活,无胎儿窘迫、胎膜未破,应设法抑制宫缩,使妊娠继续维持。若胎膜已破,早产已不可避免时,应尽量提高早产儿的存活率。

(一) 先兆早产

1. 卧床休息 一般取左侧卧位,以减少自发性宫缩,增加子宫胎盘血氧灌注。

2. 抑制宫缩

1) β-肾上腺素受体激动剂 这类药物可激动子宫平滑肌中的受体,抑制子宫平滑肌收缩而延长妊娠。但其不良反应较多,特别是心血管不良反应,常引起母儿心率增快,孕妇血压下降。此外,尚有恶心、呕吐、头晕、出汗及血糖升高等不良反应,应予注意。妊娠合并糖尿病、心血管疾病、肝功能异常、产前出血、心动过速者禁用。常用药物:①利托君:150 mg 加入 5%葡萄糖溶液 500 mL 静脉滴注,滴速 0.15~0.35 mg/min,宫缩抑制后至少持续滴注 12 h,再改为口服 10 mg,每日 4 次。该药物曾作为一线药物使用,但随着多年的临床应用及研究,人们发现其不良反应较多,现已不作为抑制宫缩的首选药物。②沙丁胺醇:口服 2.4~4.8 mg,通常首次4.8 mg,以后每 8 h 口服 2.4~4.8 mg,宫缩消失后逐渐停药。

2) 硫酸镁 镁离子直接作用于子宫肌细胞,拮抗钙离子对子宫收缩的活性,从而抑制子宫收缩。一般采用 25%硫酸镁 16 mL 加于 5%葡萄糖溶液 100~250 mL 中,缓慢静脉滴注 30~60 min,然后用 25%硫酸镁 20~40 mL 加于 5%葡萄糖溶液 500 mL 中,以每小时 1~2 g 的速度静脉滴注,直至宫缩停止。用药期间应密切观察孕妇呼吸、膝反射及尿量等,出现异常情况及时处理。

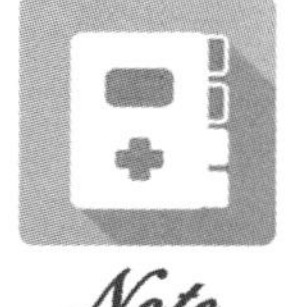

Note

3）前列腺素合成酶抑制剂　前列腺素有刺激子宫收缩和软化宫颈的作用。前列腺素合成酶抑制剂可抑制前列腺素合成酶，减少前列腺素的合成或抑制前列腺素的释放以抑制宫缩。常用药物有吲哚美辛及阿司匹林等。由于药物可通过胎盘抑制胎儿前列腺素的合成与释放，使胎儿体内前列腺素减少，而前列腺素有维持胎儿动脉导管开放的作用，缺乏时导管可能过早关闭而致胎儿血液循环障碍。因此，此类药物已少应用，必要时仅能短期服用(不超过 1 周)。

3. 钙拮抗剂　减少钙进入子宫肌细胞膜，从而抑制缩宫素及前列腺素的释放，达到抑制宫缩的效果。常用硝苯地平 10 mg 舌下含服，每日 3～4 次，对母婴无明显副反应。妊娠 32 周后可作为抑制宫缩的首选药。

4. 镇静剂　镇静剂不能有效抑制宫缩，却能抑制新生儿呼吸，故临产后忌用。仅在孕妇精神紧张时作为辅助用药。

（二）早产临产

1. 新生儿呼吸窘迫综合征的预防　为避免早产儿发生呼吸窘迫综合征，可在分娩前 7 日给予孕妇地塞米松 5 mg 肌内注射，每日 3 次，连用 3 日。紧急时，经羊膜腔内注入地塞米松 10 mg，同时检查胎儿成熟度。

2. 其他　临产后慎用吗啡、哌替啶等抑制新生儿呼吸中枢的药物；产程中应给孕妇氧气吸入；分娩时可行会阴切开术以防早产儿颅内出血等。

【知识拓展】
见文档 1003

第三节　过期妊娠

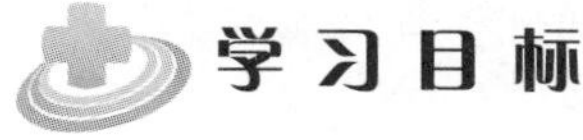

1. 掌握：过期妊娠的诊断、胎盘功能检查的临床意义及处理原则。
2. 了解：过期妊娠的病因、病理。

案例导入

孕妇，30 岁，孕 2 产 1，停经 42^{+5} 周，自觉胎动减少入院。入院后产检：胎心率 112 次/分，胎头高浮，宫颈评分 3 分。B 超提示：宫内单活胎，胎盘Ⅲ级，羊水指数 3.1 cm。请问：

该孕妇如何诊断、处理？

【案例导入答案】
见文档 1004

平时月经周期规律，妊娠达到或超过 42 周尚未临产，称为过期妊娠(postterm pregnancy)。发生率占妊娠总数的 3%～12%。过期妊娠的围产儿患病率和死亡率增高，并随妊娠期延长而增高。

一、病因

多数学者认为过期妊娠与胎儿肾上腺皮质功能有关。

（一）头盆不称

由于胎先露部不能紧贴宫颈内口及子宫下段，不能很好地诱发子宫收缩，容易发生过期妊娠。

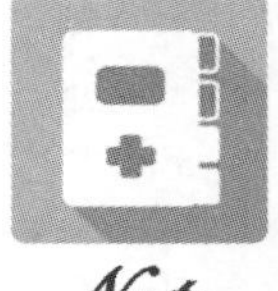

（二）胎儿畸形

无脑儿，由于无下丘脑，垂体-肾上腺轴发育不良，胎儿肾上腺皮质产生的肾上腺皮质激素及雌三醇的前体物质16α-羟基硫酸脱氢表雄酮减少，使雌激素生成减少，或小而不规则的胎儿，不能紧贴宫颈内口及子宫下段引起宫缩，均可致过期妊娠。

（三）胎盘硫酸酯酶缺乏症

胎盘硫酸酯酶缺乏症是一种罕见的隐性遗传病，由于胎儿胎盘单位无法将活性较弱的脱氢表雄酮转变为雌二醇及雌三醇，而发生过期妊娠。给孕妇注射硫酸脱氢表雄酮后，测定血浆雌激素值不见升高，即可确诊。

（四）雌孕激素比例失调

雌孕激素比例失调导致孕激素优势，从而抑制前列腺素和缩宫素的作用，影响子宫收缩，延迟分娩发动。

（五）其他

产妇年龄、羊水过少、工作环境及精神刺激等因素均可能导致过期妊娠。

二、病理

（一）胎盘

过期妊娠的胎盘有两种类型。一种是胎盘功能正常，胎盘外观和镜检均与妊娠足月胎盘相似，仅重量略有增加。另一种是胎盘功能减退，胎盘绒毛内血管床减少，间质纤维化增加，合体细胞小结增加，某些合体细胞小结断裂、脱落，绒毛表面出现缺损，缺损部位由纤维蛋白沉积填补并在纤维蛋白沉积表面出现钙化灶，绒毛上皮与血管基底膜增厚。另外有绒毛间血栓、胎盘梗死、绒毛周围纤维素或胎盘后血肿增加等胎盘老化现象，使物质交换与转运能力下降。

（二）羊水

妊娠38周以后，羊水量开始减少，妊娠足月时的羊水量为800 mL，随着妊娠期延长，羊水量逐渐减少。羊水减少可致胎儿生活环境改变，羊水污染率增加。

（三）胎儿

过期妊娠胎儿生长模式可能有以下几种。

1. 正常生长 过期妊娠的胎盘功能正常，胎儿继续生长，体重增加，成为巨大儿。颅骨钙化明显，不易变形，导致经阴道分娩困难，新生儿患病率增加。

2. 成熟障碍 由于胎盘血流不足和缺氧，胎儿不再继续生长发育。临床分为3期：第Ⅰ期为过度成熟，表现为胎脂消失，皮下脂肪减少，皮肤干燥松弛多皱褶，头发浓密，指（趾）甲长，身体瘦长，容貌似“小老人”。第Ⅱ期为胎儿缺氧，肛门括约肌松弛，有胎粪排出，羊水及胎儿皮肤粪染，羊膜和脐带绿染，围产儿患病率及围产儿死亡率最高。第Ⅲ期为胎儿因全身因粪染历时较长广泛着色，指（趾）甲和皮肤呈黄色，脐带和胎膜呈黄绿色。此期胎儿已经历和渡过第Ⅱ期危险阶段，其预后反而较第Ⅱ期好。

3. 宫内发育迟缓 小样儿可与过期妊娠并存，后者增加胎儿的危险性。

三、对母儿影响

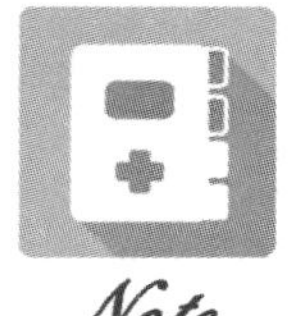

过期妊娠对母儿影响较大。由于胎盘的病理改变致使胎儿窘迫或巨大儿造成难产，增加了围产儿死亡率及新生儿窒息发生率。胎儿窘迫、头盆不称、产程延长，使母亲手术产率明显增加。

Note

四、诊断

应正确计算预产期并确定胎盘功能是否正常。

(一) 核实预产期

诊断过期妊娠之前必须准确核实预产期，确认妊娠是否真正过期，若平时月经周期不准，则推算的预产期不可靠，因此应详细询问平时月经情况。推算预产期的方法有以下几种。①根据孕前基础体温升高的排卵期推算预产期。②夫妇两地分居，应根据性交日期推算。③根据开始出现早孕反应时间(孕 6 周出现)加以估计。④妊娠早期曾做妇科检查者，按当时子宫大小推算。⑤孕妇自觉胎动时，孕周至少已 18 周。⑥B 型超声检查，早孕期测定妊娠囊直径，孕中期以后测定胎儿头臀长、双顶径、股骨长等，以及晚期根据羊水量的变化推算预产期；若子宫符合孕足月大小，宫颈已成熟，羊水量渐减少，孕妇体重不再增加或稍减轻，应视为过期妊娠。

(二) 判断胎盘功能

1. 胎动计数 12 h 内胎动数少于 10 次或逐日下降超过 50%，应视为胎盘功能不良，胎儿有缺氧存在。

2. 测定尿雌三醇与肌酐的比值(E/C 值) 采用单次尿测定 E/C 值。E/C 值在正常情况下应大于 15，若 E/C 值<10 表明胎盘功能减退。

3. 胎儿监护仪检测 无应激试验(NST)每周 2 次，NST 有反应型提示胎儿无缺氧，NST 无反应型需做宫缩应激试验，宫缩应激试验多次反复出现胎心晚期减速者，提示胎儿有缺氧。

4. 超声监测 每周做 1～2 次 B 超，观察胎动、胎儿肌张力、胎儿呼吸样运动及羊水量等。羊水暗区直径<3 cm 提示胎盘功能不全，<2 cm 提示胎儿危险。彩色超声多普勒检查通过测定胎儿脐动脉血流比值，可判断胎盘功能与胎儿安危。

5. 羊膜镜检查 观察羊水颜色，了解胎儿是否因缺氧而有胎粪排出。若已破膜可直接观察到羊水的性状。

(三) 判断宫颈成熟度

判断宫颈成熟度通常采用 Bishop 宫颈成熟度评分法，评 7～9 分的引产成功率约为 80%，9 分以上均成功。

五、处理

应根据胎盘功能、胎儿大小、宫颈成熟度等综合分析，选择恰当的分娩方式。

(一) 产前处理

凡妊娠确已过期者，如有下列情况之一存在，应立即终止妊娠。①宫颈已成熟。②胎儿>4000 g。③每 12 h 内胎动计数<10 或 NST(－)，宫缩应激试验为阳性或可疑时。④羊水中有胎粪或羊水过少。⑤有其他并发症如妊娠期高血压疾病等。⑥妊娠已达 43 周。

终止妊娠的方法应根据宫颈是否成熟以及胎盘功能及胎儿情况而定。宫颈已成熟者可采用人工破膜，破膜时羊水多而清晰，可在严密监护下经阴道分娩，宫颈未成熟者可先静脉滴注缩宫素引产。如胎盘功能不良或胎儿有危险，则不论宫颈是否成熟均应直接行剖宫产术。

(二) 产时处理

虽然有时胎儿有足够的储备力，足以保证产前监护试验正常，但临产后宫缩应激力的显著增加，可能超过此储备力而导致胎儿宫内窘迫，甚至死亡。此外，过期妊娠羊水减少，产程中脐

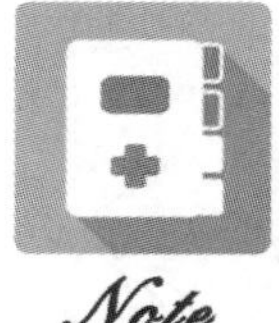

Note

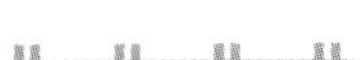

带受压的机会增加，以及过期妊娠时羊水污染和巨大儿可能性增加，均可造成产时胎儿死亡，故临产后应严密观察产程进展和胎心音变化，有条件者应采用胎心监护仪长期监护。如发现胎心率异常、产程进展缓慢或羊水混有胎粪时，应立即行剖宫产术。为避免胎儿缺氧，产程中应充分给氧并静脉滴注葡萄糖溶液，做好胎儿娩出前一切抢救准备，当胎头娩出后应清除鼻腔及鼻咽部黏液和胎粪。过期产儿患病率及死亡率高，应加强护理和治疗。

第四节 异位妊娠

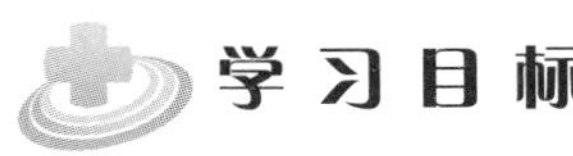

1. 掌握：输卵管妊娠的临床表现、诊断、各种辅助检查方法（血及尿 HCG 的测定、超声诊断、阴道后穹隆穿刺、腹腔镜检查、子宫内膜病理检查等）。

2. 熟悉：输卵管妊娠的病因及病理变化。

3. 了解：异位妊娠的定义、分类和好发部位。

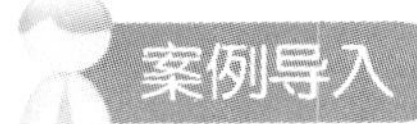

王某，30 岁，于 2017 年 5 月 4 日因突然右下腹剧痛 2 h，伴恶心、呕吐，肛门坠胀感，到市内某医院就诊，诊断为肠道疾病，进行抗感染治疗，症状进行性加重，出现脉搏细速，四肢厥冷，晕厥 1 次，请妇产科会诊。病史：平素月经规律 3～4/28～30 日，现停经 45 日，1 周前开始出现少量阴道流血，少于月经量。饮食佳，二便正常。继往无胃痛史，2 年前患过“盆腔炎”。G_2P_1（人流 1）。查体：体温 36.5 ℃，脉搏 108 次/分，血压60/40 mmHg。一般状态差，神志淡漠，面色苍白，心肺听诊未及杂音。腹平，右下腹压痛（+），反跳痛（±），无明显肌紧张，移动性浊音（+）。妇科检查：外阴经产型，阴道畅，有少量阴道流血，宫颈光滑，常大，有明显举摆痛。后穹隆饱满，宫体稍大、软，右附件区触痛明显。辅助检查：血常规示 WBC 11.1×10^9/L，Hb 121 g/L，PLT 235×10^9/L。尿 β-HCG＞25U，后穹隆穿刺：抽出 2 mL 不凝血。请问：

1. 该患者诊断为什么疾病？如何处理？

2. 该患者能否用腹腔镜治疗？为什么？

【案例导入答案】
见文档 1005

正常妊娠时，受精卵着床于子宫体腔内膜。当受精卵着床于子宫体腔以外时，称异位妊娠(ectopic pregnancy)。异位妊娠是妇产科常见的急腹症之一，若不及时诊断和积极抢救，可危及患者生命。异位妊娠不能等同于宫外孕，因为宫颈妊娠是宫内孕，却是异位妊娠。异位妊娠包括输卵管妊娠、卵巢妊娠、腹腔妊娠、阔韧带妊娠及宫颈妊娠等（图 10-2），近年来发生率呈明显上升趋势。异位妊娠中输卵管妊娠约占 95%，以壶腹部最多，约占 78%，其次为峡部，伞部及间质部妊娠少见。

一、病因

1. 输卵管炎症 输卵管炎症是输卵管妊娠的主要原因，可分为输卵管黏膜炎和输卵管周围炎。输卵管黏膜炎严重者可引起管腔完全堵塞而致不孕，轻者黏膜皱褶发生粘连使管腔变窄，或纤毛缺损，影响受精卵在输卵管内正常运行而在输卵管着床。输卵管周围炎病变主要在

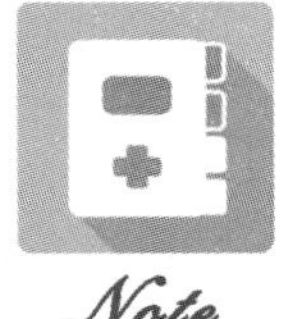

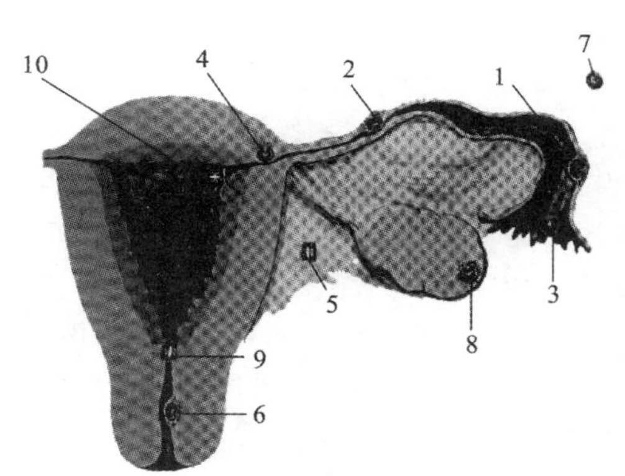

图 10-2　异位妊娠的发生部位

输卵管壶腹部妊娠；2. 输卵管峡部妊娠；3. 输卵管伞部妊娠；4. 输卵管间质部妊娠；
妊娠；6. 宫颈妊娠；7. 腹腔妊娠；8. 卵巢妊娠；9. 子宫峡部妊娠；10. 子宫角妊娠（非宫外孕）

输卵管的浆膜层或浆肌层，常造成输卵管周围粘连，输卵管扭曲，管腔狭窄，管壁肌蠕动减弱，影响受精卵的运行。输卵管黏膜炎常见致病菌为淋病奈瑟菌及沙眼衣原体，输卵管周围炎往往由流产或分娩后感染所致。结核性输卵管炎病变重，治愈后多造成不孕。

2. 输卵管手术　有输卵管手术史（输卵管切除或保守性手术）后再次输卵管妊娠的发生率为 10%～20%。尤其是腹腔镜下电凝输卵管绝育及硅胶环套术，若形成输卵管瘘管或再通，亦可导致输卵管妊娠，因不孕接受过输卵管分离粘连术、输卵管成形术（如输卵管吻合术、输卵管开口术等）者，获得妊娠机会的同时，也有发生输卵管妊娠的可能。

3. 输卵管发育不良或功能异常　输卵管过长过细，肌层发育差，黏膜纤毛缺乏，出现双输卵管、输卵管憩室、副伞等或输卵管功能受雌、孕激素调节失败，都可引起输卵管妊娠。精神因素也会干扰受精卵运送。

4. 受精卵游走　卵子在一侧输卵管受精，受精卵经宫腔或腹腔进入对侧输卵管称为受精卵游走。因移行时间过长，受精卵发育增大，即可在对侧输卵管内着床形成输卵管妊娠。

5. 辅助生殖技术　近年来，各大医院开展辅助生殖技术的应用，使异位妊娠的发生率增加。

6. 其他　子宫内膜异位症、子宫肌瘤、卵巢肿瘤等都可增加受精卵着床于输卵管的可能性或使受精卵运行受阻而发生异位妊娠。

二、病理

（一）输卵管妊娠的特点

输卵管管腔狭小、管壁薄且缺乏黏膜下组织，其肌层远不如子宫肌壁厚与坚韧，妊娠时又不能形成完好的蜕膜，不能适应胚胎的生长发育，因此，当输卵管妊娠发展到一定程度时，可发生以下结局。

1. 输卵管妊娠流产（tubal abortion）　多见于输卵管壶腹部妊娠，多发生在妊娠 8～12 周。受精卵种植在输卵管黏膜皱襞内，由于输卵管妊娠时管壁蜕膜形成不完整，发育中的囊胚常向管腔突出，突破包膜而出血，囊胚可与管壁分离，若整个囊胚剥离落入管腔并经输卵管逆蠕动经伞端排出到腹腔，形成输卵管完全流产，出血一般不多。若囊胚剥离不完整，妊娠产物部分排出到腹腔，部分尚附着于输卵管壁，形成输卵管不全流产。由于输卵管肌壁薄、收缩力差，不易止血，血液不断流出，积聚在直肠子宫陷窝形成盆腔血肿（图 10-3）。

2. 输卵管妊娠破裂（rupture of tubal pregnancy）　常见于妊娠 6 周左右输卵管峡部妊娠。

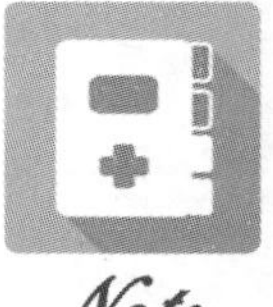

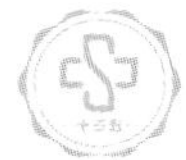

胚泡生长发育时绒毛向输卵管管壁侵蚀，最后穿透管壁致输卵管妊娠破裂（图 10-4），短期内可发生大量腹腔内出血致休克。此时的出血量远比输卵管妊娠流产多，腹痛剧烈。反复出血可形成盆腔与腹腔积血和血肿。

输卵管间质部妊娠虽少见，但后果严重，其结局几乎全为输卵管妊娠破裂。由于输卵管间质部肌层较厚，因此维持妊娠可达 4 个月左右才发生破裂。此处血运丰富，其破裂犹如子宫破裂，症状极为严重，往往在短时期内发生大量的腹腔内出血。

3. 陈旧性宫外孕 输卵管妊娠流产或破裂后，若反复内出血形成的盆腔血肿不消散，血肿与周围组织粘连、机化形成包块，称为陈旧性宫外孕。

4. 继发性腹腔妊娠 输卵管妊娠流产或破裂后，胚胎从输卵管排入腹膜腔内，多数死亡，若偶尔囊胚存活，绒毛组织种植于腹腔脏器，重获营养而继续生长发育，形成继发性腹腔妊娠（图 10-5）。

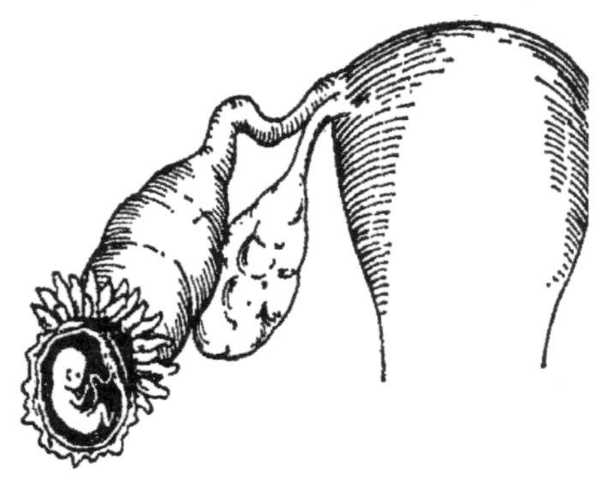

图 10-3 输卵管妊娠流产

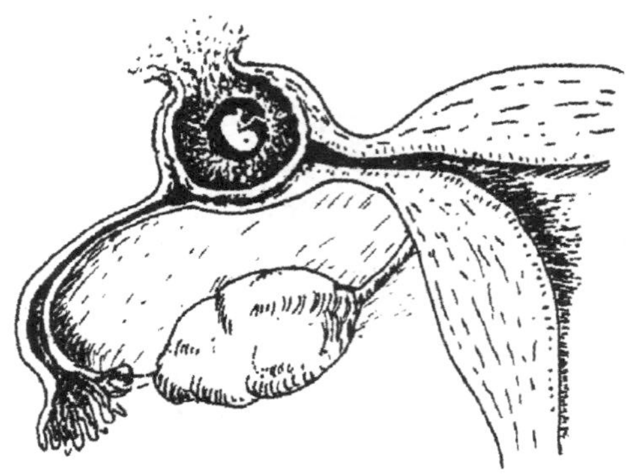

图 10-4 输卵管妊娠破裂

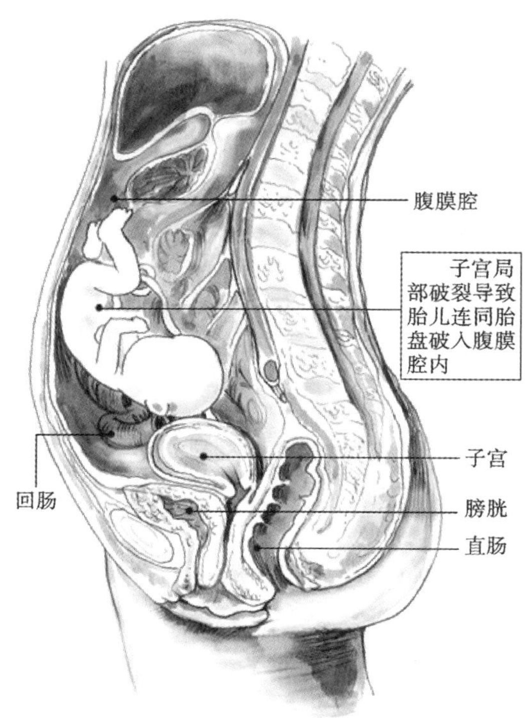

图 10-5 继发性腹腔妊娠

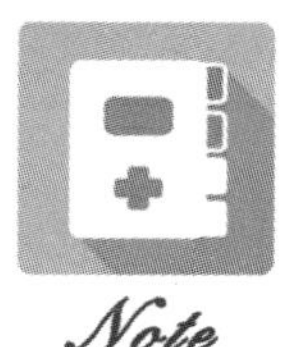

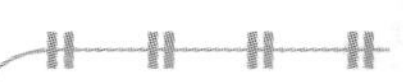

（二）子宫的变化

输卵管妊娠和正常妊娠一样，滋养细胞产生 HCG 维持黄体生长，使甾体激素分泌增加，因此月经停止来潮，子宫增大变软，子宫内膜出现蜕膜反应。若胚胎死亡，滋养细胞活力消失，蜕膜自宫壁剥离而发生阴道出血。有时蜕膜可完整剥离，随阴道流血排出三角形蜕膜管型；有时则呈碎片状排出。排出的组织见不到绒毛，组织学检查无滋养细胞。子宫内膜的形态学改变呈多样性，若胚胎死亡已久，内膜可呈增生期改变，有时可见 A-S 反应（类似过渡分泌型子宫内膜），可能与甾体激素过度刺激有关。这在临床上虽有一定诊断价值，但并非输卵管妊娠所特有。

【知识拓展】

见文档 1006

三、临床表现

输卵管妊娠的临床表现，与受精卵着床部位、有无流产或破裂以及出血量多少与时间长短等有关。

（一）症状

1. 停经 多数患者有 6～8 周的停经史。也有患者将异位妊娠出现的不规则阴道流血误认为是月经，或将停经认为是经期延长数日而无停经的主诉。

2. 腹痛 腹痛为异位妊娠的主要症状，是输卵管妊娠患者就诊的主要原因。疼痛的性质因输卵管妊娠是否发生流产或破裂而不同。未发生流产或破裂前，常表现为一侧下腹部隐痛或酸胀感。如果输卵管妊娠流产或破裂时，患者突感一侧下腹撕裂样疼痛，伴有恶心、呕吐。如果血液积聚在直肠子宫陷凹，还会出现肛门坠胀感。随着血液流向全腹，疼痛可由下腹部向全腹扩散，刺激膈肌，引起肩胛部放射性疼痛及胸痛。

3. 阴道流血 胚胎死亡后，常有不规则阴道流血，色暗红或深褐，量少呈点滴状，一般不超过月经量，少数患者阴道流血量较多，类似月经。阴道流血可伴有蜕膜管型或蜕膜碎片排出，系子宫蜕膜剥离所致。阴道流血一般常在病灶除去后，方能停止。

4. 晕厥与休克 由于腹腔急性内出血及剧烈腹痛，轻者出现晕厥，严重者出现失血性休克。出血量越多越快，症状也越迅速越严重，但与阴道流血量不成正比。

5. 腹部包块 输卵管妊娠流产或破裂后，因反复内出血形成的血肿长时间不消散，则血肿与周围组织粘连、机化形成包块。

（二）体征

1. 一般情况 腹腔内出血较多时，呈贫血貌。大量出血时，患者可出现面色苍白、脉快而细弱、血压下降等休克表现。体温一般正常，出现休克时体温略低，腹腔内血液吸收时体温略升高，但不超过 38 ℃。

2. 腹部检查 下腹有明显压痛及反跳痛，尤以患侧为著，但腹肌轻微紧张。出血较多时，叩诊有移动性浊音。有些患者下腹部可触及包块，若反复出血并积聚，包块可不断增大变硬。

3. 盆腔检查 阴道内常有少量血液，呈暗红色。输卵管妊娠未发生流产或破裂者，子宫略大较软，可触及胀大的输卵管及轻度压痛。输卵管妊娠流产或破裂者，阴道后穹隆饱满，有触痛，有宫颈举痛或摇摆痛，此为输卵管妊娠的主要体征之一，是因其加重了对腹膜的刺激所致。子宫稍大而软，内出血多时，检查子宫有漂浮感。子宫一侧或其后方可触及肿块，边界多不清楚，触痛明显。病变持续较久时，肿块机化变硬，边界亦渐清楚。输卵管间质部妊娠时，子宫大小与停经月份基本符合，但子宫不对称，一侧角部突出，破裂所致的征象与子宫破裂极相似。

四、诊断

输卵管妊娠未发生流产或破裂时，临床表现不明显，诊断较困难，往往需采用辅助检查方

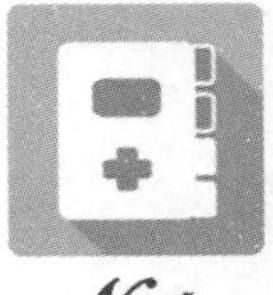

Note

能确诊。输卵管妊娠流产或破裂后，多数患者临床表现典型，诊断多无困难。诊断有困难时，可采用必要的辅助检查。

1. HCG 测定 HCG 测定是早期诊断异位妊娠的重要方法。血尿 HCG 测定结果阳性有助于诊断，尤其是动态观察血 β-HCG 的变化，对诊断异位妊娠极为重要。但阴性结果也不能排除异位妊娠。

2. 超声诊断 B 型超声显像对诊断异位妊娠有帮助，阴道 B 型超声检查较腹部 B 型超声检查准确性高。异位妊娠的声像特点：①子宫内空虚，宫旁出现低回声区，若该区查出胚芽及原始心管搏动，可确诊异位妊娠。②有时在子宫内可出现假妊娠囊（蜕膜管型与血液形成）。③输卵管妊娠流产或破裂后，若腹腔内或直肠子宫陷凹处存在无回声暗区，对诊断异位妊娠有一定价值。

3. 阴道后穹隆穿刺 阴道后穹隆穿刺是一种简单可靠的诊断方法，适用于怀疑有腹腔内出血的患者。腹腔内出血时，血液最易积聚在直肠子宫陷凹，即使出血量少，也能经阴道后穹隆穿刺出血液。如果经阴道后穹隆刺入子宫直肠陷凹，抽出暗红色不凝血，表示阳性；如果抽不出血液，也不能排除输卵管妊娠的可能。因为当输卵管妊娠未发生流产破裂时无内出血或血肿位置较高、直肠子宫陷凹有粘连时，可能抽不出血液。若抽出血液颜色较红，放置 10 min 左右凝固，说明误刺入静脉。阴道后穹隆穿刺示意图如图 10-6 所示。

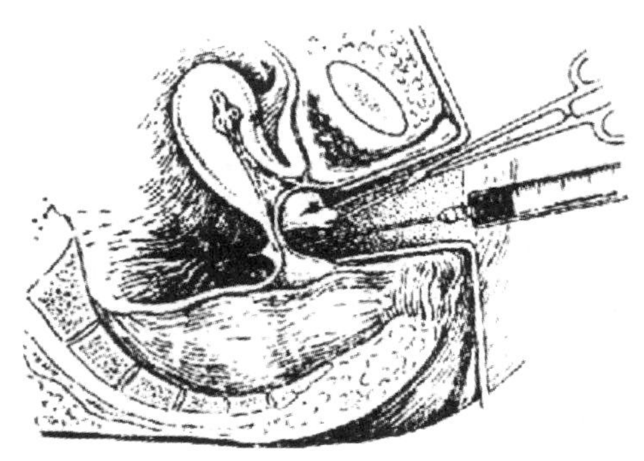

图 10-6 阴道后穹隆穿刺示意图

4. 腹腔镜 腹腔镜是异位妊娠诊断的金标准，适用于输卵管妊娠尚未破裂或流产的早期患者及与原因不明的急腹症鉴别。确诊的同时可行镜下手术治疗。但是盆腔有粘连、腹腔大量积血或处于休克期，为手术绝对禁忌证。

5. 子宫内膜病理检查 现很少依靠诊断性刮宫协助诊断，诊断性刮宫仅适用于阴道流血量较多的患者，目的在于排除宫内妊娠流产。将宫腔排出物或刮出物进行病理检查，切片中见到绒毛，可诊断为宫内妊娠，仅见蜕膜未见绒毛有助于诊断异位妊娠。

五、鉴别诊断

输卵管妊娠应与流产、急性输卵管炎、急性阑尾炎、黄体破裂及卵巢囊肿蒂扭转等鉴别（表 10-2）。

表 10-2 异位妊娠的鉴别诊断

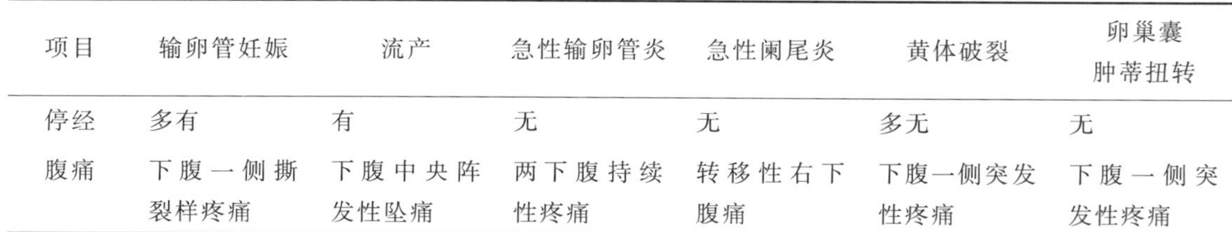

项目	输卵管妊娠	流产	急性输卵管炎	急性阑尾炎	黄体破裂	卵巢囊肿蒂扭转
停经	多有	有	无	无	多无	无
腹痛	下腹一侧撕裂样疼痛	下腹中央阵发性坠痛	两下腹持续性疼痛	转移性右下腹痛	下腹一侧突发性疼痛	下腹一侧突发性疼痛

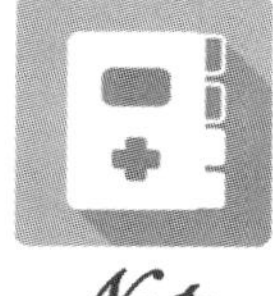

Note

续表

项目	输卵管妊娠	流产	急性输卵管炎	急性阑尾炎	黄体破裂	卵巢囊肿蒂扭转
阴道流血	量少，呈暗红色，可有蜕膜组织	少到多，鲜红色，有小血块或绒毛排出	无	无	无或出血如月经量	无
休克	多有	无	无	无	无或有	无
体温	正常，有时稍高	正常	升高	升高	正常	稍高
盆腔检查	举宫颈时一侧下腹疼痛，宫旁或子宫直肠陷凹有肿块	宫口稍开，子宫变大、变软	举宫颈时两下腹疼痛，仅在输卵管积液时触及肿块	无触及肿块，直肠指检右侧高位压痛	无触及肿块，一侧附件压痛	宫颈举痛，卵巢肿块边缘清晰，蒂部触痛明显
WBC 计数	正常或稍高	正常	增高	增高	正常或稍高	稍高
血红蛋白	下降	正常	正常	正常	下降	正常
后穹隆穿刺	可抽出不凝血	阴性	可抽出渗出液或脓液	阴性	可抽出血液	阴性
妊娠试验	多为阳性	多为阳性	阴性	阴性	阴性	阴性
超声检查	一侧附件低回声区，其内或有妊娠囊	宫内可见妊娠囊	两侧附件低回声区	子宫附件区无异常图像	一侧附件低回声区	一侧附件低回声区，边缘清晰，有条索状蒂

六、治疗

（一）手术治疗

1. 根治性手术 输卵管切除术（salpingectomy），适用于无生育要求、内出血多并发休克的急症患者。对这种患者应在积极纠正休克的同时，迅速打开腹腔，提出病变输卵管，用卵圆钳钳夹出血部位，暂时控制出血，并加快输血、输液，待血压上升后继续手术切除输卵管。输卵管间质部妊娠，应争取在破裂前手术，以避免可能威胁生命的出血。手术应做子宫角部楔形切除及患侧输卵管切除，必要时切除子宫。

2. 保守性手术 保守性手术适用于有生育要求的年轻患者，特别是对侧输卵管已切除或有明显病变者。由于近年来诊断技术的提高，输卵管妊娠在流产或破裂前确诊者增多，致使保守性手术较以往明显增多。根据受精卵着床部位及输卵管病变情况选择术式：伞部妊娠可行挤压将妊娠产物挤出；壶腹部妊娠行切开输卵管取出胚胎再缝合；峡部妊娠行病变节段切除及断端吻合。近年来，保守性手术多由腹腔镜完成。

（二）非手术治疗

1. 化学药物治疗 化学药物治疗主要适用于早期异位妊娠、要求保存生育能力的年轻患者。适应证：无明显腹痛、包块最大直径 5.0 cm、β-HCG＜3000 U/L、生命体征平稳、无活跃腹腔内出血征象且肝功能、血常规正常者。常用药物为氨甲蝶呤 50 mg/m^2，肌内注射，给药后 4～7 日血 β-HCG 下降小于 15%，可重复给药。血 β-HCG 降至正常平均 35 日，注意监测血常

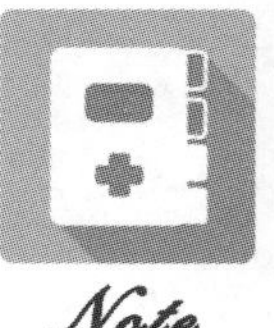

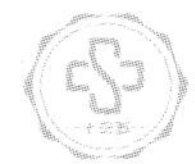

规及B超。近年来,有学者将米非司酮用于异位妊娠的保守治疗,目前尚无定论。

2. 中医治疗 中医治疗是我国目前治疗输卵管妊娠的方法之一。优点是免除了手术创伤,保留患侧输卵管并恢复其功能。根据中医辨证论治,本病属于血瘀少腹、不通则痛的实证,故以活血化瘀为治则。主方为丹参、赤芍、桃仁。随证加减。

3. 期待疗法 临床症状或临床症状轻微;异位妊娠包块直径<3 cm,无胎心搏动,无腹腔内出血或估计内出血少于100 mL;血β-HCG<1000 U/L并持续下降。可嘱患者在家休息,每周来院复查血β-HCG,其间腹痛加重随时就诊。

附:其他部位妊娠

一、腹腔妊娠

腹腔妊娠是指位于输卵管、卵巢及阔韧带以外的腹腔内妊娠,腹腔妊娠分为原发性和继发性两种。原发性腹腔妊娠指受精卵直接种植于腹膜、肠系膜、大网膜等处,极少见,其诊断标准如下:①两侧输卵管和卵巢必须正常,无近期妊娠的证据。②无子宫腹膜瘘形成。③妊娠只存在于腹腔内,无输卵管妊娠等的可能性。促使受精卵原发种植于腹膜的因素可能为腹膜上存在子宫内膜异位灶。继发性腹腔妊娠往往发生于输卵管妊娠流产或破裂后,偶尔继发于卵巢妊娠或子宫内妊娠而子宫存在缺陷(如瘢痕子宫裂开或子宫腹膜瘘)破裂后。胚胎落入腹腔,部分绒毛组织仍附着于原着床部位,并继续向外生长,附着于盆腔腹膜及邻近脏器表面。腹腔妊娠由于胎盘附着异常,血液供应不足,胎儿不易存活至足月。

患者有停经及早孕反应,且病史中多有输卵管妊娠流产或破裂症状,即停经后腹痛及阴道流血。随后阴道流血停止,腹部逐渐增大。胎动时,孕妇常感腹部疼痛,随着胎儿长大,症状逐渐加重。腹部检查发现子宫轮廓不清,但胎儿肢体极易触及,胎位异常。肩先露或臀先露的孕妇,胎先露高浮,胎心异常清晰,胎盘杂音响亮。盆腔检查发现宫颈位置上移,子宫比妊娠月份小并偏于一侧,但有时不易触及,胎儿位于子宫另一侧。近预产期时可有阵缩样假分娩发动,但宫口不扩张,经宫颈管不能触及胎先露部。若胎儿死亡,妊娠征象消失,月经恢复来潮,粘连的脏器和大网膜包裹死胎。胎儿逐渐缩小,日久者干尸化或成为石胎。若继发感染,形成脓肿,可向母体的肠管、阴道、膀胱或腹壁穿通,排出胎儿骨骼。B型超声显像宫腔空虚,胎儿位于子宫以外,有助于诊断。

腹腔妊娠一旦确诊,应尽快终止妊娠,胎盘的处理应特别慎重,因胎盘种植于肠管或肠系膜等处,任意剥离将引起大出血。因此,对胎盘的处理要根据其附着部位、胎儿存活及死亡时间来决定。胎盘附着于子宫、输卵管或阔韧带者,可将胎盘连同附着的器官一并切除。胎盘附着于腹膜或肠系膜等处,胎儿存活或死亡不久(不足4周),则不能触动胎盘,在紧靠胎盘处结扎切断脐带取出胎儿,将胎盘留在腹腔内,约需半年逐渐自行吸收,未吸收而发生感染者,应再度剖腹酌情切除或引流;若胎儿死亡已久,则可试行剥离胎盘,有困难时仍宜将胎盘留于腹腔内,一般不做胎盘部分切除。术前须做好输血准备,术后应用抗生素预防感染。但目前有学者提出,如果在排除胎儿畸形的情况下,胎盘种植没有对孕妇器官功能及生命安全产生不良影响,可等待至34周,以改善胎儿预后。

二、宫颈妊娠

受精卵着床和发育在宫颈管内称宫颈妊娠(cervical pregnancy),极罕见。多见于经产妇,有停经及早孕反应,主要症状为阴道流血或血性分泌物,流血量一般是由少到多,也可为间歇性阴道大流血。主要体征为宫颈显著膨大呈桶状,变软变蓝,宫颈外口扩张边缘很薄,内口紧闭,而宫体大小及硬度正常。宫颈妊娠的诊断标准:①妇科检查发现在膨大的宫颈上方为正常大小的子宫。②妊娠产物完全在宫颈管内。③分段刮宫,宫腔内未发现任何妊娠产物。

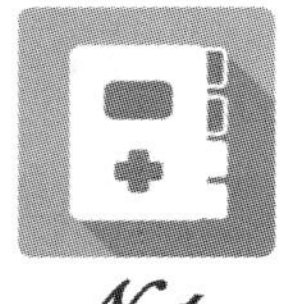

Note

本病易误诊为难免流产,若能提高警惕,发现宫颈特异性改变,有可能明确诊断。B型超声显像对诊断有帮助，显示宫腔空虚。妊娠产物位于膨大的宫颈管内。确诊后可行吸刮宫颈管术，术前应做好输血准备，术后用纱布条填塞宫颈管创面以止血，若出血不止，可行双侧髂内动脉结扎。若效果不佳，则应及时行全子宫切除术，以挽救患者生命。

为了减少刮宫时出血并避免切除子宫，近年常采用术前给予氨甲蝶呤治疗。氨甲蝶呤每日肌内注射 20 mg，共 5 日，或采用氨甲蝶呤单次肌内注射 50 mg/m^2，或在 B 超引导下将氨甲蝶呤 50 mg 直接注入妊娠囊。经上述治疗后，胚胎死亡，其周围绒毛组织坏死，刮宫时出血量明显减少。血 HCG 下降满意是宫颈妊娠治疗有效的指标。

三、卵巢妊娠

卵巢妊娠(ovarian pregnancy)是指受精卵在卵巢内种植并生长发育，是较罕见的异位妊娠。由于卵巢血供丰富，卵巢妊娠往往发生破裂而导致腹腔内大出血，威胁患者生命。

卵巢妊娠诊断比较困难，常与输卵管妊娠、黄体破裂、卵巢囊肿扭转、子宫内膜异位囊肿破裂相混淆，其鉴别主要根据病理诊断。

原发性卵巢妊娠的病理诊断标准如下。

(1) 患者输卵管完整。

(2) 胚囊必须位于卵巢组织内。

(3) 卵巢与胚囊以子宫卵巢韧带与子宫相连。

(4) 胚囊壁上有卵巢组织。

患者临床表现与输卵管妊娠相似，以停经、腹痛、阴道流血为主要症状。破裂后可引起腹腔大量出血，甚至休克。治疗方法为手术治疗，临床一旦怀疑卵巢妊娠应即刻剖腹探查或行腹腔镜检查。手术以开腹或行腹腔镜患侧卵巢楔形切除为宜，必要时切除一侧附件。

第五节 妊娠期高血压疾病

学习目标

1. 掌握：妊娠期高血压疾病的分类、临床表现、诊断及治疗。
2. 熟悉：妊娠期高血压疾病的病理、对母儿的影响。
3. 了解：妊娠期高血压疾病的高危因素、病因、预测。

案例导入

刘某，26 岁，2015 年 10 月 20 日入院。主诉：停经 8 个月，胎动 3 个半月，下肢水肿 1 个月，头晕眼花 3 日。病史：平时月经准；末次月经 2015 年 2 月 20 日，于停经 40 余天出现恶心及轻微呕吐，未经治疗，持续 20 余天，自然好转，于停经后 4 个半月出现胎动，并活跃至今。近 1 个月下肢水肿至大腿，近 3 日头晕眼花。G_1P_0，既往无高血压及肾病史。查体：血压 22/14 kPa，下肢水肿(++)，心肺正常，先露未入盆。B 超：BPD 8.8 cm，股骨 6.8 cm，羊水深度 4.0 cm，胎盘Ⅱ级。化验：HCT 0.35，Hb 121 g/L，PLT 212×10^9/L，尿蛋白(++)，BUN 5.7 mmol/L，Cr 78 mmol/L。请问：

1. 该疾病的诊断是什么？
2. 该如何处理？

【案例导入答案】
见文档 1007

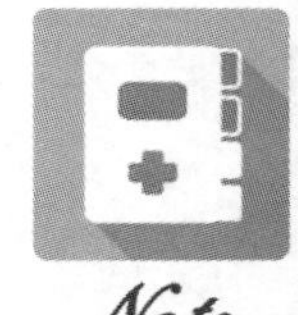

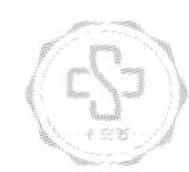

妊娠期高血压疾病(hypertensive disorders in pregnancy)是妊娠期特有的疾病。本病发生于妊娠 20 周以后，主要临床表现为高血压、蛋白尿、水肿，严重的出现抽搐、昏迷，甚至母婴死亡，是孕产妇及围产儿死亡的重要原因。

一、高危因素及病因

(一) 高危因素

流行病学调查发现，妊娠期高血压疾病可能与以下因素有关。

(1) 精神过度紧张或受刺激致使中枢神经系统功能紊乱者。

(2) 寒冷季节或气温变化过大，特别是气压升高时。

(3) 年轻或高龄初孕妇。

(4) 有慢性高血压、慢性肾炎、糖尿病等病史者。

(5) 营养不良，如贫血、低蛋白血症者。

(6) 抗磷脂综合征者。

(7) 子宫张力过高(如羊水过多、双胎妊娠、糖尿病、巨大儿及葡萄胎等)者。

(8) 家族中有高血压史，尤其是孕妇的母亲有重度子痫前期病史者。

(二) 病因

至今尚未阐明，主要的病因学说简介如下。

1. 免疫学说 妊娠被认为是成功的自然同种异体移植。正常妊娠的维持，有赖于胎儿母体间免疫平衡的建立与稳定。这种免疫平衡一旦失调，即可导致一系列血管内皮细胞病变，从而发生妊娠期高血压疾病。从免疫学观点出发，妊娠期高血压疾病病因是胎盘某些抗原物质免疫反应的变态反应，与移植免疫的观点很相似。妊娠期高血压疾病的免疫学研究发现，母体血浆的 IgG、补体价均低下，而夫妻间组织相容性抗原(HLA)不相容增高。这种 HLA 不相容可能与妊娠期高血压疾病的发生有一定关系。有资料表明，妊娠期高血压疾病患者 HLA 抗体的检出率明显高于正常妊娠者。然而，不是每一例妊娠期高血压疾病患者均能查出 HLA 抗体，甚至有重症患者检不出 HLA 抗体。因此，本病与免疫的关系仍未完全明确。

2. 子宫-胎盘缺血学说 本学说认为临床上妊娠期高血压疾病易发生于初孕妇、多胎妊娠者、羊水过多者，是由于子宫张力增高，影响子宫的血液循环，造成子宫、胎盘缺血缺氧所致。此外，孕妇全身血液循环不能适应子宫-胎盘需要，亦易伴发妊娠期高血压(如孕妇有严重贫血、慢性高血压、糖尿病等)。亦有学者认为子宫-胎盘缺血并非疾病的原因，而是血管痉挛的结果。

【知识拓展】
见文档 1008

3. 血管内皮细胞受损 细胞毒性物质和炎性介质如氧自由基、过氧化脂质、肿瘤坏死因子、白细胞介素-6(IL-6)、极低密度脂蛋白等可能引起血管内皮损伤。当血管内皮细胞受损失时，血管内皮源性舒张因子(EDRF)一氧化氮(NO)降低，血管舒张因子前列环素(PGI_2)也降低，而血管内皮收缩因子血栓素 A_2(TXA_2)升高，导致收缩因子和舒张因子比例失调，致使血压升高，从而导致一系列病理变化。胎盘血管内皮损伤可能先于全身其他脏器。

4. 遗传因素 妊娠期高血压疾病呈家族多发性。携带血管紧张素原基因变异 T235 的妇女，妊娠期高血压疾病的发生率较高。子痫前期妇女第Ⅴ凝血因子 Leiden 突变率高。

5. 营养缺乏 多种营养如以白蛋白减少为主的低蛋白血症。钙、镁、锌、硒等缺乏与先兆子痫发生、发展有关。细胞内钙离子增多，血钙下降，导致血管平滑肌细胞收缩，血压升高；硒可防止机体受脂质过氧化物的损害，提高机体的免疫功能，维持细胞膜的完整性，避免血管壁损伤，血硒下降可使前列环素合成减少，血栓素增加；锌在核酸和蛋白质的合成中有重要作用；维生素 E 和维生素 C 均为抗氧化剂，可抑制磷脂过氧化作用，减轻内皮细胞的损伤。

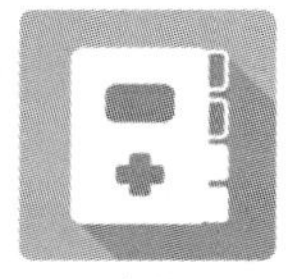

Note

6. 胰岛素抵抗 妊娠期高血压疾病患者存在胰岛素抵抗，高胰岛素血症可导致 NO 合成下降及脂质代谢紊乱，影响前列腺素 E_2 的合成，增加外周血管的阻力，升高血压。

7. 其他 还有一些与妊娠期高血压疾病发病有关的病因学说及发病因素，如肾素-血管紧张素-醛固酮学说、前列腺素系统学说及氧自由基学说等。

二、病理生理变化

全身小动脉痉挛为本病的基本病理生理变化。全身各系统各脏器灌注减少，对母儿造成危害，甚至导致母儿死亡。

1. 脑 脑部小动脉痉挛，引起脑组织缺血、缺氧、水肿，脑血管自身调节功能丧失，脑组织出现点状或局限性斑状出血，还可发生微血管内血栓形成和局部脑实质组织软化。血管破裂时，则发生脑出血。

2. 心 冠状小动脉痉挛时，可引起心肌缺血、间质水肿及点状出血与坏死，偶可见个别毛细血管内栓塞。严重时出现心力衰竭。

3. 肾 肾小动脉痉挛，肾脏缺氧，肾小球通透性增加，出现蛋白尿；肾小球滤过率下降，钠重吸收增多，出现水肿。严重者出现肾衰竭。

4. 肝 肝内小动脉痉挛后随即扩张松弛，血管内突然充血，使静脉窦内压力骤然升高，门静脉周围可能发生局限性出血坏死，是转氨酶升高的主要原因。若小动脉痉挛持续过久，肝细胞可因缺血缺氧而坏死，发生黄疸。肝包膜下血肿形成，甚至发生肝破裂。

5. 血液 妊娠期高血压疾病患者伴有高凝血状态。由于全身小动脉痉挛，血管壁渗透性增加，血液浓缩，血细胞比容下降而出现贫血或溶血。

6. 内分泌及代谢 由于血管紧张素转换酶增加，妊娠晚期盐皮质激素、去氧皮质酮升高可致钠潴留，血浆胶体渗透压降低，细胞外液可超过正常妊娠，但水肿与子痫前期的严重程度及预后关系不大。子痫抽搐后，可出现乳酸酸中毒及呼吸代偿性的 CO_2 丢失，可致血中碳酸盐浓度降低。

7. 胎盘 血管痉挛使胎盘灌流下降，加之伴有血管内皮损伤及胎盘血管发生的急性动脉粥样硬化，影响胎盘功能，导致胎儿宫内生长受限、胎儿窘迫等。胎盘血管破裂导致胎盘早剥以及凝血功能障碍而导致弥散性血管内凝血(DIC)等。

三、分类及临床表现

（一）妊娠期高血压疾病分类与临床表现(表 10-3)

表 10-3 妊娠期高血压疾病分类与临床表现

分类	临床表现
妊娠期高血压	BP≥140/90 mmHg，妊娠期首次出现，并于产后 12 周恢复正常；尿蛋白(－)；患者可伴有上腹不适或血小板减少，产后方可确诊
子痫前期	孕 20 周以后出现 BP≥140/90 mmHg，伴有 24 h 尿蛋白≥300 mg 或随机尿蛋白(＋)。可伴有上腹不适、头痛等症状。或虽无蛋白尿，但有下列任何一项者： 1. 血小板减少(<100×10^9/L) 2. 肝功能损害，血清 ALT 或 AST 升高为正常值的 2 倍以上 3. 肾功能损害，血肌酐>1.1 mg/dL 或为正常值的 2 倍以上 4. 肺水肿 5. 新发生的中枢神经系统异常或视觉障碍
子痫	子痫前期孕妇抽搐不能用其他原因解释

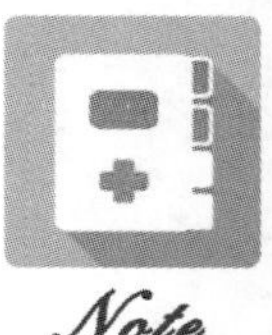

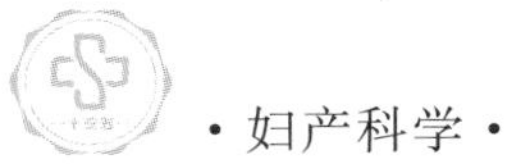

续表

分类	临床表现
慢性高血压并发子痫前期	高血压孕妇妊娠 20 周以前无尿蛋白，若出现 24 h 尿蛋白≥300 mg；高血压孕妇孕 20 周后突然尿蛋白增加，血压进一步升高或血小板 $<100\times10^9$/L
妊娠合并慢性高血压	BP≥140/90 mmHg，孕前或孕 20 周以前或孕 20 周后首次诊断高血压并持续到产后 12 周后

注：1. 因正常妊娠、贫血及低蛋白血症均可发生水肿，所以妊娠期高血压疾病水肿无特异性，不能作为妊娠期高血压疾病的诊断标准和分类依据。2. 血压较基础血压升高 30/15 mmHg，但低于 140/90 mmHg，不作为诊断依据，需严密观察。3. 重度子痫前期血压进一步升高或有明显的蛋白尿，或肾、脑、肝、心血管系统等受累引起临床症状。

（二）重度子痫前期的临床表现

收缩压≥160 mmHg，或舒张压≥110 mmHg；24 h 尿蛋白＞5 g；血肌酐升高；少尿，24 h 尿量＜500 mL；肺水肿；微血管病性溶血；血小板减少；肝细胞功能障碍（血清转氨酶 ALT、AST 升高）；胎儿生长受限或羊水过少；症状提示显著的末梢器官受累（头痛、视觉障碍、上腹或右上腹痛）。

（三）子痫的临床表现

子痫抽搐发展迅速。前驱症状短暂，表现为抽搐、面部充血、口吐白沫、深昏迷；随之深部肌肉僵硬，很快发展成典型的全身高张阵挛惊厥、有节律的肌肉收缩和紧张，持续 1～1.5 min，其间患者无呼吸动作；此后抽搐停止，呼吸恢复，但患者仍昏迷，最后意识恢复，但困惑、易激惹、烦躁。

四、诊断

根据病史、临床表现、辅助检查即可做出诊断，但应注意病情轻重、分类以及有无并发症等。

（一）病史

详细询问患者于孕前及妊娠 20 周前有无高血压、蛋白尿和（或）水肿及抽搐等征象；既往病史中有无原发性高血压、慢性肾炎及糖尿病等；有无家族史；此次妊娠经过，出现异常现象的时间。

（二）临床表现

1. 高血压 若初次测血压有升高，需休息 1 h 后再测，方能正确地反映血压情况。收缩压≥140 mmHg 或舒张压≥90 mmHg，血压升高至少应出现两次，间隔时间≥6 h，则可诊断为高血压。慢性高血压并发子痫前期可在妊娠 20 周后血压持续上升。

2. 蛋白尿 应取中段尿进行检查，凡 24 h 尿蛋白定量≥0.3 g 为异常。蛋白尿的出现及量的多少，反映肾小动脉痉挛造成肾小管细胞缺氧及其功能受损的程度，应予重视。

3. 水肿 正常妊娠、低蛋白血症以及贫血等均可引起水肿，妊娠期高血压疾病水肿无特异性，因此，水肿的轻重并不一定反映病情的严重程度。但孕妇体重每周突然增加 0.9 kg，或每月增加 2.7 kg，应予以重视。

4. 自觉症状 妊娠期高血压疾病中先兆子痫患者，会出现头痛、眼花、胸闷、恶心及呕吐等症状。

5. 抽搐与昏迷 抽搐与昏迷是本病发展到严重阶段的表现，应特别注意。

（三）辅助检查

1. 血液检查 测定血红蛋白、血细胞比容、血浆黏度、全血黏度，了解血液有无浓缩；重症

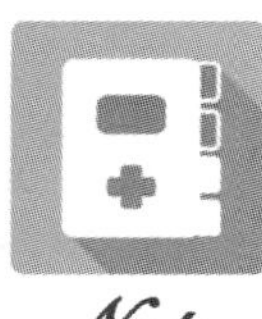
Note

患者应测定血小板计数、凝血时间，必要时测定凝血酶原时间、纤维蛋白原，进行血浆鱼精蛋白副凝试验(3P 试验)等，以了解有无凝血功能异常。

2. 尿液检查 尿比重≥1.020 说明尿液浓缩，24 h 尿蛋白定量≥0.3 g 为异常，尿蛋白定量≥2.0 g 为严重。根据镜检出现管型判断肾功能受损情况。

3. 肝、肾功能测定 如丙氨酸氨基转移酶、天冬氨酸氨基转移酶、血尿素氮、肌酐及尿酸等测定。必要时重复测定或做相关性检查，以便综合判断肝、肾功能情况。此外，血电解质及二氧化碳结合力等测定也十分重要，以便早期发现有无电解质紊乱及酸中毒。

4. 眼底检查 视网膜小动脉可以反映体内主要器官的小动脉情况。因此，眼底改变是反映妊娠期高血压疾病严重程度一项重要标志，对估计病情和决定如何处理均有重要意义。眼底改变主要为视网膜小动脉痉挛，动静脉管径之比可由正常的 2∶3变为 1∶2，甚至 1∶4。

5. 其他检验 如心电图、超声心动图、胎盘功能、胎儿成熟度检查、脑血流图检查等，一般视病情而定。

五、鉴别诊断

妊娠期高血压疾病应与妊娠合并原发性高血压或慢性肾炎相鉴别。子痫应与癫痫、脑出血、癔症、糖尿病所致的酮症酸中毒或高渗性昏迷、低血糖昏迷等相鉴别。

六、对母儿的影响

1. 对孕产妇的影响 妊娠期高血压疾病，特别是重度，可发生妊娠高血压疾病心脏病、胎盘早剥、肺水肿、凝血功能障碍、脑出血、急性肾衰竭、HELLP 综合征(溶血、肝酶升高、血小板减少)、产后出血及产后血液循环衰竭等并发症。

2. 对胎儿的影响 可致胎儿窘迫、胎儿宫内发育迟缓、死胎、死产或新生儿死亡。

七、预防

(一) 各级妇幼保健组织应积极推行孕期健康教育

切实开展产前检查，做好孕期保健工作。促使孕妇自觉从妊娠早期开始做产前检查，及时发现异常，及时治疗及纠正。

(二) 注意孕妇的营养与休息

减少脂肪和过多盐的摄入，增加富含蛋白质、维生素、铁、钙和其他微量元素的食品摄入对预防妊娠期高血压疾病有一定作用。从妊娠 20 周开始，每日补充钙剂 2 g，可降低妊娠期高血压疾病的发生率。此外，指导孕妇休息及保持情绪愉快，有助于抑制妊娠期高血压疾病的发展。

(三) 开展妊娠期高血压疾病预测

1. 平均动脉压(MAP) 一般在妊娠 20～28 周进行测定。计算公式：(收缩压＋舒张压×2)÷3。MAP≥85 mmHg 表示有发生子痫前期的倾向。MAP≥140 mmHg 时，易发生脑血管意外，导致孕妇昏迷或死亡。

1. 翻身试验(BOT) 一般在妊娠 26～30 周进行测定。孕妇左侧卧位时测血压，舒张压稳定后，翻身仰卧 5 min 再测血压。若仰卧位舒张压较左侧卧高 20 mmHg 以上，提示有发生子痫前期的倾向。

3. 血液流变学试验 低血容量(血细胞比容≥0.35)及血液黏度高(全血黏度比值≥3.6；血浆黏度比值≥1.6)者，提示有发生子痫前期倾向。

4. 尿钙排泄量 尿 Ca/Cr 值的降低早于妊娠期高血压疾病的发生，若尿 Ca/Cr 值≤0.04 有预测子痫前期的价值。

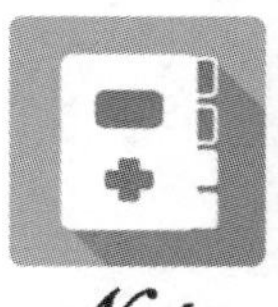

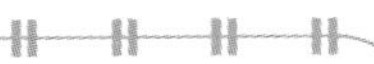

八、处理

（一）妊娠期高血压

1. 休息 适当减少工作，保证充分睡眠。常取左侧卧位以减轻右旋的子宫对腹主动脉和下腔静脉的压力，增加回心血量，改善肾血流量，维持正常的子宫胎盘血液循环。

2. 饮食 应注意摄入足够的蛋白质、维生素，补足铁和钙剂。食盐不必严格限制，长期低盐饮食可引起低钠血症，易发生产后血液循环衰竭。全身水肿者应限制食盐摄入。

3. 镇静 为保证休息与睡眠，可给予镇静剂苯巴比妥 0.03 g 或地西泮 2～5 mg 口服，每日 3 次。

4. 密切监护母儿状态 头痛、视力改变、上腹不适等症状，每日测体重及血压，每 2 日复查尿蛋白。定期检测血液、胎儿发育状况和胎盘功能。

5. 间断吸氧 增加血氧含量，改善全身主要脏器和胎盘的氧供。

（二）子痫前期

应住院治疗，积极处理，防止子痫及并发症的发生。治疗原则为解痉、降压、镇静、合理扩容及必要时利尿，适时终止妊娠。

1. 解痉 首选硫酸镁，有预防和控制子痫发作的作用，适用于先兆子痫和子痫患者。

1）作用机制 镁离子能抑制运动神经末梢对乙酰胆碱的释放，阻断神经和肌肉间的传导，从而使骨骼肌松弛，故能有效地预防和控制子痫发作；镁离子可使血管内皮合成前列环素增多，血管扩张，痉挛解除，血压下降；镁依赖的三磷酸腺苷酶功能恢复，有利于钠泵的运转，达到消除脑水肿、降低中枢神经细胞兴奋性、制止抽搐的目的。

2）用药方法 硫酸镁可采用肌内注射或静脉给药。25%硫酸镁 20 mL 加 2%利多卡因 2 mL，臀肌深部注射，每 6 日一次。此方法的缺点是血中浓度不稳定，并有局部明显疼痛，不易被患者接受。静脉给药：首次负荷剂量 25%硫酸镁 20 mL 加于 25%葡萄糖溶液 20 mL 中，缓慢静脉推注（5～10 min），继以 25%硫酸镁 60 mL 加于 10%葡萄糖溶液 1000 mL 中静脉滴注，滴速以每小时 1 g 为宜，最快不超过 2 g。每日用量 25～30 g。

3）毒性反应 正常孕妇血清镁离子浓度为 0.75～1 mmol/L，治疗有效血镁浓度为 2～3.5 mmol/L，若高于 5 mmol/L，即可发生中毒症状。硫酸镁过量会使呼吸及心肌收缩功能受到抑制，危及生命。中毒现象首先为膝反射消失，随着血镁浓度增加可出现全身肌张力减退及呼吸抑制，严重者心跳可突然停止。

4）注意事项 用药前及用药过程中均应注意：定时检查膝反射，膝反射必须存在；呼吸每分钟不少于 16 次；尿量每 24 h 不少于 600 mL 或每小时不少于 25 mL，尿少提示排泄功能受抑制，镁离子易蓄积而发生中毒。治疗时须备钙剂作为解毒剂，当出现镁中毒时，立即静脉注射 10%葡萄糖酸钙溶液 10 mL。

2. 镇静

1）地西泮 具有镇静、抗惊厥、催眠和肌肉松弛等作用，对胎儿影响小。一般口服剂量为 2.5～5 mg，每日 3 次，或 10 mg 肌内注射。对重症患者采用 10 mg 静脉注射（推注时间在 2 min 以上），预计 4 h 内分娩者禁用。

2）冬眠药物 冬眠药物对神经系统有广泛抑制作用，有控制子痫抽搐、解痉、降低血压的作用。但其在使用过程中可能使血压急速下降，肾与子宫胎盘血流量不足，对胎儿不利以及对肝有一定损害，现已较少应用，但对硫酸镁治疗效果不佳者仍可应用。用法：冬眠合剂Ⅰ号（哌替啶 100 mg，氯丙嗪 50 mg，异丙嗪 50 mg）加于 10%葡萄糖溶液 500 mL 内静脉滴注。紧急情况下，1/3 量加于 25%葡萄糖溶液 20 mL 缓慢静脉推注（不少于 5 min），余 2/3 量加入 10%

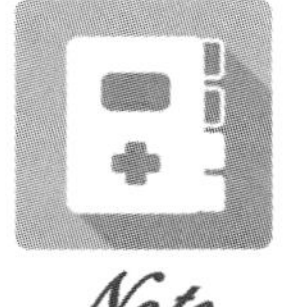
Note

葡萄糖溶液 250 mL 静脉滴注。

3）降压药物　降压药物仅适用于血压过高，特别是舒张压高的患者。血压≥160/110 mmHg，舒张压≥110 mmHg 或平均动脉压≥140 mmHg 者，可应用降压药物。选用的药物以不影响心排血量、肾血流量及子宫胎盘灌注量为宜。

（1）肼屈嗪：周围血管扩张药，能扩张周围小动脉，使外周阻力降低，从而降低血压，并能增加心排血量、肾血流量及子宫胎盘灌注量。降压作用快，舒张压下降较显著。不良反应为头痛、皮肤潮红、心率加快、恶心等。常用剂量为 5～10 mg，每日 2～3 次口服；或 40 mg 加于 5%葡萄糖溶液 500 mL 内静脉滴注。以维持舒张压在 90～100 mmHg 为宜。有妊娠期高血压疾病心脏病合并心力衰竭者，不宜应用此药。

（2）卡托普利：该药为血管紧张素转换酶抑制剂，阻止血管紧张素Ⅰ转换为血管紧张素Ⅱ，从而舒张小动脉，达到降压效果。剂量为 12.5～25 mg 口服，每日 3 次。降压效果良好，不影响肾血流量，但可降低胎盘灌注量，应慎用。

（3）硝苯地平：钙离子拮抗剂，通过抑制钙离子内流，松弛血管平滑肌，扩张冠状动脉及全身周围小动脉，降低外周血管阻力，使血压下降。剂量为 10 mg 口服，每日 4 次，24 h 用量不超过 60 mg。目前不主张舌下含服。

（4）甲基多巴：中枢性降压药，能兴奋血管运动中枢的 α 受体，从而抑制外周交感神经，使血压下降，妊娠期使用效果良好。用法：250～500 mg 口服，每日 3 次；或 250～500 mg 加于 10%葡萄糖溶液 500 mL 内静脉滴注，每日 1 次。

（5）拉贝洛尔：α、β-肾上腺素受体拮抗药，降低血压但不影响肾及胎盘灌注量，并可对抗血小板凝集，促进胎肺成熟。该药显效快，不引起血压过低或反射性心动过速。不良反应为头痛及颜面潮红。用量为 500 mg 加于 5%葡萄糖溶液静脉滴注，待血压稳定后改为口服 100 mg，每日 2 次。

（6）硝普钠：强有力的速效血管扩张剂，扩张周围血管使血压下降。由于药物能迅速透过胎盘进入胎儿体内，并保持较高浓度，其代谢产物（氰化物）对胎儿具有毒性作用。因此，不宜于妊娠期应用。分娩期或产后血压过高，应用其他降压药效果不佳时，方考虑使用。用法为 50 mg 加于 10%葡萄糖溶液 1000 mL 内，缓慢静脉滴注。用药不宜超过 72 h。用药期间，应严密监测血压及心率。

4. 扩容治疗　一般不主张应用扩容剂，仅用于严重的低蛋白血症、贫血时，可选用人血白蛋白、血浆、全血、右旋糖酐及平衡液等。扩容治疗时，应严密观察脉搏、呼吸、血压及尿量，防止肺水肿和心力衰竭的发生。

5. 利尿药物　一般不主张应用，仅用于全身性水肿、急性心力衰竭、肺水肿、血容量过多且伴有潜在性肺水肿者。常用利尿剂有呋塞米、甘露醇。

6. 适时终止妊娠　妊娠期高血压疾病患者经治疗后，适时终止妊娠是极为重要的措施之一。

1）终止妊娠的指征　先兆子痫孕妇经积极治疗 24～48 h 无明显好转者；先兆子痫孕妇胎龄已超过 34 周，经治疗好转者；先兆子痫孕妇，胎龄不足 34 周，胎盘功能检查提示胎盘功能减退，而胎儿成熟度检查提示胎儿已成熟者。胎儿尚未成熟者，可用地塞米松促胎肺成熟后终止妊娠；子痫控制后 2 h 可考虑终止妊娠。

2）终止妊娠的方式　引产：适用于病情控制后，宫颈条件成熟者，破膜、静脉滴注缩宫素引产。第一产程保持产妇安静和充分休息；第二产程侧切、胎头吸引、产钳助产缩短产程；第三产程应预防产后出血。产程中应加强监测，一旦病情加重，立即以剖宫产结束分娩。剖宫产适用于有产科指征者：宫颈条件不成熟，不能在短期经阴道分娩者；引产失败者；胎盘功能明显减退或已有胎儿窘迫征象者。

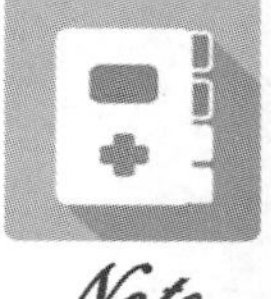

Note

产后子痫多发生于产后 24 h 至 10 日内，故产后不应放松对子痫的预防。

7. 产后处理 妊娠期高血压可延续至产后，但也可在产后首次发生高血压、子痫前期甚至子痫。产后新发生的高血压称为产后高血压，虽然其未被归类为妊娠期高血压疾病，但仍需重视。当血压≥150/100 mmHg 时建议行降压治疗，当出现重度子痫前期和子痫时，降压的同时应使用硫酸镁。

8. 早发型重度子痫前期的处理 重度子痫前期发生于 24～33 周的称为早发型，34 周及以后称为晚发型。对于早发型重度子痫前期的处理包括卧床休息，给予富含优质蛋白的饮食，静脉给予硫酸镁，抗高血压药物的应用，肾上腺糖皮质激素促胎肺成熟，严密监测母儿情况，充分评估病情以明确有无严重的脏器损害，从而决定是否终止妊娠。当出现不能控制的严重高血压，尤其是舒张期血压持续大于 110 mmHg；肺水肿；子痫反复发作；HELLP 综合征伴有消化系统症状和右上腹压痛；胎盘早剥；胎心监护显示反复晚期减速和重度变异减速等情况，建议终止妊娠。

（三）子痫的处理

子痫为妊娠期高血压疾病最严重的阶段，一旦发生抽搐，母儿死亡率均明显增高。处理原则：控制抽搐，纠正缺氧和酸中毒，控制血压，抽搐控制后终止妊娠。

1. 控制抽搐 首选硫酸镁，必要时加用强有力的镇静药物。若血压过高应加用降压药物。脑水肿时，给予 20%甘露醇 250 mL 快速静脉滴注，出现肺水肿时则用呋塞米 20～40 mg 静脉注射。

2. 纠正缺氧和酸中毒 间断面罩吸氧，根据 CO_2 结合力及尿素氮值，给予适量的 4% $NaHCO_3$ 纠正酸中毒。

3. 终止妊娠 抽搐控制后 2 h 可考虑终止妊娠。对于早发性高血压治疗效果较好者，可适当延长孕周，但需严密监护孕妇和胎儿。

4. 护理 子痫患者的护理与治疗同样重要。患者应安置在单人暗室，保持室内空气流通，避免一切外来的声、光刺激。一切治疗与护理操作尽量轻柔，相对集中，避免干扰。严密监测血压、脉搏、呼吸、体温及尿量（留置导尿管），记录液体出入量。必须有专人护理，加用床栏，以防患者从床上跌落受伤。并于上下臼齿之间放置一缠有纱布的压舌板，以防咬伤唇舌。

5. 严密观察病情，及时进行必要的血、尿化验与特殊检查 及早发现心力衰竭、脑出血、肺水肿、HELLP 综合征（溶血、肝酶升高、血小板减少）、肾衰竭、DIC 等并发症，并积极处理。

【知识拓展】

见文档 1009

附：妊娠剧吐

孕妇在早孕时出现头晕、倦怠、择食、食欲不振、轻度恶心呕吐等症状，称为早孕反应。因恶心呕吐多在清晨空腹时较严重，故又称为晨吐。早孕反应一般不会影响工作及生活，不需特殊治疗，多在妊娠 12 周前后自然消失。少数孕妇早孕反应严重，恶心呕吐频繁，导致水、电解质平衡紊乱，甚至威胁生命，称为妊娠剧吐（hyperemesis gravidarum）。

一、病因

本病病因不清楚，可能与血中 HCG 水平增高关系密切：早孕反应出现和消失的时间，与孕妇血 HCG 值上升和下降的时间相吻合；葡萄胎、多胎妊娠的孕妇，血中 HCG 值显著增高，早孕反应亦较重，甚至发生妊娠剧吐，妊娠终止后，症状立即消失。此外，临床上观察到精神紧张、焦虑以及生活环境和经济状况较差的孕妇，妊娠剧吐多见，提示可能与精神、社会因素有关。

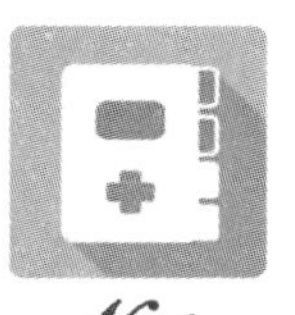

Note

二、临床表现

本病多见于年轻初孕妇，一般在停经40日前后出现。初为早孕反应，逐渐加重，直至频繁呕吐不能进食，呕吐物中有胆汁或咖啡渣样物。严重呕吐时可引起失水及电解质平衡紊乱，长期饥饿机体动用脂肪组织供给能量，导致脂肪代谢中间产物酮体的积聚，引起代谢性酸中毒。出现患者明显消瘦，极度疲乏，皮肤、黏膜干燥，眼球下陷，脉搏增快，体温轻度升高，甚至出现血压下降等征象，病情继续发展，患者可出现意识模糊及昏睡状态。

化验检查可见血红蛋白及血细胞比容升高，尿量减少，尿比重增加，尿酮体阳性。因肝、肾功能受损可出现黄疸，血胆红素和转氨酶升高，尿素氮和肌酐增高，尿中出现蛋白和管型。眼底检查可发现视网膜出血。因严重呕吐，可致Wernicke-Korsakoff综合征（维生素B_1缺乏所致），维生素K缺乏可致凝血功能障碍。

三、诊断及鉴别诊断

根据病史、临床表现及妇科检查，诊断并不困难。首先需确定是否为妊娠，并排除葡萄胎、病毒性肝炎、胃肠炎等疾病。为鉴别病情轻重，除临床表现外，可测定尿量、尿比重、尿酮体、血红细胞计数及血细胞比容、血红蛋白、二氧化碳结合力、电解质、尿素氮、肌酐等，必要时行眼底检查，进一步明确诊断。

四、处理

妊娠剧吐者需住院治疗。注意其精神状态，解除思想顾虑。先禁食2～3日，每日静脉滴注葡萄糖溶液及葡萄糖盐水共3000 mL。注意补充氯化钾、维生素C、维生素B_6及维生素B_1。有代谢性酸中毒者，应根据血二氧化碳结合力值或血气分析结果，静脉滴注碳酸氢钠溶液，每日尿量至少应达到1000 mL。一般经上述治疗2～3日后，病情多迅速好转。呕吐停止后，可少食多餐，若进食量不足，应适当补液。若病情不见好转，体温增高，为38 ℃及以上，心率每分钟超过120次，出现黄疸、蛋白尿时，应考虑终止妊娠。

第六节　前置胎盘

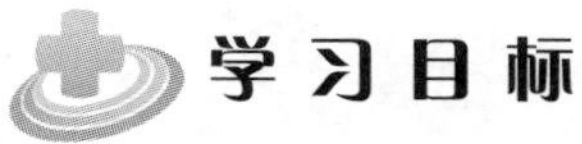

1. 掌握：前置胎盘的分类（中央性、部分性、边缘性）、临床表现、诊断和辅助检查方法。
2. 熟悉：前置胎盘对母儿的影响。
3. 了解：前置胎盘的病因及病理。

案例导入

【案例导入答案】
见文档1010

32岁经产妇，2年前有一次剖宫产史，此次妊娠38^{+3}周，2 h前无诱因阴道出血，无腹痛，伴持续性腰骶部酸胀感。患者面色苍白，四肢湿冷，口唇微发绀，稍显烦躁，对答尚准确。请问：

1. 该患者患什么疾病？如何诊断？
2. 该患者应如何处理？

胎盘在正常情况下附着于子宫体部的后壁、前壁或侧壁。孕28周后若胎盘附着于子宫下段，甚至胎盘下缘达到或覆盖宫颈内口，其位置低于胎先露部，称前置胎盘（placenta praevia）。

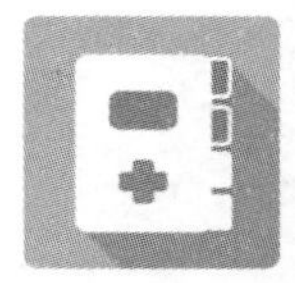

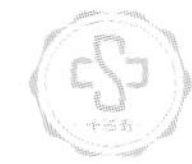

前置胎盘是妊娠晚期出血的常见疾病之一，是妊娠期的严重并发症。其发生率为 0.3%～0.5%。

一、高危人群及病因

（一）高危人群

高龄产妇(≥35 岁)、经产妇及多产妇、吸烟或吸毒品者。

（二）病因

目前本病病因尚不清楚，可能与下列因素有关。

1. 子宫内膜病变与损伤 如产褥感染、人工流产、引产、刮宫、剖宫产等，引起子宫内膜炎或子宫内膜受损，使子宫蜕膜生长不全，当受精卵着床后血液供给不足，为摄取足够营养，胎盘延伸到子宫下段。

2. 胎盘面积过大 如双胎妊娠、巨大儿等。

3. 胎盘异常 如副胎盘、膜状胎盘。

4. 受精卵滋养层发育迟缓 受精卵到达宫腔时，尚未发育到能着床的阶段，受精卵继续下移至子宫下段着床形成前置胎盘。

二、分类

根据胎盘边缘与宫颈内口的关系，将前置胎盘分为 3 种类型(图 10-7)。

1. 完全性前置胎盘(total placenta praevia) 或称中央性前置胎盘，宫颈内口完全被胎盘组织所覆盖。

2. 部分性前置胎盘(partial placenta praevia) 宫颈内口部分被胎盘组织所覆盖。

3. 边缘性前置胎盘(marginal placenta praevia) 胎盘附着于子宫下段甚至达宫颈内口但未覆盖宫颈内口。

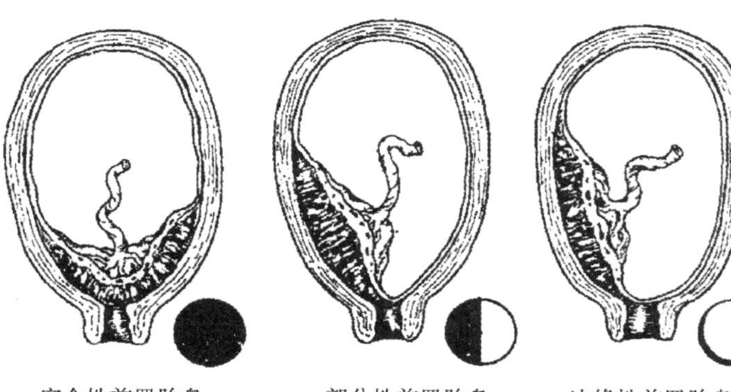

图 10-7 前置胎盘类型

4. 低置胎盘(low-lying placenta) 胎盘附着于子宫下段，边缘距宫颈内口少于 2 cm。

既往有剖宫产史，此次妊娠为前置胎盘，胎盘覆盖原剖宫产切口，发生胎盘植入、粘连和致命性大出血的风险高，称为凶险性前置胎盘。

胎盘组织下缘与宫颈内口的关系，随诊断时期不同，分类亦不同。如临产前的完全性前置胎盘，于临产后因宫口扩张可变为部分性前置胎盘。因此，目前均以处理前的最后一次检查来决定其分类。

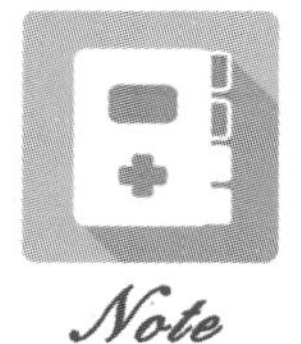

三、临床表现

(一) 症状

妊娠晚期发生无诱因无痛性阴道出血是前置胎盘典型的临床表现。其出血原因是随子宫增大,附着于子宫下段及宫颈部位的胎盘不能相应伸展而引起错位分离导致出血。初次流血量一般不多,偶尔亦有第一次出血量多的病例。随着子宫下段不断伸展,出血往往反复发生,且出血量亦越来越多。阴道流血发生时间的早晚、反复发生的次数、出血量的多少与前置胎盘的类型有很大关系。完全性前置胎盘往往初次出血的时间早,约在妊娠 28 周,反复出血的次数频繁,量较多,有时一次大量出血即可使患者陷入休克状态;边缘性前置胎盘初次出血发生较晚,多在妊娠 37～40 周或临产后,量也较少;部分性前置胎盘初次出血时间和出血量介于上述两者之间。部分性或边缘性前置胎盘患者,破膜有利于胎先露对胎盘的压迫,破膜后胎先露若能迅速下降,直接压迫胎盘,流血可以停止。由于反复多次或大量阴道流血,患者可出现贫血,贫血程度与出血量成正比,出血严重者可发生休克,胎儿发生缺氧,甚至胎死宫内。

(二) 体征

大量出血时可有贫血貌、脉搏微弱增快、血压下降等出血性休克表现。腹部检查:子宫大小与停经周数相符,由于胎盘覆盖宫颈内口影响胎先露入盆,胎先露部多高浮,约有 15%并发胎位异常,尤其为臀先露。可在耻骨联合上方听到胎盘血管杂音。临产时检查宫缩为阵发性,间歇期子宫完全放松。

四、诊断

(一) 病史

常有多次刮宫、多次分娩或剖宫产史,妊娠晚期或临产时突然发生无诱因无痛性反复阴道流血,应考虑为前置胎盘,若出血早、量多,则完全性前置胎盘的可能性大。

(二) 体征

根据失血量,呈贫血貌或出现休克。

1. 腹部检查 与正常妊娠相同,胎先露高浮,有时于耻骨联合上方听到胎盘血管杂音,当胎盘附着在子宫下段后壁时则听不到。失血过多可使胎儿宫内缺氧,严重者胎死宫内。

2. 阴道检查 仅适用于终止妊娠前为明确诊断并决定分娩方式,如果必须进行阴道或肛指检查,需要在输液、备血或输血条件下小心进行,若诊断已明确或流血过多不应再做阴道检查。

(三) 影像学检查

1. 超声检查 B 型超声检查可以清楚显示子宫壁、胎先露、胎盘和宫颈关系,以明确诊断。胎盘定位准确率高达 95%以上,近年国内外均已广泛应用,但应注意,妊娠中期 B 型超声检查发现胎盘前置者,不宜诊断为前置胎盘,而应称胎盘前置状态。近年有报道用阴道 B 型超声检查,其准确率几乎达 100%,能降低腹部 B 型超声检查存在的假阳性率或假阴性率。

2. 磁共振检查 怀疑合并胎盘植入者,有条件的医院可选择磁共振检查,以了解胎盘植入子宫肌层的深度、是否侵及膀胱等,对凶险性前置胎盘的诊断更有帮助。

(四) 其他检查方法

产后检查胎盘及胎膜:产前出血患者,产后应仔细检查娩出的胎盘,以便核实诊断。前置部位的胎盘有黑紫色陈旧血块附着,若胎膜破口距胎盘边缘距离<7 cm 则为前置胎盘。

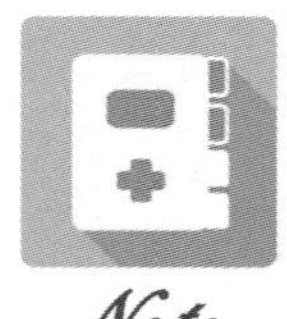

五、鉴别诊断

妊娠晚期出血应与胎盘早剥、前置血管破裂、胎盘边缘血窦破裂、宫颈息肉、宫颈糜烂、宫颈癌等鉴别。结合病史通过阴道检查、B型超声检查及分娩后胎盘检查可以确诊。

六、对母儿影响

1. 对母亲的影响 ①产后出血：分娩后由于子宫下段肌组织菲薄，收缩力较差，附着于此处的胎盘剥离后血窦不易缩紧闭合，故易发生产后出血；②植入性胎盘：因子宫蜕膜发育不良等原因，胎盘绒毛可植入子宫肌层，使胎盘剥离不全而发生大出血；③前置胎盘的胎盘剥离面接近宫颈外口，细菌易从阴道侵入胎盘剥离面，发生产褥感染。

2. 对胎儿的影响 ①前置胎盘出血多发生于妊娠晚期，易造成早产，围产儿死亡率增加；②产前出血乃至手术、产妇休克而致胎儿窘迫，胎儿严重缺氧可致胎死宫内。

七、预防

采取有效避孕措施，防止多产，避免多次刮宫、引产或宫内感染，减少子宫内膜损伤或子宫内膜炎。加强孕妇管理及宣教，对妊娠期出血，无论量多少均应就医，及时诊断、处理。

八、处理

处理原则：抑制宫缩、制止出血、纠正贫血、预防感染。

1. 期待疗法 适用于孕34周以前或胎儿体重<2000 g，患者状态良好，胎儿存活，阴道流血不多者。应住院观察，绝对卧床休息，取左侧卧位，以改善子宫胎盘血液循环。可适当给予地西泮、苯巴比妥等镇静剂，止血后方可轻微活动。纠正贫血，必要时输血。每天吸氧3次，每次20～30 min。抑制宫缩，常用的有硫酸镁、沙丁胺醇、特布他林等。若反复出血需提前终止妊娠时，应用地塞米松促胎肺成熟。近年有报道利用宫颈环扎术治疗完全性前置胎盘，术后妊娠可达37周。

2. 终止妊娠 适用于孕妇反复多量出血致贫血甚至休克者，无论胎儿成熟与否，为了母亲安全而终止妊娠；胎龄达36周以后；胎儿成熟度检查提示胎肺成熟者。

1）剖宫产术 前置胎盘终止妊娠主要方式。术前应积极纠正休克，输液、输血补充血容量，术中注意选择子宫切口位置，尽量避开胎盘，胎盘打洞娩出胎儿往往会引起大出血，在不得已的情况下方可采纳。

2）阴道分娩 阴道分娩是利用胎先露部压迫胎盘达到止血目的，此法仅适用于边缘性前置胎盘而胎儿为头位，在临产后发生出血，但血量不多，产妇一般情况好，产程进展顺利，估计在短时间内可以结束分娩者。但需要注意的是，胎盘附着于子宫后壁的边缘型前置胎盘在产程胎头下降过程中由于胎盘受胎头及骶骨两个骨性器官的挤压，易出现胎盘血流受压而引起胎儿缺氧，因此需要在产程中密切加强监护。

3）其他 剖宫产分娩后再次妊娠者，需要早期行超声检查以确定胎囊与子宫切口的关系。如果是原剖宫产切口部位妊娠者需要到医疗条件好的医院终止妊娠。中晚期发现胎盘附着于切口部位的孕妇发生穿透性胎盘植入的风险很高，需要在三甲医院建立高危门诊卡，早期做好术前讨论。但由于出血汹涌难以避免，需要准备大量血源，为挽救产妇生命安全而需要行子宫切除术甚至胎盘侵及膀胱部位的切除术等。

Note

第七节 胎盘早剥

学习目标

1. 掌握:胎盘早剥的类型、病理变化、临床表现、辅助检查、诊断、鉴别诊断及并发症。
2. 了解:胎盘早剥的病因。

【案例导入答案】
见文档1011

案例导入

患者,女,30岁,妊娠37^{+2}周,无流产病史,平时月经规则,周期28日,经期5日,量中,无痛经,今天中午突然感到剧烈腹痛,并伴少量阴道流血。来院检查:血压155/110 mmHg,子宫似足月妊娠大小,硬如板,有压痛,胎位、胎心不清。请问:

1. 如何诊断?
2. 如何处理?
3. 发病的原因有哪些?

妊娠20周后或分娩期,正常位置的胎盘在胎儿娩出前,部分或全部从子宫壁剥离,称为胎盘早期剥离,简称胎盘早剥(placental abruption)。其是妊娠晚期严重并发症,起病急、发展快,处理不及时可危及母儿生命。国内报道其发病率为0.46%~2.1%,围产儿死亡率为10%~30%。

一、病因

胎盘早剥的发病机制尚不清楚,其发病可能与以下因素有关。

1. 血管病变 胎盘早剥者并发全身血管疾病,如妊娠期高血压疾病,尤其是重度子痫前期、慢性高血压、慢性肾脏病等,由于底蜕膜螺旋小动脉痉挛、硬化,引起远端毛细血管缺血、坏死,甚至破裂出血,血液流至底蜕膜层而形成血肿,从而引起胎盘从子宫壁剥离。

2. 机械性因素 外伤,尤其是孕妇腹部直接受到撞击或挤压;脐带过短或绕颈,分娩过程中胎儿下降牵拉脐带;羊膜腔穿刺时,刺破前壁胎盘附着处血管,形成胎盘后血肿而引起胎盘早剥。

3. 宫腔内压力骤降 双胎妊娠时,第一胎儿娩出迅速;羊水过多时,当破膜后羊水迅速流出,使宫腔内压力急剧下降,胎盘和宫壁发生错位而剥离。

4. 子宫静脉压升高 妊娠晚期或临产后,孕妇长时间仰卧,由于妊娠子宫压迫下腔静脉,回心血量减少,血压下降,子宫静脉淤血,静脉压突然升高,使蜕膜静脉床淤血或破裂,形成胎盘后血肿,导致部分或全部胎盘剥离。

5. 其他 吸烟、吸毒、高龄孕妇、孕妇有血栓形成倾向、子宫肌瘤(尤其是胎盘附着部位肌瘤)、孕妇代谢异常等。另外,有胎盘早剥史者再次发生胎盘早剥的风险增加。

二、类型及病理变化

胎盘早剥的主要病理改变是底蜕膜出血形成胎盘后血肿,使胎盘从附着处分离。按病理生理变化,将胎盘早剥分为显性剥离、隐性剥离和混合性剥离三种类型(图10-8)。

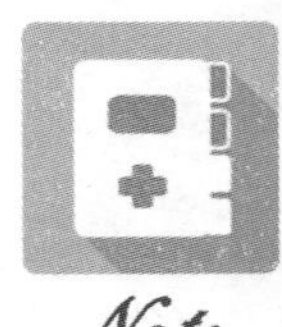

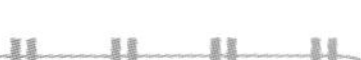

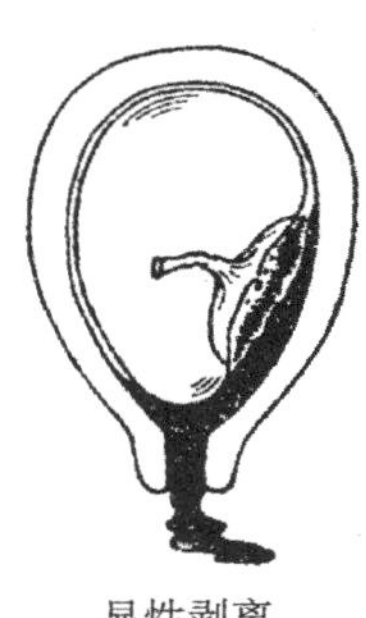

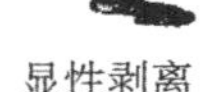

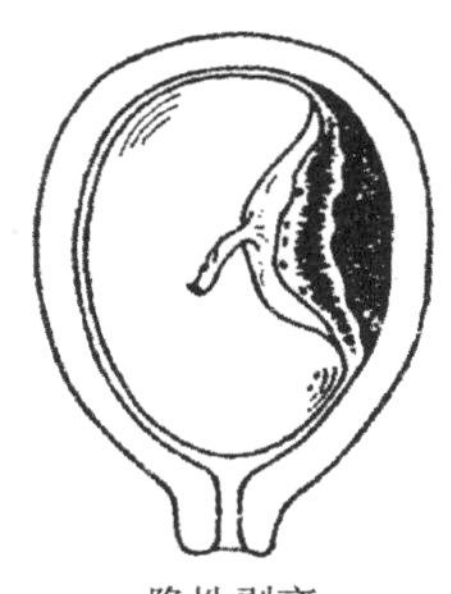

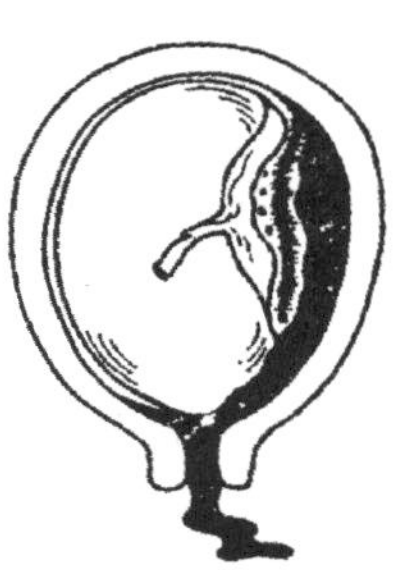

图 10-8　胎盘早剥类型

1. 显性剥离　又称外出血，若剥离面小，出血量少，则无明显临床表现；若底蜕膜继续出血，胎盘从边缘剥离，血液沿胎膜与宫壁之间经宫颈向外流出。

2. 隐性剥离　又称内出血，胎盘从中央剥离，胎盘边缘仍附着于宫壁之上，或胎头固定于骨盆入口，血液积聚于胎盘与宫壁之间，无阴道流血。

3. 混合性剥离　又称混合型出血，既有内出血又有外出血，开始多为隐性出血，因积血增多而冲开胎盘边缘，部分血液经宫口流出。此类型对母儿威胁较大。

胎盘早剥内出血急剧增多，积聚于胎盘与宫壁之间，胎盘后血肿压力增加，血液侵入子宫肌层，引起肌纤维分离、断裂，甚至是变性，当血液渗透至子宫浆膜层时，子宫表面呈现出紫蓝色淤斑，称为子宫胎盘卒中，又称库弗莱尔子宫。子宫肌层由于血液浸润，收缩力减弱，造成产后出血。

胎盘早剥持续时间越长，促凝物质不断进入母血，激活纤维蛋白溶解系统，产生大量的纤维蛋白原降解产物（FDP），引起继发性纤溶亢进。大量凝血因子消耗而导致凝血功能障碍。因此，严重的胎盘早剥可引起弥散性血管内凝血（DIC）等一系列病理生理改变。

三、临床表现

妊娠晚期突然发生腹部持续性疼痛，伴或不伴有阴道流血为本病特点。根据病情严重程度，可将胎盘早剥分为Ⅰ、Ⅱ、Ⅲ度。

Ⅰ度：多见于分娩期，剥离面积小，无腹痛或轻度腹痛，贫血症状不明显。腹部检查：子宫软，宫缩有间歇，子宫大小与妊娠周数相符，胎位清楚，胎心率多正常，若出血量多胎心率可有改变。腹部压痛不明显或仅有局部轻压痛（胎盘剥离处）。

Ⅱ度：胎盘剥离面积为胎盘面积的 1/3 左右，多见于分娩期。主要症状为突然持续性腹痛、腰酸、腰背痛。腹部检查：子宫硬，大于孕周，宫底升高，胎盘附着处压痛明显，宫缩有间歇，胎位可扪及，胎儿存活。

【知识拓展】

见文档 1012

Ⅲ度：以隐性及混合性为主，胎盘剥离面积超过胎盘面积的 1/2，多见于合并重度子痫前期。临床表现比Ⅱ度重，可出现休克症状。腹部检查：子宫硬如板状，有压痛，以胎盘附着处最显著，若胎盘附着于子宫后壁，则子宫压痛不明显，但子宫增大超过妊娠周数，宫底随胎盘后血肿的增大而增高，胎位触不清楚，胎心多已消失。

四、辅助检查

1. B 型超声检查　可协助了解胎盘部位及胎盘早剥的类型，可明确胎儿大小等情况。同时可排除前置胎盘。但是 B 型超声检查如为阴性结果也不能完全排除胎盘早剥的可能。

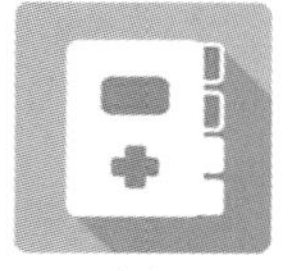

Note

2. 电子胎心监护　协助判断胎儿的宫内状况，电子胎心监护可出现胎心率基线变异消失、变异减速、晚期减速、正弦波形及胎心率缓慢等。

3. 实验室检查 了解贫血和凝血功能情况。胎盘早剥Ⅱ度和Ⅲ度患者应检测肾功能和二氧化碳结合力、血气分析，并做DIC筛选试验(血小板计数、凝血酶原时间、血纤维蛋白原测定)，结果可疑者，还需进一步做纤溶确诊试验(凝血酶时间、优球蛋白溶解时间和血浆鱼精蛋白副凝试验)。如果情况紧急，可抽静脉血2～5 mL放入干燥试管中，7 min后若无血块或形成易碎的软凝血块，说明凝血功能障碍。

五、诊断与鉴别诊断

依据病史、症状、体征与B型超声检查不难确诊。轻型胎盘早剥的症状主要与前置胎盘相鉴别。重型胎盘早剥的症状、体征典型，诊断多无困难，主要与先兆子宫破裂相鉴别(表10-4)。

表10-4 重型胎盘早剥的鉴别诊断

项目	重型胎盘早剥	前置胎盘	先兆子宫破裂
病史	合并重度子痫前期或外伤史	多次人流或清宫史	剖宫产史或分娩梗阻
腹痛	发病急，剧烈	无	随宫缩阵发性加剧
阴道出血	以内出血为主，全身情况与阴道流血量不成正比	外出血，全身情况与阴道流血量成正比	无或少量阴道流血，可有血尿
子宫	子宫大于孕周，压痛明显，呈板状硬	子宫与孕周相符，子宫软，无压痛	可见病理性缩复环，子宫下段压痛
胎儿	胎位不清，胎心减弱或消失	胎位清楚，胎心多正常	胎位尚清，胎儿窘迫
B超	胎盘位置正常，胎盘后血肿	胎盘位于子宫下段或覆盖宫颈内口	胎盘正常
产后胎盘检查	母体面有凝血块及压迹	胎膜破口距胎盘边缘<7 cm	无特殊变化

六、并发症

1. 弥散性血管内凝血(DIC) Ⅱ、Ⅲ度胎盘早剥患者，尤其是胎死宫内者可能发生DIC，出现皮下、黏膜、注射部位出血，子宫出血不凝，甚至血尿、咯血及呕血现象，病死率高，应积极防治。

2. 产后出血 子宫胎盘卒中可因子宫肌纤维收缩不良而致产后出血，若合并弥散性血管内凝血，常致难以控制的大出血。大出血可导致低血容量性休克，多器官功能衰竭。

3. 急性肾衰竭 失血过多、休克以及凝血功能障碍，均严重影响肾血流量，造成双侧肾小管或肾皮质缺血坏死，出现急性肾衰竭。

4. 胎儿宫内死亡 胎盘早剥面积超过胎盘面积的1/2时，胎儿多缺氧死亡。

七、预防

加强产前检查，积极防治妊娠期高血压疾病、慢性高血压、慢性肾炎；妊娠晚期避免长时间仰卧；行外转胎位术纠正胎位时操作必须轻柔，不能强行倒转；羊水过多与多胎妊娠产妇分娩时，避免宫内压骤减；宫缩时避免人工破膜。

八、处理

(一) 纠正休克

面罩给氧，积极开放静脉通路，补充血容量，输新鲜血，扩容时应测中心静脉压以指导补

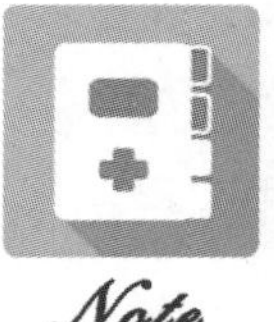

液量。

（二）及时终止妊娠

1. 阴道分娩 经产妇一般情况较好，出血以显性为主，宫口已开大，估计短时间内能迅速分娩者，可经阴道分娩，先行破膜，使羊水缓慢流出，缩减子宫容积，必要时配合静脉滴注缩宫素缩短产程。在分娩过程中，密切观察患者的血压、脉搏、宫底高度、宫缩情况及胎心等的变化。早期发现异常情况及时处理，必要时行剖宫产。

2. 剖宫产 Ⅱ、Ⅲ度胎盘早剥，特别是初产妇，不能在短时间内结束分娩；胎盘早剥虽属Ⅰ度，但有胎儿窘迫征象，需抢救胎儿；Ⅱ、Ⅲ度胎盘早剥，胎儿已死，产妇病情严重，凝血功能障碍，多脏器功能不全。术中取出胎儿、胎盘后，应及时行宫体肌内注射宫缩剂、按摩子宫，一般均可使子宫收缩良好，控制出血。若发现为子宫胎盘卒中，经注射宫缩剂及按摩等积极处理后，宫缩多可好转，出血亦可得到控制。若子宫仍不收缩，出血多且血液不凝，出血不能控制时，则应在输入新鲜血的同时行子宫切除术。

（三）并发症处理

1. 产后出血 分娩后立即应用子宫收缩药，如缩宫素、马来酸麦角新碱、米索前列醇、卡前列甲酯等，并持续按摩子宫；若仍不能控制出血，应行子宫切除术；若大量出血且无凝血块，应考虑凝血功能障碍，按凝血功能障碍处理。

2. 凝血功能障碍

1）抗凝治疗 早期应用肝素，可阻断 DIC 的发展。DIC 发生后，高凝与纤溶往往同时存在，高凝期用肝素，肝素化前先输血或用纤维蛋白原可加剧 DIC，必须慎重选择用药时机。

2）补充凝血因子 输新鲜血与冰冻血浆，1L 的冰冻血浆含纤维蛋白原 3 g。也可直接输纤维蛋白原（常用量为 3～6 g）或补充血小板悬液与其他凝血因子。

3）纤溶抑制剂 它的应用意见不一，多数认为在肝素化与补充凝血因子的基础上可以用纤溶抑制剂。常用药物氨基己酸、氨甲环酸、氨甲苯酸、抑肽酶等。

3. 肾衰竭 若尿量每小时少于 30 mL 应及时补充血容量，少于 17 mL 或无尿应静脉注射呋塞米 20～40 mg，必要时重复，通常 1～2 日可以恢复。若短期内尿量不增加且血中尿素氮、肌酐、钾明显增高，CO_2结合力下降，提示肾衰竭，应行血液透析抢救孕妇生命。

第八节 死 胎

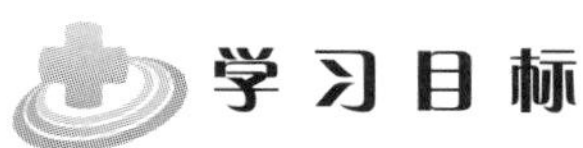

1. 掌握：死胎的概念。
2. 熟悉：死胎的病因、临床表现、诊断及治疗。
3. 了解：预后。

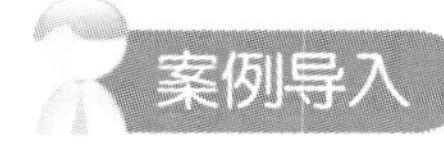

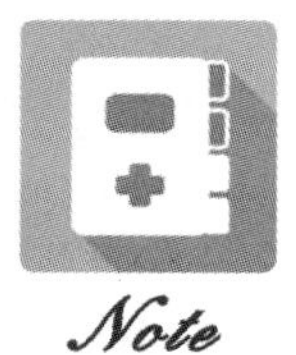

孕妇，25 岁，因停经 22 周未感觉到胎动入院。患者平素月经规律，预产期为 2017 年 5 月 28 日，孕期无不良接触史。孕 4 个月时曾做 B 超，提示：宫内妊娠，单活

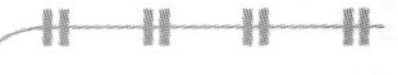

胎，胎儿大小相当于16周。之后未做产检。入院后B超未探及胎心，准备引产。血常规提示血小板减少。此前自然流产1次，无血液病史。

1. 请提出诊断，分析可能的原因。

2. 如何处理？

【案例导入答案】

见文档1013

妊娠20周后的胎儿在子宫内死亡，称为死胎(fetal death)。胎儿在分娩过程中死亡，称为死产(stillbirth)，亦是死胎的一种。

一、病因

死胎在宫腔内停留过久，能引起母体凝血功能障碍。死胎常见的原因大致分为两类：一是外界不利因素使胎儿在宫内缺氧；二是染色体结构异常和遗传基因畸变。

1. 胎盘及脐带因素 如前置胎盘、胎盘早剥、脐带帆状附着血管前置、急性绒毛膜羊膜炎、脐带打结、脐带扭转、脐带脱垂、脐带绕颈缠体等。

2. 胎儿因素 如胎儿严重畸形，胎儿宫内发育迟缓、胎儿宫内感染、遗传性疾病、母儿血型不合等。

3. 孕妇因素 如妊娠期高血压疾病、过期妊娠、糖尿病、慢性肾炎、心血管疾病、全身和腹腔感染、各种原因引起的休克等。

4. 子宫局部因素 子宫张力过大或收缩力过强、子宫肌瘤、子宫畸形、子宫破裂等致局部缺血而影响胎盘、胎儿。

二、临床表现

当胎儿死亡时，孕妇自觉胎动停止，子宫不再继续增大，体重下降，乳房胀感消失。胎儿死亡后约80%在2～3周自然娩出。若死亡后3周仍未排出，退行性变的胎盘组织释放凝血活酶进入母体血液循环，激活血管内凝血因子，引起弥散性血管内凝血(DIC)，消耗血中的凝血因子。胎死宫内4周以上DIC发生机会明显增多，可引起分娩时的严重出血。

三、诊断

(一) 临床表现

根据自觉胎动停止，子宫停止增大，检查胎心听不到，子宫比妊娠周数小，可考虑为死胎。

(二) 实验室检查及其他检查

B型超声发现胎心和胎动消失是诊断死胎的可靠依据。若见颅板塌陷，颅骨重叠，呈袋状变形，可诊断为死胎，且死亡过久；妊娠晚期，孕妇24 h尿雌三醇含量在3 mg以下提示胎儿可能死亡；检测羊水甲胎蛋白值显著增高；多普勒胎心仪听不到胎心可协助确诊。

四、处理

死胎一经确诊，应终止妊娠。经羊膜腔内注入依沙吖啶引产或地诺前列酮引产，成功率均高。在促宫颈成熟的基础上，用缩宫素静脉滴注法或米非司酮加米索前列醇引产亦可。

胎儿死亡4周尚未排出者，应先查凝血功能，若纤维蛋白原含量<1.5 g/L，血小板计数<100×10^9/L，先调整凝血系统，凝血系统正常后再引产。产后仔细检查胎盘、脐带及胎儿，寻找死胎发生的原因，并注意预防产后出血和感染。

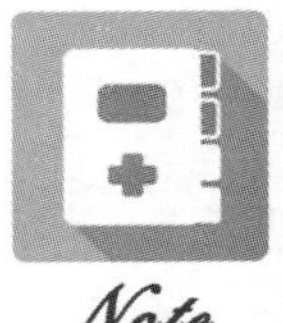

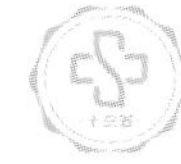

第九节 胎儿窘迫

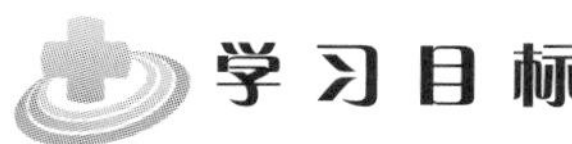

1. 掌握：胎儿窘迫的临床表现、诊断方法、预防及处理。
2. 了解：胎儿窘迫的预后。

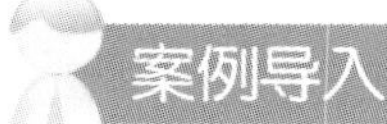

【案例导入答案】
见文档 1014

产妇停经 42 周，规律宫缩 6 h 入院。查体：体温 36.7 ℃，血压 130/80 mmHg，脉搏 82 次/分，呼吸 20 次/分，宫缩 45 s/3～4 min，胎心率 100 次/分。内诊：宫颈管消退，宫口开大 2 cm，先露头 S-2，骨产道未见异常。请问：

1. 胎心率是否正常？为什么？
2. 导致胎儿窘迫的原因可能是什么？
3. 将如何处理？

胎儿在宫内因缺氧和酸中毒危及其健康和生命的综合症状，称胎儿窘迫（fetal distress）。胎儿窘迫分为急性胎儿窘迫和慢性胎儿窘迫两种，急性胎儿窘迫主要发生在临产过程，慢性胎儿窘迫常发生在妊娠晚期，可延续至分娩期并加重。胎儿窘迫是当前剖宫产的主要适应证之一。

一、病因

胎儿窘迫的病因涉及多方面，可归纳为四大类。

（一）母体因素

母体血液含氧量不足是重要原因，轻度缺氧时母体多无明显症状，但对胎儿会有影响。常见的母体因素如下。①微小动脉供血不足：如妊娠期高血压疾病等。②红细胞携氧量不足：如重度贫血、一氧化碳中毒等。③急性失血：如前置胎盘、胎盘早剥等。④各种原因引起的休克与急性感染、发热。⑤子宫胎盘血运受阻：急产或不协调性子宫收缩乏力等；缩宫素使用不当引起过强宫缩；产程延长，特别是第二产程延长；子宫过度膨胀，如羊水过多和多胎妊娠；胎膜早破等。

（二）胎盘、脐带因素

脐带和胎盘是母体与胎儿间氧气及营养物质的输送传递通道，其功能障碍必然影响胎儿获得所需氧气及营养物质。常见的胎盘、脐带因素如下。①脐带血运受阻。②胎盘功能低下：如过期妊娠、胎盘发育障碍（过小或过大）、胎盘形状异常（膜状胎盘、帆状胎盘等）和胎盘感染、胎盘早剥、严重的前置胎盘。

（三）胎儿因素

胎儿心血管系统功能障碍，如严重的先天性心血管疾病和颅内出血等，胎儿畸形，母儿血型不合，胎儿宫内感染等。

Note

（四）难产处理不当

产程过长，胎儿出血，大脑产伤，镇痛药与麻醉药使用不当。

二、病理生理

胎儿血氧降低、二氧化碳蓄积出现呼吸性酸中毒，初期通过自主神经反射，兴奋交感神经，肾上腺儿茶酚胺及皮质醇分泌增多，血压上升及心率加快。若继续缺氧，则转为兴奋迷走神经，胎心率减慢。缺氧继续发展，刺激肾上腺素分泌增加，再次兴奋交感神经，胎心率由慢变快，此时说明胎儿已处于代偿功能极限，提示为病情严重。严重缺氧可致无氧糖酵解增加，导致丙酮酸、乳酸等有机酸增加，转为代谢性酸中毒，胎儿血 pH 下降，细胞膜通透性加大，胎儿血钾增加，胎儿在宫内呼吸运动加强，导致混有胎粪的羊水吸入，出生后延续为新生儿窒息及吸入性肺炎。同时肠蠕动亢进，肛门括约肌松弛，胎粪排出。若在孕期慢性缺氧情况下，可出现胎儿发育及营养不正常，形成胎儿宫内发育迟缓，临产后易出现进一步缺氧。

三、临床表现及诊断

（一）急性胎儿窘迫

通常所称的胎儿窘迫均指急性胎儿窘迫。主要发生于分娩期。多因脐带因素（如脐带脱垂、绕颈、打结等）、胎盘早剥、宫缩过强且持续时间过长及产妇处于低血压、休克、中毒等而引起。

1. 胎心率变化 胎心率是了解胎儿是否正常的一个重要标志，若胎心率高于 160 次/分，尤其是高于 180 次/分，为胎儿缺氧的初期表现。随后胎心率减慢，胎心率低于 110 次/分，尤其是低于 100 次/分，为胎儿危险征。或胎心监护仪图像出现以下变化，应诊断为胎儿窘迫：①出现频繁的晚期减速，多为胎盘功能不良。②重度变异减速的出现，多为脐带血运受阻表现，若同时伴有晚期减速，表示胎儿缺氧严重，情况紧急。

2. 羊水胎粪污染 胎儿缺氧，肠蠕动亢进，肛门括约肌松弛，使胎粪排入羊水中，羊水呈浅绿色、黄绿色进而呈混浊棕黄色，即羊水Ⅰ度、Ⅱ度、Ⅲ度污染。破膜后羊水流出，可直接观察羊水的性状。若未破膜可经羊膜镜窥视，透过胎膜了解羊水的性状。若羊水Ⅰ度甚至Ⅱ度污染，胎心始终良好者，应继续密切监护胎心，不一定是胎儿窘迫。羊水Ⅲ度污染者，应及早结束分娩。羊水轻度污染、胎心经 10 min 的监护有异常发现，仍应诊断为胎儿窘迫。

3. 胎动异常 急性胎儿窘迫初期，最初表现为胎动频繁，继而转弱及次数减少，最后消失。

4. 酸中毒 破膜后，进行胎儿头皮血气分析，血 pH＜7.2（正常值 7.25～7.35）或 PO_2＜10 mmHg、PCO_2＞60 mmHg 提示酸中毒。

（二）慢性胎儿窘迫

慢性胎儿窘迫多发生在妊娠末期，往往延续至临产并加重。其原因多为孕妇全身疾病或妊娠疾病（如重度子痫前期，重型胎盘早剥）引起胎盘功能不全或胎儿因素所致。

1. 胎盘功能检查 妊娠中期多次测定 24 h 尿雌三醇＜10 mg；E/C 值＜10，提示胎盘功能不良。

2. 胎心监测 连续描记孕妇胎心率 20 min，正常胎心率基线为 110～160 次/分。若胎动时胎心率加速不明显，基线变异频率＜6 次/分，持续 20 min 提示胎儿窘迫。

3. B 型超声监测 监测胎儿呼吸运动、胎动、肌张力及羊水量。详见“胎儿及其成熟度”节。

4. 胎动计数 妊娠近足月时，12 h 胎动多于 10 次。若 12 h 胎动少于 10 次是胎儿窘迫的一个重要指标，每日监测胎动可预知胎儿的安危，胎动过频往往是胎动消失的前驱症状。胎动消失后，胎心在 24 h 内也会消失。

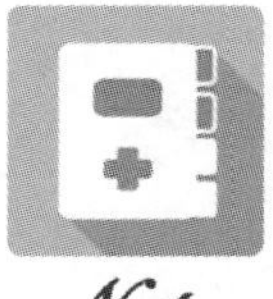
Note

5. 羊膜镜检查 羊水混浊呈浅绿色至棕黄色，有助于胎儿窘迫的诊断。

四、处理

（一）急性胎儿窘迫

(1) 积极寻找原因：排除如心力衰竭、呼吸困难、贫血、脐带脱垂等引起的胎儿窘迫。

(2) 及早纠正酸中毒：产妇有呕吐、肠胀气、进食少时，可引起脱水、酸中毒、电解质紊乱，故应静脉补液 5%碳酸氢钠 250 mL。

(3) 尽快终止妊娠：终止妊娠的指征如下。①胎心率低于 110 次/分或高于 180 次/分，伴羊水Ⅱ～Ⅲ度污染。②羊水Ⅲ度污染，B 型超声显示羊水池深度<2 cm。③持续胎心缓慢，胎心率在 100 次/分以下。④胎心监护反复出现晚期减速或出现重度变异减速，胎心率在 60 次/分以下持续 60 s 以上。⑤胎儿头皮血 pH<7.2 者。

(4) 宫颈尚未完全扩张，胎儿窘迫情况不严重，可吸氧，通过提高母体血氧含量以改善胎儿血氧供应，同时嘱产妇取左侧卧位，增加子宫胎盘血氧灌注。若胎心率变为正常，可继续观察。若因使用缩宫素使子宫收缩过强造成胎心率减缓者，应立即停止滴注或用宫缩抑制剂，若无好转，应行剖宫产术。施术前做好新生儿窒息的抢救准备。

(5) 宫口开全，胎先露部已达坐骨棘平面以下 3 cm 者，吸氧同时应尽快助产，经阴道娩出胎儿。

【知识拓展】

见文档 1015

（二）慢性胎儿窘迫

应针对病因，视孕周、胎儿成熟度和窘迫的严重程度决定处理方式。

(1) 定期产前检查：估计胎儿情况尚可，应嘱孕妇取左侧卧位休息，定时吸氧，积极治疗孕妇合并症，争取胎盘供血改善，延长妊娠周数。

(2) 若情况难以改善，已接近足月妊娠，估计胎儿娩出后生存机会极大者，应考虑剖宫产。

(3) 距离足月妊娠越远，胎儿娩出后生存可能性越小，应将情况向家属说明，尽量保守治疗以期延长妊娠周数。胎儿胎盘功能不佳者，胎儿发育必然受到影响，所以预后较差。

第十节　胎膜早破

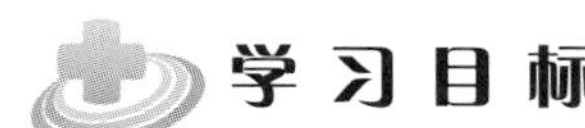

1. 掌握：胎膜早破的临床表现、诊断、处理原则。
2. 熟悉：胎膜早破对母儿的影响及预防。

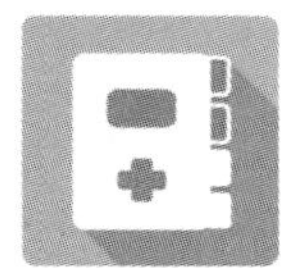

【案例导入答案】

见文档 1016

案例导入

孕妇，妊娠 9 个月，突发阴道大量流液，无腹痛，无流血，来诊。查体：体温 36.9 ℃，血压 110/70 mmHg，脉搏 90 次/分，呼吸 20 次/分，宫高 34 cm，腹围 92 cm，未及宫缩，宫体无压痛，胎位 LOA，胎心率 146 次/分。请问：

1. 产妇的阴道流液是否正常？为什么？
2. 可能的原因有哪些？
3. 诊断考虑是什么？应如何处理？

Note

在临产前胎膜自然破裂，称胎膜早破(premature rupture of membrane，PROM)。妊娠满37周破裂者称足月胎膜破裂，发生率为10%；妊娠不满37周为足月前胎膜破裂，发生率为2%～3.5%。胎膜早破可引起早产、脐带脱垂、宫内感染及产褥感染等。

一、病因

(1) 创伤：羊膜腔穿刺不当、性生活刺激、撞击腹部等均可引起胎膜早破。

(2) 宫颈内口松弛。

(3) 妊娠后期性交产生机械性刺激或引起胎膜炎。

(4) 下生殖道感染：可由细菌、病毒、弓形虫或沙眼衣原体等引起；支原体感染者发生胎膜早破是正常妊娠者的8倍。

(5) 羊膜腔内压力升高，如多胎妊娠、羊水过多；胎儿先露部与骨盆入口未能很好衔接，如头盆不称、胎位异常等；胎膜发育不良致菲薄脆弱等。

(6) 也有报道称孕妇缺微量元素锌、铜可引起胎膜早破。铜缺乏干扰胶原纤维和弹性蛋白的成熟过程而致胎膜早破。

二、临床表现及诊断

(一) 临床表现

孕妇突感有较多液体自阴道流出，继而少量间断性排出。增加腹压如咳嗽、打喷嚏、负重时，羊水即流出，肛诊将胎先露部上推流液量增多，则可明确诊断。阴道流液应与尿失禁、阴道炎溢液鉴别。

(二) 辅助检查

1. 阴道液酸碱度检查 平时阴道液pH为4.5～5.5，羊水pH为7.0～7.5，以石蕊试纸或硝嗪试纸测试阴道液，pH≥6.5时视为阳性，胎膜早破的可能性极大。注意血液、宫颈黏液、尿液、精液污染均可使测试出现假阳性。破膜时间长，假阴性率增高。

2. 阴道液涂片检查 阴道液干燥片检查见羊齿植物叶状结晶为羊水。涂片用0.5%亚甲蓝染色可见淡蓝色或不着色，胎儿皮肤上皮及毳毛；用苏丹Ⅲ染色见橘黄色脂肪小粒；用0.5%硫酸尼罗蓝染色可见橘黄色胎儿上皮细胞，可确定为羊水。

3. 涂片加热法 用吸管吸出宫颈管黏液涂于玻片上，酒精灯加热10 min变成白色为羊水，变成褐色为宫颈黏液。

4. 羊膜镜检查 可以直视胎先露部，看不到前羊膜囊，即可诊断胎膜早破。

5. 胎儿纤维结合蛋白(fFN)测定 宫颈及阴道分泌物内fFN>0.05 mg/L时，已发生胎膜早破。

6. 腹羊膜腔感染检测 ①羊水细菌培养。②羊水IL-6≥7.9 ng/mL。③羊水涂片革兰染色：找到细菌。④羊水涂片WBC计数≥100个。⑤羊水葡萄糖定量：<10 mmol/L。

三、对母儿影响

胎膜早破可诱发早产及增加宫内感染和产褥感染机会，破膜48 h后分娩者，产妇感染率为5%～20%，败血症发生率为1:145，产妇死亡率为1:5500；在早产中约40%并发胎膜早破；胎儿吸入感染的羊水可发生肺炎、胎儿宫内窘迫；脐带脱垂发生机会增加，致使围产儿患病率及死亡率增加。

四、预防

积极预防和治疗下生殖道感染，重视孕期卫生指导；妊娠后期禁止性交；避免负重及腹部

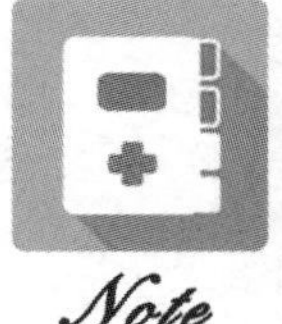

Note

撞击;宫颈内口松弛者,应卧床休息,并于妊娠 14～16 周行宫颈环扎术,环扎部位应尽量靠近宫颈内口水平。对破膜后是否预防性给予抗生素有一定争议,应选择对胎儿无害的抗生素。

五、处理

(一) 期待疗法

期待疗法适用于孕 28～35 周不伴感染、羊水池深度≥3 cm 的胎膜早破孕妇,具体措施如下。

1. 一般处理　住院绝对卧床,避免不必要的肛诊与阴道检查,为了解宫颈情况可行阴道窥器检查,保持外阴清洁,注意宫缩与羊水性状、气味,测体温与血常规,及时发现感染征象。

2. 预防性使用抗生素　破膜 12 h 以上者应预防性使用抗生素。

3. 子宫收缩抑制剂的应用　常选用硫酸镁、沙丁胺醇、利托君等药物。

4. 促胎肺成熟　肌内注射地塞米松 5 mg,6 h 一次,共 8 次。

(二) 终止妊娠

(1) 孕 35 周以上分娩发动,可令其自然分娩,若羊水过少,可采用羊水输注法注入羊水,缓解胎儿宫内窘迫及脐带受压情况。

(2) 有剖宫产指征者,可行剖宫产术。

第十一节　羊水量异常

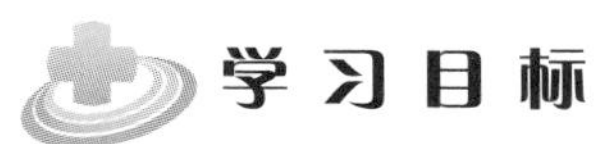

熟悉:羊水过多的定义、病因、临床表现、辅助检查及处理。

案例导入

患者,女,32 岁,妊娠 38^{+3} 周,无流产史,平时月经规则,周期 23 日,经期 5 日,末次月经为 2011 年 9 月 15 日,预产期是 2012 年 6 月 22 日,停经 40 多日时,测尿 HCG 阳性,孕 4 个多月时自觉胎动至今,有规则产检,各项实验室检查无明显异常,唐氏筛查低风险,B 超畸形筛查无异常,孕期顺利,无头痛、头晕、视物模糊、皮肤瘙痒。B 超提示:单胎,LOA,双顶径 94 mm,股骨长 66 mm,胎盘前壁,厚 33 mm,Ⅱ级。羊水指数:223 mm。四项指标 8 分。脐血流:1.92,估计胎儿体重 3079 g。请问:

1. 最可能的诊断是什么?如何处理?
2. 导致的原因是什么?

【案例导入答案】
见文档 1017

一、羊水过多

羊水过多(polyhydramnios)是指妊娠任何时期羊水量超过 2000 mL。羊水过多包括急性羊水过多和慢性羊水过多,前者的羊水量在数日内急剧增多;后者是指羊水量在数周内缓慢增多。羊水过多的患者中,有 1/3 病因不明,称为特发性羊水过多。

(一) 病因

羊水过多患者多数与多胎妊娠、胎儿畸形、妊娠合并症等因素有关。

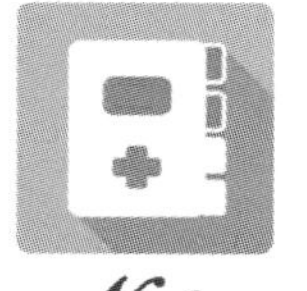

1. 胎儿畸形 常见的胎儿畸形以神经系统和消化道畸形为多。前者因脑脊膜暴露，脉络膜组织增生，渗出液增多；抗利尿激素缺乏，使尿量增加；中枢吞咽功能异常，导致羊水增多及吸收减少。后者使胎儿不能吞咽羊水，导致羊水积聚发生羊水过多。

2. 多胎妊娠 多胎妊娠羊水过多的发生率是单胎妊娠的10倍，因两个胎儿间的血液循环相通，循环血量增多，尿量增多，而导致羊水过多。

3. 妊娠合并症 妊娠期糖尿病患者因母体高血糖导致胎儿血糖升高，产生高渗性利尿，使胎盘胎膜渗出增加，羊水过多。此外，妊娠期高血压疾病、重度贫血等均可导致羊水过多。

4. 胎盘脐带病变 如胎盘绒毛血管瘤、脐带帆状附着有时也能引起羊水过多。

5. 特发性羊水过多 约占30%，不合并任何孕妇、胎儿或胎盘异常，其原因至今不明。

（二）诊断

1. 临床表现

1）急性羊水过多 一般发生于妊娠20～24周，由于急性羊水过多患者羊水量急剧增多，在数日内子宫急剧增大，膈肌上抬，患者出现呼吸困难，甚至是发绀。腹壁皮肤紧绷发亮，下腔静脉回流受阻，出现下肢和外阴部水肿。子宫大于妊娠周数，胎位不清，胎心听不清。

2）慢性羊水过多 常发生在妊娠28～32周，因为羊水量在数周内缓慢增多，症状较缓和，患者能适应。产检时宫高、腹围大于同期妊娠者，腹壁皮肤发亮、变薄。胎位不清，胎心遥远。

2. 辅助检查

1）B超检查 用最大羊水暗区垂直深度（AFV）测定羊水量≥8 cm时考虑为羊水过多，其中AFV 8～11 cm为轻度羊水过多，12～15 cm为中度羊水过多，>15 cm为重度羊水过多。羊水指数（AFI），以脐水平线与腹白线为标志，将腹部分为4部分测定各象限最大羊水暗区相加而得。羊水指数≥25 cm为羊水过多。其中AFI 25～35 cm为轻度羊水过多，36～45 cm为中度羊水过多，>45 cm为重度羊水过多。

2）羊膜腔造影 可了解胎儿有无消化道畸形，但可能引起早产、宫腔内感染，且造影剂、放射线对胎儿有一定损害，应慎用。

3）甲胎蛋白检测 用于胎儿开放神经管畸形与上消化道闭锁的检测，该类胎儿畸形易合并羊水过多。开放性神经管缺损胎儿，甲胎蛋白随脑脊液渗入羊膜腔，故羊水甲胎蛋白测定值超过同期正常妊娠平均值3个标准差以上，孕妇血清甲胎蛋白值超过同期正常妊娠平均值2个标准差以上，有助于诊断。

4）孕妇血型检测 胎儿水肿应检查孕妇Rh、ABO血型，排除母儿血型不合。

5）孕妇血糖检查 慢性羊水过多者，应排除糖尿病可能。

6）胎儿染色体检查 抽吸羊水做染色体核型分析，了解染色体数目、结构有无异常。

（三）鉴别诊断

羊水过多应与双胎妊娠、葡萄胎、巨大儿、胎儿水肿等相鉴别。

（四）对母儿的影响

羊水过多孕妇容易并发妊娠期高血压疾病、胎位异常、早产；破膜后因子宫骤然缩小，可以引起胎盘早剥；破膜时脐带可随羊水滑出造成脐带脱垂；产后因子宫过大易引起子宫收缩乏力而导致产后出血。

（五）处理

羊水过多的处理措施主要取决于胎儿有无畸形和孕妇自觉症状的严重程度。

1. 羊水过多合并胎儿畸形 一旦确诊及时终止妊娠。采用经腹羊膜腔穿刺，放出适量羊水后注入依沙吖啶50～100 mg引产或采用高位破膜，使羊水以每小时500 mL的速度缓慢流

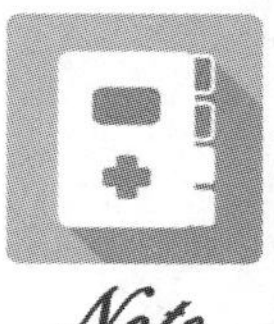
Note

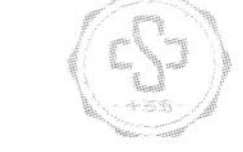

出，以免宫腔内压力骤减引起胎盘早剥。放羊水过程中注意监测血压、脉搏及阴道流血情况。放羊水后，腹部放置沙袋或加腹带包扎以防休克。若 24 h 仍无宫缩，适当应用缩宫素、米索前列醇片等引产。

2. 羊水过多合并正常胎儿 应根据羊水过多的程度与胎龄决定处理方法。

(1) 胎龄不足 37 周，应穿刺放羊水，用 15～18 号腰椎穿刺针经腹羊膜腔穿刺，以每小时 500 mL 的速度放出羊水，一次放羊水量不超过 1500 mL，以孕妇症状缓解为度。放羊水应在 B 型超声监测下进行，防止损伤胎盘及胎儿，3～4 周后可重复。

(2) 前列腺素合成酶抑制剂 吲哚美辛有抗利尿的作用，通过抑制胎儿排尿治疗羊水过多，用药 1 周胎尿减少最明显，羊水再次增加可重复应用。用药期间，每周做 1 次 B 型超声监测羊水量。由于吲哚美辛可使动脉导管闭合，故不宜广泛应用。妊娠 34 周以上者也不宜使用。

(3) 妊娠已近 37 周，在确定胎儿已成熟的情况下，行人工破膜，终止妊娠。

(4) 症状较轻可以继续妊娠，注意休息，低盐饮食，酌情用镇静药，严密观察羊水量的变化。

无论选用何种方式放羊水，均应从腹部固定胎儿为纵产式，严密观察宫缩，注意胎盘早剥症状与脐带脱垂的发生，并预防产后出血。

二、羊水过少

羊水过少是指妊娠晚期羊水量少于 300 mL。其发生率为 0.4%～4%。羊水量若少于 50 mL，围产儿病死率高达 88%。

（一）病因

部分羊水过少的病因不明，主要与羊水产生减少或羊水外漏增加有关，常见的有以下几种情况。

1. 胎儿畸形 胎儿泌尿系统畸形、染色体异常、脐膨出、膈疝、法洛四联症小头畸形、甲状腺功能减低等均可引起羊水过少。其中以胎儿泌尿系统畸形为主，如先天性肾缺如、肾发育不全、输尿管或尿道狭窄导致少尿或无尿。

2. 胎盘功能异常 胎盘功能异常使胎儿慢性缺氧而引起胎儿血液重新分配，为保障胎儿脑、心脏的血供，肾血流量降低，使胎儿尿生成减少，导致羊水过少。过期妊娠、胎儿生长受限、胎盘退行性变都能导致胎盘功能异常而引起羊水过少。

3. 母体因素 妊娠期高血压疾病、脱水、服用某种药物都可导致羊水过少。由于妊娠期高血压疾病使胎盘血流减少；脱水、血容量不足时，使血浆渗透压增高，胎儿血浆渗透压相应增高，尿量形成减少；服用前列腺素合成酶抑制剂、血管紧张素转换酶抑制剂等药物有抗利尿作用，长时间使用使尿量减少，发生羊水过少。

4. 羊膜病变 由于胎膜破裂，羊水外漏速度大于羊水生成速度；羊膜通透性改变以及炎症、宫内感染都可能引起羊水过少。

（二）诊断

1. 临床表现 孕妇于胎动时常感腹痛，检查发现腹围、宫高均较同期妊娠者小，子宫敏感性高。轻微刺激即可引起宫缩，临产后阵痛剧烈，宫缩多不协调，宫口扩张缓慢，常致产程延长。由于胎儿活动受限故臀先露多见。若羊水过少发生在妊娠早期，胎膜可与胎体粘连，造成胎儿畸形，甚至肢体短缺。若发生在妊娠中晚期，子宫四周的压力直接作用于胎儿，容易引起肌肉骨骼畸形，如斜颈、曲背、手足畸形或胎儿皮肤干燥呈羊皮纸状。现已证实，妊娠期胎儿吸入少量羊水有助于胎肺膨胀和发育，羊水过少可致肺发育不全。羊水过少容易发生胎儿窘迫和新生儿窒息，增加围产儿死亡率。

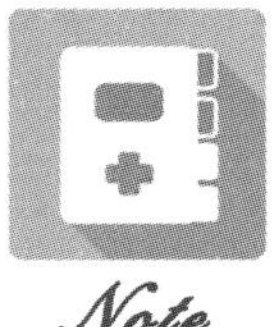

2. 辅助检查

1）B 型超声检查　羊水过少的主要诊断方法，妊娠晚期，B 型超声测定最大羊水池深度≤2 cm 或羊水指数≤5 cm 为羊水过少；羊水指数＜8 cm 为可疑羊水过少。除羊水池外，B 型超声检查对胎儿先天性肾缺如、尿路梗阻、胎儿生长受限有较高诊断价值。

2）胎儿电子监护仪　羊水过少可使脐带与胎盘受压，使胎儿储备力降低，NST 呈无反应型，若子宫收缩导致脐带受压严重，可出现变异减速和晚期减速。

3）胎盘功能监测　可结合胎儿生物物理评分、胎儿电子监护仪、血尿雌三醇、胎盘催乳素等了解胎盘功能，评价胎儿宫内安危，及早发现胎儿宫内缺氧情况。

（三）对母儿的影响

羊水过少可致围产儿死亡率明显增高，死亡的原因主要是胎儿缺氧和胎儿结构异常。如发生在妊娠早期，胎膜与胎体粘连造成胎儿畸形，甚至肢体短缺；发生在妊娠中晚期，子宫外压力作用于胎儿，引起胎儿肌肉骨骼畸形（如斜颈、曲背、手足畸形等），预后极差。羊水过少可使孕妇手术产率和引产率均增加。

（四）处理

羊水过少是胎儿危险的极其重要的信号。若妊娠已足月，应尽快破膜引产，破膜后羊水少且黏稠，有严重胎粪污染，同时出现胎儿窘迫的其他表现，估计短时间内不能结束分娩，在除外胎儿畸形后，应选择剖宫产结束分娩。

近年来应用羊膜腔输液防治妊娠中晚期羊水过少取得良好效果。方法之一是产时羊膜腔安放测压导管及头皮电极监护胎儿，将 37 ℃的 0.9%氯化钠溶液以每分钟 15～20 mL 的速度灌注羊膜腔，一直滴至胎心率变异减速消失，或 AFI 达到 8 cm，若输注 800 mL 变异减速仍不消失为失败。通过羊膜腔输液可解除脐带受压，使胎心率变异减速率、胎粪排出率以及剖宫产率降低，提高新生儿成活率，是一种安全、经济、有效的方法，但多次羊膜腔输液有发生绒毛膜羊膜炎等并发症的可能。

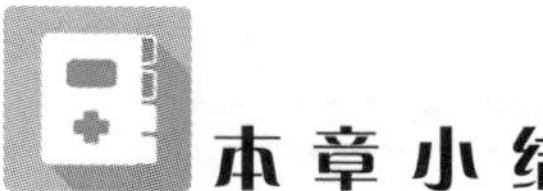

本章小结

病名	学习要点
流产	流产是临床常见疾病，染色体异常是其常见病因，其次为环境及母体因素，常见流产类型有先兆流产、难免流产、不全流产、完全流产，还有三种特殊流产，即稽留流产、复发性流产、流产感染，它们之间的关系见图 10-1。流产的主要症状是停经、阴道流血和腹痛。治疗应根据流产的类型进行相应处理
早产	早产是指妊娠满 28 周至不满 37 足周间分娩。主要临床表现为妊娠未足月而出现临产征象。先兆早产的处理原则为抑制宫缩、尽量延长孕周。若早产不可避免，应设法提高早产儿的存活率，降低早产儿发病率
过期妊娠	过期妊娠的围产儿患病率随妊娠期延长而增加，临床上应尽量避免，一旦明确诊断，应立即终止妊娠
异位妊娠	异位妊娠是指受精卵于子宫腔以外的部位着床、发育。主要临床特点是停经后腹痛伴有阴道流血。阴道后穹隆穿刺是最简便、可靠的辅助诊断方法，HCG 测定、超声诊断等是常用的辅助诊断方法。主要治疗手段有手术治疗、化学药物治疗、期待疗法等，应根据患者年龄、有无生育要求、病情轻重等做出正确选择。关爱患者，加强医患沟通，将诊治过程中可能出现的情况及时、如实地告诉患者及其家属，争取理解与支持，做好记录，有效防范医患纠纷

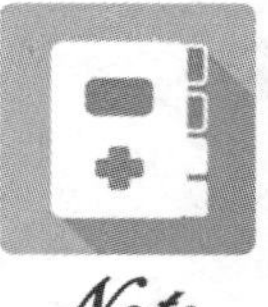

续表

病名	学习要点
妊娠期高血压疾病	妊娠期高血压疾病是妊娠期特有疾病，可分为5个类型，其中妊娠期高血压、子痫前期及子痫是重点学习内容。临床表现为高血压、蛋白尿、水肿等症状，严重者可出现抽搐、昏迷、心肾功能衰竭，甚至母婴死亡。基本病理生理变化是全身小动脉痉挛，脑、肝、肾、心、视网膜、胎盘因缺氧、缺血可发生一系列病理生理变化。治疗原则为休息、镇静、解痉、有指征地降压、利尿、密切监测母胎情况，适时终止妊娠
前置胎盘	前置胎盘是指妊娠28周后，胎盘附着于子宫下段、下缘达到或覆盖宫颈内口，位置低于胎先露部，以妊娠晚期无痛性、无诱因反复出血为主要特点。完全性前置胎盘出血早、出血量多；边缘性前置胎盘出血晚，出血少；部分性前置胎盘介于两者之间。治疗原则是抑制宫缩、止血、纠正贫血和预防感染，如病情加重或胎儿发育成熟，应及时终止妊娠
胎盘早剥	胎盘早剥是指妊娠20周后或分娩期，正常位置的胎盘在胎儿娩出前，部分或全部从子宫壁剥离，以妊娠晚期突然出现腹部持续性疼痛为主要临床特点，伴有或不伴阴道流血，可出现休克，易出现产后出血、急性肾衰竭，DIC等严重并发症。治疗原则为早期识别、积极处理休克、及时终止妊娠、控制DIC减少并发症
死胎	死胎的病因较多而复杂，均对母体和胎儿有不良影响，因此，应积极预防，早发现早治疗
胎儿窘迫	胎儿窘迫是严重的分娩并发症，威胁到胎儿的健康甚至生命。临床可分为急性胎儿窘迫和慢性胎儿窘迫。典型症状是胎心改变、胎动改变、羊水胎粪污染、酸中毒。通过胎儿电子监护仪、胎盘功能及羊膜镜等检查可明确诊断。应根据病因、妊娠周数、胎儿是否发育成熟、有无胎儿畸形及产程进展情况等选择恰当的治疗方案
胎膜早破	胎膜早破常并发早产、脐带脱垂及母儿感染，常见病因有胎膜炎、胎膜受力不均、羊膜腔内压力升高等，典型症状为不能自控地阴道排液，容易诊断，应注意明确是否合并羊膜腔感染。临床上应积极预防，一旦发生胎膜早破应严密监测胎儿宫内情况，根据妊娠周数、胎儿是否发育成熟、有无胎儿畸形、有无羊膜腔感染等选择恰当的治疗方案
羊水量异常	凡在妊娠任何时期羊水量超过2000 mL称为羊水过多；妊娠晚期羊水量少于300 mL称为羊水过少。B超检查是诊断羊水异常的重要辅助方法。羊水异常可能合并胎儿畸形及胎儿窘迫，应注意观察及护理，并积极治疗

【目标检测】

见文档1018

（杨　娟）

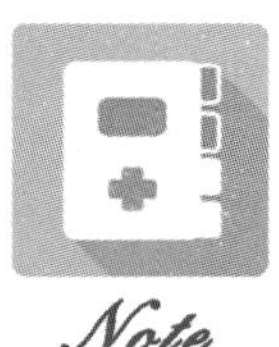

Note

第十一章　妊娠合并症

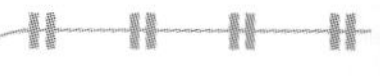

学习目标

1. 掌握：妊娠合并心脏病、糖尿病、病毒性肝炎及贫血的筛查、诊断。
2. 熟悉：妊娠合并症的防治。
3. 了解：妊娠合并症对母儿的影响；妊娠合并性传播性疾病的定义，诊断及其处理。

扫码看 PPT

案例导入

患者，女，29 岁，G_1P_0。有风湿性心脏病史 5 年，既往无心衰史。停经 22 周。近 10 日来，每步行上楼梯到 3 楼即感疲劳、心悸、气短，休息片刻后好转。平时饮食及二便正常，休息时无任何不适。检查：体温 36.8 ℃、血压 120/70 mmHg、脉搏 100 次/分、呼吸 18 次/分、心率 100 次/分，律齐。心尖区闻及隆隆样舒张期杂音，肺底部未闻及明显湿啰音，肝脾未触及，下肢无水肿。子宫符合妊娠 22 周大小，B 超示胎儿正常。孕妇精神紧张，担心自身及胎儿有危险。请问：

1. 如根据患者主观症状进行心脏功能分级，目前其心脏功能属于几级？
2. 导致该心脏病孕妇心脏负担加重的主要原因是什么？
3. 如何防治患者在孕期发生心力衰竭？

【案例导入答案】

见文档 1101

第一节　妊娠合并心脏病

妊娠期、分娩期及产褥期均可能使心脏病患者的心脏负担加重而诱发心力衰竭，是孕产妇死亡的主要原因。妊娠合并心脏病在我国孕产妇死因中高居第二位，在非直接产科死因中排首位。

一、妊娠、分娩对心脏病的影响

（一）妊娠期

孕妇的血容量自妊娠 6 周开始逐渐增加，于 32～34 周时达到高峰，比未孕时增加 30%～45%，此后维持在较高水平，产后 2～6 周逐渐恢复正常。血容量增加引起心排血量增加和心率增快，妊娠早期主要引起心排血量增加，妊娠中晚期需增加心率以适应血容量增多。妊娠晚期子宫增大、膈肌上抬使心脏向左、上、前方移位，心尖搏动向左移位 1～2 cm。由于心脏负担加重可导致心肌轻度肥大。心尖部第一心音和肺动脉瓣第二心音增强，并可有轻度收缩期杂音。妊娠期心脏的这种生理性有时与器质性心脏病难以区别，增加了妊娠期心脏病诊断的难度。

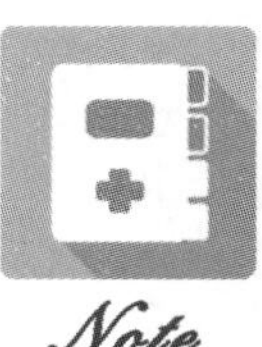

（二）分娩期

分娩期为心脏负担最重的时期。

1. 第一产程　每次宫缩时有250～500 mL血液被挤入体循环，全身血容量增加，回心血量增加，心血排量约增加24%，同时血压增高、脉压增宽及中心静脉压升高。

2. 第二产程　在子宫收缩强度加大的同时，腹肌和肛提肌收缩，周围循环阻力加大；由于产妇屏气用力，肺循环压力升高，可使先天性心脏病孕妇由原来的左向右分流转变成右向左分流出现发绀；增加腹压使内脏血液涌向心脏。因此，第二产程时心脏负担更重，更容易发生心力衰竭。

3. 第三产程　胎儿娩出后，胎盘血液循环停止，子宫突然收缩变小，大量血液回流入体循环，血容量急剧增加；另外，由于子宫迅速缩小，腹压骤降，大量血液向内脏灌注，造成血流动力学急剧变化，仍易发生心力衰竭。

（三）产褥期

产后3日内仍是心脏负担较重的时期，除子宫收缩使一部分血液进入体循环外，妊娠期组织间潴留的液体也开始回到体循环。妊娠期出现的一系列心血管变化，在产褥期尚不能立即恢复到未孕状态。心脏病孕妇此时仍应警惕发生心力衰竭。

因此，妊娠32～34周后、分娩期（第一产程末、第二产程）和产后3日内心脏负担最重，是心脏病孕妇的危险期，极易发生心力衰竭，应加倍注意。

二、妊娠合并心脏病的种类和对妊娠的影响

目前在妊娠合并心脏病患者中，先天性心脏病占35%～50%，居第一位。其余依次为风湿性心脏病、妊娠期高血压疾病性心脏病、围产期心肌病、贫血性心肌病及心肌炎等。不同类型心脏病的发病率，因不同国家及地区的经济发展水平存在一定差异。常见的心脏病对妊娠的影响如下。

（一）先天性心脏病

1. 左向右分流型先天性心脏病

1）房间隔缺损　最常见的先天性心脏病，占20%左右。缺损面积<1 cm^2者一般无症状，多能耐受妊娠及分娩；若缺损面积较大，可引起右向左分流出现发绀，发生心力衰竭可能极大。缺损面积>2 cm^2者，最好手术矫治后再妊娠。

2）室间隔缺损　缺损面积<1.25 cm^2，既往无心衰史，一般能顺利妊娠与分娩。若缺损面积较大且未行手术修补的成人，易出现肺动脉高压和心力衰竭，当肺动脉压接近或高于体循环水平将发展为右向左分流，孕产妇死亡率高，应禁止妊娠，若避孕失败，应于妊娠早期行治疗性人工流产。

3）动脉导管未闭　儿童期可手术矫治。未闭动脉导管口径较小、肺动脉压正常者，妊娠期一般无症状，可继续至妊娠足月。未闭动脉导管口径较大，妊娠前未行手术矫治者，若妊娠早期已发生肺动脉高压或右向左分流，建议终止妊娠。

2. 右向左分流型先天性心脏病　以法洛四联症及艾森曼格综合征最常见，多有复杂的心血管畸形，未行手术矫治者很少存活至生育年龄。此类患者对妊娠期血容量及血流动力学改变的耐受力极差，自然流产率、孕妇和胎儿死亡率很高，因此这类心脏病妇女不宜妊娠，若妊娠应尽早终止。若手术矫治后心功能为Ⅰ～Ⅱ级，可在严密观察下继续妊娠。

3. 无分流型先天性心脏病

1）肺动脉口狭窄　轻度狭窄者，能妊娠和分娩。重度狭窄（瓣口面积减少60%以上）者，严重时可发生右心衰竭，宜在妊娠前行手术矫治。

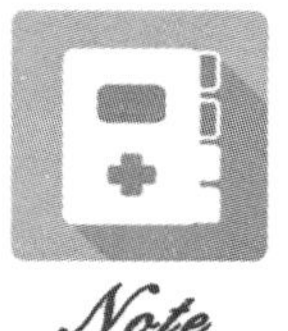
Note

2）主动脉缩窄　常伴其他心血管畸形，预后较差，合并妊娠时20%会发生各种并发症。轻度主动脉缩窄，心脏代偿功能良好，患者可在严密观察下继续妊娠；中重度狭窄者即使经手术矫治，也应劝其避孕或在孕早期终止妊娠。

3）马方综合征　结缔组织遗传性缺陷导致主动脉中层囊性退变。患者妊娠时死亡率为4%～50%，死亡原因多为血管破裂。未孕患者应劝其避孕；妊娠者，若B型超声心动图示主动脉根部直径>40 mm，应劝其终止妊娠。

（二）风湿性心脏病

风湿热可侵犯心肌和各瓣膜，导致二尖瓣狭窄、二尖瓣关闭不全、主动脉关闭不全及主动脉瓣狭窄，其中以二尖瓣狭窄多见，占风湿性心脏病的2/3～3/4。无明显血流动力学改变的轻度二尖瓣狭窄患者，可耐受妊娠；病变较严重、伴肺动脉高压者，已妊娠者宜在妊娠早期终止。二尖瓣关闭不全患者一般情况下能较好耐受妊娠。主动脉关闭不全者，妊娠期外周阻力降低可减轻主动脉反流，一般可以耐受妊娠。主动脉瓣狭窄增加左心射血阻力，严重者应手术矫治后再考虑妊娠。

（三）妊娠期高血压疾病性心脏病

本病因冠状动脉痉挛、心肌缺血、周围小动脉阻力增加、水钠潴留及血黏度增加等因素加重心脏负荷而诱发急性心力衰竭。此种心脏病在发生心力衰竭之前，常有干咳，夜间明显，易误认为上呼吸道感染或支气管炎而延误诊疗时机。诊断及时、治疗得当，常能度过妊娠及分娩期。产后病因消除，病情会逐渐缓解，多不遗留器质性心脏病变。

（四）围产期心肌病

围产期心肌病是指发生于妊娠晚期至产后6个月内的扩张性心肌病，确切病因不明。其特征为既往无心血管疾病病史的孕妇，出现心肌收缩功能障碍和充血性心力衰竭。临床表现主要为呼吸困难、心悸、咳嗽、咯血、端坐呼吸、胸痛、肝大、水肿等心力衰竭的症状。部分患者因心力衰竭、肺梗死或心律失常而死亡。一部分患者经过强心、利尿及扩血管治疗得以恢复，再次妊娠可能复发。

（五）心肌炎

心肌炎为心肌本身局灶性或弥漫性炎性改变。可发生于妊娠的任何阶段，主要为病毒感染。临床表现缺乏特异性，可为隐匿性发病。常有发热、咽痛、咳嗽、恶心、呕吐、乏力，随后出现心悸、胸痛、呼吸困难和心前区不适。急性心肌炎病情控制良好者，可在严密监护下继续妊娠。心功能严重受累者，妊娠期发生心力衰竭的危险性很大。

三、妊娠合并心脏病对胎儿的影响

心脏病孕妇心功能良好者，胎儿相对安全，剖宫产机会多。不宜妊娠的心脏病患者一旦妊娠或妊娠后心功能恶化者，由于子宫缺氧、易激惹、诱发宫缩导致早产，并因血液含氧量不足致使胎儿生长受限、胎儿窘迫，甚至死亡，围产儿死亡率是正常妊娠的2～3倍。某些治疗心脏病的药物如地高辛对胎儿存在毒性反应。多数先天性心脏病为多基因遗传，双亲任何一方患病，其后代发生先天性心脏病的机会明显增加。

四、诊断

（一）妊娠合并心脏病的诊断

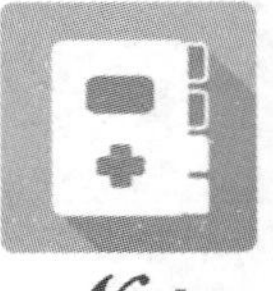

正常妊娠时可有轻度心悸、气短及水肿症状，并出现心尖搏动向左上移动、心浊音界轻度扩大、心动过速、心尖部收缩期杂音等体征，因此增加了妊娠合并心脏病的诊断难度。如孕妇

有以下病史、症状或体征时高度警惕心脏病：①妊娠期有心悸、气短、心衰史，或曾有风湿热病史，体检、X线、心电图检查曾被诊断有器质性心脏病。②有劳力性呼吸衰竭史，经常性夜间端坐呼吸、咯血，经常胸痛胸闷等临床症状。③有发绀、杵状指、持续性颈静脉怒张。心脏听诊有舒张期2级以上或粗糙的全收缩期3级以上杂音。有心包摩擦音、舒张期奔马律和交替脉等。④心电图有严重心律失常，如心房颤动、心房扑动、三度房室传导阻滞、ST段及T波异常改变等。⑤X线检查显示心脏显著扩大，尤其个别心腔扩大。⑥B超检查显示心肌肥厚、瓣膜运动异常、心内结构畸形。

（二）心脏病孕妇心功能分级

纽约心脏病协会（NYHA）1994年采用并行的两种分级方案：第一种是根据患者主观症状进行心脏功能分级评估；第二种是根据客观检查手段（心电图、负荷试验、X线、B型超声心动图）来评估心脏病严重程度。

（1）第一种：

Ⅰ级：一般体力活动不受限。

Ⅱ级：一般体力活动轻度受限，活动后心悸、轻度气短，休息时无症状。

Ⅲ级：一般体力活动明显受限，休息时无不适，轻微日常工作即感不适、心悸、呼吸困难，或既往有心衰史者。

Ⅳ级：一般体力活动严重受限，不能进行任何体力活动，休息时有心悸、呼吸困难等心力衰竭表现。

（2）第二种：

A级：无心血管疾病的客观依据。

B级：客观检查显示属于轻度心血管疾病患者。

C级：客观检查显示属于中度心血管疾病患者。

D级：客观检查显示属于重度心血管疾病患者。

其中轻、中、重度未做出明确规定，由医生根据检查进行判断，将患者两种分级并列诊断，如心功能Ⅱ级C、Ⅰ级B等。

（三）心力衰竭的判断

若出现下述症状与体征，应考虑早期心力衰竭：①轻微活动后即感胸闷、心悸、气短。②休息时心率超过110次/分，呼吸超过20次/分。③夜间常因胸闷而坐起呼吸，或到窗口呼吸新鲜空气。④肺底部出现少量持续性湿啰音，咳嗽后不消失。

五、常见并发症

妊娠合并心脏病患者常见并发症包括心力衰竭、亚急性感染性心内膜炎、缺氧和发绀、静脉栓塞和肺栓塞，应加强防范。

六、防治

（一）孕前咨询

1. 可以妊娠　心脏病变较轻，心功能Ⅰ～Ⅱ级，既往无心衰史，亦无其他并发症者。

2. 不宜妊娠　下列情况在妊娠期极易发生心力衰竭，不宜妊娠：心脏病变较重、心功能Ⅲ～Ⅳ级、既往有心衰史、有肺动脉高压、右向左分流型先天性心脏病、严重心律失常、风湿热活动期、急性心肌炎、心脏病并发细菌性心内膜炎等。年龄超过35岁心脏病病程较长者，发生心力衰竭的可能性极大，不宜妊娠。

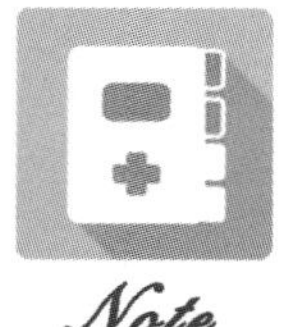

Note

（二）妊娠期

1. 决定能否继续妊娠 能否继续妊娠取决于孕妇心脏病的类型、程度、心功能及具体医疗条件等。凡不宜妊娠者应于妊娠12周前行治疗性人工流产。妊娠超过12周，需采取较复杂的手术终止妊娠，其危险性不亚于继续妊娠和分娩，应密切监护、积极防治心力衰竭，使心脏病孕妇顺利妊娠及分娩。对于顽固性心力衰竭者，应与内科医师配合，在严密监护下行剖宫取胎术。

2. 定期产前检查 可及早发现心力衰竭的早期征象。在妊娠20周前，每2周产前检查1次；妊娠20周后，尤其32周以后应每周1次。发现早期心力衰竭征象，应立即住院。孕期经过顺利者，亦应在36～38周提前住院待产。

3. 防治心力衰竭 ①休息：保证充分休息，每日至少10 h睡眠。避免情绪激动及劳累。②饮食：限制过度加强营养，控制体重，整个妊娠期体重增长以不超过12 kg为宜。合理补充高蛋白与维生素，20周以后预防性应用铁剂防治贫血。适当限制食盐摄取量，一般每日不超过4～5 g。③防治引起心力衰竭的诱因，如预防上呼吸道感染、纠正贫血及治疗心律失常等。④动态观察心脏功能：定期进行B型超声心动图等检查，判断心功能变化。⑤心力衰竭的治疗：与未妊娠者基本相同。但在应用强心药时不主张预防性应用洋地黄，早期心力衰竭者，可给予作用和排泄较快的制剂，以防止药物在体内蓄积。妊娠晚期发生心力衰竭，原则上是待心力衰竭症状控制后再行产科处理，应放宽剖宫产手术指征。对于各种治疗不奏效的严重心力衰竭者，也可一边控制心力衰竭一边紧急行剖宫产，以挽救孕妇生命。

（三）分娩期

1. 剖宫产 有产科指征或心功能Ⅲ～Ⅳ级者应选择剖宫产。为减少产妇因长时间宫缩所引起的血流动力学改变，减轻心脏负担，主张对心脏病产妇放宽剖宫产指征。应严格限制术中及术后的输液量和输液速度等。不宜再妊娠者，可同时行输卵管结扎术。

2. 经阴道分娩 心功能Ⅰ～Ⅱ级、胎儿不大、胎位正常、宫颈条件良好者可在严密监护下试产。

1）第一产程 鼓励和安慰产妇，消除其紧张情绪。适当选用地西泮、哌替啶等镇静剂。严密监测心率、脉搏、呼吸、血压及心功能变化。一旦出现心力衰竭征象，立即取半坐卧位，面罩给氧，予以去乙酰毛花苷0.4 mg加于25%葡萄糖注射液20 mL内缓慢静脉注射，必要时4～6 h重复给药一次。产程开始后即应予以抗生素预防感染。

2）第二产程 尽可能缩短第二产程。避免孕妇屏气用力，应行会阴侧切术，行产钳助产术或胎头吸引术助产。

3）第三产程 为防止腹压骤降引起心力衰竭，胎儿娩出后，立即用沙袋腹部加压。为防止产后出血过多，可肌内注射或静脉注射缩宫素10～20U，有产后出血倾向时可用缩宫素，禁用麦角新碱。产后出血过多时应及时输血、输液，但应控制输液速度，不可过快。

（四）产褥期

产后3日内，尤其是产后24 h内易发生心力衰竭，产妇须充分休息并密切监护，严重并发症包括产后出血、感染和血栓栓塞，极易诱发心力衰竭，应重点预防。心功能大于等于Ⅲ级，不宜哺乳。不宜再妊娠者，可在产后1周行绝育术。

（五）心脏手术指征

不主张在妊娠期手术，尽可能在幼年、妊娠前或分娩后再行心脏手术。如妊娠早期出现循环障碍症状，心脏瓣膜病孕妇不愿终止妊娠，内科治疗效果欠佳，可于妊娠期行瓣膜置换术和瓣膜切开术，置换术后需长期应用抗凝剂。

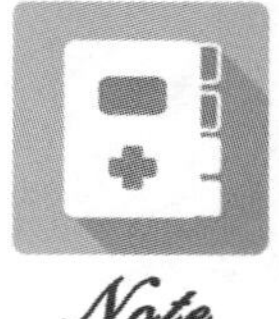

第二节　妊娠合并糖尿病

案例导入

孕妇，32岁，因“停经 31^{+4} 周，发现尿糖阳性1日”就诊。既往无糖尿病病史。查体：血压130/80 mmHg，心肺无异常，腹软，妊娠腹型，水肿(＋＋)。产检：腹围95 cm，宫高32.5 cm，胎位LOA，胎心率143次/分，无宫缩。辅助检查：血常规正常；尿常规显示尿酮体(－)，尿糖(＋)；心电图检查正常；葡萄糖耐量试验：空腹及服糖后1 h、2 h的血糖值为6 mmol/L、11 mmol/L、8 mmol/L；彩超示：胎儿双顶径8.2 cm，胎盘Ⅱ级，羊水池深度9 cm。请问：

1. 该孕妇最可能的临床诊断是什么？
2. 有哪些诊断依据？
3. 应如何处理？

【案例导入答案】

见文档1102

妊娠合并糖尿病包括两种情况：一种是在原有糖尿病(diabetes mellitus，DM)的基础上合并妊娠，又称糖尿病合并妊娠，不足10%；另一种是妊娠前糖代谢正常，妊娠期才出现的糖尿病，称为妊娠期糖尿病(gestational diabetes mellitus，GDM)，占90%以上。目前我国GDM发生率为1%～5%，近年来有明显增高趋势，患者糖代谢多数在分娩后可恢复正常，但将来患2型糖尿病的概率增加。

一、妊娠期糖代谢特点

在妊娠早中期，孕妇血糖水平随妊娠进展而降低，空腹血糖约下降10%，较非孕妇低，孕妇长时间空腹易发生低血糖及酮症，原因如下。①胎儿通过胎盘从母体获取葡萄糖增加。②妊娠期肾血浆流量和肾小球滤过率均增加，而肾小管对糖的再吸收率无法相应增加，导致部分孕妇尿中排糖量增加。③雌激素与孕激素增加了母体对葡萄糖的利用。至妊娠中晚期，孕妇体内抗胰岛素样物质增加，孕妇对胰岛素的敏感性随孕周增加而下降，胰岛素的需求量必须相应增加才能维持正常糖代谢，因此，胰岛素分泌受限的孕妇无法代偿这种生理变化，出现血糖升高，导致原有糖尿病加重或出现GDM。

二、妊娠对糖尿病的影响

妊娠可使既往无糖尿病的孕妇发生GDM，也使原有糖尿病患者病情加重。孕早期空腹血糖较低，应用胰岛素治疗的孕妇若未及时调整胰岛素用量可出现低血糖。随妊娠进展，抗胰岛素样物质增加，需不断增加胰岛素用量。分娩期体力消耗较大，进食量少，如不及时减少胰岛素的用量易发生低血糖。产后胎盘排出，胎盘分泌的抗胰岛素样物质迅速消失，应立即减少胰岛素用量。因此，应用胰岛素治疗的孕妇需及时调整胰岛素用量，避免出现血糖过低或过高、酮症酸中毒及低血糖昏迷。

三、糖尿病对妊娠的影响

妊娠合并糖尿病对妊娠的影响取决于糖尿病的病情与血糖控制水平。

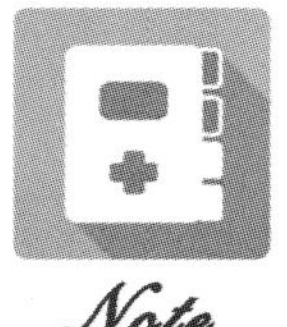

Note

（一）对孕妇的影响

1. 流产 高血糖可使胚胎发育异常甚至死亡，流产率为15%～30%。所以糖尿病患者宜在血糖控制正常后再考虑妊娠。

2. 妊娠期高血压疾病 糖尿病孕妇发生妊娠期高血压疾病的可能性较非糖尿病孕妇高2～4倍，可能与存在严重胰岛素抵抗状态及高胰岛素血症有关。糖尿病孕妇一旦并发高血压，病情较难控制，母儿并发症明显增加。

3. 感染 未能很好控制血糖的孕妇易发生感染，感染亦可加重糖尿病代谢紊乱。相关感染有外阴阴道假丝酵母菌病、肾盂肾炎、无症状菌尿症、产褥感染及乳腺炎等。

4. 羊水过多 糖尿病孕妇发病率较非糖尿病孕妇多10倍。可能与胎儿高血糖、高渗性利尿致胎尿排出增多有关。

5. 产后出血 因巨大胎儿发生率明显增高，难产、产道损伤及手术产率增加，产程延长。

6. 糖尿病酮症酸中毒 由于妊娠期复杂的代谢变化，加之高血糖及胰岛素绝对或相对不足，代谢紊乱进一步发展致脂肪分解加速，血清酮体急剧升高，进而发展为代谢性酸中毒。

7. 复发 GDM孕妇再次妊娠时复发率高达33%～69%，远期患糖尿病概率增加17%～63%将发展为2型糖尿病。

（二）对胎儿的影响

1. 巨大儿 发生率为25%～42%。胎儿长期处于母体高血糖所致的高胰岛素血症环境中，刺激胎儿胰岛β细胞产生，产生过量胰岛素，促进蛋白、脂肪合成和抑制脂解作用，使胎儿过度发育。

2. 胎儿生长受限(FGR) 发生率为21%。妊娠早期高血糖抑制胚胎发育；糖尿病合并微血管病变者，胎盘血管发生异常，影响胎儿发育。

3. 流产和早产 妊娠早期血糖高可使胚胎发育异常、胚胎死亡而流产。合并羊水过多易发生早产，合并高血压等并发症需提前终止妊娠。

4. 畸形儿 严重畸形发生率是正常妊娠的7～10倍。与受孕后最初数周高血糖水平密切相关，以心血管畸形和神经系统畸形常见。

（三）对新生儿的影响

1. 新生儿呼吸窘迫综合征 高血糖刺激胎儿胰岛素分泌增加，形成高胰岛素血症，具有拮抗糖皮质激素促进肺泡Ⅱ型细胞表面活性物质合成及释放的作用，使胎肺表面活性物质产生及分泌减少，胎肺成熟延迟。

2. 新生儿低血糖 新生儿脱离母体高血糖环境后，高胰岛素血症仍存在，若不及时补充糖，较易发生低血糖。

四、临床表现及诊断

妊娠期出现“三多”症状（多饮、多食、多尿），或反复发作外阴阴道假丝酵母菌感染，孕妇体重>90 kg，本次妊娠并发羊水过多或巨大胎儿，应警惕妊娠合并糖尿病的可能。但大多数GDM患者无明显临床表现。

（一）糖尿病合并妊娠的诊断

(1) 妊娠前已确诊为糖尿病。

(2) 妊娠前未检查过血糖但存在糖尿病高危因素，如肥胖、一级亲属患2型糖尿病、GDM病史或大于胎龄儿分娩史、多囊卵巢综合征患者及孕早期空腹尿糖反复阳性者，首次产检时应明确是否存在妊娠前糖尿病，达到以下任何一项标准应诊断为糖尿病合并妊娠。

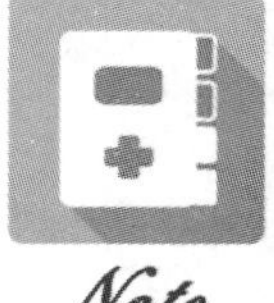

①空腹血糖(FPG)≥7.0 mmol/L。

②糖化血红蛋白(GHbA1c)≥6.5%(采用 NGSP/DCCT 标化的方法)。

③伴有典型的高血糖或高血糖危象症状,同时任意血糖≥11.1 mmol/L。

如无明确的高血糖症状,任意血糖≥11.1 mmol/L 需要次日复测上述①项或②项确诊。不建议孕早期进行常规葡萄糖耐量试验(OGTT)检查。

(二)妊娠期糖尿病的诊断

1. GDM 的高危因素 ①孕产史:不明原因的流产史、羊水过多、胎儿畸形、死胎、死产、巨大儿分娩史、GDM 病史。②糖尿病家族史。③孕妇因素:年龄≥35 岁、妊娠前超重或肥胖、糖耐量异常史、多囊卵巢综合征。④本次妊娠情况:孕期发现胎儿大于孕周、羊水过多;反复发作外阴阴道假丝酵母菌病者。

2. OGTT 检查在妊娠 24～28 周及以后,医疗机构应对所有尚未诊断为糖尿病的孕妇进行 75 g OGTT 检查。方法:OGTT 检查前 1 日晚餐后禁食至少 8 h 至次日晨(最迟不超过上午 9 时),OGTT 检查前连续 3 日正常体力活动、正常饮食,即每日进食碳水化合物不少于 150 g,检查期间静坐、禁烟。检查时,5 min 内口服含 75 g 葡萄糖的液体 300 mL,分别抽取服糖前、服糖后 1 h、2 h 的静脉血(从开始饮用葡萄糖液体计算时间)。

75 g OGTT 检查的诊断标准:空腹及服糖后 1 h、2 h 的血糖分别为 5.1 mmol/L、10 mmol/L、8.5 mmol/L。任何一点血糖值达到或超过上述标准即诊断为 GDM。

3. 空腹血糖 若医疗条件所限,建议在妊娠 24～28 周首先检查 FPG。FPG≥5.1 mmol/L者可直接诊断为 GDM,不必再行 75 g OGTT 检查;4.4 mmol/L≤FPG<5.1 mmol/L 者应尽早行 75 g OGTT 检查;FPG<4.4 mmol/L 者可暂不行 75 g OGTT 检查。

具有 GDM 高危因素的孕妇,若首次 OGTT 检查正常,必要时应在妊娠晚期重复 OGTT 检查。未定期行产前检查的孕妇,若首次就诊时间在孕 28 周后,建议首次就诊即行 OGTT 检查或 FPG 检查。

五、妊娠合并糖尿病的分期

根据糖尿病患者发病年龄、病程及是否存在血管并发症等进行分期(White 分类法),有助于判断病情的严重程度和预后。

A 级:妊娠期诊断的糖尿病。

B 级:显性糖尿病,20 岁以后发病,病程<10 年。

C 级:发病年龄 10～19 岁,或病程为 10～19 年。

D 级:10 岁前发病,或病程≥20 年,或合并单纯性视网膜病。

F 级:糖尿病性肾病。

R 级:眼底有增生性视网膜病变或玻璃体积血。

H 级:冠状动脉粥样硬化性心脏病。

T 级:有肾移植史。

六、处理

未经治疗的 D 级、F 级、R 级糖尿病者应避孕,不宜妊娠。器质性病变较轻、血糖控制良好者,可在积极治疗、密切监护下继续妊娠。孕前、妊娠期及分娩期均应严格控制在正常范围。

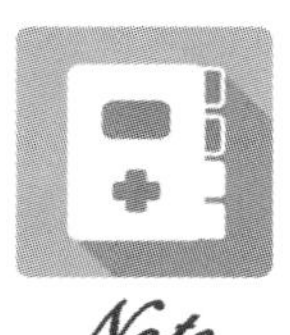

Note

(一)妊娠期的管理

1. 妊娠期血糖控制满意标准 孕妇无明显饥饿感,空腹血糖控制在 3.3～5.3 mmol/L;餐前 30 min 为 3.3～5.3 mmol/L;餐后 2 h 为 4.4～6.7 mmol/L;夜间为 4.4～6.7 mmol/L。

2. 饮食控制 很重要。多数GDM患者经过合理控制饮食和适当运动，能将血糖控制在满意范围。妊娠早期糖尿病孕妇所需热量与孕前相同，妊娠中期以后，每日热量增加200kcal，其中糖类50%～60%，蛋白质20%～25%，脂肪25%～30%。少量多餐、定时定量进餐对血糖控制非常重要，早、中、晚三餐的能量应控制在每日摄入总能量的10%～15%、30%、30%，每次加餐的能量可以占5%～10%，有助于防止餐前过度饥饿。需注意避免过分控制饮食。

【知识拓展】

见文档1103

3. 药物治疗 GDM患者若不能通过生活方式的干预使血糖达标，首先推荐应用胰岛素控制血糖。对于胰岛素用量较大或拒绝使用胰岛素的孕妇，在患者知情同意的基础上，口服降糖药物二甲双胍和格列本脲可谨慎使用。胰岛素用量个体差异较大，尚无统一标准，一般从小剂量开始。妊娠前用胰岛素控制血糖的患者，在妊娠早期因早孕反应进食减少，必要时可减少胰岛素的用量；随妊娠进展，抗胰岛素激素分泌逐渐增加，需要增加胰岛素的用量；妊娠32～36周胰岛素用量达最高峰，36周后胰岛素用量稍下降。

【知识拓展】

见文档1104

4. 妊娠期糖尿病酮症酸中毒的处理 在监测血气、血糖、电解质并给予相应治疗的同时，主张使用小剂量胰岛素0.1 U/(kg·h)静脉滴注。每1～2 h监测血糖1次。血糖>13.9 mmol/L时，应将胰岛素加入生理盐水静脉滴注，血糖≤13.9 mmol/L时，开始用胰岛素加入5%葡萄糖氯化钠注射液中静脉滴注，酮体转阴后可改为皮下注射。

5. 母儿监护 孕前患糖尿病者每周检查一次血糖直至孕10周。孕早期妊娠反应可能给血糖控制带来困难，注意密切监测血糖并及时调整胰岛素用量以防低血糖的发生。孕中期应每2周检查一次，一般孕20周时胰岛素需要量增加，应及时调整。每1～2个月测定肾功能及糖化血红蛋白含量，同时行眼底检查。孕32周以后每周产检一次，注意血压、水肿及尿蛋白情况。注意监测胎儿发育、胎儿成熟度、胎儿状况和胎盘功能等，必要时及早住院。

（二）产时处理

1. 分娩时机 ①不需要胰岛素治疗的GDM孕妇，若无母儿并发症，严密监测到预产期终止妊娠。②妊娠前糖尿病和需要胰岛素治疗的GDM孕妇，如血糖控制良好，严密监测至孕38～39周终止妊娠；如血糖控制不满意应及时入院。③有母儿合并症者，血糖控制不满意，伴血管病变、合并重度子痫前期、严重感染、胎儿生长受限、胎儿窘迫，严密监护下适时终止妊娠。

2. 分娩方式及处理

1）剖宫产 糖尿病不是剖宫产的指征。糖尿病伴微血管病变及其他产科指征应行剖宫产。妊娠期血糖控制不好，胎儿偏大或既往有死胎、死产史等，应适当放宽剖宫产手术指征。在手术前1日停用晚餐前精蛋白锌胰岛素，手术日停止皮下注射所有胰岛素，一般在早晨监测血糖及尿酮体，根据空腹血糖水平及每日胰岛素用量，改为小剂量胰岛素持续静脉滴注。一般按3～4 g葡萄糖加1 U胰岛素比例配制，按每小时静脉输入2～3 U胰岛素的速度持续静脉滴注，每1～2 h测血糖一次，尽量使术中血糖控制在6.67～10.0 mmol/L。术后每2～4 h测血糖一次，直到饮食恢复。

2）经阴道分娩 孕妇临产时情绪紧张及疼痛可使血糖波动，胰岛素用量不易掌握。决定经阴道分娩者，产程中密切监测其血糖、宫缩、胎心，避免产程延长。临产后仍采用糖尿病饮食，产程中一般应停用皮下注射胰岛素，孕前患糖尿病者静脉输注0.9%氯化钠注射液加胰岛素，根据产程中监测的血糖值调整输液速度。血糖>5.6 mmol/L，静脉滴注胰岛素1.25 U/h；血糖7.8～10.0 mmol/L，静脉滴注胰岛素1.5 U/h；血糖>10.0 mmol/L，静脉滴注胰岛素2 U/h。同时复查血糖，根据血糖异常继续调整胰岛素。产程不宜过长，否则酮症酸中毒、胎儿缺氧和感染的风险增加。

（三）产后处理

大部分GDM患者产后即不再需要使用胰岛素，仅少数需胰岛素治疗。胰岛素用量减少

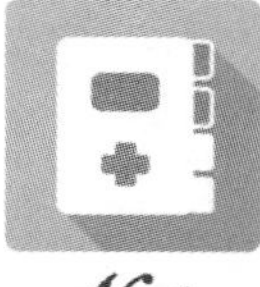

Note

到分娩前的1/3～1/2,并根据产后空腹血糖值进行调整。胰岛素用量多数在产后1～2周逐渐恢复至孕前水平。

（四）新生儿处理

GDM患者产下的新生儿均视为高危新生儿,需给予监护,注意保暖和吸氧。重点防止新生儿低血糖,应在开奶的同时,定期滴服葡萄糖溶液。

第三节　病毒性肝炎

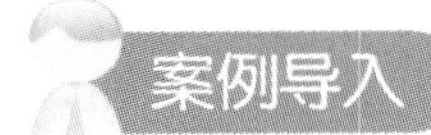

【案例导入答案】

见文档1105

患者,女,27岁,已婚未孕。体检乙型肝炎病毒血清学检查结果示:乙型肝炎表面抗原HBsAg(+),乙型肝炎表面抗体HBsAb(—),乙型肝炎e抗原HBeAg(+),乙型肝炎e抗体HBeAb(—),乙型肝炎核心抗体HBcAg(+)。肝功能检查结果示:谷丙转氨酶(ALT)轻度升高,其他均为正常值。请问:

1. 该患者目前最可能的临床诊断是什么?
2. 医生告知患者目前不能怀孕,是何原因?
3. 如果患者经治疗后可怀孕,该如何开展新生儿乙型肝炎免疫预防?

病毒性肝炎(viral hepatitis)是由肝炎病毒引起、以肝细胞变性坏死为主要病变的一种传染性疾病。病毒性肝炎致病病毒主要包括甲型肝炎病毒(HAV)、乙型肝炎病毒(HBV)、丙型肝炎病毒(HCV)、丁型肝炎病毒(HDV)及戊型肝炎病毒(HEV),其中乙型肝炎病毒最常见,我国约8%人群是慢性乙型肝炎病毒携带者。妊娠合并重型肝炎是我国孕产妇死亡的主要原因之一。

一、妊娠期肝脏的生理变化

（一）雌激素与孕激素

妊娠期雌激素,孕激素水平升高,增加肝脏负担。雌激素水平升高,部分孕妇可出现肝掌、蜘蛛痣,分娩后4～6周消失。

（二）凝血功能

妊娠期多种凝血因子合成明显增加,如凝血因子Ⅱ、Ⅴ、Ⅶ、Ⅷ、Ⅹ和纤维蛋白原,妊娠晚期纤维蛋白原可增加1倍,孕妇的血液处于高凝状态。

（三）血清蛋白

由于妊娠期血容量增加,血液稀释,血清白蛋白浓度降低,球蛋白因网状内皮系统功能亢进略有增加,因此白蛋白/球蛋白值下降。

（四）血清酶

因血液稀释,谷丙转氨酶(ALT)、门冬氨酸转氨酶(AST)、谷氨酰转肽酶和总胆红素浓度在妊娠期稍下降。分娩后转氨酶可短暂轻度升高,这是分娩损伤和产后哺乳所致。

二、妊娠对病毒性肝炎的影响

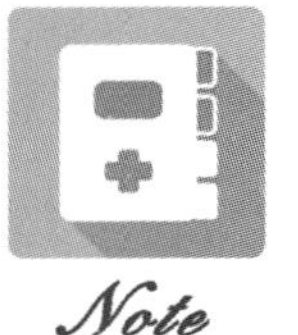

Note

妊娠并不增加肝炎病毒的易感性,但妊娠期生理变化及代谢特点,导致肝炎病情易波动。

孕妇代谢增加，肝糖原储备降低；孕期雌激素需在肝内代谢和灭活；部分胎儿代谢产物靠母体肝脏完成解毒；妊娠期内分泌变化，可致体内 HBV 再激活；妊娠期细胞免疫功能增强，因而妊娠期重型肝炎发生率较非妊娠期高。分娩过程中的疲劳、缺氧、出血、手术及麻醉药物均加重肝功能损害。

三、病毒性肝炎对母儿的影响

（一）对母体的影响

妊娠早期合并病毒性肝炎，可使早孕反应加重，病毒性肝炎孕妇也可能将肝炎的胃肠道症状当作早孕反应而耽误病情。妊娠期高血压疾病发生率增高，产后出血发生率增高，尤其是重型肝炎常并发弥散性血管内凝血（DIC），威胁生命。

（二）对胎儿、新生儿的影响

妊娠早期合并急性肝炎易发生流产；妊娠晚期合并肝炎易出现胎儿窘迫、早产、死胎，新生儿死亡率增高。

（三）母婴传播

HAV 主要经消化道传播，感染后可获持久免疫力，母婴传播罕见；HBV 主要经血液传播，但母婴传播是重要途径，我国高达 50%的慢性 HBV 感染者是经此途径传播，包括宫内传播、产时传播和产后传播，HBV 感染时年龄越小，成为慢性携带者的概率越高，发展为肝纤维化、肝硬化、肝癌的可能性越大，因此母婴传播阻断对慢性乙型病毒性肝炎的控制有重要意义；HCV 主要通过输血、血制品、母婴传播等途径传播，重型肝炎少见，易转为慢性肝炎，进展为肝硬化、肝癌；HDV 需伴随 HBV 而存在；HEV 主要经消化道传播，但妊娠期感染 HEV，尤其与乙型重叠易发生重型肝炎。

四、临床表现

本病可表现为身体不适、全身酸痛、畏寒、发热等流感样症状；乏力、纳差、尿色深黄、恶心、呕吐、腹部不适、右上腹疼痛、腹胀、腹泻等消化系统症状。皮肤及巩膜黄染，肝区叩痛。肝脾肿大，受妊娠期增大子宫的影响，常难以被触及。

五、诊断

妊娠期诊断病毒性肝炎与非妊娠期相同，但比非孕期困难，应根据流行病学、病史、临床表现及实验室检查进行。

（一）病史及临床表现

患者有与病毒性肝炎患者密切接触史，半年内有输血、注射血液制品等病史。患者有病毒性肝炎的临床表现。潜伏期：甲型病毒性肝炎平均约为 30 日，乙型病毒性肝炎 90 日，输血所致的丙型病毒性肝炎 50 日，戊型病毒性肝炎 40 日。

（二）辅助检查

1. 肝功能检查　主要包括 ALT、AST 等，其中 ALT 是反映肝细胞损伤程度最常用的敏感指标。1%的肝细胞发生坏死时，血清 ALT 水平即可升高 1 倍。总胆红素升高在预后评估上较 ALT 及 AST 更有价值。胆红素持续上升而转氨酶下降，称为“胆酶分离”，提示重型肝炎的肝细胞坏死严重，预后不良。凝血酶原时间百分活度（PTA）的正常值为 80%～100%，PTA＜40%是诊断重型肝炎的重要指标之一。PTA 是判断病情严重程度和预后的主要指标，较转氨酶和胆红素具有更重要的临床意义。

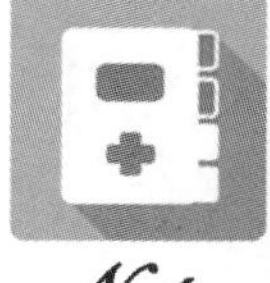

Note

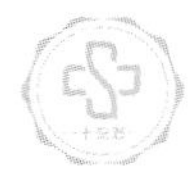

【知识拓展】
见文档 1106

2. 病原学检测

1）甲型病毒性肝炎　检测血清 HAV 抗体及血清 HAV RNA。HAV-IgM 阳性代表近期感染，HAV-IgG 在急性期后期和恢复期出现，属保护性抗体。

2）乙型病毒性肝炎　检查血清中 HBV 标志物，主要是乙肝两对半和 HBV DNA。

3）丙型病毒性肝炎　单项 HCV 抗体阳性多为既往感染。

4）丁型病毒性肝炎　需依赖 HBV 的存在而复制和表达，伴随 HBV 引起肝炎，需同时检测血清中 HDV 抗体和乙肝两对半。

5）戊型病毒性肝炎　由于 HEV 抗原检测困难，且抗体出现较晚，当抗体阴性时不能排除诊断，需反复检测。

3. 影像学检查　主要是 B 型超声检查，必要时可行磁共振成像（MRI）检查，主要观察肝脾大小，有无肝硬化存在，有无腹腔积液及有无肝脏脂肪变性等。

（三）妊娠合并重型肝炎的诊断

妊娠合并病毒性肝炎以乙型、乙型重叠丁型或戊型易发生重型肝炎。出现以下情况时考虑重型肝炎：①血清胆红素>171 μmol/L 或黄疸迅速加深，每日上升>17.1 μmol/L。②消化道症状严重。③凝血功能障碍，全身出血倾向，PTA<40%。④肝脏缩小，出现肝臭气味，肝功能明显异常。⑤肝性脑病。⑥肝肾综合征。妊娠合并重型肝炎的早期主要症状有乏力、食欲缺乏、尿黄、身目黄染、恶心呕吐、腹胀等。一旦出现以上情况，要警惕重型肝炎。若出现以下三点即可临床诊断为重型肝炎：出现乏力、食欲缺乏、恶心呕吐等症状；PTA<40%；血清总胆红素>171 μmol/L。

（四）鉴别诊断

妊娠合并病毒性肝炎应与妊娠期急性脂肪肝、妊娠期高血压疾病引起的肝损害（如溶血、肝酶升高和血小板减少综合征，即 HELLP 综合征）、妊娠期肝内胆汁淤积症、药物性肝损害及妊娠剧吐引起的肝损害等疾病相鉴别。

六、处理

妊娠期病毒性肝炎与非妊娠期的处理原则基本相同。

（一）非重型肝炎

非重型肝炎主要采用护肝、对症及支持疗法。常用护肝药有葡醛内酯、多烯磷脂酰胆碱、腺苷蛋氨酸、还原型谷胱甘肽注射液、丹参注射液、门冬氨酸钾镁等，有助于肝功能恢复。必要时补充白蛋白、新鲜冰冻血浆等血制品。

（二）重型肝炎

1. 护肝治疗　人血白蛋白可促使肝细胞再生，改善低蛋白血症；肝细胞生长因子、胰高血糖素加胰岛素疗法可促进肝细胞再生；选用两种以上护肝药物，以葡醛内脂、多烯磷脂酰胆碱、腺苷蛋氨酸为主。

2. 对症支持疗法　采用新鲜冰冻血浆与冷沉淀改善凝血功能，注意维持水和电解质平衡。必要时可短期使用肾上腺皮质激素。酸化肠道，减少氨的吸收。肝肾综合征、肝性脑病、高血钾症、肺水肿时可考虑血液透析。

3. 防治并发症　妊娠合并重型肝炎患者常出现凝血功能障碍、肝性脑病、肝肾综合征、感染等多种并发症，常需多学科协作，如内科救治无效，可考虑人工肝支持系统或肝脏移植手术。

4. 防治感染　重型肝炎患者易发生胆道、腹腔、肺部等部位的细菌感染，应注意无菌操作、口腔护理、会阴擦洗等护理，预防感染；有计划地逐步升级使用强有力的广谱抗生素，最初

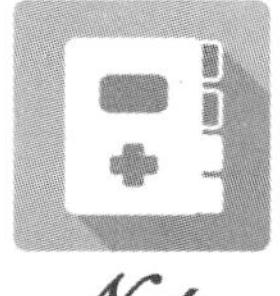
Note

可选用头孢第二、三代抗生素，使用广谱抗生素 2 周以上可经验性使用抗真菌药物；使用丙种球蛋白增强机体抵抗力。

5. 严密监测病情变化 包括肝功能、凝血功能、生化、血常规等指标，尤其注意 PTA、总胆红素、转氨酶、白蛋白、纤维蛋白原、肌酐等指标。监测中心静脉压、每小时尿量、24 h 出入量、水及电解质变化、酸碱平衡、胎儿宫内情况。

（三）产科处理

1. 孕前咨询 感染 HBV 的孕龄女性在妊娠前应行肝功能、血清 HBV DNA 检测以及肝脏 B 型超声检查。最佳的受孕时机为肝功能正常、血清 HBV DNA 低水平、肝脏 B 型超声检查无特殊改变。孕前若有抗病毒指征，首选干扰素。因为干扰素的治疗疗程相对较短，一般在 48 周内，停药半年后可考虑妊娠。口服抗病毒药物需要长时间治疗，最好采用替比夫定、替诺福韦，该类药物可延续至妊娠期使用，且具有较强的抗耐药性。

2. 妊娠期处理 非重型肝炎者经治疗后病情好转，可继续妊娠，若治疗效果不好、肝功能及凝血功能指标继续恶化，应考虑终止妊娠。早期识别，及时转送到人员、设备等条件相对较好的三级医院集中诊治是现阶段妊娠合并重型肝炎救治的重要举措之一。

3. 分娩期处理

1）非重型肝炎 分娩方式以产科指征为主，但病情较严重者或血清胆汁酸明显升高者可考虑行剖宫产。

2）重型肝炎 在短期内多数难以康复，临床上应积极治疗，待病情稳定后选择有利时机，采用剖宫产方式终止妊娠，即凝血功能、白蛋白、胆红素、转氨酶等重要指标改善并稳定 24 h 左右；或在治疗过程中出现胎儿窘迫、胎盘早剥或临产等产科情况。妊娠合并重型肝炎常发生产时产后出血，这是患者病情加重与死亡的主要原因之一。必要时行剖宫产同时可考虑行子宫次全切术。但对部分患者，如病情较轻，并发症少，特别是凝血功能较好、PTA 接近 40%，子宫收缩良好、术中出血不多，探查肝脏无明显缩小者，也可保留子宫。若子宫保留，术中及术后应采取足够措施减少及预防出血。术后注意口腔、手术切口、腹腔引流管、导尿管、中心静脉插管、补液留置管等管道的护理；防治并发症，同时继续抗感染治疗，补充凝血因子、白蛋白、护肝对症支持治疗。

4. 产褥期 产后不哺乳者，回奶不用雌激素，以免损害肝功能，可口服生麦芽或用芒硝外敷乳房。

七、HBV 母婴传播阻断

【知识拓展】

见文档 1107

HBV 母婴传播途径包括宫内传播、产时传播和产后传播。发生宫内感染的机制尚不明确，当血清 HBV DNA 超过 10^6 拷贝/mL 时，容易出现宫内感染，导致产后的免疫阻断失败；产时感染是母婴传播的主要途径，分娩时新生儿通过产道，接触含有 HBV 的母血、阴道分泌物、羊水等导致感染；产后感染可能与新生儿密切接触母亲的唾液和乳汁有关。

妊娠晚期注射乙型肝炎免疫球蛋白（HBIG）能否有效预防宫内感染，目前尚有争议。产后新生儿联合使用乙型肝炎疫苗和 HBIG，可以有效阻断 HBV 母婴传播。对 HBsAg 阳性母亲的新生儿，在出生后 24 h 内尽早（最好在出生后 12 h 内）注射 HBIG，剂量为 100～200 IU，同时在不同部位接种 10 μg 重组酵母或 20 μg 中国仓鼠卵母细胞乙型肝炎疫苗；在 1 个月和 6 个月时分别再次接种第二针和第三针乙型肝炎疫苗，可显著提高阻断母婴传播效果。近年来一般认为，HBsAg 阳性母亲分娩的新生儿经主动、被动联合免疫后，可以进行母乳喂养。HBsAg 阳性母亲所生婴儿在疫苗接种完成后 6 个月检测 HBV 标志物以判断免疫接种是否成功，若婴儿在满 12 月龄后，HBsAg 阳性，通常提示存在感染。

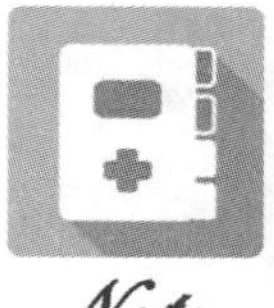

第四节　妊娠合并贫血

案例导入

患者，女，26 岁，G_1P_0，平素月经规律，月经周期 28～31 日，经期 5～6 日，经量中等，既往体健。患者现孕 30 周，近半个月来常可出现头晕、乏力、食欲减退。体格检查：皮肤、口唇黏膜和睑结膜稍苍白。血常规检查：血红蛋白 90 g/L，红细胞 2.6×10^{12}/L，孕妇血清铁 5.5 μmol/L。请问：

1. 该患者目前最可能的临床诊断是什么？常见的病因是什么？
2. 妊娠合并此疾病对母儿有哪些危害？
3. 妊娠期该如何防治此疾病？

【案例导入答案】
见文档 1108

贫血是妊娠期较常见的合并症，对母儿均可造成一定危害。贫血孕妇的抵抗力低下，对分娩、手术和麻醉的耐受能力也差，即使是轻度或中度贫血，孕妇在妊娠和分娩期间的风险也会增加。当孕妇患重度贫血时，经胎盘供氧和营养物质不足以满足胎儿生长所需，容易造成胎儿生长受限、胎儿窘迫、早产或死胎。在妊娠期各种类型贫血中，缺铁性贫血最常见。

一、缺铁性贫血

缺铁性贫血(iron deficiency anemia)为妊娠期最常见的贫血，占妊娠期贫血的 95%。由于胎儿生长发育及妊娠期血容量增加，对铁的需要量增加，尤其在妊娠中晚期，孕妇对铁摄取不足或吸收不良，均可导致贫血。

（一）病因

孕妇缺铁的主要原因是妊娠期铁的需要量增加。妊娠期孕妇需铁 650～750 mg，胎儿生长发育需铁 250～350 mg，故妊娠期需铁约 1000 mg。孕妇每日需铁至少 4 mg，每日饮食中含铁 10～15 mg，吸收利用率仅为 10%，即 1～1.5 mg，妊娠中晚期铁的最大吸收率可达 40%，仍不能满足需求，若不给予铁剂治疗，容易耗尽体内储存铁造成贫血。

（二）诊断

1. 病史　既往有月经过多等慢性失血性疾病病史；有长期偏食、妊娠早期呕吐、胃肠功能紊乱导致的营养不良病史等。

2. 临床表现　轻者无明显症状，或仅有皮肤、口唇黏膜和睑结膜稍苍白；重者可出现头晕、乏力、心悸、气短、食欲缺乏、腹胀、腹泻、皮肤黏膜苍白、皮肤毛发干燥、指甲脆薄以及口腔炎、舌炎等。

3. 实验室检查

1）血常规　外周血涂片检查为小红细胞低血红蛋白性贫血。血红蛋白<110 g/L，红细胞<3.5×10^{12}/L，血细胞比容<0.30，红细胞平均体积(MCV)<80 fL，红细胞平均血红蛋白浓度(MCHC)<32%，白细胞计数及血小板计数均在正常范围。

2）血清铁浓度　正常成年妇女血清铁为 7～27μmol/L，若孕妇血清铁<6.5 μmol/L，可以诊断为缺铁性贫血。

3）骨髓象　红系造血呈轻度或中度增生活跃，以中、晚幼红细胞增生为主，骨髓铁染色可

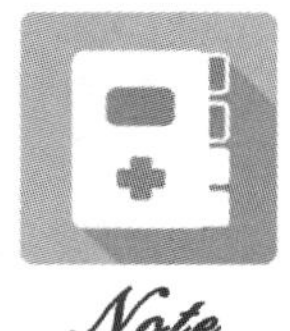

Note

见细胞内外铁均减少，尤以细胞外铁减少明显。

（三）预防

孕前积极治疗月经量过多等失血性疾病，以增加铁的储备。孕期应加强营养，鼓励进食含铁丰富的食物，如猪肝、鸡血、豆类等。在产前检查中，孕妇必须定期检查血常规，尤其在妊娠晚期应增加检查血常规的次数。

（四）治疗

治疗原则是补充铁剂及去除导致缺铁性贫血的原因。

1. 一般性治疗 增加孕期营养和食用含铁丰富的饮食，胃肠道功能紊乱和消化不良者应给予对症处理。

2. 补充铁剂 主要以口服给药。硫酸亚铁 0.3 g 或琥珀酸亚铁 0.1 g，3 次/日，口服。服用铁剂同时口服维生素 C 0.1～0.3 g 促进铁的吸收。也可选用 10%枸橼酸铁铵 10～20 mL，3 次/日，口服。多糖铁复合物的不良反应较少，每次 150 mg，1～2 次/日。对妊娠后期重度缺铁性贫血或因严重胃肠道反应不能口服铁剂者，可用右旋糖酐铁或山梨醇铁，给药途径为深部肌内注射，首次给药应从小剂量开始，第 1 日 50 mg，若无副作用，第 2 日可增至 100 mg，每日 1 次。

3. 输血 当血红蛋白≤60 g/L、接近预产期或短期内需行剖宫产术者，应少量、多次输红细胞悬液或全血，避免加重心脏负担诱发急性左心衰竭。

4. 产时及产后的处理 重度贫血产妇于临产后应配血备用。严密监护产程，防止产程过长，可阴道助产缩短第二产程，但应避免发生产伤。积极预防产后出血，当胎儿前肩娩出后，肌内注射或静脉注射缩宫素 10～20 U。若如无禁忌证，胎盘娩出后可肌内注射或静脉注射麦角新碱 0.2 mg，同时，应用缩宫素 20 U 加于 5%葡萄糖注射液中静脉滴注，至少持续 2 h。出血多时应及时输血。产程中严格执行无菌操作，产时及产后应用广谱抗生素预防感染。

二、巨幼细胞贫血

巨幼细胞贫血（megaloblastic anemia）是叶酸或维生素 B_{12} 缺乏引起 DNA 合成障碍所致的贫血。外周血呈大细胞正血红蛋白性贫血。其发病率国内报道为 0.7%，国外报道为0.5%～2.6%。

（一）病因

叶酸与维生素 B_{12} 均为 DNA 合成过程中的重要辅酶，叶酸和（或）维生素 B_{12} 缺乏可使 DNA 合成障碍，全身多种组织和细胞均可受累，以造血组织最明显，尤其是红细胞系统。由于 DNA 合成障碍，细胞核成熟延缓，核分裂受阻，细胞质中 RNA 大量聚集，RNA 与 DNA 比例失调，使红细胞体积增大，而红细胞核发育处于幼稚状态，形成巨幼细胞。由于巨幼细胞寿命短而发生贫血。妊娠期本病 95%是叶酸缺乏所致，少数孕妇因缺乏维生素 B_{12} 而发病。引起叶酸与维生素 B_{12} 缺乏的原因有以下几种。

1. 来源缺乏或吸收不良 绿叶蔬菜、豆类及动物蛋白摄入不足可引起本病。孕妇患慢性消化道疾病可影响肠道吸收叶酸和维生素 B_{12}。不当的烹饪方法也可损失大量叶酸。

2. 妊娠期需要量增加 正常成年妇女每日需叶酸 50～100 μg，而孕妇每日需叶酸 300～400 μg，多胎孕妇需要量更多，导致妊娠期发病或病情加重。

3. 叶酸排泄增多 由于孕期肾血浆流量增加，叶酸在肾内廓清加速，肾小管再吸收减少，叶酸经尿液排泄增多。

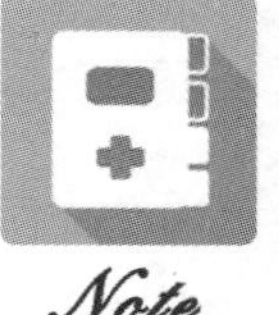

（二）巨幼细胞贫血对母儿的影响

重度巨幼细胞贫血时，贫血性心脏病、妊娠期高血压疾病、胎盘早剥、早产、产褥感染等发病率明显增多。大量研究证实叶酸缺乏可致胎儿神经管缺陷等多种畸形。胎儿生长受限、死胎等的发生率也明显增多。

（三）临床表现与诊断

叶酸和(或)维生素 B_{12} 缺乏的临床症状、骨髓象及血常规改变均相似，但维生素 B_{12} 缺乏常有神经系统症状，而叶酸缺乏无神经系统症状。

1. 贫血 本病起病较急，多发生在妊娠中晚期，多为中重度贫血，多表现为头晕、乏力、心悸、气短、皮肤黏膜苍白等。

2. 消化道症状 食欲缺乏、恶心、呕吐、腹泻、腹胀、厌食、舌炎及舌乳头萎缩等。

3. 周围神经炎症状 手足麻木、针刺、冰冷等感觉异常及行走困难等。

4. 其他 低热、水肿、脾大、表情淡漠者也较常见。

5. 实验室检查

1）外周血象 为大细胞性贫血，血细胞比容降低，红细胞平均体积(MCV)＞100 fL，红细胞平均血红蛋白含量(MCH)＞32 pg，大卵圆形红细胞增多，中性粒细胞分叶过多，粒细胞体积增大，核肿胀，网织红细胞减少，血小板常减少。

2）骨髓象 红细胞系统呈巨幼细胞增生，不同成熟期的巨幼细胞系列占骨髓细胞总数的30%～50%，核染色质疏松，可见核分裂。

3）叶酸及维生素 B_{12} 值 血清叶酸＜6.8 nmol/L、红细胞叶酸＜227 nmol/L 提示叶酸缺乏；血清维生素 B_{12}＜90 pg，提示维生素 B_{12} 缺乏。

（四）防治

(1) 加强孕期营养指导，养成良好饮食习惯，多食新鲜蔬菜、水果、瓜豆类，适量进食肉类、动物肝脏及肾等食物。具有高危因素的孕妇，应从妊娠 3 个月开始，每日口服叶酸 0.5～1 mg，连续服用 8～12 周。

(2) 补充叶酸：一旦确诊，应每日口服叶酸 15 mg，或每日肌内注射叶酸 10～30 mg，直至症状消失、贫血纠正。若检查发现缺铁者，应同时补充铁剂。有神经系统症状者，单独用叶酸有可能加重神经系统症状，应及时补充维生素 B_{12}。

(3) 维生素 B_{12}：100～200 μg 肌内注射，1 次/日，2 周后改为 2 次/周，直至血红蛋白值恢复正常。

(4) 血红蛋白≤60 g/L 时，应少量间断输新鲜血或红细胞悬液。

(5) 分娩时，应避免产程延长，预防产后出血及感染。

三、再生障碍性贫血

再生障碍性贫血(aplastic anemia)，简称再障，是因骨髓造血干细胞数量减少和质的缺陷导致造血障碍，引起外周全血细胞(红细胞、白细胞、血小板)减少为主要表现的一组综合征。国内报道妊娠合并再障占分娩总数 0.3‰～0.8‰。

（一）病因

再障的病因较复杂，半数为原因不明的原发性再障，少数女性在妊娠期发病，分娩后缓解，再次妊娠时复发。目前认为妊娠不是再障的原因，但妊娠可能使原有病情加重。

（二）临床表现

再生障碍性贫血主要表现为进行性贫血、皮肤及内脏出血及反复感染。可分为急性型和慢性型，孕妇以慢性型居多。

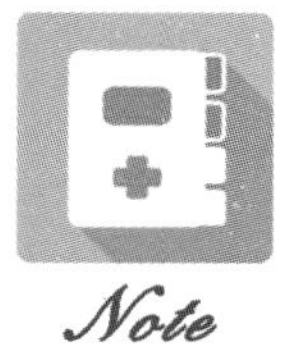

1. 贫血 孕妇血液相对稀释，使贫血加重，易发生贫血性心脏病，甚至造成心力衰竭。

2. 皮肤及内脏出血 由于血小板数量减少和质的异常，以及血管壁脆性及通透性增加，可引起鼻、胃肠道黏膜出血。

3. 感染 由于外周血粒细胞、单核细胞及丙种球蛋白减少，淋巴组织萎缩，使孕妇防御功能低下，易引起感染。分娩后宫腔内胎盘剥离创面易发生感染，甚至引起败血症。

颅内出血、心力衰竭及严重呼吸道、泌尿道感染或败血症常是再障孕产妇的重要死因。此外，再障孕妇易发生妊娠期高血压疾病，使病情进一步加重。

（三）再障对胎儿及新生儿的影响

一般认为，妊娠期血红蛋白>60 g/L 对胎儿影响不大。分娩后能存活的新生儿一般血常规正常，极少发生再障。妊娠期血红蛋白≤60 g/L 对胎儿不利，可导致流产、早产、胎儿生长受限、死胎及死产。

（四）诊断

贫血呈正细胞型、全血细胞减少。骨髓象见多部位增生减低或严重减低，有核细胞甚少，幼粒细胞、幼红细胞、巨核细胞均减少，淋巴细胞相对增高。

（五）处理

应由产科医师及血液科医生共同管理，主要以支持疗法为主。

1. 妊娠期

1）治疗性人工流产 在病情未缓解之前应严格避孕。若已妊娠，在妊娠早期应做好输血准备的同时行人工流产。至妊娠中晚期，因终止妊娠有较大危险，应加强支持治疗，在严密监护下继续妊娠直至足月分娩。

2）支持疗法 注意休息，加强营养，间断吸氧，少量、间断、多次输新鲜血液，提高全血细胞，使血红蛋白>60 g/L。或间断输白细胞、血小板及红细胞悬液。

3）出现明显出血倾向 给予肾上腺皮质激素治疗，如泼尼松 10 mg，3 次/日，口服，但由于皮质激素抑制免疫功能，容易导致感染，因此不宜长时间使用。也可使用羟甲烯龙 5 mg，2 次/日，口服，可刺激红细胞生成。

4）预防感染 选用对胎儿无影响的广谱抗生素。

2. 分娩期 应尽量经阴道分娩，缩短第二产程，防止第二产程用力过度，导致脑等重要脏器出血或胎儿颅内出血。必要时可适当助产，但要防止发生产伤。产后仔细检查软产道，及时缝合伤口，防止发生产道血肿。有产科手术指征者，行剖宫产术时一并切除子宫，以免引起产后出血及产褥感染。

3. 产褥期 继续支持疗法，应用宫缩剂加强宫缩，预防产后出血，应用广谱抗生素预防感染。

第五节 妊娠合并性传播疾病

一、梅毒

梅毒是由苍白密螺旋体引起的慢性全身性传播疾病。根据其传播途径不同分为后天梅毒与先天梅毒。本病早期损害皮肤黏膜，晚期侵犯心血管、神经系统等重要器官，产生各种严重症状及体征，造成劳力丧失或死亡。

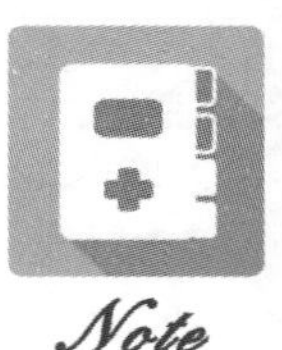

（一）传播途径

95%的患者是通过性接触直接感染，未经治疗的患者再感染后1年内传染性最强，病期超过4年者传染性消失，但仍可通过妊娠期胎盘或分娩时通过软产道感染胎儿，引起先天梅毒。少数可能经接触污染衣物或通过输入带有传染性梅毒患者的血液而感染。

（二）对胎儿及婴幼儿的影响

患梅毒的孕妇能通过胎盘将螺旋体传给胎儿引起晚期流产、早产、死产或分娩先天梅毒儿。若娩出先天梅毒儿幸存，早期主要表现为皮肤大疱、皮疹、鼻炎及鼻塞、肝脾肿大、淋巴结肿大；晚期先天梅毒症状多出现在2岁以后，表现为楔状齿、鞍鼻、间质性角膜炎、骨膜炎、神经性耳聋等。其病死率及致残率显著增高。

（三）临床表现与诊断

1. 临床表现 早期主要表现为硬下疳、硬化性淋巴结炎、全身皮肤黏膜损害，如梅毒疹、扁平湿疣、脱发，以及口、舌、咽喉或生殖器黏膜红斑、水肿等，晚期主要表现为永久性皮肤黏膜损害，并可侵犯心血管、神经系统等多种组织器官而危及生命。

2. 诊断 除病史和临床表现外，主要根据实验室检查：①病原体检查：取早期病损处分泌物涂片，用暗视野显微镜检查或直接荧光抗体检查梅毒螺旋体确诊。②血清学检查：采用非梅毒螺旋体抗原血清试验，主要包括快速血浆反应素实验（RPR）和性病研究实验室玻片试验（RPRL）等，可行定性和定量检测。

（四）治疗

原则：早期确诊，及时治疗，用药足量，疗程规范。治疗期间禁止性生活，性伴侣也同时治疗。

根据梅毒分期采用相应的青霉素治疗方案，必要时增加疗程。首选青霉素疗法。

1. 孕妇早期梅毒 包括一、二期及病程1年以内的潜伏梅毒。苄星青霉素240万U，两侧臀部肌内注射，每周1次，连续2次。

2. 孕妇晚期梅毒 包括三期及晚期潜伏梅毒。苄星青霉素240万U，两侧臀部肌内注射，每周1次，连续3次。

3. 神经梅毒 青霉素G 300万～400万U，静脉注射，每4 h 1次，连用10～14日。

若青霉素过敏，首选脱敏或脱敏后青霉素治疗。红霉素和阿奇霉素对孕妇和胎儿感染疗效差，不推荐使用。四环素和多西环素禁用于孕妇。

4. 先天梅毒 ①脑脊液VDRL阳性者：普鲁卡因青霉素5万U/(kg·d)，肌内注射，连续10～15日。②脑脊液正常者：苄星青霉素5万U/(kg·d)，一次肌内注射。

（五）随访

患者经充分治疗后，多数一期梅毒在1年内，二期梅毒在2年内血清学试验转阴，少数为血清学固定。因此，应随访2～3年。第1年每3个月随访1次，以后每半年随访1次，包括临床表现及非梅毒螺旋体试验。

二、获得性免疫缺陷综合征

获得性免疫缺陷综合征（AIDS），又称艾滋病，是由人免疫缺陷病毒（HIV）引起的一种性传播疾病（STD）。HIV引起T细胞损害，导致持续性免疫缺陷，多个器官出现机会性感染及罕见恶性肿瘤，最终导致死亡，是主要致死性传染病之一。HIV属反转录RNA病毒，分为HIV-1型和HIV-2型，HIV-1型引起世界流行，HIV-2型主要在非洲西部局部流行。

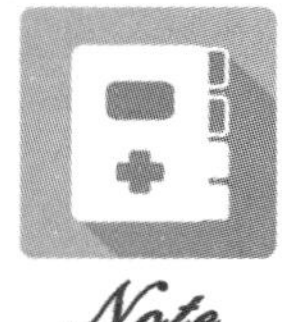

(一)传播途径

HIV 存在于感染者血液、精液、阴道分泌物、泪液、尿液、乳汁、脑脊液中，艾滋病患者及 HIV 携带者均有传染性，主要经性接触传播，其次为血液传播，如吸毒者、接受 HIV 感染的血液或血制品、接触 HIV 感染者血液或黏液等。

孕妇感染 HIV 可通过胎盘传染给胎儿，或分娩时经软产道感染，其中母婴传播 20%发生在妊娠 36 周前，50%发生在分娩前几日，30%在产时传染给胎儿。出生后也可经母乳喂养感染新生儿。

(二)临床表现

1. 无临床症状 HIV 感染 无任何临床表现，HIV 抗体阳性，CD4 淋巴细胞总数正常，CD4/CD8 值>1，血清 p24 抗原阴性应为无临床症状 HIV 感染。

2. 有临床症状 HIV 感染 表现发热、体重下降，全身浅表淋巴结肿大，常合并各种条件性感染(如口腔念珠菌感染、卡氏肺囊虫肺炎、巨细胞病毒感染、疱疹病毒感染、弓形虫感染、隐球菌脑膜炎及活动性肺结核等)和肿瘤(如淋巴瘤、卡波西肉瘤等)。

(三)诊断

艾滋病可根据病史、临床表现和实验室检查诊断。

实验室检查：抗 HIV 抗体阳性，CD4 淋巴细胞总数<200/mm^3，或 200～500/mm^3；CD4/CD8 值<1；血清 p24 抗原阳性；外周血白细胞计数及血红蛋白含量下降；β_2 微球蛋白水平增高，合并机会性感染病原学或肿瘤病理依据均可协助诊断。

(四)治疗

本病目前尚无治愈方法，主要采取抗病毒药物治疗和一般支持对症处理。HIV 感染的孕产妇若在产前、产时或产后正确应用抗病毒药物治疗，其新生儿 HIV 感染率有可能显著下降(<8%)。

1. 抗病毒药物 妊娠期应用核苷类反转录酶抑制剂齐多夫定(ZDV)可降低 HIV 的母婴传播率。用法：500 mg/d 口服，从妊娠 14～34 周直至分娩。临产后首次 2 mg/kg 静脉注射后 1 mg/(kg·h)持续静脉滴注直至分娩。产后 8～12 h 开始，应用齐多夫定 2 mg/kg，每 6 h 1 次，至产后 6 周。

2. 其他免疫调节药 α 干扰素、IL-2 等也可应用。

3. 对症支持治疗 加强营养，治疗机会性感染及恶性肿瘤。

4. 产科处理 尽可能缩短破膜到分娩的时间；尽量避免采用使胎儿暴露于血液和体液危险增加的操作，如会阴侧切术、人工破膜、胎头吸引器或产钳助产术、宫内胎儿头皮血检测等；建议在妊娠 38 周时选择性剖宫产以降低 HIV 母婴传播。不推荐 HIV 感染者母乳喂养。对于产后出血建议用缩宫素和和前列腺素类药物，不主张用麦角生物碱类药物，因其可与反转录酶抑制剂和蛋白酶抑制剂协同促进血管收缩。

(五)预防

AIDS 无治愈方法，重在预防。①利用各种形式进行宣传教育，了解 HIV/AIDS 危害性及传播途径。②取缔吸毒。③对 HIV 感染的高危人群进行 HIV 抗体检测；对 HIV 阳性者进行教育及随访，防止继续播散，有条件应对其性伴侣检测抗 HIV 抗体。④献血人员献血前检测抗 HIV 抗体。⑤防止医源性感染。⑥广泛宣传阴茎套的预防 AIDS 传播作用。⑦及时治疗 HIV 感染的孕产妇。

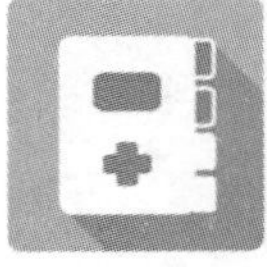
Note

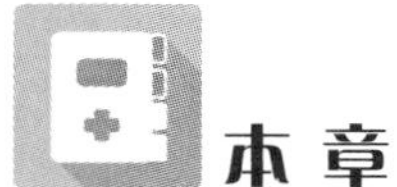

本章小结

妊娠合并症	学习要点
职业素质	医德医风，沟通能力，人文关怀
概念	糖尿病合并妊娠，妊娠期糖尿病，围产期心肌病、病毒性肝炎、缺铁性贫血、巨幼细胞贫血、再生障碍性贫血
妊娠合并心脏病	妊娠、分娩对心脏病的影响，妊娠合并心脏病的种类、诊断及防治
妊娠合并糖尿病	糖尿病与对妊娠间的相互影响、临床表现、诊断、处理
妊娠合并病毒性肝炎	妊娠对病毒性肝炎的影响，病毒性肝炎对母儿的影响、诊断、处理
妊娠合并贫血	妊娠合并贫血的分类、病因、诊断及防治
妊娠合并性传播疾病	定义
妊娠合并梅毒	诊断及其处理
妊娠合并 AIDS	诊断及其处理

(叶　芬　王雪莉)

【目标检测】
见文档 1109

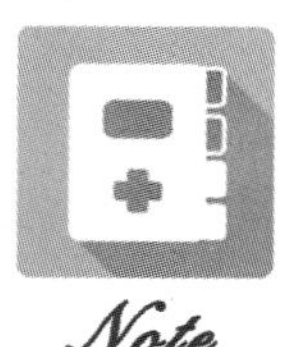

Note

第十二章　异常分娩

学习目标

1. 掌握：宫缩乏力的临床表现、诊断及处理；骨盆狭窄的诊断及处理。
2. 熟悉：宫缩过强的诊断及处理原则，胎位异常的诊断、分娩机制及处理。
3. 了解：子宫收缩乏力的病因及对母儿的影响，软产道异常的类型及处理。

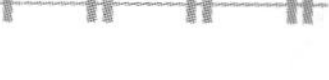

扫码看 PPT

【案例导入答案】

见文档 1201

案例导入

初产妇，23 岁，G_2P_0，孕 40 周临产。早晨 10:00 查宫口开大 4 cm，宫缩持续 30 s，间歇 5～6 min；14:30 查宫口开大仍为 4 cm，宫缩持续 25～30 s，间歇 6～7 min，胎膜未破，胎位 LOA，胎先露固定，骨盆、胎心均正常。请问：

1. 初步诊断为什么？主要诊断依据是什么？
2. 请写出处理原则。

影响分娩的因素是产力、产道、胎儿及精神心理因素。任何一个或一个以上的因素异常且各因素之间不能相互适应而使分娩进展受阻称为异常分娩或难产。顺产处理不当可造成难产，给母儿造成严重的危害；难产处理得当，也可转为顺产，使母儿转危为安。

第一节　产力异常

产力异常主要是指子宫收缩力异常，即在分娩过程中子宫收缩的节律性、对称性及极性不正常或强度、频率有改变。子宫收缩力异常临床上分为子宫收缩乏力和子宫收缩过强两类，每类又分为协调性和不协调性两种，以协调性宫缩乏力多见（图 12-1）。

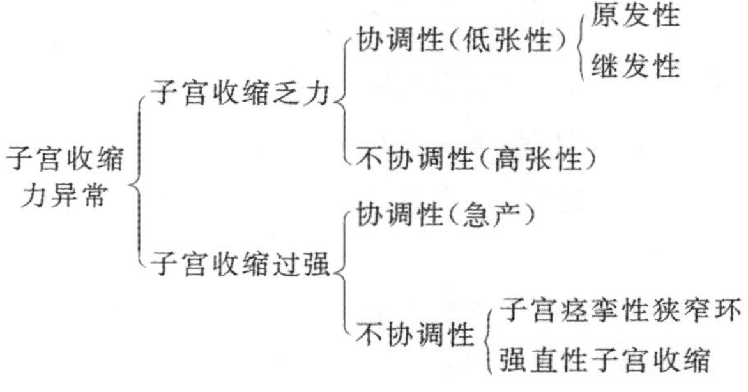

图 12-1　子宫收缩力异常的分类

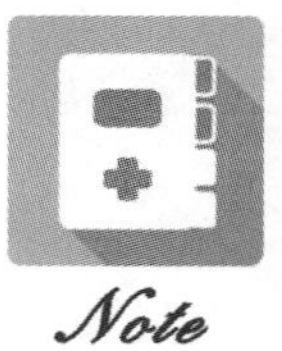

一、子宫收缩乏力

（一）原因

1. 头盆不称或胎位异常 胎先露下降受阻，不能紧贴子宫下段及宫颈内口，因而不能引起反射性子宫收缩，导致子宫收缩乏力。

2. 子宫因素 多胎妊娠、巨大胎儿、羊水过多等使子宫肌纤维过度伸展、多次妊娠、分娩使肌纤维变性、子宫发育不良、子宫畸形（如双角子宫等）、子宫肌瘤等，均可引起宫缩乏力。

3. 精神因素 产妇睡眠少、膀胱充盈、恐惧、精神过度紧张，可导致子宫收缩乏力，尤其是高龄初产妇，对分娩产生强烈的恐惧感，极易引起宫缩乏力。

4. 内分泌失调 临产后产妇体内雌激素、缩宫素、前列腺素减少，可使子宫肌的敏感性降低，导致收缩力减弱。

5. 药物影响 临产后过多应用镇静剂、麻醉药如苯巴比妥、硫酸镁、吗啡、哌替啶等，可抑制宫缩。

（二）临床表现和诊断

1. 协调性宫缩乏力 多属于继发性宫缩乏力，特点：①子宫收缩具有正常的节律性、对称性和极性，但收缩力弱，持续时间短，间歇期长且不规律，宫缩<2 次/10 分。②当宫缩高峰时，宫体隆起不明显，手指按压宫底部肌壁不坚硬且有凹陷，又称低张性宫缩乏力。协调性宫缩乏力常见于中骨盆及骨盆出口平面狭窄、胎头位置异常等，对胎儿影响不大。

2. 不协调性宫缩乏力 多属于原发性宫缩乏力，特点：①子宫收缩失去正常的节律性、对称性和极性，兴奋点可来自子宫的一处或多处，甚至极性倒置，节律不协调，宫缩时子宫底部弱而下段强。宫缩间歇期子宫壁不完全松弛，子宫肌纤维处于持续性紧张状态，子宫壁张力较正常高，故又称高张性宫缩乏力。不协调性宫缩乏力常见于头盆不称和胎位异常。②产妇自觉下腹部持续疼痛，拒按，烦躁不安，甚至出现脱水、电解质紊乱、肠胀气、尿潴留；可因胎盘循环障碍，出现胎儿宫内窘迫。③产科检查：下腹部有压痛，胎位触不清，胎心异常甚至消失，宫口扩张缓慢或停滞，胎先露下降延缓或停滞，此种宫缩为无效宫缩。

3. 产程异常 宫缩乏力可使产程延长或停滞导致产程异常。有以下几种表现。

（1）潜伏期延长：从临产规律宫缩开始至活跃期起点（4～6 cm）称为潜伏期。初产妇超过 20 h、经产妇超过 14 h 称为潜伏期延长。

（2）活跃期异常：包括活跃期延长和活跃期停滞。

①活跃期延长：从活跃期起点（4～6 cm）至宫颈口开全称为活跃期。活跃期宫颈口扩张速度<0.5cm/h 称为活跃期延长。

②活跃期停滞：当破膜且宫颈口扩张≥6 cm 后，若宫缩正常，宫颈口停止扩张≥4 h；若宫缩欠佳，宫颈口停止扩张≥6 h 称为活跃期停滞。

（3）第二产程异常：包括胎头下降延缓、胎头下降停滞和第二产程延长。

①胎头下降延缓：第二产程初产妇胎头先露下降速度<1 cm/h，经产妇<2 cm/h，称为胎头下降延缓。

②胎头下降停滞：第二产程胎头先露停留在原处不下降超过 1 h，称为胎头下降停滞。

③第二产程延长：初产妇超过 3 h、经产妇超过 2 h（硬膜外麻醉镇痛分娩时，初产妇超过 4 h、经产妇超过 3 h），产程无进展（胎头下降和旋转），称为第二产程延长。

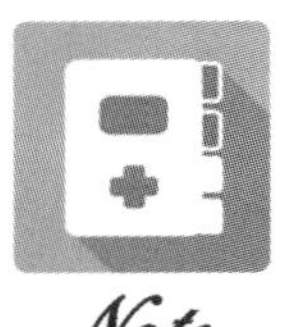

（三）对母儿的影响

1. 对产妇的影响 ①宫缩乏力易引起产程延长，产妇体力消耗容易导致疲乏、肠胀气、尿潴留，严重时可引起脱水、酸中毒、低钾血症等。②产程延长使阴道检查次数及手术产概率增加，从而增加产后感染的机会。③第二产程延长膀胱受压，易导致组织缺血、水肿、坏死，形成尿瘘。④容易引起产后大出血。

2. 对胎儿的影响 ①协调性宫缩乏力手术产率高，新生儿产伤率增多。②不协调性宫缩乏力因子宫壁持续处于紧张状态，易发生胎儿窘迫，甚至胎死宫内。

（四）处理

1. 协调性宫缩乏力 首先查找原因，若发现头盆不称或胎位异常，估计不能经阴道分娩者应及时行剖宫产术；估计能经阴道分娩者，应采取措施加强宫缩。

1）第一产程

（1）一般处理：消除紧张情绪，鼓励进食，不能进食者用10%葡萄糖溶液 500 mL 加维生素 C 2.0 g 静脉滴注；及时纠正酸中毒及电解质紊乱；不能自行排尿者必要时可行导尿术，同时针刺合谷、三阴交、太冲等穴位。过度疲劳时，可给予哌替啶 100 mg 肌内注射，经休息后全身情况改善，宫缩多可恢复正常。

（2）加强宫缩：①经以上处理无效，行人工破膜：宫口扩张≥3 cm、无头盆不称、胎头已衔接者。破膜后，可反射性引起子宫收缩加强，加速产程进展。破膜时必须检查有无脐带先露，了解羊水的性状，判断胎儿宫内情况。破膜应在宫缩间歇时进行。②地西泮静脉推注：适用于宫口扩张缓慢、有宫颈水肿者，地西泮能使宫颈平滑肌松弛，软化宫颈，促进宫口扩张。常用剂量为 10 mg，静脉推注，间隔 4～6 h 可重复应用，与缩宫素联合应用效果更佳。③缩宫素静脉滴注：适用于协调性宫缩乏力、宫口扩张 3 cm、胎心良好、胎位正常、头盆相称者。将缩宫素 2.5 U加于 5%葡萄糖溶液 500 mL 内，从 4～5 滴/分开始，根据宫缩强弱进行调整，通常不超过60 滴/分，直至宫缩持续 40～60 s，间歇 2～3 min。不敏感者，可酌情增加缩宫素的剂量，最高浓度不超过 1%。滴注过程中应有专人守护，严密观察宫缩、胎心率及血压情况。若 10 min 内宫缩超过 5 次，宫缩持续 1 min 以上或胎心率有变化，应立即停滴缩宫素。发现血压升高，应减慢滴注速度，以免引起子宫破裂或胎儿窘迫。切忌在胎儿娩出之前大量使用缩宫素。

经上述处理，若产程仍无进展或出现胎儿窘迫征象时，应及时行剖宫产术。

2）第二产程 若无头盆不称也应给予缩宫素静脉滴注加快产程进展；若胎头双顶径已通过坐骨棘平面，等待自然分娩或行会阴切开产钳术助产；若胎头双顶径位于坐骨棘以上或出现胎儿窘迫征象，应行剖宫产术。

3）第三产程 为预防产后出血，当胎儿前肩娩出时，静脉推注缩宫素 10 U，并同时给予缩宫素 10～20 U 静脉滴注，使宫缩增强。产程长，破膜时间久，肛门检查或阴道检查次数过多，应使用抗生素预防感染。

2. 不协调性宫缩乏力 处理原则是调节宫缩，使其恢复为协调性宫缩。给予哌替啶 100 mg、吗啡 10～15 mg 肌内注射或地西泮 10 mg 静脉推注，使产妇充分休息后多能恢复协调性宫缩。宫缩未转为协调之前禁用宫缩剂。经上述处理，不协调性宫缩乏力未能得到纠正，或出现胎儿窘迫征象，或伴头盆不称，均应行剖宫产术。

（五）预防

（1）加强产前教育，使孕妇正确认识分娩，便于消除其紧张恐惧心理。

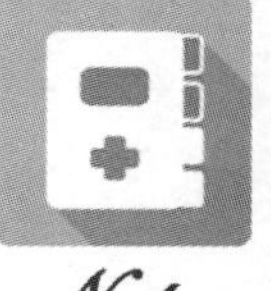
Note

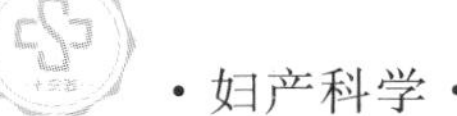

(2) 临产前后鼓励多进食,必要时静脉补充营养。

(3) 加强产时监护,避免过多使用镇静药物,及时发现和处理头盆不称及胎位异常。

(4) 目前国内外均设置康乐待产室和家庭化病房,让爱人及家属陪伴,可预防精神紧张所致的宫缩乏力。

二、子宫收缩过强

(一) 协调性子宫收缩过强

1. 临床表现及诊断 宫缩的节律性、对称性和极性均正常,仅收缩力过强、过频(10 min 内有 5 次以上宫缩),宫口扩张速度≥5 cm/h(初产妇)或≥10 cm/h(经产妇),若产道无梗阻,宫口迅速开全,胎先露迅速下降,在短时间内结束分娩。总产程<3 h 者称急产,经产妇多见。若产道有梗阻(如有骨盆狭窄、头盆不称、胎位异常等),可出现子宫病理性缩复环甚至导致子宫破裂。

2. 对母儿的影响 ①对产妇的影响:易导致软产道裂伤、子宫破裂、产褥感染、胎盘滞留和产后出血;②对胎儿、新生儿的影响:可引起胎儿窘迫、新生儿窒息甚至死亡,还易引起新生儿颅内出血、新生儿坠地外伤,新生儿感染机会增加。

3. 处理 ①有急产史的孕妇,应在预产期前 1～2 周应提前住院待产;②临产后不应灌肠;③提前做好接产及抢救窒息新生儿的准备;④胎儿娩出时,嘱产妇勿向下屏气用力,同时行会阴侧切;⑤产后仔细检查软产道,有撕裂应及时缝合;⑥未消毒接产者给予抗生素预防感染;⑦必要时给新生儿注射破伤风抗毒素 1500 U 和抗生素预防感染,新生儿肌内注射维生素 K_1 10 mg预防颅内出血;⑧出现病理性缩复环者,应立即抑制子宫收缩,并尽快行剖宫产结束分娩。

(二) 不协调性子宫收缩过强

子宫收缩失去正常的特点,表现为强直性子宫收缩与子宫痉挛性狭窄环。

1. 强直性子宫收缩

1) 临床表现及诊断 ①几乎由缩宫素使用不当、分娩受阻等外界因素造成。②子宫肌全部出现强直性痉挛性收缩,宫缩间歇期短或无间歇。③产妇烦躁不安,持续性腹痛,拒按。④胎位触不清,胎心听不清。⑤可出现病理性缩复环、血尿等先兆子宫破裂征象。

2) 处理 ①及时给予宫缩抑制剂抑制子宫收缩,如 25%硫酸镁 20 mL 加于 5%葡萄糖溶液 20 mL 内缓慢静脉推注(不少于 5 min),或肾上腺素 1 mg 加于 5%葡萄糖溶液 250 mL 内静脉滴注。②若异常宫缩不能缓解,或有梗阻性难产因素、出现病理性缩复环、胎儿窘迫,应行剖宫产术。

2. 子宫痉挛性狭窄环(图 12-2)

1) 临床表现及诊断 可因产妇精神过度紧张、缩宫素使用不当、阴道和子宫腔内操作不当而引起。子宫壁局部肌肉呈痉挛性不协调性收缩形成的环状狭窄,持续不放松,称为子宫痉挛性狭窄环。子宫痉挛性狭窄环多发生在宫颈外口或胎体较细部位,如胎颈、胎腰等处。产妇持续性腹痛,烦躁不安,宫颈扩张缓慢,胎先露部下降停滞,胎心不规则。阴道检查在宫腔内可触及不随宫缩上升的较硬而无弹性的狭窄环,此环不随宫缩而上升。若发生在第三产程,可引起胎盘滞留。

2) 处理 ①应立即消除诱因,如停用缩宫素、停止手术操作等。②若无胎儿窘迫征象,可给予镇静剂如哌替啶 100 mg、吗啡 10 mg 肌内注射,也可给 25%硫酸镁 20 mL 加于 5%葡萄

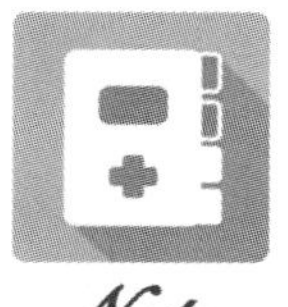

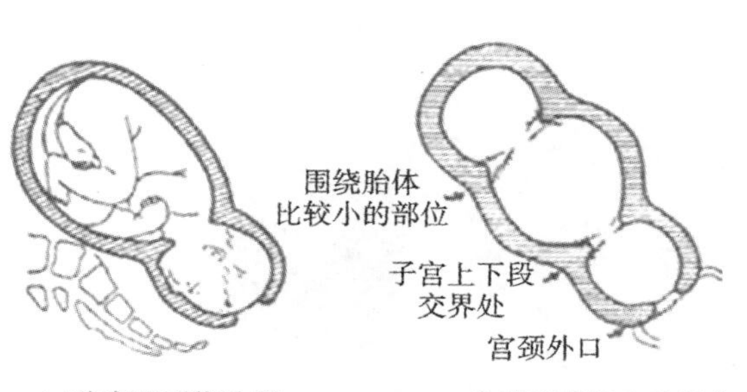

(a)狭窄环围绕胎颈 (b)狭窄环易发生的部位

图 12-2 子宫痉挛性狭窄环

糖注射液 20 mL 内缓慢静注或沙丁胺醇 4.8 mg 口服，待狭窄环自然消失。③若狭窄环不能松解，宫口未开全，先露位置较高或出现胎儿窘迫，应立即行剖宫产术。④若胎死宫内，宫口已开全，可行乙醚麻醉经阴道分娩。

第二节 产道异常

案例导入

张女士，36 岁，G_1P_0，妊娠 41 周，于 13:00 出现宫缩，18:00 入院，检查：体温 36.5 ℃、脉搏 88 次/分、呼吸 20 次/分、血压 120/70 mmHg；产科检查：宫底高度 34 cm，腹围 98 cm，胎心率 136 次/分，髂棘间径 24 cm，髂嵴间径 25 cm，骶耻外径 17 cm，对角径 10.5 cm，坐骨棘间径 10 cm，坐骨结节间径 9 cm，胎位 ROA，胎先露高浮。B 型超声检查：胎头双顶径 9.6 cm，胎心率 134 次/分。请问：

1. 该产妇存在哪些异常情况？
2. 制订处理方案。

【案例导入答案】见文档 1202

产道异常包括骨产道异常和软产道异常，临床上以骨产道异常多见，产道异常可使胎儿娩出受阻。

一、骨产道异常

骨盆径线过短或形态异常，致使骨盆腔小于胎先露部可通过的限度，阻碍胎先露部下降，影响产程顺利进展，称为狭窄骨盆。狭窄骨盆可以为一个径线过短或多个径线过短，也可以为一个平面狭窄或多个平面同时狭窄。当一个径线狭窄时，要观察同一个平面其他径线的大小，再结合整个骨盆腔大小与形态进行综合分析，作出正确判断。

（一）狭窄骨盆的分类

1. 骨盆入口平面狭窄 常见于扁平型骨盆，以骨盆入口平面前后径狭窄为主。根据骨盆入口平面狭窄程度，分为 3 级：Ⅰ级为临界性狭窄，对角径 11.5 cm(入口前后径 10 cm)，多数可以经阴道分娩；Ⅱ级为相对性狭窄，对角径 10～11 cm(入口前后径 8.5～9.5 cm)，经阴道分娩难度明显增加；Ⅲ级为绝对性狭窄，对角径≤9.5 cm(入口前后径≤8 cm)，必须以剖宫产结束分娩。根据形态变异将扁平骨盆分为两种。

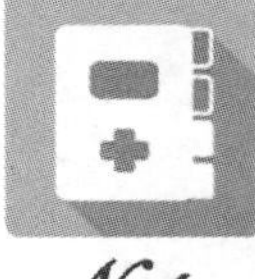

Note

1）单纯扁平骨盆　骨盆入口呈横扁圆形，骶岬向前下突出，使骨盆入口前后径缩短而横径正常（图 12-3）。

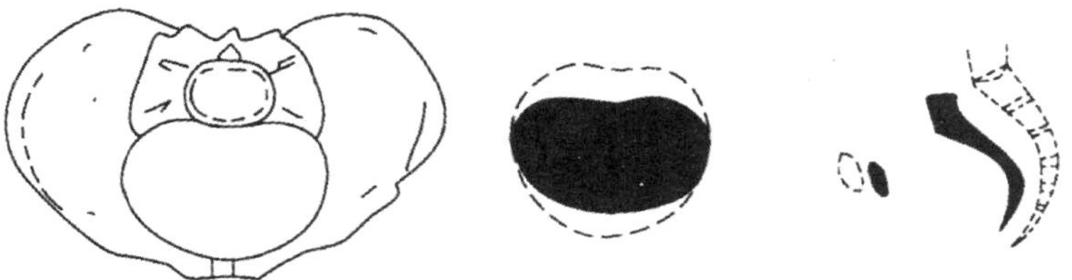

图 12-3　扁平骨盆

2）佝偻病性扁平骨盆　童年患佝偻病致骨骼软化使骨盆变形。骨盆入口呈横的肾形，骶岬被压向前，骨盆入口前后径明显缩短，失去骶骨的正常弯度，变直向后翘。尾骨呈钩状突向骨盆出口平面。髂骨外展，髂棘间径等于或大于髂嵴间径，耻骨弓角度增大，骨盆出口横径变宽（图 12-4）。

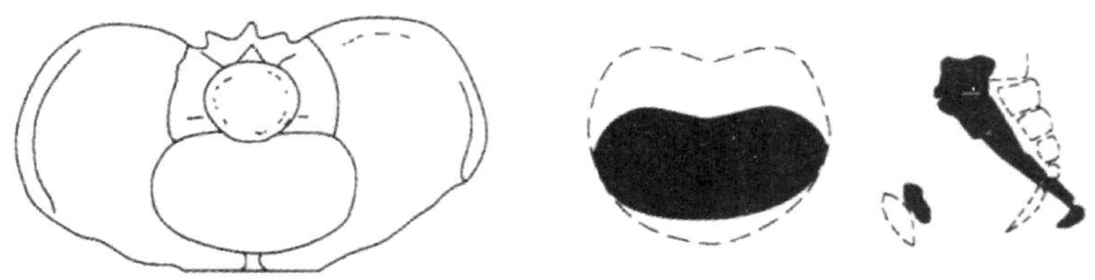

图 12-4　佝偻病性扁平骨盆

2. 中骨盆平面狭窄　以坐骨棘间径及中骨盆后矢状径狭窄为主。根据中骨盆平面狭窄程度，分为 3 级：Ⅰ级为临界性狭窄，坐骨棘间径 10 cm，坐骨棘间径加中骨盆后矢状径 13.5 cm；Ⅱ级为相对性狭窄，坐骨棘间径 8.5～9.5 cm，坐骨棘间径加中骨盆后矢状径 12～13 cm；Ⅲ级为绝对性狭窄，坐骨棘间径≤8 cm，坐骨棘间径加中骨盆后矢状径≤11.5 cm。

3. 骨盆出口平面狭窄　常与中骨盆平面狭窄相伴行，主要见于男型骨盆，以坐骨结节间径及骨盆出口后矢状径狭窄为主。骨盆出口平面狭窄分 3 级：Ⅰ级为临界性狭窄，坐骨结节间径 7.5 cm，坐骨结节间径加出口后矢状径 15 cm；Ⅱ级为相对性狭窄，坐骨结节间径 6～7 cm，坐骨结节间径加出口后矢状径 12～14 cm，；Ⅲ级为绝对性狭窄，坐骨结节间径≤5.5 cm，坐骨结节间径加出口后矢状径≤11 cm。

中骨盆平面狭窄和骨盆出口平面狭窄常见的有以下两种类型。

1）漏斗骨盆　常见于男性骨盆。骨盆入口各径线值正常，由于骨盆侧壁内收及骶骨平直使坐骨切迹小于 2 横指、耻骨弓角度＜90°，坐骨结节间径加出口后矢状径＜15 cm，状似漏斗得名（图 12-5）。临产后先露入盆不困难，但胎头下降至中骨盆和出口平面时，常不能顺利转为枕前位，形成持续性枕后位或枕横位。

2）横径狭窄骨盆　与类人猿型骨盆类似。骨盆各平面横径均缩短，入口平面呈纵椭圆形（图 12-6）。中骨盆及骨盆出口平面横径狭窄导致胎头下降至中骨盆或出口时，常形成持续性枕后位或枕横位。

4. 骨盆三个平面狭窄　骨盆外形属正常女型骨盆，但骨盆入口、中骨盆及骨盆出口平面均狭窄，每个平面径线均小于正常值 2 cm 或更多，称为均小骨盆（图 12-7），多见于身材矮小、体型匀称的妇女。

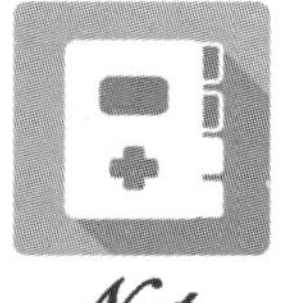

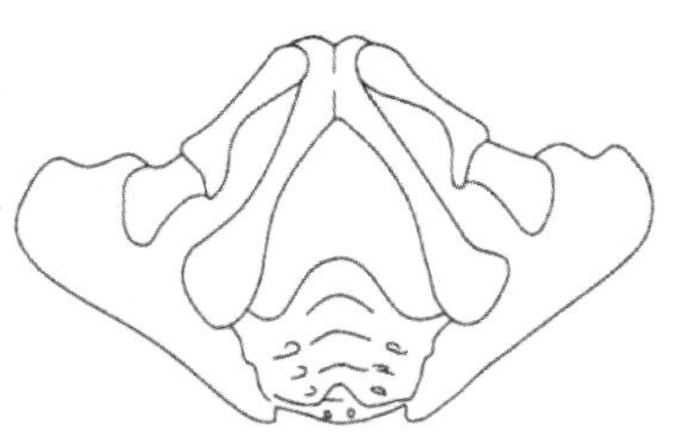

图 12-5　漏斗骨盆

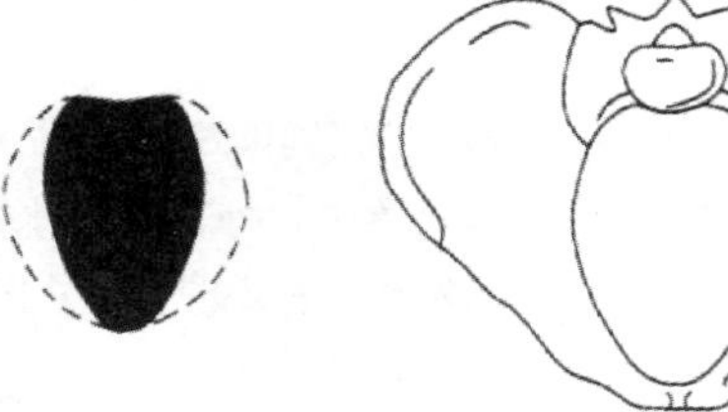

图 12-6　横径狭窄骨盆

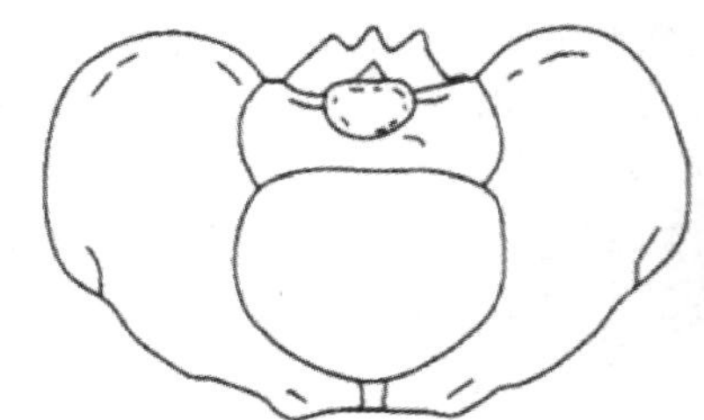

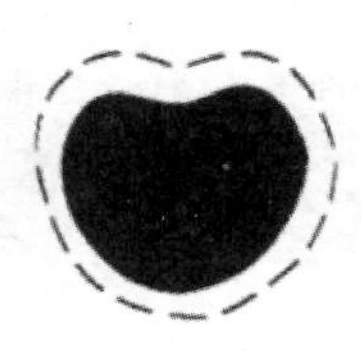

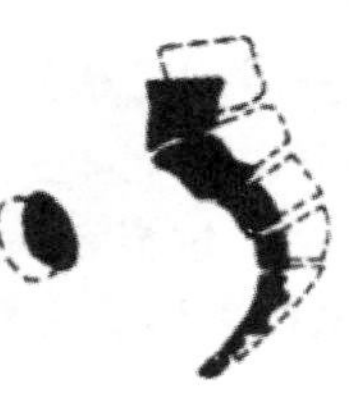

图 12-7　均小骨盆

5. 畸形骨盆　骨盆丧失正常形态及对称性所致的狭窄，包括跛行及脊柱侧突所致的偏斜骨盆及骨盆骨折所致的畸形骨盆。偏斜骨盆的特征是骨盆两侧斜径或两侧直径之差小于 1 cm（图 12-8）。一侧髂前上棘与对侧髂后上棘之间的径线为一侧骨盆的斜径，同侧髂前上棘与髂后上棘之间的径线为一侧骨盆的直径。骨盆骨折常见于尾骨骨折使尾骨尖前翘或骶尾关节融合使骨盆出口前后径缩短，致骨盆出口平面狭窄影响分娩。

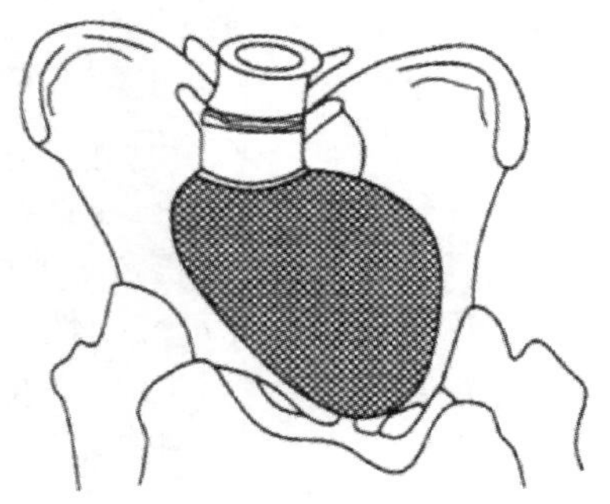

图 12-8　偏斜骨盆

（二）狭窄骨盆的诊断

在分娩过程中，骨盆是个不变因素。在估计分娩难易时，骨盆是首先考虑的一个重要因素。在妊娠期间应评估骨盆有无异常，有无头盆不称，及早做出诊断，以决定适当的分娩方式。

1. 病史　询问孕妇既往是否患佝偻病、脊柱和髋关节结核、脊髓灰质炎及骨外伤等，经产妇更应详细询问既往分娩史，如有无难产及其原因等。

2. 狭窄骨盆的临床表现

1）骨盆入口平面狭窄的临床表现

（1）胎先露及胎位异常：初产妇多呈尖腹，经产妇呈悬垂腹。狭窄骨盆孕产妇臀先露、肩先露等异常胎位发生率明显高于正常骨盆者，约为后者的 3 倍以上。即使是头先露，常见初产妇已临产，胎头迟迟不入盆。检查胎头跨耻征阳性；产程早期胎头常呈不均倾位或仰伸位入盆。

（2）产程进展异常：因骨盆入口平面狭窄而致相对头盆不称时，常见潜伏期及活跃期早期产程延长。经充分试产，一旦胎头衔接则后期产程进展相对顺利。绝对性头盆不称时，常导致宫缩乏力及产程停滞。

（3）其他：胎膜早破及脐带脱垂等分娩期发病率增高。偶有狭窄骨盆伴有宫缩过强者，出现病理性缩复环、肉眼血尿等先兆子宫破裂征象。若未及时处理则可发生子宫破裂。

2）中骨盆平面狭窄的临床表现

（1）胎位异常：易枕后位衔接。

（2）产程进展异常：胎头下降达到中骨盆时，由于内旋转受阻，胎头双顶径被阻于中骨盆

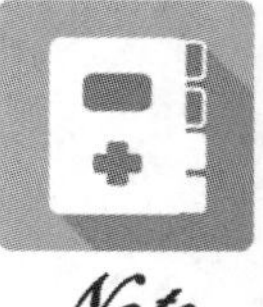

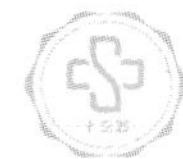

狭窄部位之上，常出现持续性枕横位或枕后位，可使活跃晚期及第二产程延长甚至第二产程停滞。

(3) 其他：中骨盆狭窄易致继发性宫缩乏力，使胎头滞留产道过久，有一定可塑性的胎头开始变形，颅骨重叠，胎头受压，使软组织水肿，产瘤较大，严重时可发生颅内出血及胎儿宫内窘迫。若中骨盆狭窄严重，宫缩又较强，可发生先兆子宫破裂及子宫破裂。强行阴道助产，可导致严重软产道裂伤及新生儿产伤。

3) 骨盆出口平面狭窄的临床表现　常与中骨盆狭窄并存，若为单纯骨盆出口平面狭窄，第一产程进展顺利，而胎头达盆底后受阻，导致继发性宫缩乏力及第二产程停滞，胎头双顶径不能通过骨盆出口。强行阴道助产，可导致严重软产道裂伤及新生儿产伤。

3. 全身检查　测量孕妇身高、脊柱及下肢残疾情况以及米氏菱形窝是否对称等。若身高＜145 cm，应警惕均小骨盆。若骨骼粗壮、颈部较粗者易伴漏斗骨盆。米氏菱形窝对称但过扁者易合并扁平骨盆，过窄者易合并中骨盆狭窄。两髂后上棘对称突出且狭窄者往往是类人猿型骨盆特征。米氏菱形窝不对称、一侧髂后上棘突出者则偏斜骨盆可能性大。

4. 腹部检查

1) 一般情况　注意观察腹型，尖腹或悬垂腹提示可能骨盆入口平面狭窄。尺测耻上子宫长度及腹围，B型超声观察胎先露与骨盆的关系，测量胎头双顶径、腹径、股骨长度，预测胎儿体重，判断能否顺利通过骨产道。

2) 估计头盆关系　正常情况下，部分初产妇在预产期前1～2周，经产妇于临产后，胎头应入盆。若已临产，胎头仍未入盆，则应充分估计头盆关系。检查头盆是否相称的具体方法：孕妇排空膀胱后仰卧，两腿伸直，检查者一手放在耻骨联合上方，另一手将胎头向骨盆腔方向推压。若胎头低于耻骨联合平面，称胎头跨耻征阴性，提示头盆相称；若胎头与耻骨联合在同一平面，称胎头跨耻征可疑阳性，提示可疑头盆不称；若胎头高于耻骨联合平面，称胎头跨耻征阳性，提示头盆不称(图12-9)。出现跨耻征阳性的孕妇，应让其取两腿屈曲半坐卧位，再次检查胎头跨耻征，若转为阴性，提示骨盆倾斜度异常，而不是头盆不称。头盆不称提示可能有骨盆相对性或绝对性狭窄，但是不能单凭胎头跨耻征阳性轻易做出临床诊断，需要观察产程进展或试产后方可做出最终诊断。

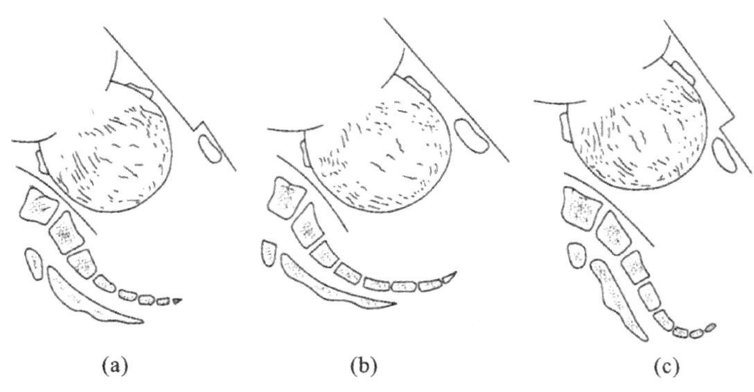

图12-9　头盆相称程度

5. 骨盆测量　进行骨盆内外测量，以便充分预测骨盆各平面的狭窄程度。利用影像学技术如X线、CT和MRI检查可精确测量骨盆腔的大小，但临床未广泛应用。

6. 胎位及产程动态监测　初产妇临产后胎头尚未衔接或呈臀先露、肩先露等异常胎先露，或头先露呈不均倾位衔接，或胎头内旋转受阻，呈持续性枕横位、枕后位等，以及产力、胎位正常而产程进展缓慢时，均提示有狭窄骨盆可能，应及时行相应检查，明确狭窄骨盆的诊断。

(三) 狭窄骨盆对母儿影响

1. 对母体的影响　若为骨盆入口平面狭窄，容易发生胎位异常，引起继发性子宫收缩乏

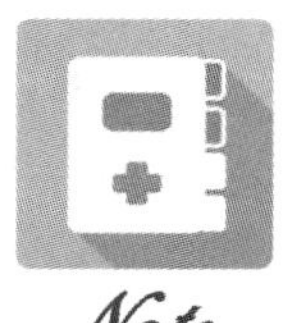

Note

力，导致产程延长或停滞。若中骨盆平面狭窄，容易发生持续性枕横位或枕后位。胎头长时间嵌顿于产道内，压迫软组织引起局部缺血、水肿、坏死、脱落，于产后形成生殖道瘘；严重梗阻性难产若不及时处理，可导致先兆子宫破裂，甚至子宫破裂。因胎膜早破及手术助产增加感染机会。

2. 对胎儿及新生儿的影响 头盆不称容易发生胎膜早破、脐带脱垂，导致胎儿窘迫，甚至胎儿死亡；产程延长，胎头受压，缺血缺氧容易发生颅内出血；产道狭窄，手术助产机会增多，易发生新生儿产伤及感染。

(四) 处理

狭窄骨盆分娩时的处理原则：明确狭窄骨盆的类型和程度，了解产力、胎位、胎儿大小、胎心率、宫颈扩张程度、胎先露下降程度、破膜与否，同时结合产妇年龄、产次、既往分娩史综合判断，决定分娩方式。

1. 骨盆入口平面狭窄的处理

1) 绝对性骨盆入口狭窄 对角径≤9.5 cm(入口前后径≤8 cm)、胎头跨耻征阳性者，足月活胎不能入盆，不能经阴道分娩。应在接近预产期或临产后行剖宫产结束分娩。

2) 相对性骨盆入口狭窄 对角径 10～11 cm(入口前后径 8.5～9.5 cm)，胎头跨耻征可疑阳性时，足月活胎体重<3000 g，胎位及胎心率正常，应在严密监护下试产。如有异常，应及时行剖宫产术结束分娩。

2. 中骨盆平面狭窄的处理 在分娩过程中，若宫口开全，胎头双顶径达坐骨棘水平或更低，可经阴道助产。若胎头双顶径仍未达坐骨棘水平，或出现胎儿窘迫征象，应行剖宫产术结束分娩。

【知识拓展】

见文档1203

3. 骨盆出口平面狭窄的处理 骨盆出口平面狭窄不应进行试产。若发现出口横径狭窄，耻骨弓下三角空隙不能利用，胎先露部向后移，利用出口后三角空隙娩出。临床上常用出口横径与出口后矢状径之和估计出口大小。若两者之和大于 15 cm 时，多数可经阴道分娩，有时需行阴道助产术，应行较大的会阴后-侧切开，以免会阴严重裂伤；若两者之和小于或等于 15 cm，足月胎儿一般不能经阴道分娩，应行剖宫产术结束分娩。

4. 骨盆三个平面均狭窄的处理 主要是均小骨盆。若估计胎儿小、产力好、胎位及胎心率正常，头盆相称，可以试产。若胎儿较大，有绝对性头盆不称以及出现胎儿宫内窘迫征象时，应尽早行剖宫产术。

5. 畸形骨盆的处理 根据畸形骨盆的种类、狭窄程度、胎儿大小、产力等情况具体分析。若畸形严重，头盆不称明显者，应及时行剖宫产术。

二、软产道异常

软产道包括子宫下段、宫颈、阴道及盆软组织。软产道异常可引起难产，但相对少见。

(一) 阴道异常

1. 阴道横隔 多位于阴道上中段。若横隔厚且坚，直接阻碍胎先露下降使产程停滞，需行剖宫产分娩；若横隔薄随胎先露部下降被进一步撑薄，通过该孔查及逐渐开大的宫口，在确认为横隔后，可在直视下以小孔为中心将横隔“X”形切开，待胎盘娩出后用肠线间断或连续锁边缝合残端。

2. 阴道纵隔 若伴有双子宫、双宫颈者，纵隔被推向对侧，分娩多无阻碍，胎儿能顺利娩出；若发生于单宫颈者，可在分娩时切断挡在胎先露部前方的纵隔，产后用肠线间断或连续锁边缝合残端。若在孕前已确诊，可先行矫形术，手术切除或高频电刀切除。

3. 阴道包块 包括阴道囊肿、阴道肿瘤和阴道尖锐湿疣。阴道壁囊肿较大时，阻碍胎先露部下降，此时可行囊肿穿刺抽出其内容物，待产后再选择时机进行处理。阴道内肿瘤阻碍胎先露下降而又不能经阴道切除者，应行剖宫产术，原有病变待产后再行处理。

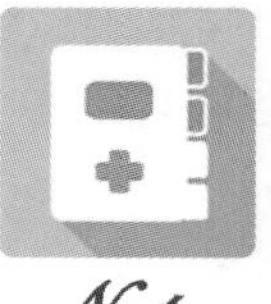

Note

4. 阴道瘢痕 若瘢痕不严重且位置低时，可行会阴后-侧切开术后经阴道分娩。若瘢痕严重，曾行生殖道瘘修补术，或瘢痕位置高时，均应行剖宫产术。

（二）宫颈异常

1. 宫颈外口黏合 多在分娩受阻时发现。当宫颈管已消失而宫口却不扩张，仍为一很小的孔，轻度的宫颈膜状粘连通常用手指稍用力分离黏合，宫口可在短时间内开全；有时需行宫颈切开术。严重的宫颈膜状粘连应行剖宫产术。

2. 宫颈水肿 多见于持续性枕后位或滞产，宫口未开全而过早使用腹压，致使宫颈前唇长时间被压于胎头与耻骨联合之间，血液回流受阻引起水肿，影响宫颈扩张。轻者可抬高其臀部，减轻胎头对于宫颈的压力，也可于宫颈两侧各注入 0.5%利多卡因 5～10 mL 或地西泮 10 mg 静脉推注，待宫口近开全，用手将水肿的宫颈前唇上推，使其逐渐越过胎头，即可经阴道分娩。若经过上述处理无明显效果，可行剖宫产术。

3. 宫颈坚韧 常见于高龄初产妇，宫颈缺乏弹性或精神过度紧张使宫颈挛缩，宫颈不易扩张。此时可静脉推注地西泮 10 mg，也可于宫颈两侧各注入 0.5%利多卡因 5～10 mL，若不见缓解，应行剖宫产术。

4. 宫颈瘢痕 宫颈锥形切除术后、宫颈裂伤修补术后、宫颈深部电烙术后等所致宫颈瘢痕，虽可于妊娠后软化，但若宫缩很强，宫口仍不扩张，不宜久等，应行剖宫产术。

5. 宫颈癌 癌肿质硬而脆，经阴道分娩易致裂伤出血及癌肿扩散，应行剖宫产手术，术后放疗。为早期浸润癌可先行剖宫产术，随即行宫颈癌根治术。

（三）子宫异常

1. 子宫畸形 包括中隔子宫、双子宫、双角子宫等，子宫畸形时难产率明显增加，临产后应严密观察，适当放宽手术指征。

2. 瘢痕子宫 包括曾经行剖宫产术、穿过子宫内膜的肌瘤挖除术、输卵管间质部及子宫角切除术、子宫成形术的孕妇，瘢痕子宫再孕分娩时有瘢痕破裂的危险。但并非所有曾行剖宫产的妇女再孕后均须剖宫产。剖宫产后阴道分娩应根据前次剖宫产术式、指征、术后有无感染、术后再孕间隔时间、既往剖宫产次数、有无紧急剖宫产的条件以及本次妊娠胎儿大小、胎位、产力及产道情况等综合分析决定。

【知识拓展】

见文档 1204

3. 子宫肌瘤合并妊娠 子宫肌瘤对妊娠的影响取决于肌瘤的大小、生长部位及有无变性等。子宫下段及宫颈肌瘤阻碍胎先露部衔接及下降时，应行剖宫产术，并同时行肌瘤切除术。子宫肌瘤在妊娠期生长迅速，若不阻碍产道可经阴道分娩。产后肌瘤可变小，必要时手术切除。产后手术可避免产时手术失血过多等不利因素。

【案例导入答案】

见文档 1205

第三节 胎位异常

案例导入

杨女士，40 岁，初产妇，孕 40 周，宫缩 3 h 后住院。入院检查：头先露，宫缩持续 20～30 s，间歇 5 min，胎心率 142 次/分，宫口开 2.5 cm，胎位 ROP，未破水。骨盆外测量：髂棘间径 25 cm，髂嵴间径 28 cm，骶耻外径 18 cm，坐骨结节间径 8.5 cm。入院 4 h，宫口开大 4 cm，宫缩持续 20～30 s，间歇 3～4 min。经积极处理后，于入院 10 h 宫口开全，宫缩持续 40～50 s，间歇 2～3 min，阴道检查：胎膜破，羊水淡绿色，矢状缝于骨盆横径上，耳廓在耻骨弓下，耳背朝母体右侧，双顶径达坐骨棘平面下 3 cm，

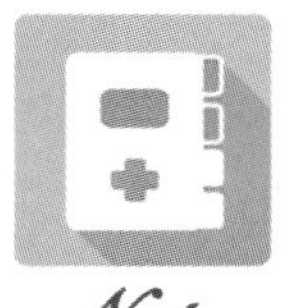

胎心率108次/分。请问：

1. 该产妇胎位处于什么情况？

2. 处理原则是什么？

胎位异常是造成难产的常见原因之一，包括胎头位置异常、臀先露及肩先露等，其中胎头位置异常居多，有胎头在骨盆腔内旋转受阻的持续性枕横(后)位，有胎头俯屈不良呈不同程度仰伸的面先露，还有胎头高直位、前不均倾位等。臀先露占3%～4%，肩先露已极少见，此外还有复合先露。本节重点阐述持续性枕后位和枕横位、臀先露及肩先露。

一、持续性枕后位和枕横位

在分娩过程中，胎头以枕后位或枕横位衔接，胎头枕部在下降过程中，因强有力宫缩绝大多数能向前转135°或90°，转成枕前位而自然分娩。若胎头枕骨持续不能转向前方，直至分娩后期仍然位于母体骨盆的后方或侧方，致使分娩发生困难者，称为持续性枕后位或持续性枕横位(图12-10)。

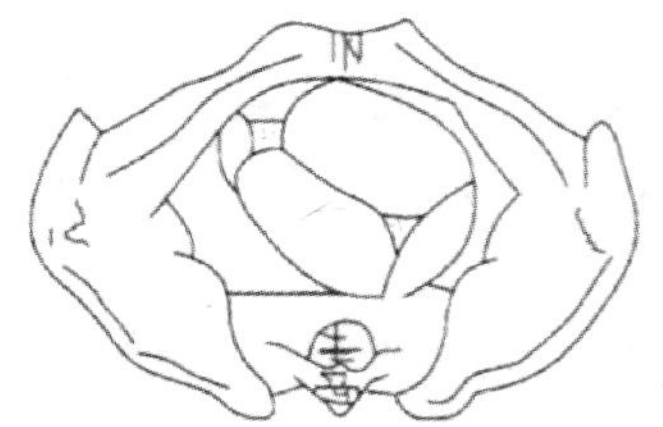

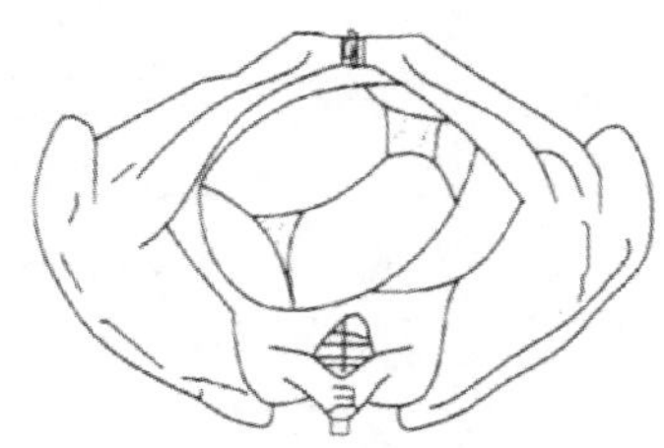

图12-10 持续性枕后位

(一)原因

1. 骨盆异常 常发生于男型骨盆或类人猿型骨盆。这两类骨盆的特点是骨盆入口平面前半部较狭窄，不适合胎头枕部衔接，后半部较宽，胎头容易以枕后位或枕横位衔接。这类骨盆常伴有中骨盆平面及骨盆出口平面狭窄，影响胎头在中骨盆平面向前旋转，而造成持续性枕后位或持续性枕横位。

2. 胎头俯屈不良 若以枕后位衔接，胎儿脊柱与母体脊柱接近，不利于胎头俯屈，胎头前囟成为胎头下降的最低部位，而最低点又常转向骨盆前方，当前囟转至前方或侧方时，胎头枕部转至后方或侧方，形成持续性枕后位或枕横位。

3. 子宫收缩乏力 影响胎头下降、俯屈及内旋转，容易造成持续性枕后位或枕横位。

4. 其他 前壁胎盘、宫颈肌瘤、膀胱充盈、头盆不称等均可使内旋转受阻，而呈持续性枕后位或枕横位。

(二)诊断

1. 临床表现

1)活跃晚期及第二产程延长 临产后胎头衔接较晚及俯屈不良，由于枕后位的胎先露部不易紧贴宫颈及子宫下段，常导致活跃晚期及第二产程延长。若在阴道口虽已见到胎发，但历经多次宫缩时屏气却不见胎头继续顺利下降时，应想到可能是持续性枕后位。

2)过早使用腹压及宫颈前唇水肿 因枕骨持续位于骨盆后方压迫直肠，产妇自觉肛门坠胀及排便感，致使宫口尚未开全时，过早使用腹压，容易导致宫颈前唇水肿和产妇疲劳，影响产程进展。

2. 腹部检查 在宫底触及胎臀，胎背偏向母体的后方或侧方，在对侧可以明显触及胎儿肢体。若胎头已衔接，有时可在胎儿肢体侧耻骨联合上方扪及胎儿颏部。胎心在脐下偏外侧

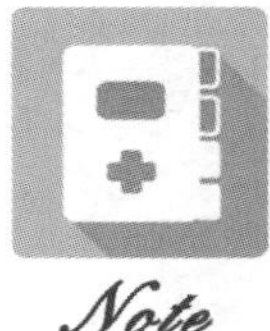

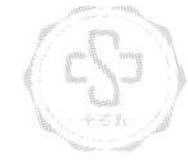

听得最响亮，枕后位时因胎背伸直，前胸贴近母体腹壁，也可以在胎儿肢体侧的胎胸部位听到。

3. 肛门检查或阴道检查 当肛门检查宫颈部分扩张或开全时，若为枕后位，感到盆腔后部空虚，查明胎头矢状缝位于骨盆斜径上，前囟在骨盆右前方，后囟（枕部）在骨盆左后方则为枕左后位，反之为枕右后位。查明胎头矢状缝位于骨盆横径上，后囟在骨盆左侧方，则为枕左横位，反之为枕右横位。若出现胎头水肿、颅骨重叠、囟门触不清，需行阴道检查借助胎儿耳廓及耳屏位置及方向判定胎位，若耳廓朝向骨盆后方，即可诊断为枕后位；若耳廓朝向骨盆侧方，则为枕横位。

4. B型超声检查 根据胎头颜面及枕部的位置，可以准确探清胎头位置以明确诊断。

（三）分娩机制

胎头多以枕横位衔接，即使以枕后位衔接，在分娩过程中，在头盆相称情况下，强有力的宫缩多能使胎头枕部向前转 90°～135°，转成枕前位而自然分娩。若不能转成枕前位时，可有以下两种分娩机制。

1. 枕左(右)后位 胎头枕部到达中骨盆向后行 45°内旋转，使矢状缝与骨盆前后径一致。胎儿枕部朝向骶骨成正枕后位。其分娩方式有两种。

1）胎头俯屈较好 当胎头继续下降至前囟抵达耻骨弓下时，以前囟为支点，胎头俯屈使顶部及枕部自会阴前缘娩出。继之胎头仰伸，相继由耻骨联合下娩出额、鼻、口、颏。此种分娩方式为枕后位经阴道助娩最常见的方式。

2）胎头俯屈不良 当鼻根出现在耻骨联合下缘时，以鼻根为支点，胎头先俯屈，从会阴前缘娩出前囟、顶及枕部，然后胎头仰伸，使鼻、口、颏部相继由耻骨联合下娩出（图 12-11）。因胎头以较大的枕额周径旋转，胎儿娩出更加困难，多需手术助产。

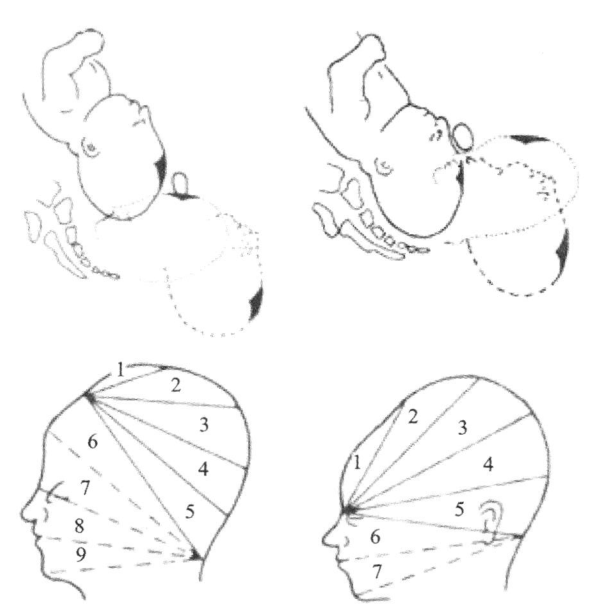

图 12-11 枕后位分娩机制

2. 枕横位 部分枕横位于下降过程中无内旋转动作，或枕后位的胎头枕部仅向前旋转 45°成为持续性枕横位。持续性枕横位虽能经阴道分娩，但多数需用手或行胎头吸引术将胎头转成枕前位娩出。

（四）对母儿的影响

1. 对产妇的影响 胎位异常导致继发性宫缩乏力，使产程延长，常需手术助产，容易发生

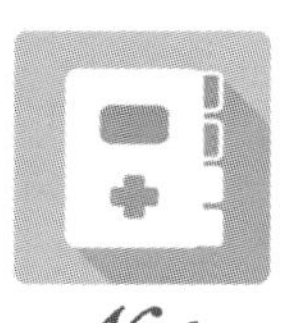

Note

软产道损伤,增加产后出血及感染的机会。若胎头长时间压迫软产道,可发生缺血坏死脱落,形成生殖道瘘。

2. 对胎儿的影响 由于第二产程延长和手术助产的机会增多,常引起胎儿窘迫和新生儿窒息,使围产儿死亡率增高。

(五) 处理

持续性枕后位、枕横位在骨盆无异常、胎儿不大时,可以试产。试产时应严密观察产程,注意胎头下降、宫口扩张程度、宫缩强弱及胎心有无变化。

1. 第一产程

1) 潜伏期 须保证产妇充分休息与营养。若有情绪紧张、睡眠不好可给予哌替啶或地西泮。让产妇朝向胎背的对侧方向侧卧,以利胎头枕部转向前方。若宫缩欠佳,应尽早静脉滴注缩宫素。

2) 活跃期 宫口开大 3～4 cm 产程停滞除外头盆不称可行人工破膜,若产力欠佳,静脉滴注缩宫素。若宫口开大每小时 1 cm 以上,伴胎先露部下降,多能经阴道分娩。在试产过程中,出现胎儿窘迫征象,应行剖宫产术。若经过上述处理效果不佳,每小时宫口开大<1 cm 或无进展时,也应行剖宫产术。宫口开全之前,嘱产妇不要过早屏气用力,以免引起宫颈前唇水肿而阻碍产程进展。

2. 第二产程 若第二产程进展缓慢,初产妇已近 2 h,经产妇已近 1 h,应行阴道检查。当胎头双顶径已达坐骨棘平面或更低时,可先徒手将胎头枕部转向前方,使矢状缝与骨盆出口前后径一致,或自然分娩,或阴道助产(行低位产钳术或胎头吸引术)。若转成枕前位有困难时,也可向后转成正枕后位,再以产钳助产。若以枕后位娩出时,需进行较大的会阴后-侧切开,以免造成会阴裂伤。若胎头位置较高,疑有头盆不称,则需行剖宫产术。

3. 第三产程 因产程延长,容易发生产后子宫收缩乏力,故胎盘娩出后应立即静脉注射或肌内注射子宫收缩剂,以防发生产后出血。有软产道裂伤者,应及时修补。新生儿应重点监护。凡行手术助产及有软产道裂伤者,产后应给予抗生素预防感染。

二、臀先露

臀先露是最常见的异常胎位,占妊娠足月分娩总数的 3%～4%。因胎头比胎臀大,且分娩时后出胎头无明显变形,往往娩出困难,加之脐带脱垂较多见,使围产儿死亡率增高,是枕先露的 3～8 倍。臀先露以骶骨为指示点,有骶左(右)前、骶左(右)横、骶左(右)后 6 种胎位。

(一) 病因

妊娠 30 周以前,臀先露较多见,妊娠 30 周以后多能自然转成头先露。临产后持续为臀先露的原因尚不十分明确,可能的因素有以下 3 种。

1. 胎儿在宫腔内活动范围过大 羊水过多、经产妇腹壁松弛以及早产儿羊水相对偏多,胎儿易在宫腔内自由活动形成臀先露。

2. 胎儿在宫腔内活动范围受限 子宫畸形(如单角子宫、双角子宫等)、胎儿畸形(如无脑儿、脑积水等)、双胎妊娠及羊水过少等,容易发生臀先露。胎盘附着在宫底及宫角部易发生臀先露,占 73%,而头先露仅占 5%。

3. 胎头衔接受阻 狭窄骨盆、前置胎盘、肿瘤阻塞盆腔等,也易发生臀先露。

(二) 临床分类

根据胎儿两下肢所取的姿势臀先露分为以下 3 类。

1. 单臀先露或腿直臀先露 胎儿双髋关节屈曲,双膝关节直伸,以臀部为先露。最多见。

2. 完全臀先露或混合臀先露 胎儿双髋关节及双膝关节均屈曲,犹如盘膝坐,以臀部和

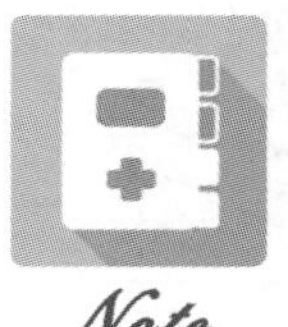

Note

双足为先露。较多见。

3. 不完全臀先露 以一足或双足、一膝或双膝，或一足一膝为先露。膝先露是暂时的，产程开始后转为足先露。较少见。

（三）诊断

1. 临床表现 孕妇常感肋下有圆而硬的胎头。由于胎臀不能紧贴子宫下段及宫颈，常导致子宫收缩乏力，宫颈扩张缓慢，致使产程延长。

2. 腹部检查 子宫呈纵椭圆形，胎体纵轴与母体纵轴一致。在宫底部可触到圆而硬、按压有时有浮球感的胎头；在耻骨联合上方可触到不规则、软而宽的胎臀，胎心在脐左（或右）上方听得最清楚。

3. 肛门检查及阴道检查 肛门检查时，可触及软而不规则的胎臀或触到胎足、胎膝。若胎臀位置高，肛门检查不能确定时，需行阴道检查。阴道检查可了解宫颈扩张程度及有无脐带脱垂。若胎膜已破可直接触到胎臀、外生殖器及肛门，此时应注意与颜面相鉴别。若为胎臀，可触及肛门与两坐骨结节在一条直线上，手指放入肛门内有环状括约肌收缩感，取出手指可见有胎粪。若为颜面，口与两颧骨突出点呈三角形，手指放入口内可触及齿龈和弓状的下颌骨。若触及胎足时，应与胎手相鉴别（图 12-12）。

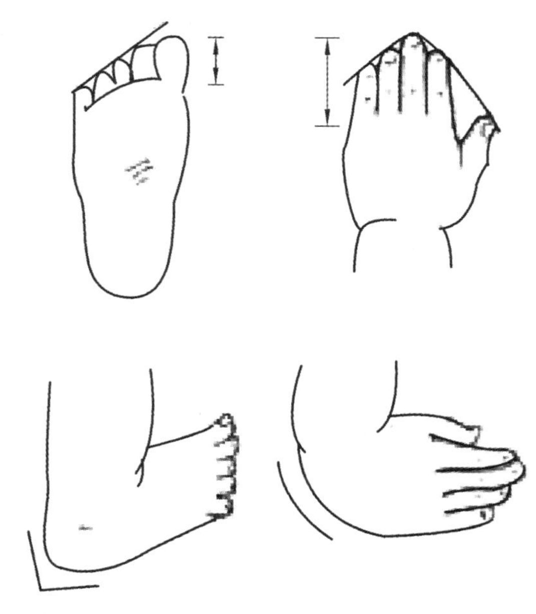

图 12-12 胎手与胎足的区别

4. B 型超声检查 能准确探清臀先露类型以及胎儿大小、胎头姿势等。

（四）分娩机制

以骶右前位为例阐述。

1. 胎臀娩出 临产后，胎臀以粗隆间径衔接于骨盆入口右斜径上，骶骨位于右前方。

胎臀逐渐下降，前髋下降稍快故位置较低，抵达骨盆底遇到阻力后，前髋向母体右侧行 45°内旋转，使前髋位于耻骨联合后方，此时粗隆间径与母体骨盆出口前后径一致。胎臀继续下降，胎体侧屈以适应产道弯曲度，后髋先从会阴前缘娩出，随即胎体稍伸直，使前髋从耻骨弓下娩出。继之双腿双足娩出。当胎臀及两下肢娩出后，胎体行外旋转，使胎背转向前方或右前方。

2. 胎肩娩出 当胎体行外旋转的同时，胎儿双肩径衔接于骨盆入口右斜径或横径上，并

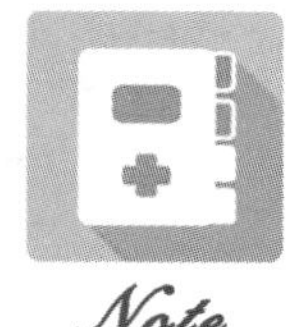

沿此径线逐渐下降，当双肩达骨盆底时，前肩向右旋转45°转至耻骨弓下，使双肩径与骨盆出口前后径一致，同时胎体侧屈使后肩及后上肢从会阴前缘娩出，继之前肩及前上肢从耻骨弓下娩出。

3. 胎头娩出 当胎肩通过会阴时，胎头矢状缝衔接于骨盆入口左斜径或横径上，并沿此径线逐渐下降，同时胎头俯屈。当枕骨达骨盆底时，胎头向母体左前方旋转45°，使枕骨朝向耻骨联合。胎头继续下降，当枕骨下凹到达耻骨弓下缘时，以此处为支点，胎头继续俯屈，使颏、面及额部相继自会阴前缘娩出，随后枕部自耻骨弓下娩出。

（五）对母儿的影响

1. 对产妇的影响 胎臀形状不规则，不能紧贴子宫下段及宫颈内口，容易发生胎膜早破或继发性宫缩乏力，使产后出血与产褥感染的机会增多，若宫口未开全而强行牵拉，容易造成宫颈撕裂甚至延及子宫下段。

2. 对胎儿及新生儿的影响 胎臀高低不平，对前羊膜囊压力不均匀，常致胎膜早破，发生脐带脱垂的概率是头先露的10倍，脐带受压可致胎儿窘迫甚至死亡；胎膜早破，使早产儿及低体重儿增多。后出胎头牵出困难，常发生新生儿窒息、臂丛神经损伤、胸锁乳突肌损伤及颅内出血等产伤，颅内出血的发病率是头先露的10倍。臀先露导致围产儿的发病率与死亡率均增高。

（六）处理

1. 妊娠期 于妊娠30周前，臀先露多能自行转为头先露。若妊娠30周后仍为臀先露应予以矫正。常用的矫正方法如下。

1）胸膝卧位 让孕妇排空膀胱，松解裤带，取胸膝卧位（图12-13），每日2～3次，每次15 min，连续做1周后复查。这种姿势可使胎臀退出盆腔，借助胎儿重心的改变，使胎头与胎背所形成的弧形顺着宫底弧面滑动完成。成功率在70%以上。

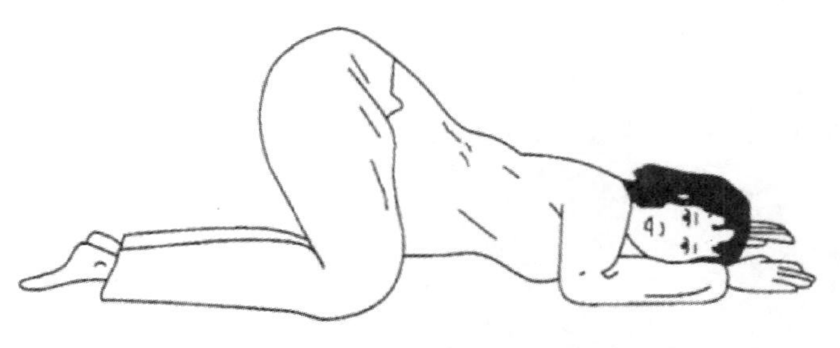

图12-13 胸膝卧位

2）激光照射或艾灸至阴穴 用激光照射或艾灸两侧至阴穴（足小趾外侧，距趾甲角0.1寸），每日1次，每次15～20 min，5次为1个疗程。与胸膝卧位联合应用效果更好。

【知识拓展】

见文档1206

3）外倒转术 应用上述矫正方法无效者，可于妊娠32～34周时，行外倒转术。因有发生胎盘早剥、脐带缠绕等严重并发症的可能，应用时要慎重。

2. 分娩期 应根据产妇年龄、胎产次、骨盆类型、胎儿大小、胎儿是否存活、臀先露类型以及有无合并症，于临产初期作出正确判断，决定分娩方式。

1）择期剖宫产的指征 狭窄骨盆、软产道异常、胎儿体重＞3500 g、胎儿窘迫、高龄初产、有难产史、不完全臀先露等，均应行剖宫产术结束分娩。

2）经阴道分娩的处理

(1) 第一产程：产妇应侧卧，不宜站立走动。少做肛门检查，不灌肠，尽量避免胎膜破裂。一旦破膜，应立即听胎心。若胎心变慢或变快，应行肛门检查，必要时行阴道检查，了解有无脐带脱垂。若有脐带脱垂，胎心尚好，宫口未开全，为抢救胎儿，需立即行剖宫产术。若无脐带脱

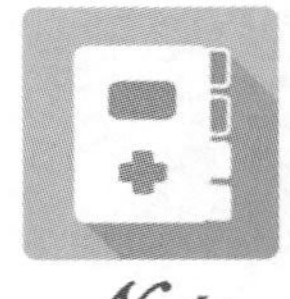

Note

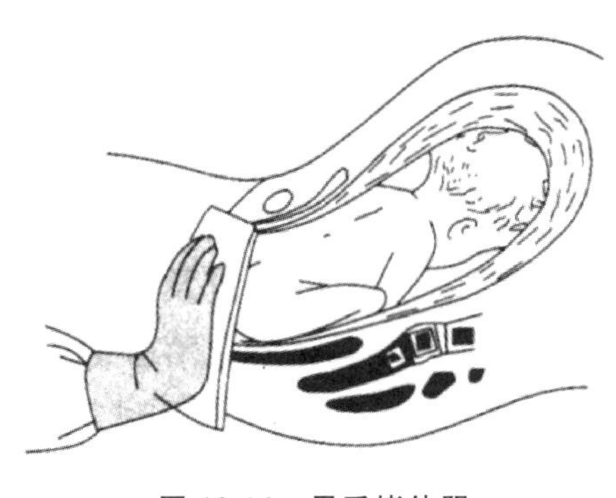

图 12-14 用手堵外阴

垂，可严密观察胎心及产程进展。若出现协调性宫缩乏力，应设法加强宫缩。当宫口开大 4～5 cm 时，胎足即可经宫口脱出至阴道。为了使宫颈和阴道充分扩张，消毒外阴之后，使用堵外阴方法。当宫缩时用无菌巾以手掌堵住阴道口，让胎臀下降，避免胎足先下降，待宫口及阴道充分扩张后才让胎臀娩出。此法有利于后出胎头的顺利娩出（图 12-14）。在堵的过程中应每隔 10～15 min 听胎心一次，并注意宫口是否开全。宫口已开全再堵易引起胎儿窘迫或子宫破裂。宫口近开全时，要做好接产和抢救新生儿窒息的准备。

（2）第二产程：接产前，应导尿排空膀胱。初产妇应做会阴侧切术。通常有以下 3 种分娩方式。①自然分娩：胎儿自然娩出，不作任何牵拉。极少见，仅见于经产妇、胎儿小、宫缩强、骨盆腔宽大者。②臀助产术：当胎臀自然娩出至脐部后，胎肩及后出胎头由接产者协助娩出。脐部娩出后，一般应在 2～3 min 娩出胎头，最长不能超过 8 min。③臀牵引术：胎儿全部由接产者牵拉娩出，此种手术对胎儿损伤大，一般情况下应禁止使用。

（3）第三产程：产程延长易并发子宫收缩乏力性产后出血。胎盘娩出后，应肌内注射缩宫素或前列腺素制剂，防止产后出血。行手术操作及有软产道损伤者，应及时检查并缝合，给予抗生素预防感染。

三、肩先露

肩先露是指胎体纵轴与母体纵轴相垂直，胎体横卧在骨盆入口之上，先露部为肩，占妊娠足月分娩总数的 0.25%。以肩胛骨为指示点，肩先露有肩左（右）前、肩左（右）后 4 种胎位。肩先露是对母儿最不利的胎位，除死胎及早产儿胎体折叠可自然娩出外，足月活胎不能经阴道自然娩出。若不及时处理，容易造成子宫破裂，威胁母儿生命。

（一）病因

肩先露的常见原因：经产妇所致腹壁松弛、早产儿、前置胎盘、羊水过多、骨盆狭窄、子宫异常或肿瘤，影响胎头入盆。

（二）诊断

1. 临床表现 先露部胎肩不能紧贴子宫下段及宫颈内口，易发生宫缩乏力；胎肩对宫颈压力不均，易发生胎膜早破。破膜后羊水外流，胎儿上肢或脐带容易脱出，导致胎儿窘迫甚至死亡。临产后，随着宫缩加强，胎肩及胸廓一部分挤入盆腔内，胎体折叠弯曲，胎颈拉长，上肢脱出于阴道口外，胎头和胎臀仍被阻于骨盆入口上方，形成忽略性（或称嵌顿性）肩先露（图 12-15）。随着宫缩继续加强，子宫上段越来越厚。子宫下段被动扩张越来越薄，子宫上下段肌壁厚薄悬殊，形成环状凹陷，此环状凹陷随宫缩逐渐升高，可高达脐上，形成病理性缩复环，是子宫破裂先兆，若不及时处理，将发生子宫破裂。

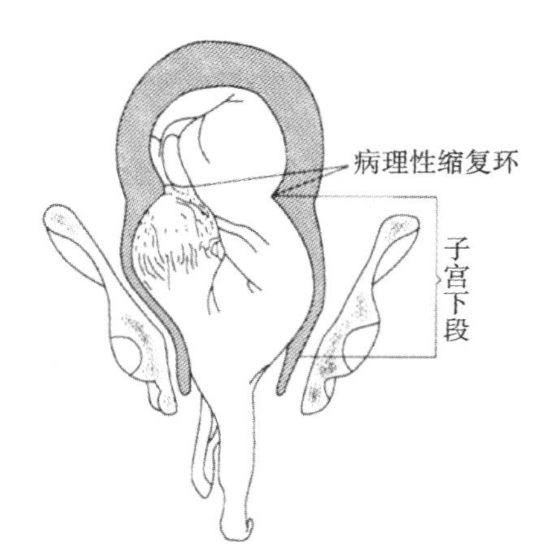

图 12-15 忽略性肩先露

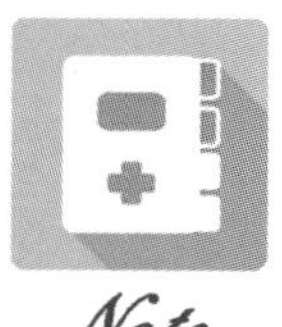

2. 腹部检查 子宫呈横椭圆形，子宫横径宽。子宫底部及耻骨联合上方空虚，在母体腹部一侧触到胎头，另一侧触到胎臀。肩前位时，胎背朝向母体腹壁，触之宽大平坦；肩后位时，母体腹壁触及不规则的胎儿小肢体。胎心在脐周两侧最清楚。

3. 肛门检查及阴道检查 胎膜未破者，肛门检查不易触及胎先露部。胎膜已破、宫口已扩张者，阴道检查可触到肩胛骨或肩峰、肋骨及腋窝。腋窝尖端指向胎儿肩部及头端位置，据此决定胎头在母体左(右)侧。肩胛骨朝向母体前(后)方决定肩前(后)位。如胎头在母体右侧，肩胛骨朝向后方，则为肩右后位。胎手若脱出阴道口外，可用握手法鉴别是胎儿左(右)手，检查者只能与胎儿同侧手相握。例如肩右前位时左手脱出，检查者用左手与胎儿左手相握。

4. B 型超声检查 能确定肩先露具体胎位。

(三) 对分娩的影响

(1) 横位的先露部为肩，对宫颈口及子宫下段贴合不均匀，常发生胎膜早破及宫缩乏力。

(2) 胎膜破裂羊水外流，胎儿上肢或脐带容易脱垂，导致胎儿窘迫，以致死亡。

(3) 忽略性肩先露时，妊娠足月无论活胎或死胎均无法经阴道娩出，增加产妇手术产及术中术后出血、感染等概率。

(四) 处理

1. 妊娠期 定期产前检查，妊娠 30 周发现肩先露应及时矫正。可采用胸膝卧位、激光照射(或艾灸)至阴穴。上述矫正方法无效，妊娠 32～34 周试行外倒转术，若外倒转术失败，应提前住院决定分娩方式。

【知识拓展】

见文档 1207

2. 分娩期 应根据胎产次、胎儿大小、胎儿是否存活、宫口扩张程度、胎膜是否破裂、有无并发症等，综合判断决定分娩方式。

(1) 足月活胎伴产科指征(如狭窄骨盆、前置胎盘、有难产史等)，应于临产前行择期行剖宫产术。

【知识拓展】

见文档 1208

(2)初产妇、足月活胎，临产后应行剖宫产术。

(3) 经产妇、足月活胎，首选剖宫产术。若宫口开大 5 cm 以上，破膜不久，羊水未流尽，可在硬膜外麻醉或全麻下行内倒转术，转成臀先露，待宫口开全助产娩出。

(4)双胎妊娠足月活胎，第二胎儿为肩先露，可行内转胎位术。

(5) 出现先兆子宫破裂或子宫破裂征象，无论胎儿死活，均应立即行剖宫产术。术中发现宫腔感染严重，应将子宫一并切除。

(6)胎儿已死，无先兆子宫破裂征象，宫口近开全，在全麻下行断头术或碎胎术。术后应常规检查子宫下段、宫颈及阴道有无裂伤。有裂伤应及时缝合。预防产后出血，给予抗生素预防感染。

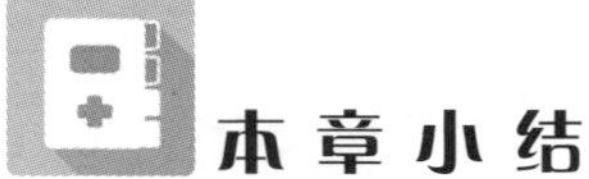

本章小结

异常分娩	学习要点
产力异常	子宫收缩力异常分类、对母儿影响及处理
产道异常	骨产道异常分类、诊断；软产道异常分类
胎位异常	胎位异常的临床分类；持续性枕横位、枕后位的诊断、处理；臀先露的分类、诊断、处理

【目标检测】

见文档 1209

(张兴平　丘东海)

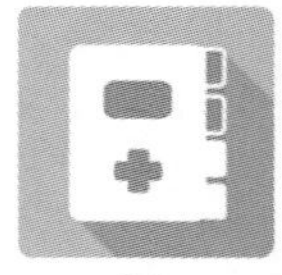

第十三章　分娩并发症

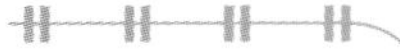

在分娩过程中，一旦出现严重并发症将可能导致母儿死亡，常见的有子宫破裂、产后出血、羊水栓塞、脐带脱垂等。其中产后出血是我国孕产妇死亡的主要原因。密切监护产程能早期识别异常症状并及时处理，才能提高抢救的成功率。

扫码看 PPT

第一节　子宫破裂

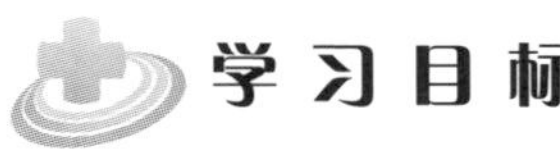

1. 掌握：子宫破裂的定义、临床表现、诊断及处理原则。
2. 熟悉：子宫破裂的预防措施。
3. 了解：子宫破裂的病因。

案例导入

陈某，女，28 岁，G_1P_0，因“停经 39 周，不规则下腹部疼痛 4 h”于上午 4 时入院待产。入院检查：宫高 38 cm，腹围 108 cm。头先露，胎位 LOA，有不规则宫缩，胎心率 143 次/分，跨耻征可疑。下午 3 时产妇出现烦躁不安、持续性下腹痛，检查发现脐下出现一凹陷，凹陷随宫缩上升。膀胱区隆起，有压痛，导尿见肉眼血尿。检查：宫缩持续 65 s，间歇 2 min，胎心率 98 次/分，宫口开大 8 cm，胎头平坐骨棘水平。请问：

1. 根据上述描述，产妇最可能的诊断是什么？
2. 诊断依据是什么？
3. 如何进行下一步处理？

【案例导入答案】

见文档 1301

子宫破裂(rupture of uterus)指在分娩期或妊娠晚期子宫下段或子宫体部发生裂开，会直接危及母儿生命，是分娩期严重的并发症之一。随着瘢痕子宫再次妊娠比例上升，子宫破裂发生率呈上升趋势。

一、病因

(一) 子宫因素

瘢痕子宫是近年导致子宫破裂的常见病因，包括剖宫产术后、子宫肌瘤术后等，因妊娠晚期及分娩期宫腔压力增高而导致子宫破裂。剖宫产术后再次妊娠间隔过短、切口愈合不良或术后有切口感染者更容易发生子宫破裂。除瘢痕子宫外，子宫先天发育不良、多次宫腔操作等亦可导致子宫破裂。宫颈瘢痕、子宫下段及颈部的肿瘤可导致胎先露部下降受阻，从而导致梗

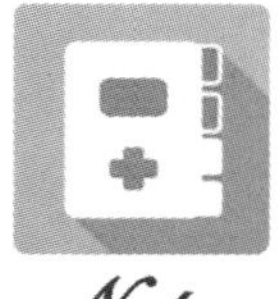

阻性难产。

（二）梗阻性难产

梗阻性难产常见于高龄初产、头盆不称、骨产道异常、软产道阻塞、胎儿畸形、胎位异常等，以上各因素均可导致胎先露下降停滞，使子宫下段拉伸过度、变薄而造成子宫破裂。

（三）子宫收缩药物使用不当

胎儿娩出前没有合理使用缩宫素和前列腺素制剂，导致子宫收缩加强，合并瘢痕子宫或产道梗阻更易导致子宫破裂。

（四）产科手术损伤

宫颈口未完全开全时行产钳助产或臀牵引术、中-高位产钳牵引等可导致宫颈和子宫下段的撕裂；行穿颅术、毁胎术时，可因操作器械不当和胎儿骨片导致子宫破裂；无麻醉下行内转胎位术和强行剥离严重粘连的胎盘或植入性胎盘均可导致子宫破裂。

（五）其他因素

子宫先天性发育异常或有多次宫腔操作史者，因局部基层菲薄，均容易出现子宫破裂。

二、临床表现

子宫破裂常见于分娩期，部分可发生于妊娠期。按照其破裂程度可分为不完全性子宫破裂和完全性子宫破裂。按照其发生的进展程度可分为先兆子宫破裂和子宫破裂。

（一）先兆子宫破裂

先兆子宫破裂多见于产程长、有梗阻性难产高危因素的产妇。

1. 子宫收缩过强 子宫呈强直性或痉挛性收缩，产妇烦躁不安，心率、呼吸加快，下腹部剧痛难忍，阴道有少量出血。

2. 病理性缩复环 因胎先露部下降受阻，子宫收缩过强导致子宫体肌肉增厚变短，下段肌肉拉伸变薄，两者之间形成环装凹陷，称为病理性缩复环(pathologic retraction ring)。该环的特点是可逐渐上升至脐部水平或以上，压痛明显(图 13-1)。

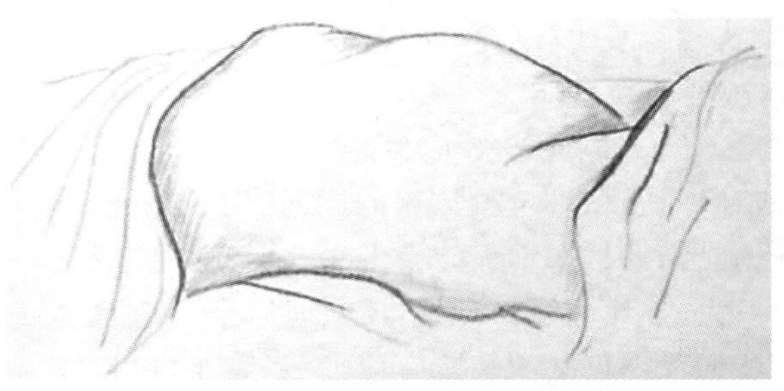

图 13-1 先兆子宫破裂

3. 排尿困难及血尿 膀胱受压时间过长，局部组织受损，导致排尿困难及血尿。

4. 胎心率的改变 因子宫收缩过强、频率过密，胎位难以触清，胎心率加快或下降，甚至听不清。

（二）子宫破裂

1. 完全性子宫破裂 子宫壁全层破裂，宫腔与腹腔相通，称为完全性子宫破裂。完全性子宫破裂前多有先兆子宫破裂的症状，产妇突然感到一阵撕裂样疼痛，子宫收缩骤然停止。腹痛稍缓解，待血液和羊水进入腹腔后，立刻出现全腹持续性疼痛，同时伴有低血容量性休克的临床表现。查体可发现全腹部有明显压痛、反跳痛，腹壁下可清楚触及胎体，子宫多位于侧方，

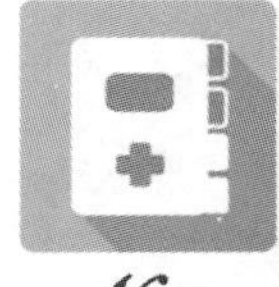

胎动消失，胎心音消失。阴道检查可见有新鲜血液流出，部分产妇可触及宫颈或子宫下段裂口，开张的宫颈口回缩，胎先露部上升。但若是子宫体部的瘢痕破裂，其多无先兆破裂的典型症状。穿透性胎盘植入者，可表现为持续性腹痛数小时或数日，可伴有贫血、胎儿窘迫、胎死宫内等，容易导致误诊为先兆临产或其他急腹症。

2. 不完全性子宫破裂 子宫肌层全层或部分破裂，但浆膜层仍然完整，腹腔与宫腔未相通，胎儿及其附属物仍在宫腔内，称为不完全性子宫破裂。常见于子宫下段剖宫产术的切口瘢痕破裂，常无先兆子宫破裂症状，体征亦不明显，仅在不完全破裂处有压痛，偶见血性羊水。若破裂口累及子宫血管，可形成阔韧带内血肿，在子宫的一侧可触及逐渐增大的包块，多有胎儿窘迫的表现。

三、诊断

典型的子宫破裂可根据其病史、症状、体征，容易做出诊断。但子宫切口瘢痕破裂，症状体征可不明显。应结合有无前次剖宫史、子宫下段有无压痛、胎心有无改变、胎先露部是否上升、宫口有无回缩等进行诊断。行 B 型超声检查能协助确定子宫破口部位和胎儿与子宫的关系。

四、鉴别诊断

（一）重型胎盘早剥

重型胎盘早剥常伴有外伤病史或妊娠期高血压疾病，子宫呈板状硬，胎位触诊不清，贫血程度与阴道出血量不成正比；行 B 型超声检查可见胎盘后方血肿或胎盘明显增厚。

（二）难产并发腹腔感染

难产并发腹腔感染常有产程过长、多次阴道检查史，有腹痛症状和腹膜炎体征；患者常有体温升高。阴道检查胎先露无上升、宫颈口无回缩；查体及 B 型超声检查发现子宫无缩小、胎儿位于宫腔内；血常规常提示白细胞计数增高。

五、处理

1. 先兆子宫破裂 一旦发现应立刻停用缩宫素，并应用宫缩抑制剂和镇静剂，行全身麻醉或肌内注射哌替啶 10 mg；诊断明确应立即行剖宫产。

2. 子宫破裂 子宫破裂的处理应充分考虑子宫损伤的程度、产妇的生命体征是否平稳、有无生育功能保留要求等。因为子宫破裂可危及母体，并可导致胎儿死亡，快速而有效的处理尤为关键。在输血、输液、吸氧和积极抢救休克的同时，无论胎儿是否存活均应立刻进行手术治疗。子宫破裂口整齐、破裂时间短、不伴感染者，或全身情况差不能耐受大手术者，可行子宫破口修补术。子宫破裂口大，损伤超过宫颈者，应及时行子宫切除术。手术前后均应给予大量广谱抗生素控制感染。若情况严重必须转院者应输液、输血、包扎腹部后送上级医院。

六、预防

（一）定期进行产前检查

有产道异常或瘢痕子宫等子宫破裂高危因素者应加强孕晚期监测，提前入院待产。

（二）剖宫产术后的分娩方式

对前次剖宫产术后切口感染而愈合不良者，前次剖宫产为子宫体部切口或下段切口有撕裂者，均应选择剖宫产终止妊娠。

（三）密切观察产程

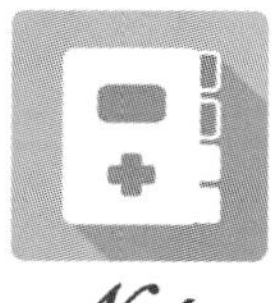

Note

严密观察产程进展，出现先兆子宫破裂征象应及时进行处理；严格掌握缩宫素及前列腺素类药物的使用指征，曾行子宫手术者产前禁用宫缩剂，诊断为头盆不称、胎儿过大、胎位异常等均应禁用；使用缩宫素引产时应由专人监护，并按规定稀释，予小剂量缩宫素静脉缓慢滴注，如出现子宫收缩过强应立刻停用；谨慎使用前列腺素制剂进行引产。

（四）规范使用助产技术

正确掌握阴道分娩手术助产的指征和操作手法，行阴道助产术后应仔细检查软产道，一旦发现宫颈和宫腔的损伤，及时进行修补。

第二节　产后出血

学习目标

1. 掌握：产后出血的定义、临床表现、出血量的估计方法、处理原则。
2. 熟悉：产后出血的病因。
3. 了解：产后出血的预防。

案例导入

曾某，女，29 岁，G_3P_2，因“停经 39 周，下腹部不规则腹痛 3 h”入院，入院后经阴道顺利分娩一活女婴，产后阴道持续性出血，胎儿娩出后 24 h 出血量达 600 mL，消毒外阴后检查子宫软，软产道未见活动性出血，按摩后子宫变硬，阴道流血减少。请问：

1. 根据以上描述，初步诊断是什么？
2. 请写出进一步处理措施。
3. 如何预防？

【案例导入答案】

见文档 1302

产后出血（postpartum hemorrhage，PPH）是指胎儿娩出后 24 h 内，阴道分娩者失血量超过 500 mL，剖宫产分娩者失血量超过 1000 mL。产后出血是产科常见的严重分娩并发症，是我国产妇死亡的首要原因。

一、病因

子宫收缩乏力、软产道裂伤、胎盘因素及凝血功能障碍等是产后出血的常见原因。四大因素可共存、相互影响或互为因果。

（一）子宫收缩乏力

子宫收缩乏力为产后出血的最常见病因。妊娠足月时，母体血液以平均 600 mL/min 的速度通过胎盘循环，胎儿娩出后，子宫肌纤维收缩和缩复作用令胎盘剥离面迅速缩小；同时，其周边的螺旋动脉得到生理性结扎，开放血窦关闭，出血控制。因此，任何影响子宫肌收缩或缩复作用的因素，均可导致子宫收缩乏力性出血。

1. 全身性因素　产妇对分娩产生恐惧心理，精神过度紧张；基础体质差或合并全身性疾病。

2. 产科因素　产程过长导致产妇消耗大；妊娠期高血压疾病、前置胎盘、胎盘早剥、宫腔感染等，可导致子宫肌水肿或渗血，从而影响子宫收缩。

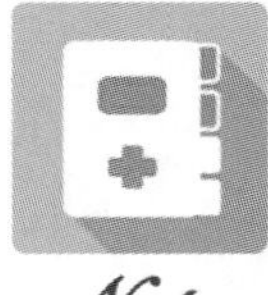

3. 子宫因素 子宫肌纤维过度拉伸，如羊水过多、巨大儿、多胎妊娠；子宫本身的病变，如子宫肿瘤、子宫畸形、子宫肌纤维变性等；子宫肌壁损伤，如多次分娩史、剖宫产史、肌瘤剔除术后。

4. 药物因素 产程中过度使用子宫收缩抑制剂、镇静剂或麻醉剂。

（二）胎盘因素

1. 胎盘部分残留 部分胎盘小叶、副胎盘或一部分胎膜残留于宫腔，从而影响子宫收缩，导致失血过多。

2. 胎盘滞留 胎盘常在胎儿娩出 15 min 内娩出，若超过 30 min 胎盘仍未能娩出，称为胎盘滞留。临床上常见三种类型：①胎盘剥离不全：第三产程处理不当，过早按压子宫或牵拉脐带，导致胎盘未能完全剥离，已剥离部分血窦开放而产生出血。②胎盘嵌顿：缩宫素等子宫收缩药物应用不当，导致宫颈内口附近子宫肌出现异常环形收缩，已剥离的胎盘嵌顿于宫腔未能娩出。③膀胱充盈：产妇未能及时排空膀胱可导致已剥离的胎盘滞留宫腔。

3. 胎盘植入 胎盘绒毛在其附着部位与子宫肌层紧密连接，甚至超过子宫浆膜层。胎盘植入常引起分娩时出血、产后出血、感染或子宫破裂等并发症，严重的穿透性胎盘植入可损伤直肠或膀胱。按植入深度可分为以下三种类型：①胎盘粘连：胎盘绒毛黏附于子宫肌层表面。②胎盘植入：绒毛已深入子宫肌壁间。③穿透性植入：绒毛穿过子宫肌层到达或超过子宫浆膜层。按植入的面积可分为以下两种类型：①部分性胎盘粘连或植入：胎盘部分剥离，仍有部分未分离，导致子宫收缩不佳，已剥离面血窦开放可发生致命性失血。②完全性胎盘粘连或植入：整个胎盘未剥离，出血量较少。

胎盘植入常见原因：①子宫内膜损伤：多次人工流产、宫腔感染等，经产妇子宫内膜损伤和发生炎症的概率增加，易引起蜕膜发育不良而导致胎盘植入。②胎盘异常附着：如胎盘附着于子宫角部、子宫颈部或子宫下段，因附着处内膜菲薄，绒毛易侵入宫壁肌层。③子宫手术史：剖宫产、子宫整形术后、子宫剔除术等，特别是有多次剖宫产史者，发生前置胎盘并植入机会增多，这是易导致凶险性产后出血的主要原因。

4. 胎盘部分残留 副胎盘、部分胎盘小叶或部分胎膜残留于宫腔，可影响子宫收缩而发生阴道出血。

（三）软产道裂伤

常见原因是阴道助产术、巨大胎儿分娩、急产、产力过强、软产道静脉曲张、软产道组织弹性差、外阴水肿等。软产道裂伤后未能及时发现及缝合，可导致产后出血。

（四）凝血功能障碍

常见原因是免疫性血小板减少症、肝脏疾病、再生障碍性贫血、胎盘早剥、死胎、羊水栓塞等。原发或继发的凝血功能障碍可引起手术创伤及子宫剥离面出血。产科并发症可引起弥散性血管内凝血而导致子宫大出血。

二、临床表现

产后出血主要的临床表现是胎儿娩出后阴道流血及出现失血性休克、严重贫血的症状。

（一）阴道出血

胎盘娩出后阴道流血较多，应首先考虑子宫收缩乏力或胎盘、胎膜残留。胎儿娩出后数分钟出现阴道出血，色较暗红，应考虑胎盘因素；胎儿娩出后立刻出现持续性阴道出血，呈鲜红色；胎儿娩出后阴道持续流血，且血液不凝固，应考虑凝血功能障碍；有明显失血表现，阴道出血量少但伴阴道疼痛，应考虑阴道血肿等隐匿性软产道损伤。

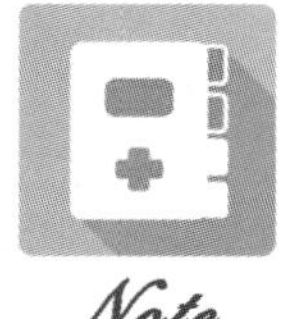
Note

（二）全身症状

产妇产后出现头晕、烦躁不安、面色苍白、口渴、皮肤湿冷等症状，查体发现血压下降、脉压减少、脉搏细速，甚至出现少尿。

三、诊断

诊断主要根据临床表现及实验室结果，正确评估出血量和出血速度，明确原因，及时处理。

（一）正确评估出血量

临床上对出血量的估算往往低于实际出血量，常为实际失血量的 1/3～1/2，因此准确地判断失血量是诊断产后出血的关键。出血量及出血速度均为反映病情严重的指标。短时间内阴道出血量大于 1000 mL，应给予重视并立刻处理。妊娠末期孕妇总血容量的计算方法为非孕期体质量(kg)×7%×(1+40%)，或非孕期体质量(kg)×10%，或当前体质量(kg)×(6%～7%)(L)。孕妇对出血量的耐受性与其体重正相关。最好能计算出产后出血量占总血容量的百分比。产后出血的估算方法如下。

1. 面积法 按接血纱布血湿面积粗略估计失血量。

2. 容积法 用产后接血容器收集血液后，放入量杯测算失血量。

3. 称重法 失血量=[胎儿娩出后接血敷料湿重(g)－接血前敷料干重(g)]÷1.05(血液比重 g/mL)。

4. 生命体征监测 密切观察产妇精神状态、生命体征及尿量。

5. 血红蛋白的测定 血红蛋白每下降 10 g/L，出血量约为 400 mL。在产后出血的早期，因血液浓缩，血红蛋白值常不能反映实际出血量。

6. 休克指数 休克指数(SI)＝脉率/收缩压(mmHg)，但因检测人员不同仍有一定的误差。SI＝0.5 为正常；SI＝1 时则为轻度休克；SI 1.0～1.5 时，失血量为全身血容量的20%～30%；SI 1.5～2.0 时，为 30%～50%；若 SI>2，为 50%以上，重度休克(表 13-1)。

表 13-1 休克指数与估算失血量

休克指数(SI)	估计失血量/mL	占血容量的百分比/(%)
<0.9	<500	<20
1.0	1000	20
1.5	1500	30
2.0	≥2500	≥50

（二）失血原因的诊断

根据阴道出血发生的时间、出血量与胎儿、胎盘娩出之间的关系，能初步判断导致产后出血的原因。产后出血的原因之间可互为因果。

1. 子宫收缩乏力 正常情况下，胎儿娩出后，子宫收缩，子宫底下降至脐水平，子宫呈球形、质地硬、轮廓清晰。子宫收缩乏力时，宫底上升、子宫轮廓不清、质地软，阴道出血多。经按摩子宫及应用宫缩剂后，阴道出血减少或停止，可诊断为子宫收缩乏力。

2. 胎盘因素 胎儿娩出后 10 min 内胎盘仍未娩出，阴道出现大量出血，应考虑胎盘因素。胎盘部分粘连或植入、胎盘胎膜残留、胎盘部分剥离、胎盘嵌顿等是导致产后出血的常见原因。胎盘娩出后应常规检查胎盘及胎膜是否完整，及时发现残留。若在胎盘的胎儿面发现断裂血管，应考虑副胎盘残留可能。行徒手剥离胎盘术，应避免粗暴操作，发现胎盘与子宫壁关系紧密，剥离困难，牵拉脐带时子宫壁与胎盘均内陷，应考虑胎盘植入，立刻停止操作。

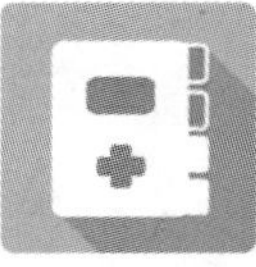

3. 软产道裂伤 怀疑有软产道裂伤时，应仔细检查软产道，注意宫颈、阴道及会阴处有无裂伤。

1）宫颈裂伤 常见于巨大儿分娩后、阴道分娩手术助产后。宫颈裂伤常发生在宫颈3点与9点处，甚至可延伸至后穹隆及子宫下段。如宫颈裂口不超过1 cm，裂伤处常无活动性出血。

2）阴道裂伤 产后应注意侧剪切口顶端及两侧有无继发性损伤或损伤的程度，注意有无活动性出血。如有明显的会阴疼痛或出现张力大、可扪及不同大小的肿物，表面皮肤颜色出现改变，应考虑阴道血肿的存在。

3）会阴裂伤 按损伤的程度可分为4度，Ⅰ度裂伤是指会阴部皮肤及阴道入口黏膜撕裂，出血量少；Ⅱ度裂伤是指裂伤已及会阴筋膜及基层，累及阴道后壁黏膜，伤口向阴道后壁两侧沟延伸并向上撕裂，解剖结构不易辨认；Ⅲ度裂伤是指裂伤已达会阴深部，肛门外括约肌已断裂，直肠黏膜尚完整；Ⅳ度裂伤是指肛门、直肠和阴道完全贯通，组织损伤严重，直肠肠腔外露，出血量可不多。

4. 凝血功能障碍 常表现为持续性的阴道出血，血液不凝固；全身多发性出血，身体出现淤斑。根据临床表现及实验室结果（包括血小板计数、纤维蛋白原、凝血酶原时间等凝血功能检查）可做出诊断。

四、并发症

产后出血对产妇近期的损伤包括贫血、多器官功能衰竭甚至死亡，远期并发症为席汉综合征。

（一）贫血

急性失血，导致外周红细胞容量减少，出现急性贫血的症状。产后出血抢救成功后应继续监测相关的检查指标，及时进行铁剂的补充，重度贫血者应进行成分输血。

（二）急性肾衰竭

因为产后失血导致循环血量不足，全身血液重新分配，导致肾血流急剧减少，肾脏血流灌注不足，超过其代偿能力，可导致肾前性的肾功能损伤。如低灌注持续存在，则可导致肾小管上皮细胞明显损伤，继而发展成为急性肾小管坏死，造成不可逆的肾功能损害。

（三）席汉综合征

长时间的失血性休克，导致腺垂体组织缺氧、变性坏死，导致腺垂体功能低下。临床常表现为无泌乳、闭经、性欲减退、毛发脱落、生殖器官萎缩、甲状腺功能及肾上腺皮质功能减退、嗜睡、畏寒、基础代谢率下降等。

五、治疗

治疗原则：针对出血原因，迅速止血；补充血容量，纠正失血性休克；防治感染。

（一）子宫收缩乏力

通过加强宫缩能快速止血。导尿排空膀胱后可采取以下方法。

1. 按摩子宫

1）经腹壁按摩宫底 胎盘娩出后，术者一手的拇指放在子宫前方，其余四指在子宫后方，在下腹部均匀而有节律地按摩并压迫子宫底，挤出宫腔内残血（图13-2），效果不佳者可选用腹部-阴道双手压迫子宫法。

2）腹部-阴道双手压迫子宫法 术者一手戴无菌手套伸入阴道，握拳置于阴道前穹隆，顶

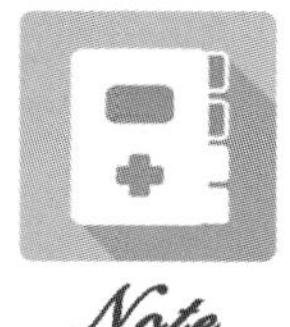

Note

住子宫前壁，另一手在腹部按压子宫后壁，令宫体前屈，双手相对紧压并均匀有节律地按摩子宫。剖宫产术中宫缩乏力，亦可用腹部按摩宫底的方法直接按摩子宫(图 13-3)。注意：按摩一定要有效，评价有效的标准是子宫轮廓清楚、收缩有皱褶、子宫切口或阴道出血减少。按压时间应以子宫恢复正常收缩并能保持收缩状态为止，有时可常达数小时，按摩时应配合使用宫缩剂。

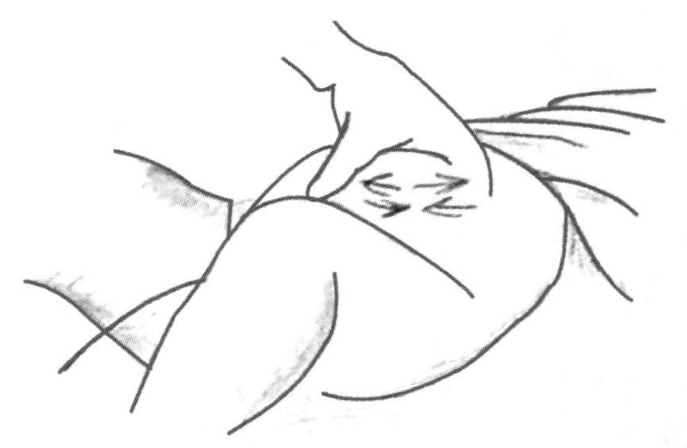

图 13-2　单手按摩法

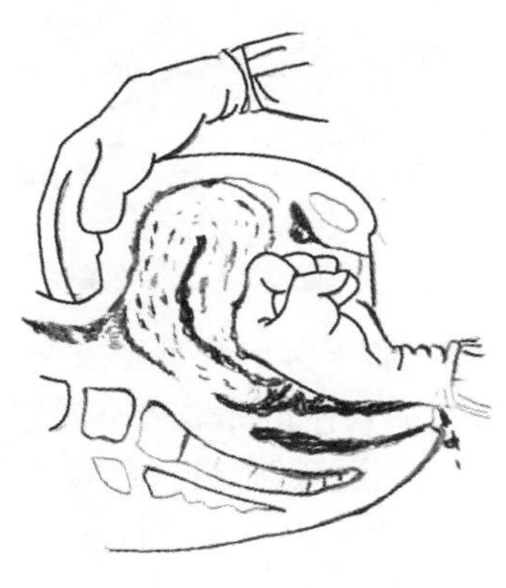

图 13-3　阴腹联合按摩法

2. 应用宫缩剂

1）缩宫素　预防和治疗产后出血的一线药物。方法：缩宫素 10～20 U 加入 500 mL 晶体液中，用药速度需按产妇的宫缩调整，常规速度为 250 mL/h，约 80 U/min，或 10 U 肌内注射，必要时 10 U 直接宫体注射。静脉滴注缩宫素起效快，但因其半衰期短(1～6 min)，所以需要持续滴注。缩宫素安全性相对较大，但大剂量应用时可引起水中毒、高血压及血管系统不良反应，严禁静注未稀释的缩宫素。24 h 缩宫素总量应控制在 60 U 内。卡贝缩宫素常用于硬膜外及腰麻下剖宫产术后，以防止子宫收缩乏力所导致的产后出血。

2）麦角新碱　0.2～0.4 mg 肌内注射，其不良反应常表现为恶心、呕吐和胸痛。高血压和心血管疾病患者禁止使用。

3）卡前列素氨丁三醇　为前列腺素制剂，为前列腺素 F-2α 衍生物，能引起全子宫协调有力地收缩。方法：250 μg 深部肌内注射或子宫肌层注射，3 min 起效，30 min 达到作用高峰，可维持 2 h。必要时可重复使用，总量不能超过 2000 μg。青光眼、哮喘和心脏病患者禁用，高血压患者谨慎使用。常见不良反应有暂时性的呕吐、腹泻等。

4）米索前列醇　为前列腺素制剂，是前列腺素 E 的衍生物，能引起全子宫有力收缩。方法：米索前列醇 200～600 μg 顿服或舌下给药。青光眼、哮喘及过敏体质者禁止使用，高血压、肾上腺皮质功能不全者和肝肾疾病者应慎用。

3. 宫腔填塞　①宫腔纱条填塞法：助手在腹部固定子宫，术者用卵圆钳将无菌特制的 4～6 层不脱脂纱布条(大小为(6～8) cm×(150～200) cm)自宫底由内往外有序地填紧宫腔，不留空隙，压迫止血。若留有空隙，可造成隐性出血。24 h 后取出纱条，取出前应先使用宫缩剂，并给予抗生素预防感染(图 13-4)。②宫腔球囊填塞法：使用专用的宫腔球囊(Bakri)或其他自制球囊填塞子宫腔以制止产后出血。术者将导管的球囊部分通过阴道置入子宫腔，确保整个球囊进入宫腔后，逐步注入 250～300 mL 的无菌生理盐水膨胀宫腔，向下牵拉，使球囊位于子宫下段处。当观察到导管的排血量减少或出血停止，宫底不上升时，表示填塞有效，停止注水，最大注水量不能超过 500 mL。为防止球囊脱出，在阴道内填塞无菌纱块。

4. 子宫压缩缝合术　常用 B-Lynch 缝合法(图 13-5)。常用于剖宫产时子宫乏力性子宫出血。首先将子宫从腹壁切口托出，双手托住并挤压子宫体，注意出血情况，并判断缝合成功

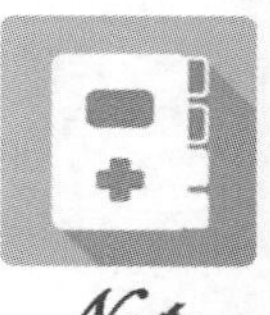

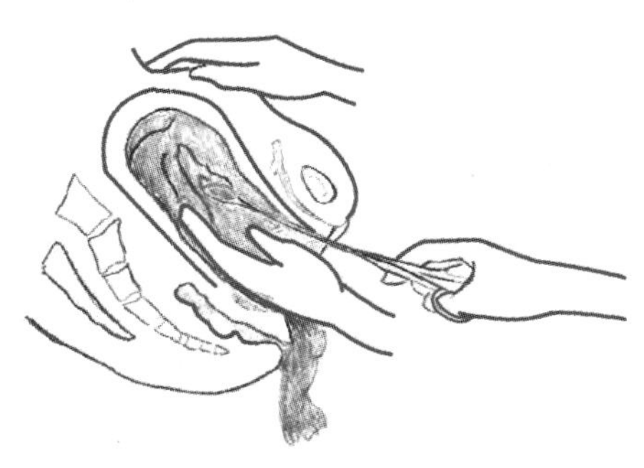
图 13-4　宫腔填塞

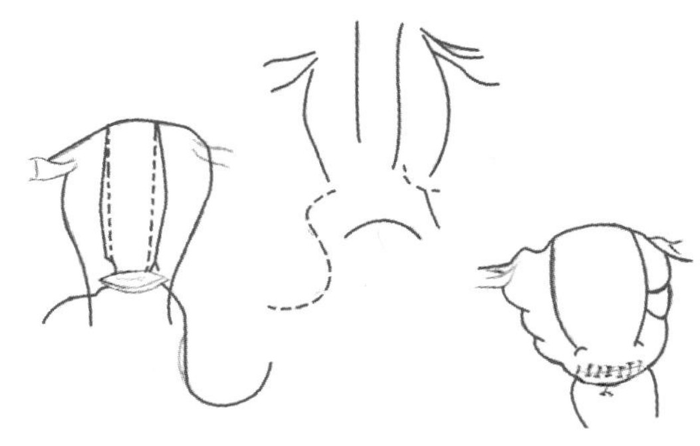
图 13-5　B-Lynch 缝合术

的概率。加压后出血明显减少或停止，则成功可能性大。近年来已对子宫压迫缝合术进行改良，可根据具体情况选用不同的手术方式。

5. 结扎盆腔血管　经以上处理无效，出血无法制止，为抢救产妇生命可结扎盆腔血管。先结扎阴道子宫动脉上行支，如无效则迅速开腹结扎。出血仍无减少，可分离出髂内动脉起始点，用 7 号丝线结扎髂内动脉。

6. 髂内动脉或子宫动脉栓塞　适用于产妇生命体征稳定时。行股动脉穿刺置入导管至髂内动脉或子宫动脉，注入明胶海绵颗粒栓塞动脉。栓塞剂可在术后 2～3 周吸收，血管复通。

7. 切除子宫　经积极抢救，多种措施处理无效，为抢救产妇生命，应行子宫次全切除术或全子宫切除术。

（二）胎盘因素

胎儿娩出后，胎盘未能正常娩出，怀疑胎盘滞留时，应立刻行宫腔检查，若胎盘已剥离，则应立刻取出胎盘；若胎盘粘连，则应该行手取胎盘术。若胎盘剥离困难或怀疑胎盘植入，应停止剥离胎盘，并根据产妇出血情况及胎盘剥离面积行保守治疗或子宫切除术。

1. 保守治疗　适用于一般情况良好、生命体征平稳、无活动性出血、子宫壁厚、子宫收缩好、胎盘植入面积小、出血量少者。常采用局部切除、髂内动脉栓塞术、药物等治疗。治疗过程中通过彩色多普勒超声严密观察胎盘大小及周围血流的变化、阴道出血情况，注意有无出血感染征象，如出血增多或合并感染，应予抗生素抗感染并及时清宫，必要时行子宫切除术。

2. 切除子宫　若有活动性出血，病情恶化，穿透性胎盘植入，应切除子宫。胎盘完全植入可无活动性出血或出血量少，勿强行剥离胎盘（可导致大量出血），此时应选择切除子宫。

（三）软产道损伤

产后检查发现软产道血肿应及时切开，清除积血，缝合止血，必要时可放橡皮条引流。若产道裂伤，应按解剖层次缝合，以彻底止血。宫颈裂伤长度小于 1 cm，无活动性出血，则无需缝合；若裂伤大于 1 cm，伴有活动性出血，应及时缝合。缝合时，第一针应超过裂口顶端 0.5 cm，可用间断或连续缝合；若累及子宫下段，缝合时应避免损伤输尿管和膀胱，缝合困难时可经腹修补。修补阴道及会阴裂伤时，缝合的第一针应超过裂口顶端，按解剖层次缝合各层，不留无效腔，缝合时应避免缝线穿透直肠黏膜，缝合结束后应行肛查。

（四）凝血功能障碍

首先排除其他因素所导致的产后出血，明确凝血功能障碍的病因，去除诱因。尽快输全血、血浆、补充血小板、纤维蛋白原或凝血酶原复合物、凝血因子等。一旦出现 DIC，应按 DIC 进行抢救。

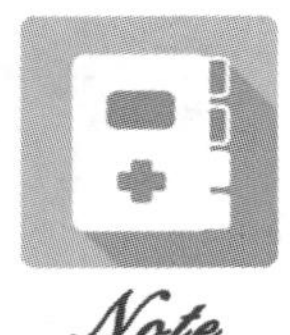
Note

（五）失血性休克处理

（1）严密观察生命体征，做好病情记录，出现早期休克时，积极进行处理，去枕平卧，注意保暖、吸氧。

（2）呼叫相关人员，多学科团队参与抢救，建立有效静脉通道，快速补充晶体平衡液和血液、新鲜冷冻血浆、凝血因子等，纠正低血压。有条件的医疗单位应监测中心静脉压以指导输血补液。

（3）扩容的同时，血压仍低，应及时应用升压药物及肾上腺皮质激素，改善心、肾功能。

（4）抢救过程中动态监测血气，发现酸中毒应及时进行纠正。

（5）防治肾衰竭：如尿量小于 25 mL/h，尿比重过高，应积极快速补充液体，密切观察尿量有无增加。尿比重在 1.010 或以下者，补液时要慎重，利尿时应注意高钾血症。

（6）保护心脏：出现心力衰竭时应用强心药，同时使用利尿药，如呋塞米 20～40 mg 静脉滴注，必要时 4 h 可重复使用。

（7）抢救时应严格遵守无菌操作，并给予大剂量抗生素，防止感染。

六、预防

（一）加强产前保健

进行系统性围产期保健，及时发现合并症及并发症，并积极治疗。有产后出血高危因素的孕妇，应在分娩前转诊到有输血和抢救条件的医院，严格落实三级转诊制度。

（二）产前预防

减轻孕妇分娩时的紧张及焦虑情绪，密切观察产程进展，防止产程过长。正确处理第二、第三产程，必要时尽早使用缩宫素。在第三产程积极干预，能有效降低产后出血的发生率，常用措施：①预防性使用宫缩剂：这是预防产后出血最重要的常规推荐措施，首选使用缩宫素。方法：头先露胎儿前肩娩出后、胎位异常胎儿全身娩出后、多胎妊娠最后一个胎儿娩出后，予缩宫素 10 U 肌内注射或缩宫素 10 U 加入 500 mL 液体中以 100～150 mL/h 静脉滴注。②预防性子宫按摩：常规进行子宫按摩来预防产后出血，多采用经腹单手按摩子宫，按摩应均匀而有节律。

（三）加强产后监护

产后 2 h 是产后出血的多发时间，高危因素者则是产后 4 h，所以胎盘娩出后，应分别在第 15 min、30 min、60 min、120 min 监测生命体征、阴道出血量、子宫高度、膀胱充盈情况，及早发生异常情况。鼓励产妇及时排空膀胱，给予新生儿早接触、早吸吮，有利于加强子宫收缩，减少出血量。

【知识拓展】

见文档 1303

第三节　羊水栓塞

学习目标

1. 掌握：羊水栓塞的定义、典型临床表现及处理原则。
2. 熟悉：羊水栓塞的鉴别诊断及预防。
3. 了解：羊水栓塞的病因及病理生理。

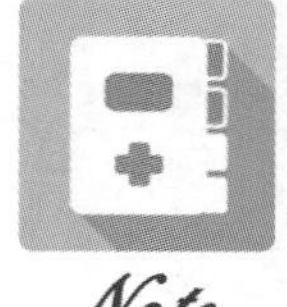

Note

案例导入

刘某，女，32岁，G_2P_1，因“停经38周，阴道流血1天”入院，现临产3 h，检查：宫缩强，宫口开大5 cm，胎膜自然破裂，产妇出现烦躁、呛咳、呼吸困难，脸色发绀。测量血压60/30 mmHg。请问：

1. 根据以上描述，产妇可能出现何种分娩并发症？
2. 应及早采取哪些急救措施？
3. 如何避免此种并发症的发生？

【案例导入答案】

见文档1304

羊水栓塞(amniotic fluid embolism，AFE)是指在分娩过程中羊水物质进入母体血液循环引起肺栓塞、过敏性休克、弥散性血管内凝血、肾衰竭等一系列病理改变。亦称为“妊娠过敏样综合征”。羊水栓塞起病急骤，病情凶险，难以预料，病死率高，是产科最严重的并发症之一，发病率很低，但一旦发生，死亡率高达60%，是孕产妇死亡的直接原因。多数发生在足月分娩，亦可发生于妊娠10～14周行钳刮术时。

一、病因

羊水栓塞病因及发病机制仍不十分清楚。一般认为可能与下列因素有关。

(一) 羊膜腔内压力过高

临产后强烈的子宫收缩使羊膜腔内压力过高，尤其是第二产程子宫收缩时羊膜腔内压力可达100～175 mmHg，当羊膜腔内压力明显超过静脉压时，羊水有可能被挤入破损的微血管而进入母体血液循环。

(二) 血窦开放

分娩过程中各种原因导致的宫体或宫颈损伤均可使羊水通过损伤的血管进入母体血液循环。胎盘早剥、前置胎盘、胎盘边缘血窦破裂时羊水可通过破损血管或胎盘后血窦进入母体血液循环。剖宫产或钳刮术时，羊水从胎盘附着处血窦进入母体血液循环导致羊水栓塞。

(三) 胎膜破裂

大多数羊水栓塞发生在胎膜破裂后，羊水可从宫颈管或子宫蜕膜破损的小血管进入母体血液循环中。羊膜腔穿刺或剖宫产时，羊水可从穿刺处或手术切口进入母体血液循环。

高龄初产及经产妇(易发生子宫损伤)、子宫收缩过强、急产、人工破膜史、胎膜早破、前置胎盘、不完全性子宫破裂、死胎、剖宫产和钳刮术等均为羊水栓塞的诱发因素。

二、病理生理

羊水进入母体血循环后，可引起一系列病理生理变化。

(一) 肺动脉高压

羊水中有形物质如胎儿毳毛、胎脂、胎粪、角化上皮细胞等形成栓子，经肺动脉进入肺循环，直接造成肺小血管机械性阻塞，导致肺动脉高压并刺激血小板和肺间质细胞释放白三烯、$PGF_{2\alpha}$和5-羟色胺等血管活性物质，使肺小血管反射性痉挛，加重肺动脉高压。同时羊水有形物质激活凝血过程，使肺毛细血管内形成弥散性血栓，进一步阻塞肺小血管。肺动脉高压直接使右心负荷加重，导致急性右心扩张，并出现充血性右心衰竭。肺动脉高压又使左心房回心血量减少，左心排出量明显下降，导致周围血循环衰竭，使血压下降，产生一系列休克症状，甚至死亡。

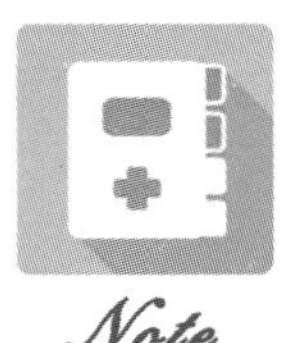
Note

（二）过敏样综合征

羊水中的抗原成分可引起Ⅰ型变态反应。在反应中肥大细胞脱颗粒、异常的花生四烯酸代谢产物产生，包括血栓素、前列腺素、白三烯等进入母体血液循环，出现过敏样反应，同时使支气管黏膜分泌亢进，导致肺的交换功能下降，反射性地引起肺血管痉挛。

（三）弥散性血管内凝血（DIC）

羊水栓塞另一个显著的临床特点是凝血功能障碍，甚至部分患者没有心肺等其他系统的症状，以凝血功能障碍为唯一表现，凝血功能障碍也常常是羊水栓塞的主要死因。羊水中含有多量促凝物质，其类似于组织凝血活酶，进入母体血循环后易在血管内产生大量的微血栓，消耗大量凝血因子及纤维蛋白原而引起 DIC。由于大量凝血物质消耗和纤溶系统激活，产妇由高凝状态迅速转为纤溶亢进，血液不凝，可导致严重产后出血及失血性休克。

（四）急性肾衰竭

由于 DIC 和休克导致母体多脏器受累，常见的为急性肾缺血引起肾功能障碍和衰竭，若缺血时间长，肾功能将不可逆。

三、临床表现

羊水栓塞发病特点是起病急骤、来势凶险，临床表现复杂多样。多发生在分娩过程中，尤其是胎儿娩出前后的短时间内，也有极少数病例发生于羊膜腔穿刺术中、外伤时或羊膜腔灌注等情况下。相关研究分析显示 70％的羊水栓塞发生在分娩过程中，11％发生于阴道分娩之后，19％发生于剖宫产术中。在妊娠早期或妊娠中期终止妊娠时和行羊膜腔穿刺术时也有可能发生羊水栓塞，但极为少见。

（一）典型羊水栓塞

典型羊水栓塞是指以骤然的低氧血症、低血压（血压与失血量不符合）和消耗性凝血性疾病（亦称羊水栓塞三联征）为特征的急性综合征。一般经过三个阶段：

1. 心肺衰竭和休克 在分娩过程中，尤其是破膜后不久，产妇突感寒战，出现气急、呛咳、烦躁不安、恶心、呕吐等前驱症状，继而出现呼吸困难、发绀、抽搐、昏迷、脉搏细数，血压急剧下降、心率加快、脉压增大、肺底部湿啰音。病情严重者，产妇仅惊叫一声或打一哈欠或抽搐后呼吸、心搏骤停，于数分钟内死亡。对于羊水栓塞引起的休克应综合考虑，患者病情比较复杂，与过敏性、肺源性、心源性及 DIC 等多种因素有关。

2. 出血 患者度过心肺功能衰竭和休克阶段后，进入凝血功能障碍阶段，表现为以子宫出血为主的全身出血倾向，如全身皮肤黏膜出血、切口渗血、针眼渗血、消化道大出血、血尿等。

3. 急性肾衰竭 本病可导致多器官功能受损，除心脏外，肾脏是最常受损器官。因全身循环衰竭，肾脏血流量急剧减少，引起肾脏微血管栓塞、肾脏缺血缺氧，导致肾脏器质性损伤，患者出现少尿（或无尿）及尿毒症表现。

羊水栓塞临床表现的三个阶段可按顺序出现，也可同时出现或部分出现。各症状发生率分别为：心肺衰竭（65％）、低血压（60％）、肺水肿（45％）、呼吸困难（75％）、发绀（90％）、凝血功能障碍（50％）、胎儿窘迫（90％）。

（二）不典型羊水栓塞

部分患者病情发展缓慢，症状隐匿。症状较轻，缺乏急性呼吸循环系统症状；有些患者羊水破裂时突然出现一阵呛咳，稍后缓解；亦有些患者仅表现为分娩或剖宫产时的一次寒战，几小时后才出现阴道大量出血，无血凝块、伤口渗血、血红蛋白尿等，同时有休克的表现。

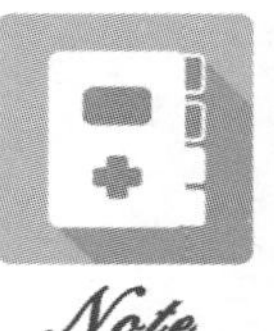

四、诊断

（一）临床表现及病史

羊水栓塞的诊断主要是根据诱发因素、临床症状和体征。在诱发子宫收缩、子宫颈扩张或分娩、剖宫产过程中或产后短时间内，出现下列不能用其他原因解释的情况：①血压骤降或心搏骤停。②出现急性缺氧，如呼吸困难、发绀，甚至呼吸停止。③凝血功能障碍，或出现无法解释的严重出血。出现以上情况应首先诊断为羊水栓塞，并立即按羊水栓塞进行抢救，同时进行以下检查。

（二）辅助检查

（1）血涂片：查找羊水有形物质，采集下腔静脉血，镜检见到羊水有形成分支持诊断。

（2）床旁胸部X线摄片：双肺弥漫性点片状浸润影，沿肺门周围分布，伴右心扩大。

（3）床旁心电图或心脏彩色多普勒超声检查：提示右心房、右心室扩大，而左心室缩小，ST段下降。

（4）与DIC有关的实验室检查：提示凝血功能障碍。

（5）尸体解剖：诊断羊水栓塞的重要依据。尸检可见肺水肿、肺泡出血，主要脏器如肺、胃、心、脑等血管及组织中或心内血液离心后镜检找到羊水有形物质。

羊水栓塞的诊断需要注意以下三点：①羊水栓塞是临床诊断，应基于诱发因素、临床症状和体征来诊断羊水栓塞。②尽管血涂片或器官组织找到羊水有形物质曾被作为羊水栓塞的诊断标准，但是因为缺乏特异性，即使血液或器官组织找到羊水有形物质，但是临床表现不支持，也不能诊断羊水栓塞。③血液或器官组织没有找到羊水有形物质，但是临床表现支持，也应诊断羊水栓塞。

五、鉴别诊断

当羊水栓塞症状不典型时，需要与其他疾病相鉴别。许多合并症或并发症也会出现心、肺、血液方面的功能障碍，如急性心力衰竭、空气栓塞、肺栓塞、癫痫、脑血管意外、药物过敏性反应、子痫、产后出血、麻醉并发症等，应注意鉴别。

六、处理

纠正呼吸循环功能衰竭和改善低氧血症，抗过敏，抗休克，防止DIC及肾衰竭发生，尽快终止妊娠，给予广谱抗生素预防感染。

（一）紧急处理

1. 保持呼吸道通畅　立即正压给氧，必要时行气管插管或气管切开，保持呼吸道通畅；保证供氧能改善肺泡毛细血管缺氧状况，预防及减轻肺水肿；改善心、脑、肾等重要脏器的缺氧情况。

2. 抗过敏　分娩前后突然出现羊水栓塞的前驱症状，应在改善缺氧同时，立即给予大剂量肾上腺糖皮质激素抗过敏、解痉，稳定溶酶体，保护细胞。氢化可的松100～200 mg加于5%～10%葡萄糖注射液50～100 mL，快速静脉滴注，再用300～800 mg加于5%葡萄糖注射液250～500 mL，静脉滴注，每日用量可达500～1000 mg；或地塞米松20 mg加于25%葡萄糖注射液静脉推注后，再加20 mg于5%～10%葡萄糖注射液中静脉滴注。

3. 解除肺动脉高压　予解痉药物缓解肺动脉高压，改善肺血流的低灌注，从根本上改善缺氧的状况，预防右心衰竭所导致的呼吸循环衰竭。①盐酸罂粟碱：为首选药物，30～90 mg加于10%～25%葡萄糖注射液20 mL，缓慢静脉推注，每日用量不超过300 mg，可松弛平滑

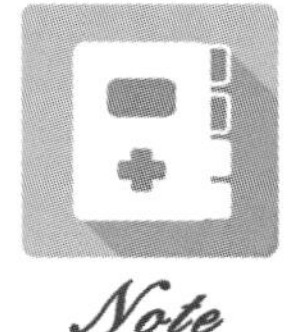

Note

肌，扩张冠状动脉、肺和脑小动脉，降低小血管阻力，与阿托品同时应用效果更佳。②硫酸阿托品：1 mg 加于 10%～25%葡萄糖注射液 10 mL，每 15～30 min 静脉推注 1 次，直至面色潮红、症状缓解。阿托品能阻断迷走神经反射所致的肺血管和支气管痉挛。心率>120 次/分时慎用。③氨茶碱：250 mg 加于 25%葡萄糖注射液 20 mL，缓慢推注，松弛支气管平滑肌，解除肺血管痉挛。④酚妥拉明：5～10 mg 加于 10%葡萄糖注射液 100 mL，以 0.3 mg/min 速度静脉滴注。其为非选择性 α 受体阻断剂，能解除肺血管痉挛，消除肺动脉高压。

（二）抗休克

1. 补充血容量 不管何种原因引起的休克，都存在有效血容量不足问题，扩容可选用葡萄糖注射液、生理盐水，及时补充新鲜血和血浆。有条件的医院在抢救过程中应测定中心静脉压（CVP），以了解心脏负荷状况，并指导输液量及速度，还可抽取血液检查羊水有形成分。

2. 升压药物 休克症状急剧而严重，或血容量已补足而血压仍不稳定者。予多巴胺 20～40 mg 加于 10%葡萄糖注射液 250 mL，静脉滴注；间羟胺 20～80 mg 加于 5%葡萄糖注射液，静脉滴注，视血压调整速度。

3. 纠正酸中毒 应动态监测动脉血气、血清电解质。发现酸中毒时，予 5%碳酸氢钠溶液静脉滴注，并及时纠正电解质紊乱。

4. 纠正心力衰竭 常用毛花苷丙 0.2～0.4 mg 加于 10%葡萄糖注射液 20 mL，静脉缓注；或毒毛花苷 K 0.125～0.25 mg，同法静脉缓注，必要时 4～6 h 重复用药。

（三）防治 DIC

1. 肝素钠 治疗羊水栓塞早期的高凝状态，特别在发病后 10 min 内使用效果更佳。在应用肝素时以试管法测定凝血时间，应控制在 15 min 左右。肝素过量，有出血倾向时，可用鱼精蛋白对抗，1 mg 鱼精蛋白对抗肝素 100 U。

2. 补充凝血因子 应及时输新鲜血或血浆、纤维蛋白原等。

3. 抗纤溶药物 出现纤溶亢进时，用氨基己酸（4～6 g）、氨甲苯酸（0.1～0.3 g）或氨甲环酸（0.5～1.0 g）加于 0.9%氯化钠注射液或 5%葡萄糖注射液 100 mL，静脉滴注，抑制纤溶激活酶，使纤溶酶原不被激活，从而达到抑制纤维蛋白溶解的目的。补充纤维蛋白原 2～4 克/次，使血纤维蛋白原浓度达 15 g/L 以上。

（四）预防肾衰竭

羊水栓塞发生的第三阶段为肾衰竭阶段。应密切观察羊水栓塞患者的尿量，监测血清肌酐、尿素氮的变化。当补充足够血容量后，仍出现少尿时，应选用呋塞米 20～40 mg 静脉注射，或 20%甘露醇 250 mL 快速静脉滴注（10 mL/min），合并心力衰竭时慎用，无效者提示急性肾衰竭，应严格控制输液量及速度，必要时尽早采取血液透析等急救处理。

（五）预防感染

应选用肾毒性小的广谱抗生素预防感染。

（六）产科处理

若羊水栓塞发生于胎儿娩出前，应积极改善呼吸循环功能，防止 DIC，抢救休克，尽快结束分娩。在第一产程发病者应行剖宫产终止妊娠；第二产程发病者可行阴道助产，并密切注意子宫出血情况。若发生产后出血，经积极抢救仍不能止血者，应立即行子宫切除，争取抢救时机。

七、预防

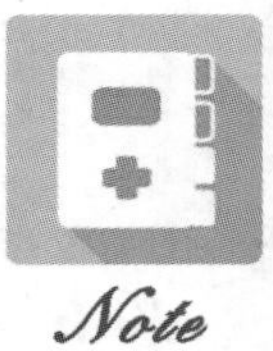

羊水栓塞病因及发病机制仍未明确，所以难以预防。临床上应加强围产期保健，及时识别高危因素，降低羊水栓塞发生率。

（一）注意诱发因素

有前置胎盘、胎盘早剥、胎膜早破、过期妊娠、胎儿窘迫等并发症时，应提高警惕，及时发现并快速诊断，及时抢救以降低羊水栓塞的死亡率。

（二）人工破膜应在宫缩间歇期进行

人工破膜时不兼行剥膜，减少子宫颈管的小血管破损。

（三）剖宫产手术时动作切忌粗鲁

预防子宫切口继续延裂；子宫切开后应吸尽羊水，再娩出胎儿，减少羊水进入子宫创口开放的血窦内。

（四）正确使用缩宫素

用缩宫素催产或加强宫缩时，须有专人负责监护，随时调整缩宫素的剂量与速度，避免宫缩过强。使用缩宫素导致子宫收缩过强时，应立即停止用药，持续宫缩过强，应使用宫缩抑制剂。

（五）行人工流产钳刮术时

应首先破膜，待羊水流尽后再钳夹。孕中期行羊膜腔穿刺术时，应以细针穿刺。前壁胎盘穿刺时应在超声下定位穿刺，避免多次经胎盘穿刺形成局部血肿。

（六）其他

对胎盘早期剥离、前置胎盘、死胎等情况，应严密观察出凝血等情况。避免产伤、子宫破裂、子宫颈裂伤等。

【知识拓展】

见文档 1305

第四节　脐带先露与脐带脱垂

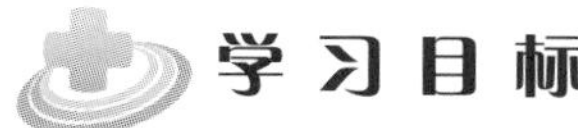

1. 掌握：脐带先露与脐带脱垂的定义、临床表现及处理原则。
2. 熟悉：脐带先露与脐带脱垂的辅助检查及鉴别诊断。
3. 了解：脐带先露与脐带脱垂的病因。

【案例导入答案】

见文档 1306

案例导入

邓某，女，26 岁，第一胎，停经 41 周，临产 4 h。检查：腹部可触及规律宫缩，40 s/3 min，胎心 132 次/分，宫口开大 5 cm，胎头高浮，胎膜未破。突然阴道出现大量流水，清亮，宫口可触及条索状组织，胎心 70 次/分。请问：

1. 根据以上描述，产妇可能出现何种分娩并发症？
2. 应及早采取哪些急救措施？
3. 出现以上并发症的常见诱因有哪些？

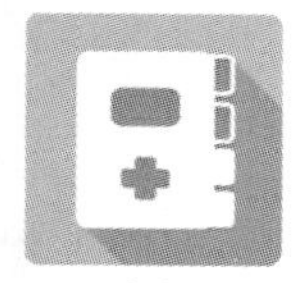

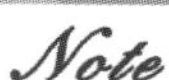

脐带是胎儿与母体进行气体交换和物质代谢的重要通道。当胎膜未破时，脐带位于胎先

露部前方，称为脐带先露。当脐带下降，位于胎儿先露部一侧，但没有超过先露部时，称为隐性脐带脱垂，此时胎膜可以完整，也可以破裂。当胎膜破裂，脐带脱出于胎先露下方，经宫颈进入阴道内，甚至外阴部时，称为脐带脱垂(prolapse of cord)或显性脐带脱垂，发生率为0.1%～0.6%，脐带脱垂是分娩期并发症之一。脐带先露破膜后更易发生脐带脱垂，导致脐带受压、血流受阻，可引起胎儿窘迫甚至胎死宫内。

一、病因

(一) 胎头衔接不良

如骨盆狭窄、头盆不称、盆腔占位性病变等，使胎头无法衔接或衔接不良，脐带容易通过骨盆与胎头之间的缝隙脱出。

(二) 胎位异常

胎先露部位与骨盆之间有空隙，脐带容易滑出。如臀先露和肩先露，臀先露中的足先露发生脐带脱垂的概率最高。头先露时如额先露、枕后位、复合先露等，亦容易发生脐带脱垂。

(三) 双胎或多胎妊娠

双胎或多胎妊娠时，当产妇宫口开全后，第一个胎儿娩出，另一胎的胎膜破裂，若胎先露部较高或胎位异常，均容易发生脐带脱垂。

(四) 脐带过长或附着异常

脐带长度≥80 cm，合并头盆不称，更易发生脐带脱垂。

(五) 其他因素

胎儿过小、羊水过多、胎膜早破、早产、脐带帆状附着、低置胎盘等也是脐带脱垂的诱因。

二、临床表现及诊断

(一) 症状与体征

脐带先露胎膜未破者，胎先露部尚未入盆，在宫缩进行时胎先露部被迫下降，脐带可因一过性受压导致胎心率异常。若胎先露部已入盆，胎膜已破者，脐带受压于骨盆与胎先露部之间，胎盘血液循环受阻，可导致严重的胎儿窘迫。临床表现为胎动突然增加，胎心率先加速后下降，甚至完全消失，并可出现羊水粪染等。尤其头先露者，脐带位于耻骨联合后方时受压程度更严重，可导致脐带血流完全阻断，致使胎儿短时间死亡。若脐带由胎先露后侧方脱出，受压程度可稍减轻。臀先露与肩先露时，脐带受压程度较头先露轻。此外，脐带脱垂于阴道口后可因温度改变及脱出部分的弯曲，加重脐血管的收缩和痉挛，更易导致胎儿死亡。

(二) 辅助检查

1. 胎心监护　胎心率加快或变慢，胎动活跃；或胎心率基线下降，出现频繁变异减速或晚期减速。

2. 阴道检查　脐带先露时，胎膜完整，先露部不是胎头或胎儿某部肢体，而是软组织，有搏动感，其速率与胎心相近。胎膜已破，脐带位于先露之前或脱入阴道内，即可明确脐带脱垂诊断。

3. B 超检查　有助于判定脐带位置，用阴道探头显示会更清晰。有脐带脱垂危险因素存在时，应警惕脐带脱垂的发生。胎膜未破，胎动或宫缩后胎心率突然变慢，通过改变体位、上推

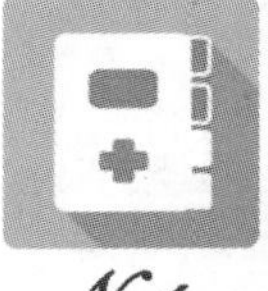
Note

胎先露部及抬高臀部后胎心迅速恢复者，应考虑有脐带先露的可能，临产后应行电子胎心监护。胎膜已破，出现胎心率异常时，应立即行阴道检查，了解有无脐带血管搏动和脐带脱垂。在胎先露部旁或其前方以及阴道内触及脐带者，或脐带脱出于外阴者，即可确诊。

三、处理

阴道检查时一旦发现脐带脱垂，需紧急处理。

（一）脐带先露

经产妇、胎膜未破、宫缩良好者，取头低臀高位，密切观察胎心率，等待胎头衔接，宫口逐渐扩张；胎心持续良好者，可经阴道分娩。初产妇、足先露或肩先露者，应行剖宫产术。

（二）脐带脱垂

一旦发现脐带脱垂，立即呼叫产科医生、助产士、新生儿科医生和麻醉医师等寻求帮助；立即吸氧，并严密监测胎心音变化；指导产妇取脐带受压对侧卧位或臀高头低位，鼓励孕妇呈Sims体位（即左侧卧位，枕头置于左髋下）或呈膝胸卧位；胎心尚好，胎儿存活者，应争取尽快娩出胎儿，及时行助产术或配合医生剖宫产术迅速结束分娩，做好术前准备和抢救新生儿窒息的准备；避免行阴道检查或阴道助产术时注意无菌操作，保持外阴清洁，使用消毒会阴垫并及时更换，必要时应用抗生素预防感染。

1. 宫口开全　胎头已经入盆，先露达到 S^{+3}，应行产钳术；臀先露则行臀助产术。

2. 宫颈未开全

(1) 产妇立即取头低臀高位，即刻用手经阴道上推胎儿先露部，以减轻脐带受压，直至胎儿娩出后才可撤出上推先露部的手；或者通过充盈膀胱等方法提高胎先露位置，以预防脐带压迫。

(2) 应用抑制子宫收缩的药物减轻或缓解脐带受压；密切监测胎心的同时做好术前准备，尽快行剖宫产术。

(3) 为了防止血管痉挛所致出血，应尽量减少对阴道外脱垂脐带的操作，减少不良刺激。

(4) 在分娩决定过程中应做到以下几点：紧急转运至医院产房、迅速评估患者病情和协助分娩。根据孕周和胎心率变化来判断分娩的紧迫性，必须选择剖宫产时需考虑全身麻醉是否为合适方式。

四、预防

（一）定期产检

评估是否存在易发脐带脱垂的高危因素，如有无头盆不称、胎位异常、多胎妊娠、脐带先露、羊水过多等容易引发胎膜早破的因素。注意妊娠过程、妊娠周数、胎动的情况及有无宫缩及阴道流液。注意预防与早期发现，加强产前检查，及时发现并纠正异常胎位。

（二）妊娠晚期及临产后，超声检查可尽早发现脐带先露

临产后胎先露部迟迟不入盆者，应尽量避免不做或少做肛门指诊或阴道检查。临产时有头盆不称、胎头浮动及异常胎动的高危因素者应卧床休息，不灌肠。严格掌握人工破膜适应证和操作方法，应在宫缩间歇期进行破膜，并采取高位破膜，让羊水缓慢流出，并密切观察胎心音变化，及时发现脐带先露或脐带脱垂。

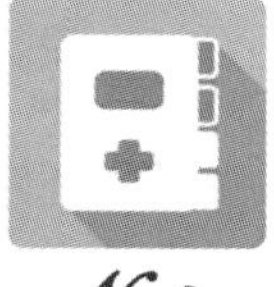
Note

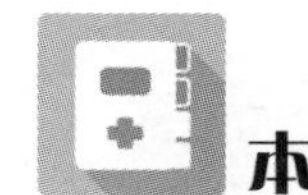

本章小结

病名	学习要点
子宫破裂	子宫破裂常见病因是瘢痕子宫和胎先露下降受阻，主要临床表现是腹痛、下腹部压痛、血尿、胎心异常。一旦确诊，应尽快行剖宫产终止妊娠
产后出血	产后出血最常见的原因是子宫收缩乏力，处理的原则是加强宫缩，主要方法包括排空膀胱、按摩子宫、应用宫缩剂等
羊水栓塞	羊水栓塞的典型临床特征是分娩前后血压骤降、组织缺氧和消耗性功能障碍。诊断应基于临床表现和诱发因素，属于排除性诊断。一旦发现，立刻抢救，包括抗过敏、解除肺动脉高压、抗休克、防止 DIC 和肾衰竭
脐带先露与脐带脱垂	脐带先露与脐带脱垂可导致胎儿缺氧，甚至胎死宫内。脐带脱垂时应立刻指导产妇取脐带受压对侧卧位或头低臀高位。应争取尽快娩出胎儿

（李小梅）

【目标检测】

见文档 1307

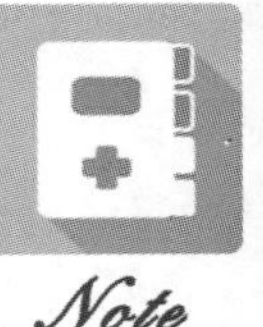

第十四章　产褥期并发症

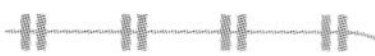

学习目标

扫码看 PPT

1. 掌握：产褥感染与产褥病率的概念与区别。产褥感染的临床表现、诊断及防治。
2. 熟悉：产褥感染的病因、病理变化，晚期产后出血的病因、症状及防治。
3. 了解：产褥期忧郁症的临床表现、治疗及预防。

案例导入

患者，女性，产后 16 天，发热及下腹疼痛 3 天，有血性恶露，前来就诊。查体：体温 39.6 ℃，血压 130/90 mmHg，脉搏 108 次/分，两乳稍胀，但无肿块及压痛，下腹有压痛及反跳痛。妇检：阴道黏膜充血，脓血性分泌物，量多，有臭味，宫颈闭合，子宫拳头大，质稍软，压痛（+），双附件触痛。请问：

1. 此患者患何种疾病？
2. 诊断依据有哪些？
3. 应如何治疗？

【案例导入答案】

见文档 1401

第一节　产褥感染

产褥感染（puerperal infection）是指分娩及产褥期生殖道受病原体侵袭，引起局部或全身的感染。发病率约为 6%。产褥病率是指分娩 24 h 以后的 10 天内，用口表每日测量体温 4 次，有 2 次≥38 ℃。造成产褥病率的原因以产褥感染为主，但也包括生殖道以外的急性乳腺炎、上呼吸道感染、泌尿系统感染、血栓静脉炎等。产褥感染、产后出血、妊娠合并心脏病及严重的妊娠期高血压疾病仍是导致孕产妇死亡的四大原因。

一、病因

（一）诱因

分娩会降低或破坏女性生殖道的防御功能和自净作用，增加病原体侵入生殖道的机会，如产妇体质虚弱、孕期贫血、营养不良、慢性疾病、妊娠晚期性生活、胎膜早破、羊膜腔感染、产科手术操作、产程延长、产前产后出血过多、多次宫颈检查等可致，机体抵抗力下降，均可成为产褥感染的诱因。

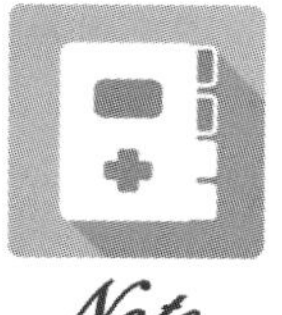

（二）病原体种类

孕期及产褥期生殖道内有大量需氧菌、厌氧菌、真菌、衣原体及支原体等寄生，以厌氧菌为主，许多非致病菌在一定环境下可以致病。

1. 需氧性链球菌 β-溶血性链球菌致病性最强，能产生致热外毒素与溶组织酶，引起严重感染，病变迅速扩散，甚至可致败血症，是外源性产褥感染的主要致病菌。其临床特点为发热早，寒战，体温超过 38 ℃，心率快，腹胀，子宫复旧不良，子宫旁或附件区压痛，严重时并发败血症。

2. 厌氧性革兰阳性球菌 消化链球菌和消化球菌存在于正常阴道中，当产道损伤、胎盘残留、局部组织坏死缺氧时，细菌可迅速繁殖，如与大肠埃希菌混合感染，放出异常恶臭气味。

3. 需氧性杆菌 以大肠杆菌、变形杆菌最常见，是外源性感染的主要致病菌，多寄生在阴道、会阴、尿道口周围，在不同环境对抗生素敏感性有很大不同，需行药物敏感试验。

4. 葡萄球菌 主要致病菌是金黄色葡萄球菌和表皮葡萄球菌。金黄色葡萄球菌多为外源性感染，容易引起伤口严重感染，对青霉素耐药。表皮葡萄球菌存在于阴道菌群中，引起的感染较轻。

5. 杆菌属 一组厌氧的革兰阴性杆菌，常见脆弱类杆菌，此类杆菌可以加速血液凝固，能引起感染邻近部位的血栓性静脉炎。

6. 厌氧芽孢梭菌 以产气荚膜梭菌为主，可产生外毒素，溶解蛋白质而产气及溶血。产气荚膜梭菌引起的感染，轻者为子宫内膜炎、腹膜炎、败血症，重者可引起溶血、黄疸、血红蛋白尿、急性肾衰竭、循环衰竭、气性坏疽而死亡。

7. 支原体和衣原体 解脲脲原体、人型支原体和沙眼衣原体均可在女性生殖道内寄生，进而引起生殖道感染，此类感染多无明显症状，临床表现轻微。

此外，沙眼衣原体、淋病奈瑟菌也可导致产褥感染。

（三）感染途径

1. 外源性感染 外界病原体由被污染的衣物、用具、各种手术器械、物品等途径侵入产道引起感染。

2. 内源性感染 正常孕妇生殖道或其他部位寄生的病原体，多数并不致病，当机体抵抗力降低等感染诱因出现时可致病。近年研究表明，内源性感染尤为重要，因孕妇生殖道病原体不仅可以导致产褥感染，而且还能通过胎盘、胎膜、羊水间接感染胎儿，导致流产、早产、胎儿生长受限、胎膜早破、死胎等。

二、临床表现

发热、疼痛、异常恶露是产褥感染三大主要症状。由于感染部位、程度、扩散范围不同，临床表现也不同。

（一）急性外阴炎、阴道炎、宫颈炎

由于分娩时会阴部损伤或手术而引起感染，以葡萄球菌和大肠杆菌感染为主。会阴切开处伤口感染表现为局部疼痛、红肿、硬结，或有脓性分泌物，可伴低热。阴道与宫颈感染表现为黏膜充血、红肿、溃疡、脓性分泌物增多。如向深部蔓延，可达子宫旁组织，引起盆腔结缔组织炎。

（二）急性子宫内膜炎、子宫肌炎

最常见的感染类型。病原体经胎盘剥离面侵入，扩散至子宫蜕膜层称子宫内膜炎，感染侵入子宫肌层称子宫肌炎。两者可伴发，以子宫内膜炎多见，表现为低热、下腹痛、恶露多且有臭味、子宫复旧差。子宫肌炎时往往全身感染症状重，出现高热、寒战、头痛、心率增快、白细胞增高、下腹压痛明显、子宫复旧不良。

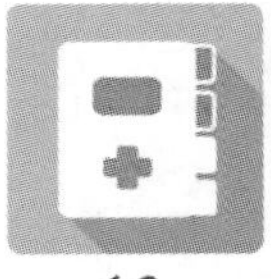
Note

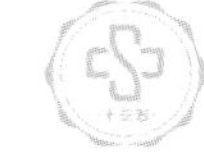

(三) 急性盆腔结缔组织炎、急性输卵管炎

病原体沿宫旁淋巴和血行达宫旁组织，引起急性炎性反应，形成炎性包块并波及输卵管，形成急性输卵管炎。临床表现寒战、高热、下腹疼痛、压痛，宫旁一侧或两侧结缔组织增厚、压痛和触及炎性包块，严重者整个盆腔可发展为"冰冻骨盆"。如为淋病奈瑟菌感染，可沿生殖道黏膜上行蔓延，达输卵管及盆腹腔形成脓肿后，则高热持久不退。

(四) 急性盆腔腹膜炎及弥漫性腹膜炎

炎症蔓延扩散至子宫浆膜，形成盆腔腹膜炎，进一步扩散至腹腔则形成弥漫性腹膜炎，出现全身中毒症状，如高热、恶心、呕吐、腹胀，检查时下腹部压痛、反跳痛明显。由于产妇腹壁松弛，腹肌紧张多不明显。腹膜面炎性渗出可引起肠粘连，也可在直肠子宫陷凹形成局限性脓肿，如果脓肿波及肠管与膀胱，可出现腹泻、里急后重与排尿困难。若此阶段治疗不彻底，可转变成慢性盆腔炎。

(五) 血栓静脉炎

由胎盘剥离处的感染性栓子经血行播散引起，常见致病菌是类杆菌和厌氧性链球菌。

1. 盆腔血栓性静脉炎 常累及子宫静脉、卵巢静脉、髂内静脉、髂总静脉及阴道静脉，病变多为单侧，一般于产后 1～2 周出现症状，继子宫内膜炎之后出现寒战、高热，反复发作，症状可持续数周，不易通过妇科检查与盆腔结缔组织炎相鉴别。

2. 下肢血栓性静脉炎 病变多发生在股静脉、大隐静脉处，表现为弛张热，下肢持续性疼痛，局部静脉压痛或触及硬索状，使血液回流受阻，引起下肢水肿，皮肤发白，习称"股白肿"。小腿深静脉栓塞时可出现腓肠肌及足底部疼痛和压痛。阳性体征不明显者，可用彩色超声多普勒协助诊断。

(六) 脓毒血症及败血症

感染血栓脱落进入血循环可引起脓毒血症，出现肺、脑、肾脓肿或肺栓塞而致死。如细菌大量进入血液循环并繁殖可引起败血症，表现为持续高热、寒战、血压下降、脉搏细数、呼吸急促等全身中毒症状，可危及生命。

三、诊断与鉴别诊断

(一) 详细询问病史及分娩经过

对产后发热者排除引起产褥感染的其他疾病。

(二) 全身及局部检查

仔细检查腹部、盆腔及会阴伤口，确定感染的部位和严重程度。

(三) 辅助检查

B 型超声检查、彩色超声、多普勒、CT、磁共振等检测手段，能够对感染形成的炎性包块、脓肿做出定位及定性诊断。检测血清 C-反应蛋白>8 mg/L，有助于早期诊断感染。

(四) 确定病原体

病原体的鉴定对产褥感染诊断与治疗非常重要。方法有病原体培养、分泌物涂片检查、病原体抗原和特异抗体检测。

四、治疗

(一) 支持治疗

取半坐卧位，以利恶露排出并使炎症局限于盆腔，加强营养，注意休息，增加机体抵抗力。必要时输液或少量多次输血，纠正水、电解质平衡紊乱。

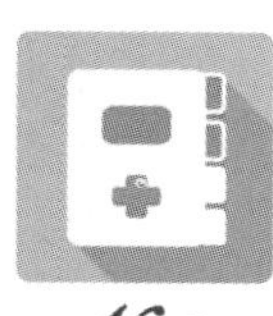

（二）应用抗生素

未能确定病原体时，应根据临床表现和临床经验，选用广谱高效抗生素。病情较重者，抗生素使用以广谱、联合、足量、静脉、彻底为原则。然后根据细菌培养和药敏试验结果，选用有效的抗生素，调整种类和数量，保持有效血药浓度。对中毒症状较重者，短期加用肾上腺皮质激素，提高机体应激能力。

（三）切开引流

会阴伤口或腹部切口感染时，及时行切开引流术，当疑为盆腔脓肿时，可经腹或后穹隆切开引流。

（四）胎盘胎膜残留处理

抗感染的同时，清除宫腔内残留物。当患者急性感染伴有高热时，应首先控制高热，体温下降后再彻底刮宫，避免因刮宫引起高热扩散和子宫穿孔。

（五）血栓静脉炎的治疗

在应用抗生素的同时加用肝素钠，即 150 U/(kg·d)加入 5%葡萄糖溶液 500 mL 静脉滴注，4 天，体温下降后改为 2 天，连用 4～7 天。尿激酶 40 万 U 加入 0.9%氯化钠注射液或 5%葡萄糖溶液 500 mL，静脉滴注 10 天，用药期间监测凝血功能，也可口服双香豆素、阿司匹林或用活血化瘀中药治疗。

（六）手术治疗

子宫感染严重，经积极治疗无效，炎症继续扩散，导致不能控制的出血、败血症或脓毒血症时，需及时行子宫切除术，消除感染源，抢救患者生命。

（七）中药

治疗原则为清热解毒，活血化瘀。

五、预防

加强孕期卫生宣教，孕晚期避免盆浴及性生活。加强营养，增强体质。及时治疗阴道炎、宫颈炎等慢性妇科炎症。避免胎膜早破、滞产、产道损伤与产后出血。严格遵守无菌操作规程，正确掌握手术指征，保持外阴清洁，防止会阴伤口感染，必要时给予广谱抗生素预防感染。

第二节　晚期产后出血

晚期产后出血(late puerperal hemorrhage)是指分娩 24 h 后，在产褥期内发生的子宫大量出血。多见于产后 1～2 周，也可在产后 8 周余发病。阴道流血可为少量或中等量，持续或间断；也可表现为急骤大量流血，同时有大量血块排出。产妇多伴有寒战、低热，有时因失血过多出现贫血或失血性休克。晚期产后出血的发生与产科工作质量密切相关，近年来剖宫产率的升高也使其发生率有上升趋势。

一、病因与临床表现

（一）胎盘、胎膜残留

胎盘、胎膜残留是最常见的病因，多发生于产后 10 天左右，宫腔内的残留胎盘组织发生变性、坏死、机化，形成胎盘息肉，当坏死组织脱落时，基底部血管暴露，导致大量出血。表现为血

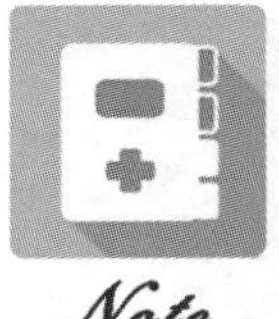

Note

性恶露持续时间延长，以后反复阴道出血或突然大量流血。检查发现子宫复旧不全，宫口松弛，有时可见残留组织。

（二）蜕膜残留

蜕膜多在产后1周内脱落，并随恶露排出。如蜕膜剥离不全，长时间残留，也可影响子宫复旧，继发子宫内膜炎症，引起晚期产后出血。临床表现与胎盘残留不易鉴别，宫腔刮出物病理检查可见坏死蜕膜，但不见绒毛。

（三）子宫胎盘附着面感染或复旧不全

胎盘娩出后，其附着面子宫内膜修复需6～8周。胎盘附着面感染、复旧不全引起的出血，多发生在产后2周左右，表现为突然大量阴道流血，检查发现子宫大而软，宫口松弛，有血块堵塞阴道及宫口。

（四）剖宫产术后子宫伤口裂开

剖宫产术后子宫伤口裂开多见于子宫下段剖宫产横切口两侧端。近年广泛开展子宫下段横切口剖宫产，横切口裂开引起大出血的报道已不罕见，应引起重视。引起切口愈合不良造成出血的原因主要有供血不足、横切口选择过低或过高、缝合技术不当、切口感染等，这些因素可致肠线溶解脱落，血窦重新开放，引起大量阴道流血，甚至引起休克，多发生在术后2～3周。

（五）感染

感染常见于子宫内膜炎症。感染引起胎盘附着面复旧不良和子宫收缩欠佳，血窦关闭不全，导致子宫出血。

（六）其他

产后子宫滋养细胞肿瘤、子宫黏膜下肌瘤等均可引起晚期产后出血。

二、诊断

（一）病史

阴道分娩者，应注意产程进展和产后恶露变化情况，有无反复阴道流血或突然阴道流血病史。如为剖宫产，应了解剖宫产术指征、术式及术后恢复情况。

（二）症状与体征

1. 阴道流血 胎盘、胎膜残留及蜕膜残留所致的产后出血常表现为红色恶露时间延长，反复出血甚或突然大出血，导致贫血或休克，多发生于产后。子宫胎盘附着面复旧不全多致产后突然大量阴道流血。剖宫产子宫切口裂开或愈合不良所致的阴道出血多发生在术后，常为子宫突然大量出血，可导致失血性休克。

2. 腹痛和发热 继发感染可出现腹痛、发热，伴恶露增加，有恶臭。

3. 全身症状 继发性贫血，严重者因失血性休克危及生命。

4. 体征 子宫大而软、复旧不良，宫口松弛，或见宫颈口有组织物堵塞。伴有感染者，子宫切口处压痛，或全子宫压痛。发生休克者有面色苍白、血压下降、脉搏细速等休克体征。

（三）辅助检查

通过血、尿常规了解感染与贫血情况。可以做宫腔分泌物培养或涂片检查。通过B型超声检查了解子宫大小、宫腔内有无残留物、子宫切口愈合状况等。如有宫腔刮出物或切除子宫标本，应送病理检查。

三、治疗

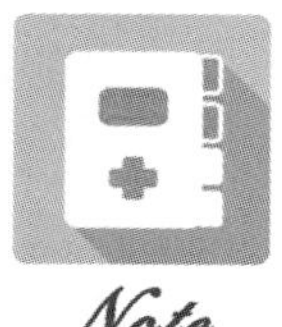

Note

（一）少量或中等量阴道流血

应给予广谱抗生素、子宫收缩剂及支持疗法。

（二）疑有胎盘、胎膜、蜕膜残留或胎盘附着部位复旧不全

刮宫多能有效，操作应轻柔，静脉输液，备血并做好开腹手术的准备。刮出物应送病理检查，以明确诊断。术后继续给予抗生素及子宫收缩剂。

（三）疑有剖宫产术子宫切口裂开

即便仅少量阴道流血，亦应住院，给予广谱抗生素及支持疗法，密切观察病情变化；如阴道流血多，可剖腹探查。如切口周围组织坏死范围小，炎症反应轻微，可做清创缝合及髂内动脉、子宫动脉结扎止血或行髂内动脉栓塞术。如组织坏死范围大，酌情做低位子宫次全切除术或子宫全切除术。

（四）肿瘤引起的阴道流血

根据肿瘤的性质、位置等处理。

四、预防

产后应仔细检查胎盘、胎膜，严密观察宫缩及阴道出血量，若有残留，及时取出，如不能除外胎盘残留时，应探查宫腔，注意无菌操作。严格掌握剖宫产指征，对有剖宫产指征者，应正确选择手术切口，合理缝合，术后用抗生素预防感染。

第三节　产褥期抑郁症

产褥期抑郁症（puerperal depression）是指产妇在分娩后出现的抑郁症状，是产褥期精神综合征中最常见的一种类型。多在产后 2 周出现症状，产后内分泌、环境变化及社会心理等多方面因素均可与本病的发生有关。

一、临床表现

（一）情绪改变

情绪改变表现为持久的情绪低落、情感淡漠，易激惹、恐怖、焦虑、沮丧、孤独、无精打采、易流泪哭泣和对自身及婴儿健康过度担忧。

（二）自我评价降低

自暴自弃，对周围人充满敌意，与家人关系不协调。

（三）创造性思维受损，主动性降低

（四）对生活缺乏信心

患者对日常活动缺乏兴趣，对各种娱乐或令人愉快的事情体验不到愉快，常常自卑、自责、内疚，失去生活自理及照料婴儿的能力，有时还会陷入错乱或嗜睡状态。对生活失去信心，甚至绝望、自杀或有杀婴倾向。

二、诊断

产褥期抑郁症至今尚无统一的诊断标准。美国精神病学会（1994 年）在《精神障碍诊断与统计手册》一书中制定了产褥期抑郁症的诊断标准。

（1）在产后 2 周内出现下列 5 条或 5 条以上的症状，必须具备①②两条。①情绪抑郁。

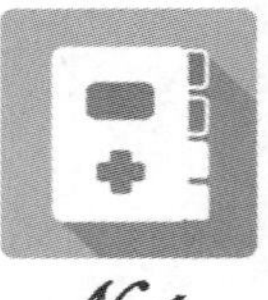

②对全部或多数活动明显缺乏兴趣或愉悦。③体重显著下降或增加。④失眠或睡眠过度。⑤精神运动性兴奋或阻滞。⑥疲劳或乏力。⑦遇事皆感毫无意义或自罪感。⑧思维能力减退或注意力不集中。⑨反复出现死亡想法。

（2）在产后 4 周内发病。

三、治疗

治疗主要包括心理治疗和药物治疗。

（一）心理治疗

通过心理咨询，解除致病的心理因素（如婚姻关系紧张、想生男孩却生女孩、既往有精神障碍史等）。对产褥期妇女多加关心和无微不至地照顾，尽量调整好家庭中的各种关系，指导其养成良好的睡眠习惯。

（二）药物治疗

尽量选择不进入乳汁的抗抑郁症药，主要包括：

1. 5-羟色胺再吸收抑制剂 如帕罗西汀，以 20 mg/d 为开始剂量，逐渐增至 50 mg/d，口服；舍曲林以 50 mg/d 为开始剂量，逐渐增至 100～200 mg/d，口服；氟西汀以 20 mg/d 为开始剂量，逐渐增至 60 mg/d，口服。

2. 三环类抗抑郁药 如阿米替林，以 25 mg/d 为开始剂量，逐渐增至 150～300 mg/d，口服。

四、预防

产褥期抑郁症的发生受妊娠因素、心理因素及社会因素的影响，应给予产妇最大程度的关爱和帮助，使产妇增强自信心，提升自我价值意识。利用孕妇学校等多种渠道普及有关妊娠、分娩常识，减轻孕产妇对妊娠、分娩的恐惧、紧张心理。运用医学心理学、社会学知识在分娩过程中对产妇多加关心和爱护，对预防产褥期抑郁症很有价值。

【目标检测】

见文档 1402

五、预后

产褥期抑郁症预后良好，约 70%患者于 1 年内治愈，仅极少数患者持续 1 年以上，但再次妊娠后，约有 20%复发。其下一代的认知能力可能受到一定影响。

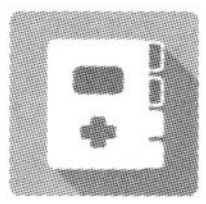

本章小结

疾病概述	学习要点
产褥感染	产褥感染与产褥病率的概念与区别；产褥感染的临床表现、诊断及防治
晚期产后出血	病因和预防
产褥期抑郁症	临床表现、治疗及预防

（王雪莉）

第十五章　女性生殖系统炎症

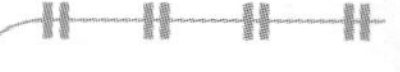

学习目标

扫码看 PPT

1. 掌握：细菌性阴道病的诊断与鉴别诊断；外阴阴道假丝酵母菌病的病因、传播途径、临床表现及分类、诊断、治疗；滴虫性阴道炎的病因、传播途径、临床表现、诊断、治疗；子宫颈炎的病因、病理、临床表现、诊断、处理；盆腔炎的病理、诊断、处理。

2. 熟悉：细菌性阴道病的病因、临床表现、治疗；萎缩性阴道炎的病因、临床表现、诊断、治疗；盆腔炎的病原体、感染途径、高危因素；盆腔炎性后遗症的病理、临床表现、诊断、治疗。

3. 了解：外阴炎、前庭大腺炎的病因、临床表现及治疗；女性生殖道的自然防御功能；盆腔炎的病原体；盆腔结核的传染途径、病理、临床表现、诊断、治疗。

第一节　外阴炎、前庭大腺炎

外阴炎是一种外阴部皮肤和黏膜的炎症，分为特异性和非特异性感染，是妇产科常见疾病，各年龄组均可发病。本节主要介绍非特异性外阴炎（non-specific vulvitis）、前庭大腺炎、前庭大腺囊肿。

案例导入

患者，女，38 岁。3 天前无明显诱因出现外阴疼痛、肿胀。体格检查：体温 36.5 ℃，脉搏 84 次/分，呼吸 18 次/分，血压 110/75 mmHg。神志清楚，精神欠佳，痛苦面容，自动体位，体检配合。妇科检查：外阴发育正常，在大阴唇下 1/3 处有红肿硬块，触之有波动感。阴道、宫颈、宫体、双侧附件无异常。请问：

1. 初步诊断是什么？诊断依据有哪些？
2. 如何进行进一步检查？
3. 请给出适当的治疗方案。

【案例导入答案】

见文档 1501

一、非特异性外阴炎

非特异性外阴炎是由物理、化学因素而非病原体所致的外阴皮肤或黏膜的炎症。

（一）病因

由于外阴与尿道、肛门毗邻，易受到阴道分泌物、经血、尿液、粪便等的刺激，如不注意外阴皮肤清洁，容易引起外阴炎。另外，糖尿病患者糖尿、粪瘘患者粪便、尿瘘患者尿液的刺激，紧身化纤内裤及卫生巾导致的局部通透性差、潮湿，均可引起非特异性外阴炎。

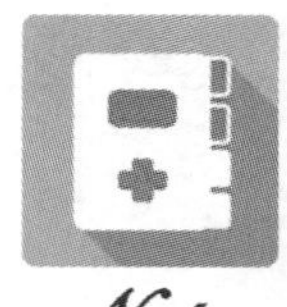

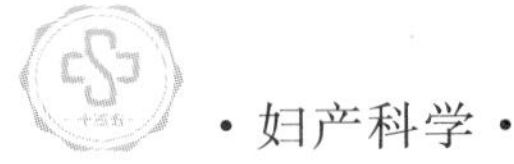

（二）临床表现

外阴皮肤瘙痒、疼痛、灼热，于活动、性交、排尿、排便时加重。急性炎症者可见外阴充血、肿胀、糜烂、溃疡或湿疹，常见有抓痕。慢性炎症者见皮肤增厚、粗糙、皲裂、皮屑脱落，甚至发生苔藓样变。

（三）治疗

治疗原则是保持外阴清洁干燥，局部应用抗生素，消除病因。

1. 局部治疗 可用1∶5000高锰酸钾溶液或0.1%聚维酮碘溶液坐浴，每日2次，每次15～30 min。坐浴后涂抗生素软膏或紫草油。或选用中药水熏洗外阴部，每日1～2次。急性期也可选用物理治疗，如微波、红外线理疗。

2. 病因治疗 积极查找病因，若有糖尿病，应及时治疗糖尿病，尿瘘、粪瘘患者应行修补术。

二、前庭大腺炎

前庭大腺炎（bartholinitis）是在性交、分娩等情况污染外阴时，病原体侵入前庭大腺引起的炎症。前庭大腺位于两侧大阴唇后1/3深部，腺管开口于处女膜与小阴唇之间，位置特殊，易发生炎症。育龄妇女多见，幼女及绝经后期妇女少见。

（一）病因

本病主要为葡萄球菌、大肠埃希菌、链球菌、肠球菌等病原体感染所致。随着性传播疾病发病率的增加，淋病奈瑟菌及沙眼衣原体也成为常见病原体。急性炎症时，病原体先侵犯腺管，导致前庭大腺导管炎，腺管肿胀或渗出物凝聚而至腺管开口阻塞，脓液不能外流，积聚形成脓肿，称为前庭大腺脓肿（abscess of bartholin gland）。

（二）临床表现

炎症多为单侧发病。初起时局部肿胀、疼痛、灼热，行走时疼痛加重，有时会致大小便困难。检查：大阴唇后1/3皮肤红肿、发热、触痛明显，患侧前庭大腺开口处有时可见白色小点；脓肿形成时，疼痛加剧，肿块不断增大，直径可达3～6 cm，局部可触及波动感。部分患者出现发热等全身症状，腹股沟淋巴结可呈不同程度增大、触痛。脓肿内压力持续增大，表面皮肤变薄，可自行破溃，若破口大，引流通畅，炎症则很快消退而痊愈；若破口小，引流不畅，炎症则持续不退，并反复急性发作。

（三）治疗

急性炎症时，需卧床休息，保持局部清洁。取前庭大腺开口处分泌物进行细菌培养，根据病原体选用抗生素。也可选用清热、解毒中药局部热敷或坐浴。脓肿形成后需及时切开引流，并放置引流条，保持切口开放，直至炎症消退痊愈。

三、前庭大腺囊肿

前庭大腺囊肿（bartholin cyst）是因前庭大腺腺管开口部位阻塞，分泌物积聚于腺腔而形成。

（一）病因

先天性腺管狭窄或腺腔内黏液浓稠，分泌物排出不畅；前庭大腺脓肿消退后，腺管阻塞，脓液吸收后转为黏液而形成；分娩时会阴与阴道裂伤后导致前庭大腺损伤，形成瘢痕后阻塞腺管口，或会阴后-侧切开术损伤腺管。

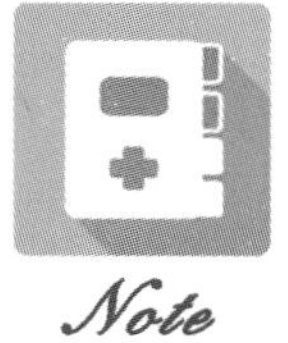

（二）临床表现

囊肿多为单侧，偶有双侧，大小不等。囊肿小且无感染者，可无自觉症状；囊肿大者，可有外阴坠胀感或性交不适。发生感染时，可出现局部炎症及全身症状。检查：大阴唇后下方触及无痛性、囊性肿物，椭圆形，大小不等，推动时与基底部游离，可向大阴唇外侧突起。

（三）治疗

行前庭大腺囊肿造口术，方法简单，损伤小，术后还能保留腺体功能，以往多行囊肿剥除术，现已少做。还可采用 CO_2 激光或微波行囊肿造口术。

第二节　细菌性阴道病

案例导入

患者，女，40 岁。5 天前出现阴道大量排液，有异味，并伴有外阴瘙痒和烧灼感 2 天。体格检查：体温 36.3 ℃，脉搏 78 次/分，呼吸 18 次/分，血压 100/60 mmHg。神志清，精神可，自动体位。妇科检查：外阴发育正常，已婚经产式，阴道畅，壁光滑，内有大量稀薄白带，有鱼腥臭味，宫颈光滑，没有异常，双附件无异常。请问：

1. 初步诊断是什么？诊断依据有哪些？
2. 需要与哪些疾病相鉴别？
3. 如何治疗？

【案例导入答案】

见文档 1502

细菌性阴道病（bacterial vaginosis，BV）是阴道内正常菌群失调所致的一种混合感染，但临床与病理特征无炎症改变。

一、病因

此病系阴道内正常菌群失调所致，是一种混合感染。正常阴道内以产生过氧化氢的乳杆菌占优势，细菌性阴道病时，乳杆菌减少，其他微生物大量繁殖，主要有加德纳菌、厌氧菌（动弯杆菌、普雷沃菌、紫单胞菌、类杆菌、消化链球菌等）以及人型支原体，以厌氧菌为主。发病可能与频繁性交、多个性伴侣或阴道灌洗使阴道碱化有关。

二、临床表现

有 10%～40%患者无明显症状，有症状者表现为阴道分泌物增多，伴有鱼腥臭味，尤其性交后加重，少数患者有轻度外阴瘙痒或烧灼感。

检查：阴道黏膜无充血，分泌物特点为灰白色，稀薄，均匀一致，常黏附于阴道壁，易将分泌物从阴道壁拭去。

【知识拓展】

见文档 1503

三、诊断

本病主要采用 Amsel 临床诊断标准，下列 4 项中有 3 项阳性，即可临床诊断为细菌性阴道病。

（1）匀质、稀薄、灰白色分泌物，常黏附于阴道壁。

（2）线索细胞阳性：取少许阴道分泌物于玻片上，加 1 滴 0.9%氯化钠溶液混合，高倍镜下

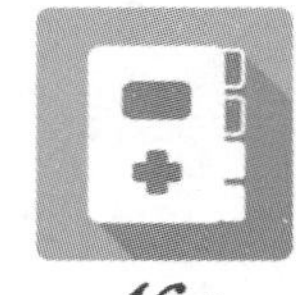

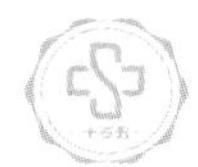

寻找线索细胞。线索细胞即阴道脱落的表层细胞，于细胞边缘贴附的颗粒状物即各种厌氧菌，尤其是加德纳菌，细胞边缘呈锯齿状而模糊不清。线索细胞阳性的妇女，98.8%患有细菌性阴道病。

(3) 阴道 pH＞4.5。

(4) 胺臭味试验阳性：取少量阴道分泌物于玻片上，滴入10%氢氧化钾溶液1～2滴，可产生烂鱼肉样腥臭气味。

【知识拓展】
见文档1504

细菌性阴道病为正常微生物群失调所致，细菌定性培养在诊断中意义不大。

四、处理

治疗原则为选用抗厌氧菌药物，主要有甲硝唑、替硝唑、克林霉素。

1. 口服药物 首选甲硝唑400 mg，每日2次，连服7天；或替硝唑2 g，每日1次，连服3天；或替硝唑1 g，每日1次，连服5天；或克林霉素300 mg，每日2次，连服7天。

2. 局部药物治疗 甲硝唑栓剂200 mg，每晚1次，连用7天；或2%克林霉素软膏阴道涂布，每次5 g，每晚1次，连用7天。治愈率可达80%，与口服效果疗效相似。

3. 妊娠期细菌性阴道病治疗 由于本病与绒毛膜羊膜炎、胎膜早破、早发宫缩、早产、产后子宫内膜炎等不良妊娠结局有关，任何有症状的细菌性阴道病孕妇或无症状的高危孕妇(有早产史)均需治疗。用药方案为甲硝唑400 mg，口服，每日2次，连用7天；或克林霉素300 mg，口服，每日2次，连用7天。

第三节　外阴阴道假丝酵母菌病

案例导入

患者，女，33岁。外阴瘙痒4天，白带增多2天。体格检查：体温36.4 ℃，脉搏78次/分，呼吸19次/分，血压95/65 mmHg。神志清，精神可，自动体位。妇科检查：外阴已婚经产式，阴道通畅，壁红肿、充血，内有大量豆腐渣样分泌物，宫颈光滑，没有异常，双附件无异常。请问：

1. 初步诊断是什么？诊断依据有哪些？
2. 辅助检查有哪些？
3. 如何治疗？

【案例导入答案】
见文档1505

外阴阴道假丝酵母菌病(vulvovaginal candidiasis，VVC)是由假丝酵母菌引起的外阴阴道炎症。国外资料显示，约75%妇女一生中至少患过1次外阴阴道假丝酵母菌病。

一、病因

80%～90%病原体为白假丝酵母菌，10%～20%由其他假丝酵母菌感染等。假丝酵母菌是一种条件致病菌，存在于人的口腔、肠道及阴道黏膜。酸性环境适宜假丝酵母菌生长，当阴道糖原增加，酸度增加，机体抵抗力低下时假丝酵母菌成为致病菌，有假丝酵母菌感染的阴道pH值多在4.0～4.7，通常小于4.5。假丝酵母菌对热的抵抗力不强，加热至60 ℃ 1 h即死亡；但对干燥、日光、紫外线及化学制剂等抵抗力较强。

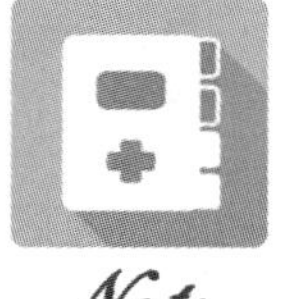

常见诱发因素有应用广谱抗生素、妊娠、糖尿病、大量应用免疫抑制剂以及接受大量雌激

素治疗。其他诱因有胃肠道假丝酵母菌、穿紧身化纤内裤及肥胖。

二、传染途径

1. 内源性传染 主要传播途径。假丝酵母菌除寄生阴道外，也可寄生于人的口腔、肠道，一旦条件适宜，可引起感染。这 3 个部位的假丝酵母菌可互相传染。

2. 直接传染 少数患者可通过性交直接传染。

3. 间接传染 极少通过接触感染的衣物间接传染。

三、临床表现及分类

本病主要表现为外阴瘙痒、灼痛、性交痛及尿痛，部分患者阴道分泌物增多。分泌物特征为白色稠厚呈凝乳或豆腐渣样。检查：外阴红斑、水肿，常伴有抓痕，严重者可见皮肤皲裂、表皮脱落。阴道黏膜红肿，小阴唇内侧及阴道黏膜附有白色块状物，擦除后露出红肿黏膜面，急性期还可能见到糜烂及浅表溃疡。

根据其流行情况、临床表现、微生物学、宿主情况，外阴阴道假丝酵母菌病可分为单纯性外阴阴道假丝酵母菌病（uncomplicated VVC）和复杂性外阴阴道假丝酵母菌病（complicated VVC），见表 15-1。有 10%～20%的妇女表现为复杂性外阴阴道假丝酵母菌病。

表 15-1 外阴阴道假丝酵母菌病临床分类

项目	单纯性外阴阴道假丝酵母菌病	复杂性外阴阴道假丝酵母菌病
发生频率	散发或非经常发作	复发性
临床表现	轻到中度	重度
真菌种类	白假丝酵母菌	非白假丝酵母菌
宿主情况	免疫功能正常	免疫功能低下、应用免疫抑制剂、未控制糖尿病、妊娠

四、诊断

有典型症状或体征的妇女，在阴道分泌物中找到假丝酵母菌的芽生孢子或假菌丝可确诊。用 0.9%氯化钠溶液湿片法或 10%氢氧化钾溶液湿片法，由于后者可溶解其他细胞成分，故检出率高于前者。若有症状而多次湿片法检查为阴性，或为顽固病例，可采用培养法。

五、处理

治疗原则是消除诱因，根据患者情况局部或全身应用抗真菌药物。

1. 消除诱因 勤换内裤，用过的内裤、盆及毛巾均需用开水烫洗。若有糖尿病，应给予积极治疗，及时停用广谱抗生素、雌激素及类固醇皮质激素。

2. 单纯性外阴阴道假丝酵母菌病的治疗 可采用局部用药或全身用药，主要以局部短疗程抗真菌药物为主。

全身用药与局部用药疗效相似。唑类药物的疗效高于制霉菌素。

1）局部用药 咪康唑栓剂，每晚 1 粒（200 mg），塞入阴道深部，连用 7 天或每晚 1 粒（400 mg），连用 3 天；或 1 粒（1200 mg），单次用药。克霉唑栓剂，每晚 1 粒（150 mg），塞入阴道深部，连用 7 天；或每日早、晚各 1 粒（150 mg），连用 3 天；或 1 粒（500 mg）单次用药。制霉菌素栓剂，每晚 1 粒（10 万 U），塞入阴道深部，连用 10～14 天。

2）全身用药 不能耐受局部用药者、未婚妇女，可选用口服药物。常用药物：氟康唑 150 mg，顿服。

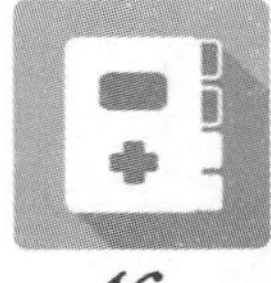

Note

3. 复杂性外阴阴道假丝酵母菌病的治疗

1）严重外阴阴道假丝酵母菌病　应延长局部用药或口服药物的治疗时间。局部用药，延长为7～14天；口服氟康唑150 mg，72 h后加服1次。症状严重者，可局部使用唑类霜剂或低浓度糖皮质激素软膏。

2）复发性外阴阴道假丝酵母菌病　1年内有症状并经真菌学证实为外阴阴道假丝酵母菌病，发作4次或以上，称为复发性外阴阴道假丝酵母菌病，发生率约5%。多数患者复发机制不明确。抗真菌治疗分为初始治疗及维持治疗。初始治疗若为局部治疗，延长治疗时间为7～14天；若为口服氟康唑150 mg，则第4日、第7日各加服1次。维持治疗方案：口服氟康唑150 mg，每周1次，共6个月；也可根据复发规律，在每月复发前给予局部用药巩固治疗。在治疗前应做真菌培养确诊。治疗期间定期复查以监测疗效及药物不良反应，如出现肝脏损害，一旦发现，需立即停药。

3）妊娠合并外阴阴道假丝酵母菌病　以局部治疗为主，7天疗法效果较佳，禁用口服唑类药物。

4. 性伴侣治疗　约15%男性与女性患者接触后患有龟头炎，应进行假丝酵母菌检查及治疗，预防女性重复感染。

第四节　滴虫性阴道炎

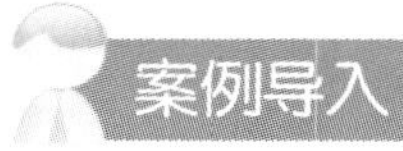

患者，女，26岁。3天前出现阴道分泌物增多，呈稀薄泡沫状。体温36.2 ℃，脉搏80次/分，呼吸18次/分，血压90/60 mmHg。神志清，精神可，自动体位。妇科检查：外阴发育正常，已婚经产式，阴道畅，壁光滑，充血，内有大量稀薄泡沫样白带，宫颈光滑，没有异常，双附件无异常。请问：

1. 初步诊断是什么？诊断依据有哪些？
2. 辅助检查有哪些？
3. 如何治疗？

【案例导入答案】
见文档1506

滴虫性阴道炎（trichomonas vaginitis）是由阴道毛滴虫引起的常见阴道炎症，也是常见的性传播疾病。

一、病因

阴道毛滴虫是滴虫性阴道炎的主要致病菌，是厌氧性寄生菌，适宜在温度25～40 ℃、pH 5.2～6.6的潮湿环境中生长，在pH 5以下或pH7.5以上环境中受到抑制不生长。滴虫不仅寄生于阴道，还常侵入尿道、尿道旁腺，甚至膀胱、肾盂以及男性的包皮皱褶、尿道或前列腺中。月经前、后阴道pH值发生变化，月经后接近中性，故寄生在腺体及阴道皱襞中的滴虫于月经前、后常进行繁殖，并引起炎症发作。滴虫能消耗或吞噬阴道上皮细胞内的糖原，阻碍乳酸生成，使阴道pH值升高至5.0～6.5。滴虫能消耗氧，使阴道成为厌氧环境，易致厌氧菌繁殖。

二、传染途径

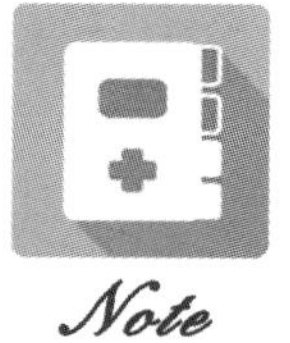

1. 直接传染　经性交直接传播是主要的传播方式。男性感染滴虫后常无症状，故易成为

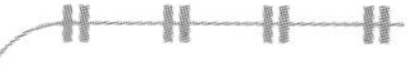

感染源。

2. 间接传染 经公共浴池、浴盆、浴巾、游泳池、坐式便器、衣物、污染的器械及敷料等传播。

三、临床表现

25%～50%患者感染初期无症状。主要症状是阴道分泌物增多、外阴瘙痒,间或有灼热、疼痛、性交痛等。分泌物典型特点为稀薄脓性、灰黄色、泡沫状、腐臭味。若合并尿路感染,可有尿频、尿痛,偶见血尿。少数患者表现为不孕。检查:阴道黏膜充血,严重者有散在出血点,甚至宫颈有出血点,形成"草莓样"宫颈,后穹隆处有多量分泌物,呈灰黄色、黄白色稀薄液体,合并其他感染时呈现黄绿色脓性,分泌物多为泡沫状。带虫者阴道黏膜常无异常改变。

四、诊断

对典型性病例,在阴道分泌物中找到滴虫即可确诊。最简便的方法是 0.9%氯化钠溶液湿片法,此方法的敏感性为 60%～70%。对可疑者,若多次湿片法未能发现滴虫,可采用培养法,准确性达 98%左右。检查前 24～48 h 避免性交、阴道灌洗或局部用药,取分泌物时阴道窥器不涂润滑剂,取出后应及时送检并注意保暖,否则滴虫活动力减弱,影响检查结果。

五、治疗

【知识拓展】

见文档 1507

1. 全身用药 初次治疗可选择甲硝唑 400 mg,每日 2 次,口服,连用 7 天;或甲硝唑 2 g,单次口服;或替硝唑 2 g,单次口服。口服治愈率为 90%～95%。服药后偶见胃肠道反应,如食欲减退、恶心、呕吐等。若有头痛、皮疹、白细胞减少等,一旦发现,应立即停药。甲硝唑用药期间及停药 24 h 内,替硝唑用药期间及停药 72 h 内禁止饮酒,哺乳期用药 3 天内避免哺乳。

2. 性伴侣治疗 滴虫性阴道炎主要由性交传播,性伴侣应同时进行治疗,治疗期间应避免无保护性交。

3. 治疗失败的处理 若初次治疗失败,可重复应用甲硝唑 400 mg,每日 2 次,口服,连用 7 天;或替硝唑 2 g,单次口服。若治疗仍失败,给予甲硝唑 2 g,每日 1 次,口服,连用 5 天;或替硝唑 2 g,每日 1 次,口服,连用 5 天。

4. 妊娠合并滴虫性阴道炎 甲硝唑 400 mg,每日 2 次,口服,连用 7 天。应用甲硝唑时,应取得患者及其家属的知情同意。

5. 注意事项 为避免重复感染,内裤及洗涤用的毛巾可煮沸 5～10 min 以消灭病原体,并对其性伴侣进行治疗。同时注意有无其他性传播疾病。

第五节 萎缩性阴道炎

【案例导入答案】

见文档 1508

案例导入

患者,女,65 岁。3 天前无明显诱因出现外阴瘙痒,白带增多,稀薄,伴有灼热感。体格检查:体温 36 ℃,脉搏 80 次/分,呼吸 20 次/分,血压 115/75 mmHg。神志清,精神佳,头部端正,甲状腺无肿大,胸部对称,心肺听诊无异常。妇科检查:外阴红,阴道壁萎缩,白带多,稀薄,呈黄色,宫颈萎缩,子宫双附件未及异常。请问:

1. 初步诊断是什么?诊断依据有哪些?

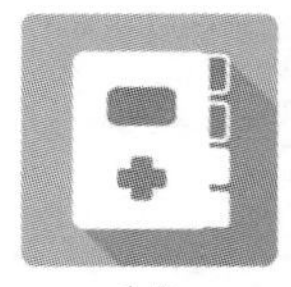

2. 需要与哪些疾病鉴别？

3. 如何治疗？

萎缩性阴道炎(atrophic vaginitis)常见于绝经后、双侧卵巢切除、卵巢功能早衰、盆腔放疗等导致卵巢功能衰退或消失的妇女，也可见于产后闭经或假绝经治疗的妇女。

一、病因

因卵巢功能衰退，雌激素缺乏，阴道壁萎缩，黏膜变薄，上皮细胞内糖原减少，阴道内 pH 值上升，多为 5.0～7.0，局部抵抗力减弱，致病菌过度繁殖或易入侵，引起炎症。

二、临床表现

本病的主要症状是阴道分泌物增多、稀薄，呈淡黄色，感染严重者呈脓血性白带。外阴可有灼热、不适及瘙痒感。由于阴道黏膜萎缩，可伴有性交痛。检查：阴道上皮皱襞消失，菲薄，呈萎缩性改变。阴道黏膜充血，有散在小出血点或点状出血斑，偶见浅表溃疡。严重时可与对侧粘连，造成狭窄甚至闭锁，若炎症分泌物引流不畅，可形成阴道积脓或宫腔积脓。

三、诊断

根据绝经、卵巢手术史、盆腔放疗史或药物性闭经史及临床表现，一般不难诊断，但应排除其他疾病。取阴道分泌物检查，镜下见大量基底层细胞及白细胞而无滴虫及假丝酵母菌。血性白带者，应与子宫恶性肿瘤鉴别，需常规做宫颈细胞学检查，必要时行分段诊刮术。阴道壁有肉芽组织及溃疡者，需与阴道癌相鉴别，可行局部活组织检查。

四、治疗

治疗原则为补充雌激素，增强阴道抵抗力；使用抗生素抑制细菌生长。

1. 增加阴道抵抗力 补充雌激素是治疗萎缩性阴道炎的主要方法。雌激素制剂可局部给药，也可全身给药。常用雌三醇软膏局部涂抹，每日 1～2 次，连用 14 天。全身用药时可口服替勃龙，2.5 mg，每日 1 次。乳腺癌、子宫内膜癌、肝炎患者，应慎用雌激素。

2. 抑制细菌生长 阴道局部使用诺氟沙星 100 mg，放于阴道深部，每日 1 次，7～10 天为 1 个疗程。对阴道局部干涩明显者，可使用润滑剂。

第六节 子宫颈炎

【案例导入答案】
见文档 1509

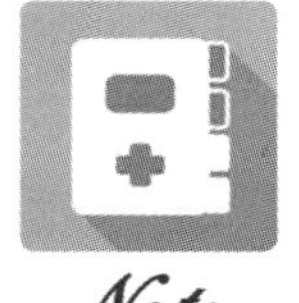

案例导入

患者，女，34 岁。4 天前出现脓性白带，并且伴有下腹部坠痛。体格检查：体温 36.4 ℃，脉搏 76 次/分，呼吸 17 次/分，血压 120/80 mmHg。神志清，精神可，平静面容，查体配合，腹软，肋下肝脾未及。妇科检查：外阴发育正常，阴道通畅，内见大量脓性分泌物，宫颈水肿充血，子宫大小正常，双侧附件阴性。请问：

1. 初步诊断是什么？诊断依据有哪些？

2. 辅助检查有哪些？

3. 如何治疗？

Note

一、急性子宫颈炎

急性子宫颈炎(acute cervicitis),习称急性宫颈炎,是指子宫颈发生急性炎症,包括局部充血、水肿,上皮变性、坏死,黏膜、黏膜下组织、腺体周围见大量中性粒细胞浸润,腺腔中可有脓性分泌物。

(一)病因

1. 性传播疾病 病原体为淋病奈瑟菌及沙眼衣原体,主要见于性传播疾病的高危人群。

2. 内源性病原体 部分子宫颈炎的病原体与细菌性阴道病病原体、生殖支原体感染有关。部分患者病原体不清楚。沙眼衣原体及淋病奈瑟菌均感染子宫颈管柱状上皮,沿黏膜面扩散引起浅层感染,病变以子宫颈管明显。此外,淋病奈瑟菌还常侵犯尿道移行上皮、尿道旁腺及前庭大腺。

(二)临床表现

大部分患者可无症状。主要表现为阴道分泌物增多,呈黏液脓性,外阴瘙痒及有灼热感。可伴有经间期出血、性交后出血等症状。若合并尿路感染,可有尿急、尿频、尿痛。检查:子宫颈充血、水肿、可有黏液脓性分泌物附着或从子宫颈管流出,子宫颈管黏膜质脆,触之易出血。若为淋病奈瑟菌感染,可见尿道口、阴道口黏膜充血、水肿及大量脓性分泌物。

(三)诊断

出现两个特征性体征之一,且显微镜检查子宫颈或阴道分泌物提示白细胞增多,可初步诊断急性子宫颈炎症。诊断子宫颈炎症后,需进一步做衣原体及淋病奈瑟菌的检测。

1. 两个特征性体征,具备一个或两个同时具备

(1)于宫颈管或子宫颈管棉拭子标本上,肉眼见到脓性或黏液脓性分泌物。

(2)用棉拭子擦拭子宫颈管时,易诱发子宫颈管内出血。

2. 白细胞检测

(1)子宫颈管脓性分泌物涂片做革兰染色,中性粒细胞>30/HP。

(2)阴道分泌物湿片检查白细胞>10/HP。

3. 病原体检测 应做衣原体及淋病奈瑟菌的检测,以及检查有无细菌性阴道病及滴虫性阴道炎。

(1)检测淋病奈瑟菌常用的方法:①分泌物涂片、革兰染色,查找中性粒细胞内有无革兰阴性双球菌,由于子宫颈分泌物的敏感性、特异性差,不推荐用于女性淋病的诊断方法。②淋病奈瑟菌培养,为诊断淋病的金标准方法。③核酸检测,包括核酸杂交及核酸扩增,尤其核酸扩增方法诊断淋病奈瑟菌感染的敏感性及特异性高。

(2)检测沙眼衣原体常用的方法:①衣原体培养,因其方法复杂,临床少用。②酶联免疫吸附试验检测沙眼衣原体抗原,为临床常用方法。③核酸检测,包括核酸杂交及核酸扩增,尤以后者为检测衣原体感染敏感、特异的方法。但应做好质量控制,避免污染。

由于子宫颈炎也可以是上生殖道感染的一个征象,因此,对子宫颈炎患者应注意有无上生殖道感染。

(四)治疗

本病主要使用抗生素治疗。可采用经验性抗生素治疗及针对病原体的抗生素治疗。

1. 经验性抗生素治疗 对有以下性传播疾病高危因素的患者(如年龄<25 岁,多性伴或新性伴,且为无保护性性交),在未获得病原体检测结果前,采用针对衣原体的经验性抗生素治疗,如阿奇霉素 1 g,单次顿服;或多西环素 100 mg,每日 2 次,口服,连用 7 天。

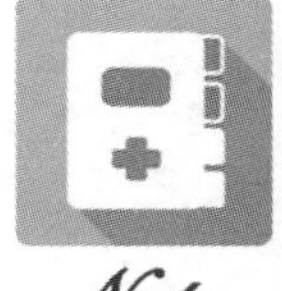

2. 针对病原体的抗生素治疗 对于获得病原体者，选择针对病原体的抗生素。

1）单纯急性淋病奈瑟菌性子宫颈炎 应大剂量、单次给药，常用药物有头孢菌素，如头孢曲松钠 250 mg，单次肌内注射；或单次口服头孢克肟 400 mg；也可选择肌内注射头孢唑肟 500 mg；或肌内注射头孢西丁 2 g，加用丙磺舒 1 g 口服；或肌内注射头孢噻肟钠 500 mg；另可选择单次肌内注射氨基糖苷类抗生素中的大观霉素 4 g。

2）沙眼衣原体感染所致子宫颈炎 治疗药物主要有：①四环素类：如多西环素 100 mg，每日 2 次，连服 7 天。②红霉素类：主要有阿奇霉素 1 g，单次顿服，或红霉素 500 mg，每日 4 次，连服 7 天。③喹诺酮类：主要有氧氟沙星 300 mg，每日 2 次，连服 7 天；左氧氟沙星 500 mg，每日 1 次，连服 7 天；莫西沙星 400 mg，每日 1 次，连服 7 天。

由于淋病奈瑟菌感染常伴有衣原体感染，因此，若为淋菌性子宫颈炎，治疗时除选用抗淋病奈瑟菌药物外，同时应用抗衣原体感染药物。

3）合并细菌性阴道病 同时治疗细菌性阴道病，否则将导致子宫颈炎持续存在。

二、慢性子宫颈炎

慢性子宫颈炎(chronic cervicitis)，习称慢性宫颈炎。慢性子宫颈炎可由急性子宫颈炎迁延而来，也可因病原体持续感染所致，病原体与急性子宫颈炎相似。

（一）病理

1. 慢性子宫颈管黏膜炎 因为子宫颈管黏膜皱襞较多，故感染后易形成持续性子宫颈黏膜炎，出现多量子宫颈管黏液及脓性分泌物，常反复发作。

2. 子宫颈肥大 长期慢性炎症的刺激导致子宫颈腺体及间质增生，子宫颈呈现不同程度的肥大，硬度增加。

3. 子宫颈息肉 主要是子宫颈管腺体和间质局限性增生，向子宫颈外口突出，形成息肉。息肉常为单个，也可为多个，色鲜红，质脆，舌型，根部可附在子宫颈外口，也可在子宫颈管内。

（二）临床表现

多数患者无症状，少数患者表现为阴道分泌物增多。分泌物性状依据病原体不同、炎症的程度而不同，可呈淡黄色脓性，或血性，分泌物刺激可引起外阴瘙痒及不适感，有时也可出现经间期出血、性交后出血等症状。检查：子宫可呈糜烂样改变，有黏液脓性分泌物附着甚至从宫颈管流出，也可表现为子宫颈息肉或子宫颈肥大。

（三）诊断与鉴别诊断

【知识拓展】

见文档 1510

1. 子宫颈柱状上皮异位和子宫颈上皮内瘤变 除慢性子宫颈炎外，子宫颈的生理性柱状上皮异位、子宫颈上皮内瘤变，甚至早期子宫颈癌也可表现为子宫颈糜烂样改变。生理性柱状上皮异位并非真性糜烂，是生理性改变，多见于青春期、生育年龄妇女雌激素分泌旺盛者，口服避孕药者或妊娠期妇女，由于雌激素的作用，鳞柱交界部外移，导致子宫颈局部呈糜烂样改变。此外，由于子宫颈上皮内瘤变及早期子宫颈癌也可表现为糜烂样，因此需要进行子宫颈细胞学检查和(或)HPV 检测，必要时行阴道镜及活组织检查。

2. 子宫恶性肿瘤 由于子宫颈恶性肿瘤及子宫体恶性肿瘤也可呈息肉状，并从子宫颈口突出，故需与子宫颈息肉相鉴别。可行子宫颈息肉切除，通过病理组织学检查确诊。此外，内生型子宫颈癌可引起子宫颈肥大，因此，需与子宫颈肥大相鉴别，行子宫颈细胞学检查或子宫颈管搔刮术可进行鉴别。

（四）治疗

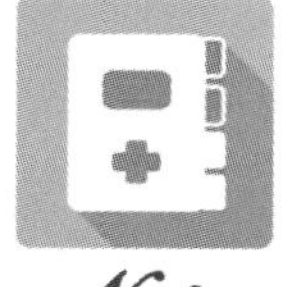

Note

1. 宫颈糜烂样改变 生理性柱状上皮异位者，无需处理。糜烂样改变并伴有分泌物增多、乳头状增生或接触性出血，可给予物理治疗，如激光、冷冻、微波等疗法，也可给予中药治疗。治疗前务必排除子宫颈上皮内瘤变和子宫颈癌。

物理治疗注意事项：①治疗前常规行子宫颈癌筛查。②急性生殖道炎症者禁止行物理治疗。③月经干净后3～7天为治疗时间。④治疗后会出现阴道分泌物增多，甚至大量水样排液，术后1～2周脱痂时会出现少量出血。⑤治疗后4～8周禁盆浴、性交和阴道冲洗。⑥治疗后可能引起术后出血、子宫颈狭窄、不孕、感染。⑦一般于两次月经干净后3～7天复查，未痊愈者可择期行第二次治疗。

2. 慢性子宫颈管黏膜炎 慢性子宫颈管黏膜炎持续存在时，需了解有无沙眼衣原体及淋病奈瑟菌再次感染，性伴侣是否正在进行治疗，应针对病原体及时采用足量抗生素进行治疗。

3. 子宫颈息肉 行息肉摘除术，将切除组织送病理组织学检查。

4. 子宫颈管肥大 一般无需治疗。

第七节 盆腔炎性疾病

案例导入

患者，女，40岁。7天前性生活后出现腹痛，呈钝痛，并向腰骶部放射。体格检查：体温36.2 ℃，脉搏74次/分，呼吸16次/分，血压100/65 mmHg。神志清，精神可，自动体位，体检配合，耻骨联合处有压痛。妇科检查：外阴发育正常，阴毛呈女性分布，处女膜已婚经产式，阴道畅，壁光滑，内有少量稀薄样白带，宫颈肥大，有触痛，双附件区增厚，压痛。请问：

1. 初步诊断是什么？诊断依据有哪些？
2. 辅助检查有哪些？
3. 如何治疗？

【案例导入答案】见文档1511

盆腔炎性疾病(pelvic inflammatory disease，PID)是女性上生殖道的感染性疾病，主要包括子宫内膜炎、输卵管炎、输卵管卵巢脓肿、盆腔腹膜炎。炎症可局限在一个部位，也可同时累及几个部位，以输卵管炎、输卵管卵巢炎最常见。盆腔炎性疾病多发生在性活跃期，初潮前、绝经后或未婚妇女少见，并常常是邻近器官炎症扩散所致。盆腔炎性疾病若未能及时、彻底治疗，可致不孕、输卵管妊娠、慢性盆腔痛、炎症反复发作，严重影响妇女的生殖健康。

一、女性生殖道的自然防御功能

女性生殖道的解剖、生理特点具有比较完善的自然防御功能，能抵抗感染的发生；健康女性阴道内存在某些微生物，可保持平衡状态，不引起炎症。

1. 外阴 外阴皮肤为鳞状上皮，抵御感染能力较强。两侧大阴唇自然合拢，遮掩阴道口、尿道口，防止外界微生物污染。

2. 阴道 由于盆底肌的作用，阴道口闭合，阴道前后壁紧贴，减少外界微生物的侵入。生理情况下，阴道上皮在雌激素作用下增生变厚以增加抵抗病原体侵入的能力，同时上皮细胞中含有丰富的糖原，在阴道乳杆菌的作用下分解为乳酸，维持阴道的酸性环境，可抑制其他细菌生长。此外，阴道分泌物可维持巨噬细胞活性，防止细菌侵入阴道黏膜。

3. 子宫颈 宫颈内口紧闭，宫颈管黏膜为分泌黏液的单层高柱状上皮覆盖，黏膜形成褶

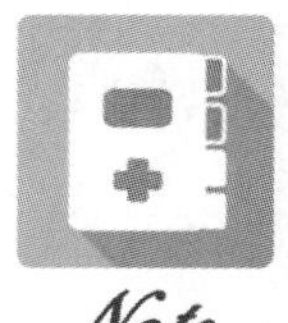

皱、嵴突或陷窝，从而增加黏膜表面积；并可分泌大量黏液，形成胶冻状黏液栓，成为上生殖道感染的机械屏障；黏液栓内含乳铁蛋白、溶菌酶，可抑制细菌侵入子宫内膜。

4. 子宫内膜 育龄妇女子宫内膜周期性剥离，能消除宫腔内感染。此外，子宫内膜分泌液中含有乳铁蛋白、溶菌酶，可抑制病原体侵入子宫内膜。

5. 输卵管 输卵管黏膜上皮细胞的纤毛向宫腔方向摆动及输卵管的蠕动，有利于阻止病原体侵入。输卵管分泌物与子宫内膜分泌液一样，含有乳铁蛋白、溶菌酶，也能清除偶尔进入上生殖道的病原体。

6. 生殖道免疫系统 宫颈黏膜和子宫内膜聚集有淋巴组织和散在的淋巴细胞，包括 T 细胞、B 细胞。此外，中性粒细胞、巨噬细胞、补体及一些细胞因子，在局部也有重要的免疫功能，发挥抗感染作用。

虽然女性生殖道具有较完善的自然防御功能，但当自然防御功能遭到破坏时，或机体免疫功能降低、内分泌发生变化或外源性致病菌侵入时，依然可导致炎症发生。

二、病原体

盆腔炎性疾病的病原体可来自外源性及内源性，两种病原体可单独存在也可混合感染，通常为混合感染。

1. 外源性病原体 主要为性传播疾病的病原体，如沙眼衣原体、淋病奈瑟菌。还有支原体，包括人型支原体、生殖支原体及解脲支原体。在西方国家，如美国，40%～50%盆腔炎性疾病由淋病奈瑟菌引起，10%～40%盆腔炎性疾病可分离出沙眼衣原体。在我国，淋病奈瑟菌、沙眼衣原体引起的盆腔炎性疾病也明显增加，这引起了人们的重视，但仍缺乏大宗流行病学资料。

2. 内源性病原体 来自寄生于阴道内的微生物群，包括需氧菌及厌氧菌，以需氧菌、厌氧菌混合感染多见。主要的需氧菌及兼性厌氧菌有金黄色葡萄球菌、溶血性链球菌、大肠埃希菌。厌氧菌包括脆弱类杆菌、消化球菌、消化链球菌。厌氧菌感染的特点是容易形成盆腔脓肿、感染性血栓静脉炎，脓液有粪臭并有气泡产生。70%～80%的盆腔脓肿可培养出厌氧菌。

三、感染途径

1. 沿生殖道黏膜上行蔓延 侵入外阴、阴道的病原体，或阴道内的病原体沿宫颈黏膜、子宫内膜、输卵管黏膜，蔓延至卵巢及腹腔。常见于非妊娠期、非产褥期盆腔炎性疾病的患者。淋病奈瑟菌、沙眼衣原体及葡萄球菌等，常以此途径扩散(图 15-1)。

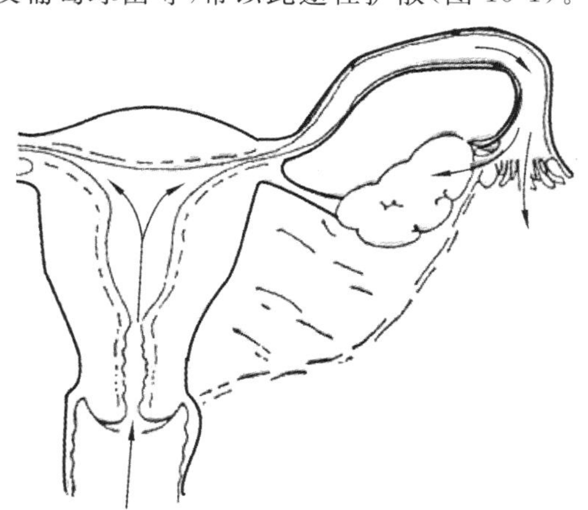

图 15-1 炎症经黏膜上行蔓延

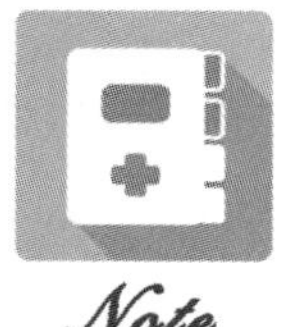

2. 经淋巴系统蔓延 病原体经外阴、阴道、宫颈及宫体创伤处的淋巴管侵入盆腔结缔组织内、生殖器其他部分，常见于产褥感染、流产后感染及放置宫内节育器后感染的患者，是链球菌、大肠埃希菌、厌氧菌等的主要扩散途径(图 15-2)。

3. 经血液循环蔓延 病原体先侵入人体的其他系统，再经血液循环感染，是结核杆菌感染的主要途径(图 15-3)。

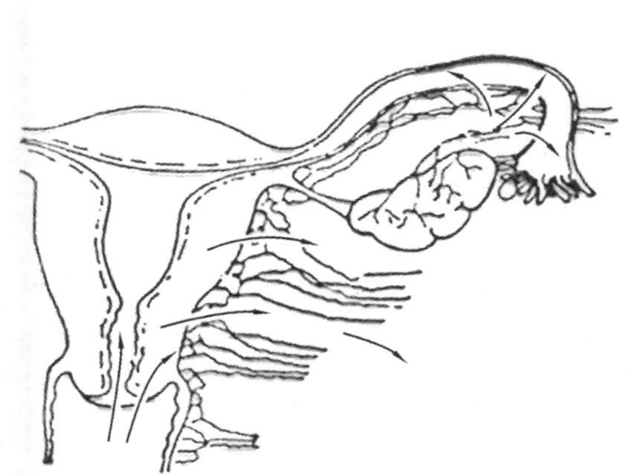

图 15-2 炎症经淋巴系统蔓延

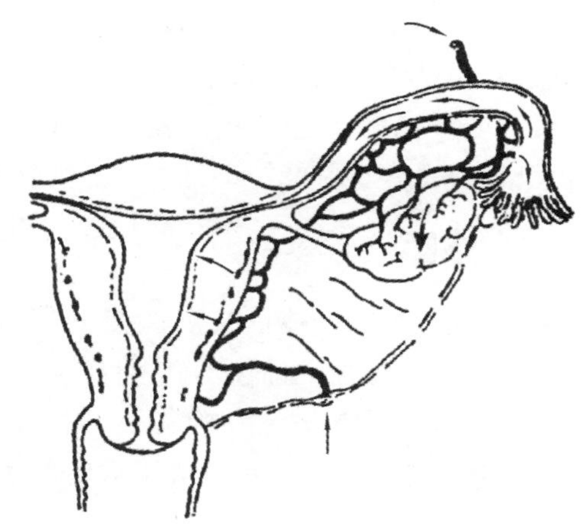

图 15-3 炎症经血液循环蔓延

4. 直接蔓延 腹腔内其他脏器感染后，直接蔓延到内生殖器，如阑尾炎可引起右侧输卵管炎。

四、高危因素

【知识拓展】

见文档 1512

了解高危因素有利于盆腔炎性疾病的正确诊断及预防。

1. 年龄 盆腔炎性疾病发生可能与频繁性活动、宫颈柱状上皮异位、宫颈内源机械防御功能较差有关。根据相关资料，盆腔炎性疾病的平均高发年龄为 15～25 岁。

2. 下生殖道感染 下生殖道感染如淋病奈瑟菌性子宫颈炎、衣原体性子宫颈炎及细菌性阴道病与盆腔炎性疾病的发生紧密相关。

3. 子宫腔内手术操作后感染 如刮宫术、输卵管通液术、子宫输卵管造影术、宫腔镜手术等，手术中导致生殖道黏膜损伤、出血、坏死，致使下生殖道内源性菌群的病原体上行感染。

4. 性卫生不良 经期性交、使用不洁月经垫等，均可使病原体侵入，引起炎症。此外，不注意性卫生保健者、阴道冲洗者该病发病率高。

5. 盆腔炎性疾病 反复发作盆腔炎性疾病可造成输卵管组织结构的破坏，使局部防御功能减退，可造成盆腔炎的反复发作。有盆腔炎性疾病病史的患者，再次发作的概率约 25%。

6. 邻近器官炎症 直接蔓延如阑尾炎、腹膜炎等的蔓延致病，病原体以大肠埃希菌为主。

五、临床表现

盆腔炎性疾病患者临床表现差异较大，可因炎症轻重及范围大小而不同。轻者无症状或症状轻微。常见症状是下腹痛、阴道分泌物增多。严重者可出现寒战、高热、头痛、食欲减退。若月经期发病，可出现经量增多、经期延长。若伴有腹膜炎，可出现消化系统症状如恶心、呕吐、腹胀、腹泻等。若有泌尿系统感染，可有尿急、尿频、尿痛症状。若有脓肿形成，可出现局部压迫刺激症状；包块位于子宫前方可出现膀胱刺激症状，如排尿困难、尿频，引起膀胱肌炎时出现尿痛等症状；包块位于子宫后方可有直肠刺激症状。腹部检查时耻区有压痛、反跳痛及肌紧张，叩诊鼓音明显，肠鸣音减弱或消失。若有输卵管炎的症状及体征，同时伴有右上腹疼痛，应

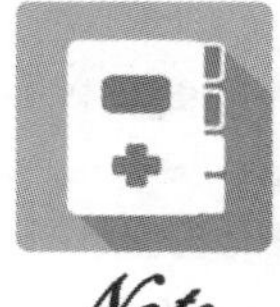

Note

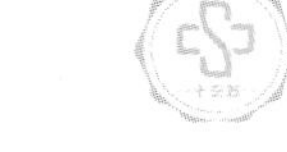

怀疑有肝周围炎。

盆腔炎性疾病患者体征差异也较大，轻者可无明显异常发现，或妇科检查仅见宫颈举痛或宫体压痛或附件区压痛。重者盆腔检查时阴道可见脓性臭味分泌物，宫颈充血、水肿，将宫颈表面分泌物拭净，若见脓性分泌物从宫颈口流出，表明宫颈管黏膜或宫腔有急性炎症。穹隆触痛明显；宫颈举痛；宫体稍大、压痛明显、活动受限。附件区压痛明显，若为单纯输卵管炎，可触及增粗且压痛明显的输卵管；若为输卵管积脓或输卵管卵巢脓肿，可触及包块且压痛明显，不活动。宫旁结缔组织炎时，子宫常后倾后屈，可扪及宫旁一侧或两侧片状增厚，或两侧宫底韧带增粗、变硬，触痛明显。若有盆腔脓肿形成且位置较低时，可扪及后穹隆或侧穹隆有肿块并有波动感。三合诊常能协助进一步了解盆腔情况。

六、诊断

根据病史、症状、体征及实验室检查可做出初步诊断。因盆腔炎性疾病的临床表现、体征差异较大，临床诊断准确性不高，且仍无既敏感又特异的检查方法。目前推荐的盆腔炎性疾病的诊断标准为 2010 年美国 CDC 诊断标准。

1. 最低标准 宫颈举痛或子宫压痛或附件区压痛

2. 附加标准

(1) 体温超过 38.3 ℃(口表)。

(2) 宫颈或阴道异常黏液脓性分泌物。

(3) 阴道分泌物湿片出现大量白细胞。

(4) 红细胞沉降率升高。

(5) 血 C-反应蛋白水平升高。

(6) 实验室证实的宫颈淋病奈瑟菌或衣原体阳性。

3. 特异标准

(1) 子宫内膜活检组织学证实子宫内膜炎。

(2) 阴道超声或磁共振检查显示输卵管增粗，输卵管积液，伴或不伴有盆腔积液、输卵管卵巢肿块，或腹腔检查发现盆腔炎性疾病征象。

做出盆腔炎性疾病的诊断后，需进一步明确病原体。腹腔镜诊断输卵管炎准确率高，可直接采取感染部位的分泌物做细菌培养，但因费用高，临床应用具有一定局限性。临床上比较实用的方法有宫颈管分泌物及后穹隆穿刺液的涂片、培养及核酸扩增检测病原体。除病原体检查外，还可根据病史、症状、体征特点初步判断病原体。

七、处理

处理原则以抗生素治疗为主，必要时手术治疗。

抗生素治疗原则为经验性、广谱、及时、个性化。应根据药敏试验结果选择抗生素，但在未获得实验室结果前需根据经验给予抗生素治疗。由于盆腔炎性疾病的病原体多为淋病奈瑟菌、衣原体及需氧菌、厌氧菌的混合感染，故抗生素的选择应以广谱抗生素及联合应用为主。诊断 48 h 内及时用药将明显降低盆腔炎性疾病后遗症的发病率。

1. 门诊治疗 症状轻、一般状况好，并有随访条件者，可在门诊给予口服或肌内注射抗生素治疗。常用方案如下。

(1) 左氧氟沙星 500 mg，口服，每日 1 次，同时加服甲硝唑 400 mg，每日 2～3 次，连用 14 天；或氧氟沙星 400 mg，口服，连用 14 天。

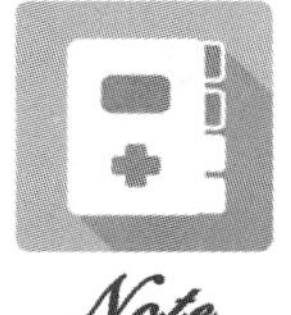

(2) 头孢曲松 250 mg,单次肌内注射,或头孢西丁钠 2 g,单次肌内注射,同时口服丙磺舒 1 g,然后改为多西环素 100 mg,每日 2 次,连用 14 天,也可同时服用甲硝唑 400 mg,每日 2 次,连用 14 天;或选用其他第三代头孢菌素与多西环素、甲硝唑合用。

2. 住院治疗 适用于一般情况差、病情严重,并伴有发热、恶心、呕吐者;或输卵管卵巢脓肿者;或门诊治疗无效者;或不能耐受口服抗生素者;或不能明确诊断者,均需住院进行综合治疗。

1) 支持疗法 卧床休息,取半坐卧位,以利于脓液积聚于直肠子宫陷凹使炎症局限。给予高热量、富含蛋白质和维生素的流食或半流食。补充液体,及时纠正电解质紊乱及酸碱失衡。高热时采用物理降温。避免不必要的妇科检查,防止引起炎症扩散。伴有腹胀时应行胃肠减压。

2) 抗生素治疗 以静脉滴注的给药途径见效快,常用配伍方案如下。

(1) 头霉素类或头孢菌素类药物:头霉素类,如头孢西丁钠 2 g,静脉滴注,每 6 h 1 次,加多西环素 100 mg,每 12 h 1 次,静脉滴注或口服。头孢菌素类,如头孢唑肟钠、头孢曲松钠、头孢噻肟钠等也可选用。临床症状改善至少 24 h 后改为口服用药,多西环素 100 mg,每 12 h 1 次,连用 14 天。若不能耐受多西环素,可用阿奇霉素替代,每次 500 mg,每日 1 次,连用 3 天。伴有输卵管卵巢脓肿的患者,可加用克林霉素或甲硝唑,以便更有效地抗厌氧菌。

(2) 克林霉素与氨基糖苷类药物联合方案:克林霉素 900 mg,每 8 h 1 次,静脉滴注;庆大霉素首先给予负荷量(2 mg/kg),再给予维持量(1.5 mg/kg),每 8 h 1 次,静脉滴注。临床症状、体征改善后继续静脉应用 24～48 h,克林霉素改为口服用药。

(3) 喹诺酮类药物与甲硝唑联合用药:氧氟沙星 400 mg,静脉滴注,每 12 h 1 次;或左氧氟沙星 500 mg,静脉滴注,每日 1 次;加甲硝唑 500 mg,静脉滴注,每 8 h 1 次。

(4) 青霉素类与四环素类药物联合方案:氨苄西林/舒巴坦 3 g,静脉滴注,每 6 h 1 次,加多西环素 100 mg,口服,每日 2 次,连用 14 天。

3) 手术治疗 可选择经腹手术或腹腔镜手术。

(1) 手术指征:①药物治疗无效:输卵管卵巢脓肿或盆腔脓肿经药物治疗 48～72 h,体温持续不降,患者中毒症状加重或包块增大者,需及时手术,避免发生脓肿破裂。②脓肿持续存在:经药物治疗病情好转,继续控制炎症 2～3 周,包块未消失并已局限化,需手术切除。③脓肿破裂:腹痛突然加剧,出现寒战、高热、恶心、呕吐、腹胀,腹部检查拒按或有中毒性休克表现,可能发生脓肿破裂,需立即在抗生素治疗的同时行剖腹探查。

(2) 手术范围:应根据病变范围、患者年龄、一般状态等确定手术范围,以切除病灶为原则。①年轻女性以保守性手术为主,尽量保留卵巢功能。②年龄较大、双侧附件受累或附件脓肿经常反复发作者,可行全子宫及双附件切除术。③极度衰弱者,需根据具体情况决定手术范围。

3. 中药治疗 可选用活血化瘀、清热解毒药物,如银翘解毒汤、安宫牛黄丸等。

八、盆腔炎性疾病后遗症

盆腔炎性疾病后遗症,以往称为慢性盆腔炎,是指盆腔炎未能得到及时治疗所致的一系列后遗症。

1. 病理

(1) 输卵管增粗、阻塞。

(2) 输卵管卵巢粘连形成输卵管卵巢肿块。

(3) 输卵管伞端闭锁,浆液性渗出物积聚,形成输卵管积水或输卵管积脓。

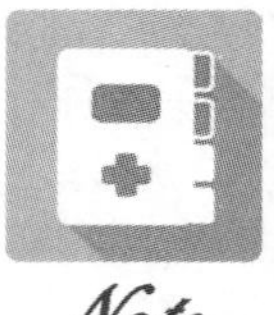

(4) 输卵管积脓或输卵管卵巢脓肿的脓液被吸收，被浆液性渗出物替代形成输卵管积水或输卵管卵巢囊肿。

(5) 盆腔结缔组织广泛炎性增生，宫骶韧带增生、增厚，可固定子宫。

2. 临床表现

1) 慢性盆腔痛　部分患者出现下腹坠胀、疼痛及腰骶部酸痛，常在劳累、性交后及月经前后加重，是盆腔炎症形成的广泛粘连、瘢痕及盆腔充血所致，常发生在盆腔炎性疾病急性发作后的 4～8 周。

2) 不孕　输卵管粘连阻塞可致不孕，发生率为 20%～30%。

3) 异位妊娠　盆腔炎性疾病后异位妊娠发生率是正常女性的 8～10 倍。

4) 盆腔炎性疾病反复发作　盆腔炎性疾病导致盆腔局部防御功能减退，若患者依然受同样的高危因素影响，可再次感染导致盆腔炎性疾病反复发作，发生率约为 25%。

3. 妇科检查　输卵管病变时，可在子宫一侧或两侧触及条索状增粗的输卵管，伴有轻度压痛；输卵管积水或输卵管卵巢囊肿时，可在盆腔一侧或两侧触及囊性肿物，且活动受限；盆腔发生结缔组织炎时，子宫活动受限或固定，并呈后倾后屈位，子宫一侧或两侧有片状增厚、压痛，宫骶韧带常增粗、变硬、有触痛。

4. 治疗

1) 慢性盆腔痛　尚无有效治法，可对症处理或给予中药、理疗等综合治疗，治疗前需排除其他原因引起的盆腔痛。

2) 不孕　多需采用辅助生育技术协助受孕。

3) 异位妊娠　根据异位妊娠疾病治疗方法进行治疗。

4) 盆腔炎性疾病反复发作　抗生素治疗加手术治疗。

5. 预防　注意性生活卫生，减少性传播疾病；及时治疗下生殖道感染；严格掌握妇科手术指征，做好术前准备，严格无菌操作，预防感染；及时治疗盆腔炎性疾病，防止后遗症发生。

第八节　生殖器结核

生殖器结核(genital tuberculosis)是指由结核杆菌引起的女性生殖器炎症，又称为结核性盆腔炎。多见于 20～40 岁女性，也可见于绝经后的中老年女性。常继发于身体其他部位结核如肺结核、肠结核、腹膜结核等，约 10%的肺结核患者伴有生殖器结核。

一、传染途径

1. 血行传播　最主要的传播途径。结核杆菌感染肺部后，1 年内可感染内生殖器，结核杆菌首先侵犯输卵管，然后依次扩散到子宫内膜、卵巢，较少侵犯宫颈、阴道、外阴。

2. 直接蔓延　腹膜结核、肠结核可直接蔓延到内生殖器。

3. 淋巴传播　较少见。消化道结核可通过淋巴管传播感染内生殖器。

4. 性交传播　极罕见。男性患泌尿系统结核，可通过性交传播，上行感染。

二、病理

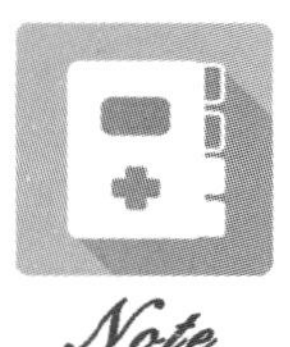

1. 输卵管结核　占女性生殖器结核的 90%～100%，即几乎所有的生殖器结核都累及输卵管，双侧居多，但双侧的病变程度可不同。输卵管增粗肥大，其伞端外翻如烟斗嘴状是输卵管结核的特有表现；也可表现为伞端封闭，管腔内充满干酪样物质；有的输卵管增粗，管壁内有

结核结节;有的输卵管僵直变粗,峡部有多个结节隆起。输卵管常与邻近器官如卵巢、子宫、肠曲广泛粘连。

2. 子宫内膜结核 常由输卵管结核蔓延而来,占生殖器结核的50%～80%。输卵管结核患者约50%同时伴有子宫内膜结核。早期子宫大小、形状无明显变化,随着病情进展,子宫内膜受到不同程度结核病变破坏,形成瘢痕组织,可使宫腔粘连、变形、缩小。

3. 卵巢结核 由输卵管结核蔓延所致,通常只有卵巢周围炎,卵巢深层较少侵犯。

4. 宫颈结核 较少见,占生殖器结核的10%～20%。病变可表现为乳头状增生或溃疡,易与宫颈癌相混淆。

5. 盆腔腹膜结核 盆腔腹膜结核多合并输卵管结核。根据病变特征不同分渗出型及粘连型。

三、临床表现

1. 不孕 多数生殖器结核患者因不孕就诊。生殖器结核为原发性不孕常见原因之一。输卵管黏膜破坏与粘连,使管腔阻塞;子宫内膜结核妨碍受精卵的着床与发育,也可导致不孕。

2. 月经失调 早期因子宫内膜充血及溃疡,经量可增多;晚期因子宫内膜遭受不同程度破坏而表现为月经稀少或闭经。

3. 全身症状 活动期时,可有结核病的一般症状,如发热、盗汗、乏力、食欲减退、体重减轻等。

4. 体征 可因病变程度与范围不同差异较大,较多患者因不孕行诊断性刮宫、子宫输卵管碘化油造影及腹腔检查才发现患有盆腔结核,而无明显体征和其他自觉症状。严重盆腔结核常合并腹膜结核,检查腹部时有柔韧感或腹腔积液征。子宫一般发育不良,与周围有粘连致活动受限。附件受累时,在子宫两侧可触及条索状或大小不等及形状不规则的肿块,质硬、表面不平、呈结节状突起,或可触及钙化结节。

四、诊断

多数患者缺乏明显症状,阳性体征不多,诊断时易被忽略。应详细询问病史,尤其是原发不孕、月经稀少或闭经的未婚女青年有低热、盗汗、盆腔炎性疾病或腹腔积液时;既往有结核病接触史或本人曾患肺结核、胸膜炎、肠结核时,均应考虑有生殖器结核的可能。常用的辅助诊断方法如下。

1. 子宫内膜病理检查 诊断子宫内膜结核最可靠的依据。应选择在月经前1周或月经来潮6 h内行刮宫术。由于子宫内膜结核多由输卵管蔓延而来,刮宫时应注意刮取子宫角内膜,并将刮出物送病理检查,在病理切片上找到典型结核结节,即可确诊。若为宫颈可疑结核,应做活组织检查确诊。

2. 其他检查

1）胸部X线摄片 以便发现原发病灶。

2）子宫输卵管碘油造影 宫腔呈不同形态和不同程度狭窄或变形,边缘呈锯齿状;输卵管管腔有多个狭窄部分,呈典型串珠状或显示管腔细小而僵直;在相当于盆腔淋巴结、输卵管、卵巢部位有钙化灶;若碘油进入子宫一侧或两侧静脉丛,应考虑有子宫内膜结核的可能。由于造影术可能引起腹腔感染,故术前应行抗结核治疗。

3）腹腔镜检查 能直接观察子宫、输卵管浆膜表面有无粟粒样结节,可取腹腔液行结核杆菌培养,或取病灶做活组织病理检查。

4）结核杆菌检查 取月经血或宫腔刮出物或腹腔液做结核杆菌检查,常用方法:①涂片抗酸染色查找结核杆菌。②结核杆菌培养:此法准确,但结核杆菌生长缓慢,通常1～2个月才

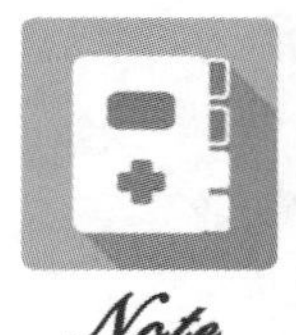

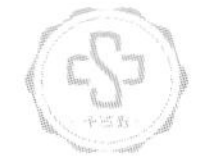

能得到结果。③分子生物学方法：如PCR技术，方法快速、简便，但可能出现假阳性。

5）结核菌素试验　结核菌素试验阳性说明体内曾有结核杆菌感染。若为强阳性，说明仍有活动性病灶，但不能确定病灶部位；若为阴性，表示未有过结核杆菌感染。

五、治疗

采用抗结核药物治疗为主，休息营养为辅的处理原则。

1. 抗结核药物治疗　抗结核药物治疗对90%女性生殖器结核有效。药物治疗应遵循早期、联合、规律、适量、全程的原则。既往多采用1.5～2年的长疗程治疗，近年采用异烟肼、利福平、乙胺丁醇、链霉素及吡嗪酰胺等抗结核药物联合治疗，将疗程缩短为6～9个月，疗效良好。

2. 支持疗法　急性患者至少应休息3个月，慢性患者可从事少量工作和学习，但要注意劳逸结合，加强营养，适当参加体育锻炼，增强体质。

3. 手术治疗　出现以下情况应考虑手术治疗。经药物处理后不能完全消退的较大包块或较大包裹性积液者；子宫内膜结核严重，内膜广泛破坏，药物处理无效者。为避免手术时感染扩散，提高手术治疗效果，手术前后均应用抗结核药物处理。手术以全子宫及双侧附件切除术为宜，年轻妇女尽量保留卵巢功能。

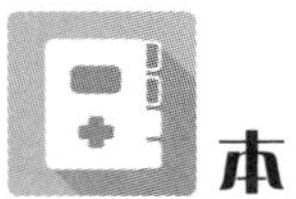

本章小结

【目标检测】

见文档1513

女性生殖系统炎症	学习要点
非特异性外阴炎	由物理、化学等非病原体因素造成。临床表现为外阴瘙痒、疼痛、烧灼感等。治疗以积极消除病因和局部对症治疗为原则
前庭大腺炎	多由混合性细菌感染引起。急性炎症期主要表现为局部肿胀、疼痛等。治疗主要是抗感染，若形成前庭大腺脓肿，需行切开引流术
细菌性阴道病	是内源性混合感染。临床表现为鱼腥臭味的稀薄阴道分泌物增加。阴道分泌物中见大量线索细胞。主要采用甲硝唑抗厌氧菌治疗
外阴阴道假丝酵母菌病	病原体为假丝酵母菌，主要为内源性感染。主要症状是外阴阴道瘙痒、灼热感，阴道分泌物呈豆渣状或凝乳样。治疗以局部用药为主，也可采用全身用药
滴虫性阴道炎	病原体为阴道毛滴虫，性接触是主要传播途径。主要症状是阴道分泌物异常及外阴瘙痒，分泌物特征是稀薄脓性、泡沫状，并有异味。治疗以口服抗滴虫药物为主，性伴侣需同时治疗
萎缩性阴道炎	主要因为雌激素水平降低，阴道局部抵抗力下降，以需氧菌感染为主。临床表现为阴道分泌物增多，外阴瘙痒等。治疗以补充雌激素，增强阴道抵抗力为主
子宫颈炎	急性子宫颈炎病原体主要是性传播疾病病原体或内源性病原体。临床表现为阴道分泌物增多、经间期出血或伴泌尿系统感染等。治疗以抗生素治疗为主。慢性子宫颈炎多无明显临床表现。有症状的慢性子宫颈炎和子宫息肉可采用局部治疗
盆腔炎性疾病	病原体包括外源性与内源性病原体，常为混合感染。轻者无症状，重者有发热或伴消化道和泌尿系统症状。治疗以抗生素治疗为主，必要时手术治疗。可引起不孕、异位妊娠、慢性盆腔痛等盆腔炎性疾病后遗症

（张艳慧）

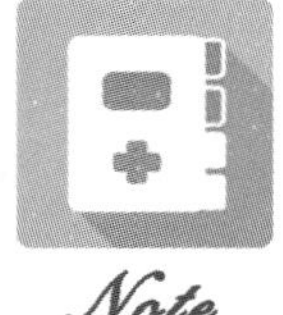

Note

第十六章　女性生殖系统肿瘤

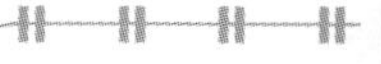

第一节　宫颈上皮内瘤变

学习目标

1. 掌握：宫颈上皮内瘤变的发病相关因素、宫颈组织学特点、病理、临床分期。
2. 熟悉：宫颈上皮内瘤变的病理学诊断和分级、临床表现、诊断及鉴别诊断、治疗。
3. 了解：宫颈上皮内瘤变妊娠合并宫颈上皮内瘤变。

案例导入

陶某，女，36 岁。因“同房后阴道出血 6 个月”就诊。患者自述 13 岁初潮，平素月经规律，5 天/30 天，量中色红，LMP 2018-03-28。G_3P_2，1 年前人流 1 次。6 个月前出现性生活后阴道少量出血，色鲜红，伴分泌物增多，色清无异味。妇检见：宫颈肥大、轻度糜烂。TCT 示：HSIL。HPV DNA 示：16 型(+)。阴道镜检查示：局部醋酸试验上皮增厚伴发少量细点状血管，碘试验不着色。活检病理检查示：(宫颈1°7°11°)HSIL 累及腺体。为求进一步诊疗入院。发病以来，患者食欲、睡眠、大小便均正常，体重无明显变化。请问：

1. 诊断是什么？
2. 主要治疗方案是什么？

宫颈上皮内瘤变(cervical intraepithelial neoplasia，CIN)是与宫颈浸润癌密切相关的一组宫颈病变，常发生于 25～35 岁妇女。大部分低级别 CIN 可自然消退，但高级别 CIN 具有癌变潜能，可能发展为浸润癌，被视为癌前病变。通过筛查发现 CIN，及时治疗高级别病变，是预防宫颈癌的有效措施。

一、发病相关因素

CIN 和宫颈癌与人乳头瘤病毒(human papilloma virus，HPV)感染、多个性伴侣、吸烟、性生活过早(<16 岁)、性传播疾病、经济状况低下和免疫抑制等因素相关。

(一) 感染

1. 人乳头瘤病毒(HPV)　高危型 HPV 持续感染是 CIN 和宫颈癌的主要发病因素，多与 HPV16 型和 HPV18 型感染有关。目前已知 HPV 共有 120 多个亚型，其中 40 多个可以感染宫颈，10 多个与 CIN 和宫颈癌发病密切相关。近 90%的 CIN 和 99%以上的宫颈癌组织发现

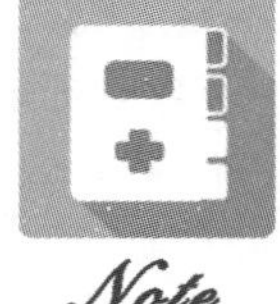

高危型 HPV 感染，其中约 70%与 HPV16 型和 HPV18 型相关。

高危型 HPV 产生病毒癌蛋白，其中 E_6 和 E_7 分别作用于宿主细胞的抑癌基因 P53 和 Rb，使之失活或降解，继而通过一系列分子事件导致癌变。

2. 单纯疱疹病毒(HSV) 一般认为 HSV-2 是 CIN 和宫颈癌发生的协同因素。

3. 其他病原体 巨细胞病毒(CMV)、梅毒螺旋体、滴虫、衣原体、真菌等感染。

(二) 性行为及分娩次数

(1) 青春期宫颈发育尚未成熟，对致癌物较敏感。初次性生活<16 岁、分娩年龄小者易发生 CIN 和宫颈癌。

(2) 分娩次数多，间隔短，导致宫颈创伤增加，分娩及妊娠内分泌及营养也有改变，患宫颈癌的危险增加。

(3) 孕妇免疫力较低，HPV DNA 检出率很高。

(4) 多个性伴侣使 HPV 感染概率增加。

(5) 与有阴茎癌、前列腺癌或其他性伴侣曾患宫颈癌的高危男子进行性接触者，也易患宫颈癌。

(6) 其他：慢性炎症、性传播疾病、吸烟等可增加感染 HPV 概率。

二、宫颈组织学特点

宫颈上皮由宫颈阴道部鳞状上皮和宫颈管柱状上皮组成，宫颈鳞状上皮与柱状上皮交接部，称为鳞-柱状交接部或鳞-柱交接。

胎儿期，来源于泌尿生殖窦的鳞状上皮向头侧生长，至宫颈外口与宫颈管柱状上皮相邻，形成原始鳞-柱状交接部。青春期后，在雌激素作用下，宫颈发育增大，宫颈管黏膜组织向尾侧移动，即宫颈管柱状上皮及其下的间质成分到达宫颈阴道部，使原始鳞-柱状交接部外移。原始鳞-柱状交接部内侧由于覆盖菲薄的单层柱状上皮，其下间质透出，呈红色，外观呈细颗粒状，称为柱状上皮异位(columnar ectopy)。在阴道酸性环境或致病菌作用下，外移的柱状上皮由原始鳞-柱状交接部的内侧向宫颈口方向逐渐被鳞状上皮替代，形成新的鳞-柱状交接部，即生理鳞-柱状交接部。

原始鳞-柱状交接部和生理鳞-柱状交接部之间的区域，称为转化区(transformation zone)，也称移行带，是 CIN 和宫颈癌的好发部位(图 16-1)。

绝经后雌激素水平下降，宫颈萎缩，原始鳞-柱状交接部退回至宫颈管内。

转化区表面被覆的柱状上皮被鳞状上皮替代的机制有两种。

1. 鳞状上皮化生(squamous metaplasia) 暴露于宫颈阴道部的柱状上皮受阴道酸性影响，柱状上皮下未分化储备细胞(reserve cell)开始增生，并逐渐转化为鳞状上皮，继之柱状上皮脱落，被复层鳞状细胞所替代。

2. 鳞状上皮化(squamous epithelization) 宫颈阴道部鳞状上皮直接长入柱状上皮与其基底膜之间，直至柱状上皮完全脱落而被鳞状上皮替代。

转化区成熟的化生鳞状上皮对致癌物的刺激相对不敏感，但未成熟的化生鳞状上皮却代谢活跃，在人乳头瘤病毒等的刺激下，发生细胞异常增生，分化不良，排列紊乱，细胞核异常，有丝分裂增加，最后形成 CIN。

三、病理学诊断和分级

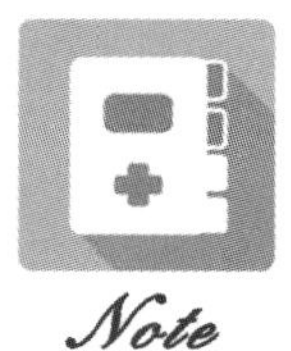
Note

CIN 分为 3 级(图 16-2)，反映了 CIN 发生的连续病理过程。

Ⅰ级：即轻度不典型增生。上皮下 1/3 层细胞核增大，核质比例略增大，核染色稍加深，核分裂象少，细胞极性正常。

Ⅱ级：即中度不典型增生。上皮下 1/3～2/3 层细胞核明显增大，核质比例增大，核深染，核分裂象较多，细胞数量明显增多，细胞极性尚存。

Ⅲ级：包括重度不典型增生和原位癌。病变细胞占据 2/3 层以上或全部上皮层，细胞核异常增大，核质比例显著增大，核形不规则，染色较深，核分裂象多，细胞拥挤，排列紊乱，无极性。

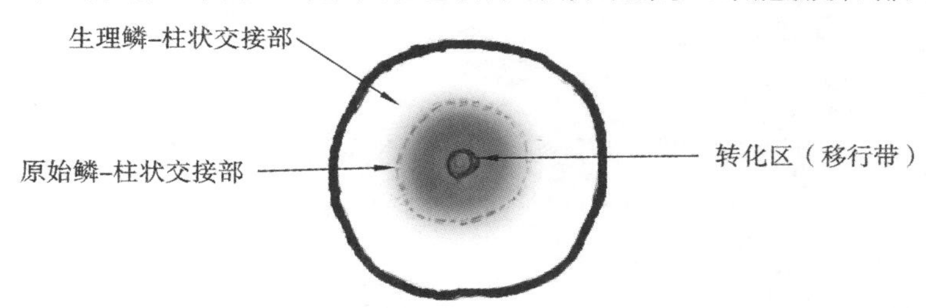

图 16-1　宫颈转化区

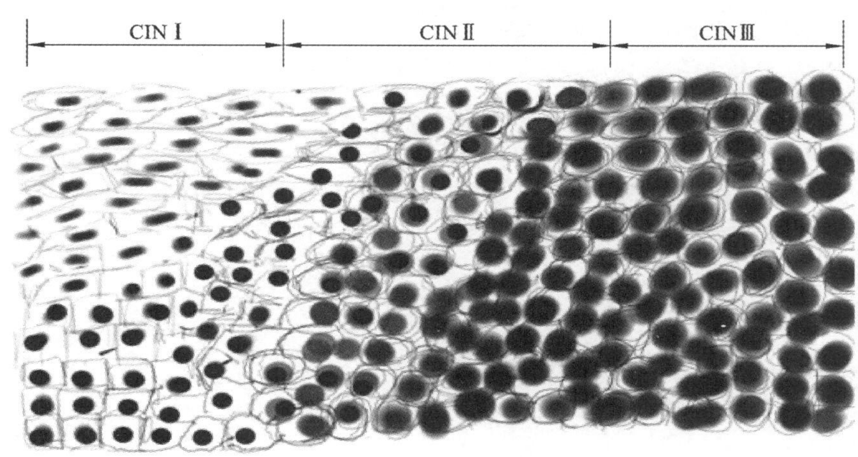

图 16-2　CIN 分级

四、临床表现

无特殊症状。偶有阴道排液增多，伴或不伴臭味。可在性生活或妇科检查后发生接触性出血。检查时宫颈可光滑，未见明显病灶，或仅见局部红斑、白色上皮，或宫颈糜烂样表现。

五、诊断

宫颈上皮内病变“三阶梯”诊断程序为宫颈细胞学检查（HPV 检测）、阴道镜检查、宫颈活组织检查。

【知识拓展】

见文档 1602

（一）宫颈细胞学检查

宫颈细胞学检查适用于 CIN 及早期宫颈癌，是筛查的基本方法，也是诊断的必需步骤，相对于高危型 HPV DNA 检测，宫颈细胞学检查特异性高，但敏感性较低。可选用巴氏涂片法或液基细胞涂片法。筛查应在有性生活 3 年后开始，或 21 岁以后开始，并定期复查。宫颈细胞学检查的报告形式推荐使用 TBS 分类系统，该系统较好地结合了细胞学、组织学与临床处理方案。

（二）高危型 HPV DNA 检测

相对于宫颈细胞学检查，HPV DNA 检测敏感性较高，特异性较低。可作为宫颈癌初筛的

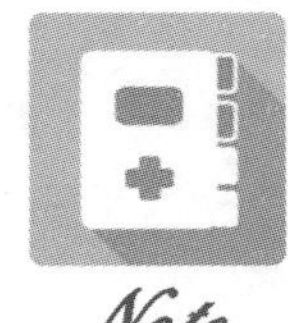

方法，或联合宫颈细胞学检查应用于宫颈癌筛查。也可用于宫颈细胞学检查异常的分流：当宫颈细胞学为意义未明的不典型鳞状细胞（ASCUS）时进行高危型 HPV DNA 检测，阳性者行阴道镜检查，阴性者 12 个月后行宫颈细胞学检查。

由于年轻妇女的 HPV 感染率较高，且大多为一过性感染，推荐用于 30 岁以后的女性，在宫颈癌高发或开展细胞学检查有困难的地区也可在 25 岁以后开始使用，阴性者常规随访，阳性者再行细胞学等检查进行分流。

（三）阴道镜检查

宫颈细胞学检查为 ASCUS 且高危型 HPV DNA 检测阳性者，或低度鳞状上皮内病变（LSIL）及以上者，应做阴道镜检查。

（四）宫颈活组织检查

宫颈活组织检查是确诊的最可靠方法。任何肉眼可见病灶，均应做单点或多点活检。若无明显病变，可选择在宫颈转化区 3、6、9、12 点处活检，或在碘试验（又称为 Schiller 试验）不染色区或涂抹醋酸后的醋酸白上皮区取材，或在阴道镜下取材以提高确诊率。若需要了解宫颈管的病变情况，应行宫颈管内膜刮取术（endocervical curettage，ECC）。

以下情况应行宫颈诊断性锥形切除并进行病理检查以确诊。

（1）阴道镜检查未见病变边界或鳞-柱状交接部。

（2）主要病灶位于宫颈管内。

（3）宫颈细胞学检查为 HSIL，而阴道镜下活检为阴性或 LSIL。

（4）ECC 结果为异常或不能肯定。

（5）可疑宫颈腺癌者。

六、治疗

（一）CIN Ⅰ

约 60% CIN Ⅰ 会自然消退，若细胞学检查为 LSIL 及以下，可仅观察随访。若在随访过程中病变发展或持续存在 2 年，宜进行治疗。若细胞学检查为高度鳞状上皮内病变（HSIL），应予治疗。①阴道镜检查满意者可采用冷冻和激光等治疗。②阴道镜检查不满意或 ECC 阳性者推荐宫颈锥切术。

（二）CIN Ⅱ和 CIN Ⅲ

约 20% 的 CIN Ⅱ会发展为 CIN Ⅲ，约 5%发展为浸润癌。故所有的 CIN Ⅱ和 CIN Ⅲ患者均需要治疗。①阴道镜检查满意的 CIN Ⅱ患者可用物理治疗或宫颈锥切术。②阴道镜检查不满意的 CIN Ⅱ和所有 CIN Ⅲ患者通常采用宫颈锥切术，包括宫颈环形电切除术（loop electrical excision procedure，LEEP）和冷刀锥切术。③经宫颈锥切确诊、年龄较大、无生育要求、合并有其他手术指征的妇科良性疾病的 CIN Ⅲ患者也可行全子宫切除术。

七、妊娠合并宫颈上皮内瘤变

妊娠期雌激素水平增高使柱状上皮外移至宫颈阴道部，转化区的基底细胞出现不典型增生；妊娠期患者免疫功能可能低下，易感染 HPV。大部分妊娠期患者为 CIN Ⅰ，仅约 14%为 CIN Ⅱ或 CIN Ⅲ。绝大多数病变产后无进展或自行缓解，故在妊娠期仅做观察，产后复查后再处理。诊断时应注意：妊娠时转化区的基底细胞可有核增大、深染等表现，细胞学检查易误诊，但产后 6 周可恢复正常。妊娠期 CIN Ⅱ或CIN Ⅲ患者应定期行宫颈细胞学检查和阴道镜检查。

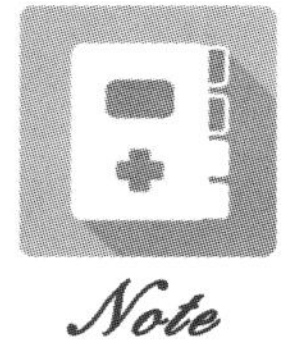
Note

第二节 宫 颈 癌

学习目标

1. 掌握：宫颈癌的临床表现、诊断及鉴别诊断。
2. 熟悉：宫颈癌的预防及治疗原则。
3. 了解：宫颈癌的病因、病理、临床分期，宫颈癌合并妊娠。

案例导入

严某，女，40岁。因"发现宫颈病变20天"入院。患者自述平素月经规律，17岁初潮，7天/30天，量中色红，LMP 2018-05-18；20岁结婚，3-0-1-3，口服避孕药避孕。20天前体检发现宫颈病变；LCT：非典型鳞状上皮（高度病变不能除外）；HPV-18（+）。于2018-05-20来院就诊。阴道镜活检病理结果示宫颈浸润性鳞状细胞癌；阴道B超示：宫颈前唇局部回声偏低，范围约18 mm×10 mm×19 mm；盆腔MRI示：宫颈外口前唇宫颈癌，主要向前穹隆腔内生长。妇检见：阴道少许水样分泌物，腥臭味，宫颈中度糜烂样改变，接触性出血（+），上唇见3 mm×2 mm×2 mm大小菜花状赘生物。门诊拟"宫颈浸润性鳞癌"收入院。患者否认白带增多、色黄、异味等不适，否认同房后出血、异常阴道流血、阴道排液等症状。发病以来，患者食欲、睡眠、大小便均正常，体重无明显变化。请问：

1. 诊断是什么？
2. 主要治疗方案是什么？

【案例导入答案】
见文档1603

子宫颈癌（cervical cancer），简称宫颈癌，是最常见的妇科恶性肿瘤。宫颈细胞学筛查的普遍应用，使宫颈癌及其癌前病变的"早发现、早诊断、早治疗"得以实现，目前发病率和死亡率已明显下降。宫颈癌高发年龄为50～55岁，但近年来有年轻化趋势。

一、病因

同"宫颈上皮内瘤变"。

二、组织发生和病理

CIN继续发展，可突破上皮下基底膜、浸润间质，形成宫颈浸润癌。

（一）组织发生

原始鳞-柱状交接部和生理鳞-柱状交接部之间的区域，称为转化区，也称移行带，是宫颈癌的好发部位。

CIN形成后有3种转归：①消退（或逆转）。②持续不变（或病情稳定）。③进展（或癌变）。若CIN继续发展，病变细胞突破上皮基底膜，浸润间质，则形成宫颈浸润癌（图16-3）。一般CIN发展为宫颈浸润癌需要10～15年，但约25%在5年内发展为宫颈浸润癌。

（二）病理

1. 鳞状细胞浸润癌 占宫颈癌的75%～80%。

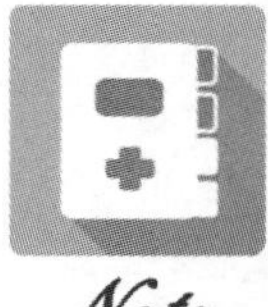

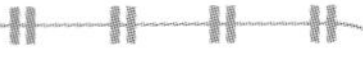

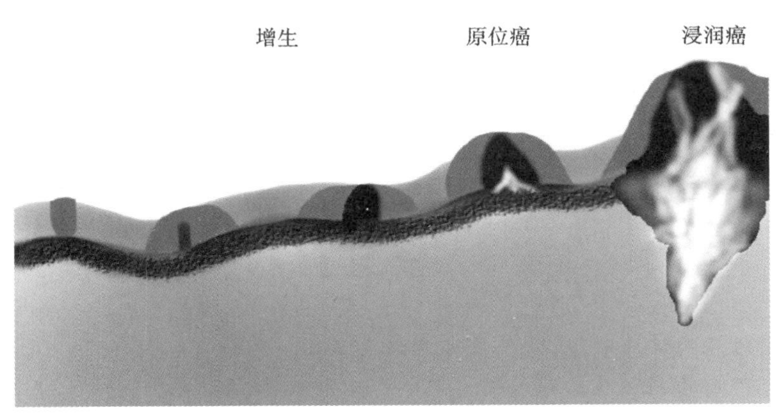

图 16-3　宫颈浸润癌发展

1）巨检　微小浸润癌肉眼观无明显异常，或类似宫颈柱状上皮异位。随病变发展，可形成 4 种类型（图 16-4）。

(1) 外生型：也称菜花型，最常见。癌灶向宫颈外生长呈乳头状或菜花样，组织脆，触之易出血。瘤体较大，常累及阴道，较少侵犯宫颈深层组织和宫旁组织。

(2) 内生型：癌灶向宫颈深部组织浸润，宫颈表面光滑或仅有轻度宫颈柱状上皮异位，宫颈扩张，肥大变硬，呈桶状。常累及宫旁组织。

(3) 溃疡型：外生型或内生型癌组织继续发展，合并感染坏死，脱落后形成溃疡或空洞，似火山口状。

(4) 颈管型：癌灶发生于宫颈管内，常侵入宫颈管及子宫峡部供血层及转移至盆腔淋巴结。

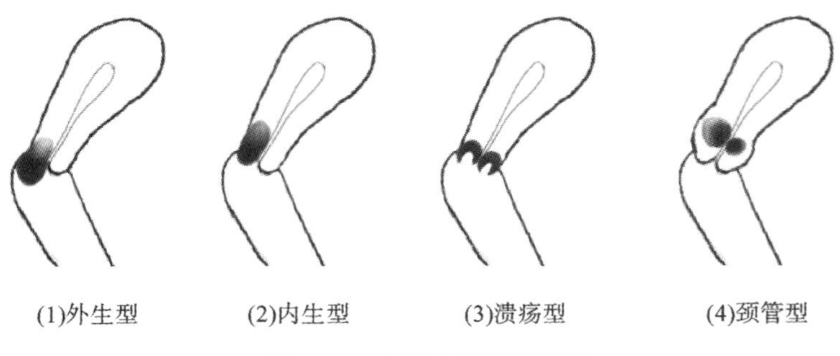

图 16-4　宫颈癌类型（巨检）

2）显微镜检

(1) 微小浸润癌：指在原位癌基础上镜检发现小滴状、锯齿状癌细胞团突破基底膜，浸润间质。诊断标准见临床分期。

(2) 浸润癌：指癌灶浸润间质范围超出微小浸润癌，多呈网状或团块状浸润间质。根据癌细胞分化程度可分为如下类型。

①Ⅰ级：高分化鳞癌（角化性大细胞型），大细胞，有明显角化珠形成，可见细胞间桥，细胞异型性较轻，无核分裂象或核分裂象＜2/HP。

②Ⅱ级：中分化鳞癌（非角化性大细胞型），大细胞，少或无角化珠，细胞间桥不明显，细胞异型性明显，核分裂象 2～4/HP。

③Ⅲ级：低分化鳞癌即小细胞型，多为未分化小细胞，无角化珠及细胞间桥，细胞异型性明显，核分裂象＞4/HP。

Ⅰ级和Ⅱ级有四种变型：淋巴上皮样癌、梭形细胞鳞状细胞癌、宫颈疣状乳头状肿瘤和基

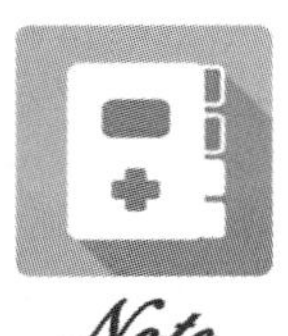

Note

底细胞样鳞状细胞癌。

2. 腺癌 近年来发生率有上升趋势，占宫颈癌的20%～25%。

1）巨检 来自宫颈管内，浸润管壁；或自宫颈管内向宫颈外口突出生长；常可侵犯宫旁组织；病灶向宫颈管内生长时，宫颈管膨大如桶状，宫颈外观可正常。

2）显微镜检 主要组织学类型有2种。

（1）黏液腺癌：最常见。来源于宫颈管柱状黏液细胞，镜下见腺体结构，腺上皮细胞增生呈多层，异型性明显，见核分裂象，癌细胞呈乳突状突入腺腔。可分为高、中、低分化腺癌。

（2）恶性腺瘤：又称微偏腺癌（MDC），属高分化宫颈管黏膜腺癌。癌性腺体多，大小不一，形态多变，呈点状突起伸入宫颈间质深层，腺上皮细胞无异型性，常有淋巴结转移。

3. 腺鳞癌 占宫颈癌3%～5%，由储备细胞同时向腺细胞和鳞状细胞分化发展而形成。癌组织中腺癌和鳞癌两种成分以不同的比例混合在一起。低分化者预后极差。

4. 其他 少见，病理类型包括神经内分泌癌、未分化癌、混合性上皮/间叶肿瘤、间叶肿瘤、黑色素瘤、淋巴瘤等。

三、转移途径

转移途径主要为直接蔓延和淋巴结转移，血行转移极少见。

（一）直接蔓延

直接蔓延最常见，癌组织局部浸润，向邻近器官及组织扩散。

（1）向下累及阴道壁。

（2）向上由宫颈管累及宫腔（极少）。

（3）向两侧扩散可累及主韧带及宫颈旁、阴道旁组织直至骨盆壁。

（4）向前、后蔓延侵及膀胱或直肠，可形成膀胱阴道瘘或直肠阴道瘘（晚期）。

（5）癌灶压迫或侵及输尿管时，可引起输尿管阻塞及肾积水。

（二）淋巴结转移

癌灶局部浸润后侵入淋巴管，形成瘤栓，随淋巴液引流进入局部淋巴结，在淋巴管内扩散。

（1）淋巴结转移一级组包括宫旁、宫颈旁、闭孔、髂内、髂外、髂总、骶前淋巴结。

（2）淋巴结转移二级组包括腹股沟深浅淋巴结、腹主动脉旁淋巴结。

（三）血行转移

血行转移极少见，晚期可转移至肺、肝或骨骼等。

四、临床分期

采用国际妇产科联盟（FIGO，2018年）的临床分期标准（表16-1）。临床分期在治疗前进行，治疗后不再更改（图16-5）。

表16-1 宫颈癌临床分期（FIGO，2018年）

分期	描述
Ⅰ期	癌灶局限在宫颈（是否扩散至宫体不予考虑）
$Ⅰ_A$	仅在显微镜下可见浸润癌，最大浸润深度<5 mm
$Ⅰ_{A1}$	间质浸润深度<3 mm
$Ⅰ_{A2}$	间质浸润深度≥3 mm，<5 mm
$Ⅰ_B$	浸润癌浸润深度≥5 mm（超过$Ⅰ_A$期），癌灶仍局限在子宫颈
$Ⅰ_{B1}$	间质浸润深度≥5 mm，病灶最大径线<2 cm

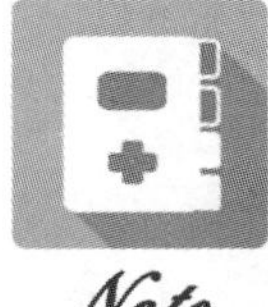

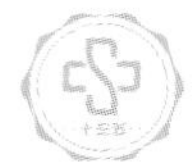

续表

分期	描述
I_{B2}	癌灶最大径线≥2 cm,＜4 cm
I_{B3}	癌灶最大径线≥4 cm
Ⅱ期	癌灶超越子宫,但未达阴道下 1/3 或未达骨盆壁
II_{A}	侵犯上 2/3 阴道,无宫旁浸润
II_{A1}	癌灶最大径线＜4 cm
II_{A2}	癌灶最大径线≥4 cm
II_{B}	有宫旁浸润,未达盆壁
Ⅲ期	癌灶累及阴道下 1/3 和(或)扩展到骨盆壁和(或)引起肾盂积水或肾无功能和(或)累及盆腔和(或)主动脉旁淋巴结
III_{A}	癌灶累及阴道下 1/3,没有扩展到骨盆壁
III_{B}	癌灶扩展到骨盆壁和(或)引起肾盂积水或肾无功能
III_{C}	不论肿瘤大小和扩散程度,累及盆腔和(或)主动脉旁淋巴结[注明 r(影像学)或 p(病理)证据]
III_{C1}	仅累及盆腔淋巴结
III_{C2}	主动脉旁淋巴结转移
Ⅳ期	肿瘤侵犯膀胱黏膜或直肠黏膜(活检证实)和(或)超出真骨盆(泡状水肿不分为Ⅳ期)
IV_{A}	转移至邻近器官
IV_{B}	转移到远处器官

【知识拓展】
见文档 1604

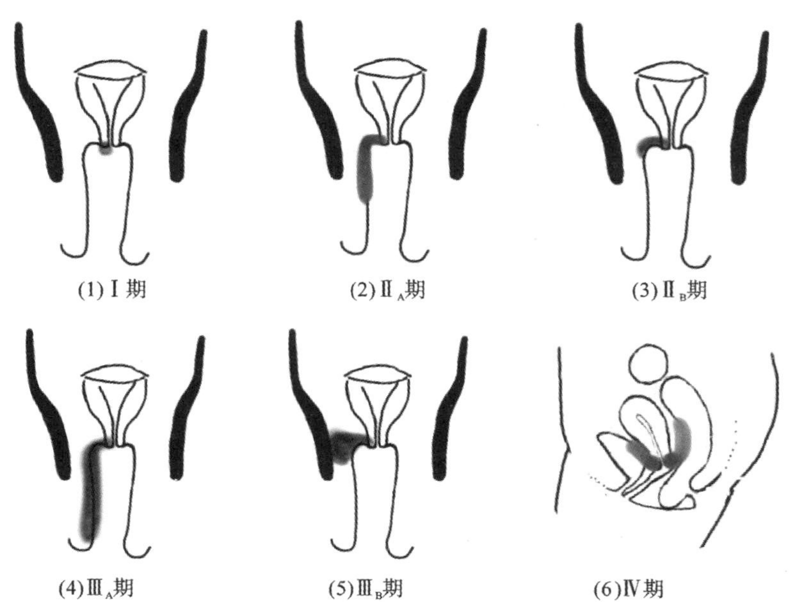

图 16-5　宫颈癌临床分期示意图

五、临床表现

早期宫颈癌常无明显症状和体征,颈管型患者因宫颈外观正常易漏诊或误诊,随病变发展,可出现以下表现。

(一) 症状

1. 阴道流血　①早期常表现为接触性出血,即性生活或妇科检查后阴道流血;后期则表

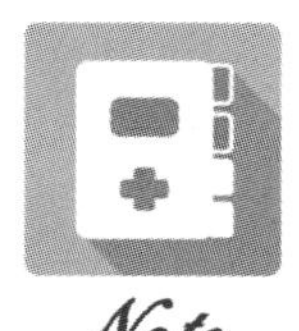
Note

现为不规则阴道流血。②年轻人也可表现为经期延长、经量增多；老年患者常为绝经后不规则阴道流血。③一般外生型癌出血较早，量多；内生型癌出血较晚。④出血量因病灶大小、侵犯间质内血管情况而不同；若侵及大血管，可引起大出血。

2. 阴道排液 ①多数患者有白色或血性、稀薄如水样或米泔状、有腥臭味的阴道排液。②晚期患者因癌组织坏死伴感染，可有大量米泔样或脓性恶臭白带。

3. 晚期症状 根据癌灶累及范围出现不同的继发性症状。①邻近组织器官及神经受累时，可出现尿频、尿急、便秘、下肢肿痛等。②癌肿压迫或累及输尿管时，可引起输尿管梗阻、肾盂积水及尿毒症。③晚期可有贫血、恶病质等全身衰竭症状。

（二）体征

微小浸润癌可无明显病灶，宫颈光滑或仅有糜烂样改变；随病情发展，可出现不同体征：①外生型宫颈癌可见息肉状、菜花状赘生物，常伴感染，质脆易出血。②内生型表现为宫颈肥大、质硬，宫颈管膨大。③晚期癌组织坏死脱落，形成溃疡或空洞伴恶臭。④阴道壁受累时，可见赘生物生长或阴道壁变硬。⑤宫旁组织受累时，双合诊、三合诊检查可扪及宫颈旁组织增厚、结节状、质硬或形成冰冻骨盆状。

六、诊断与鉴别诊断

（一）诊断

早期病例的诊断应采用宫颈细胞学检查和(或)高危型 HPV DNA 检测、阴道镜检查、宫颈活组织检查的“三阶梯”诊断程序，确诊依据为组织学诊断。检查方法同“宫颈上皮内瘤变”。

宫颈有明显病灶者，可直接在癌灶取材。宫颈锥切术可采用冷刀切除、环形电切除，切除组织应做连续病理切片(24～36 张)检查。适用于：①宫颈细胞学检查多次阳性而宫颈活检阴性者。②宫颈活检为 CIN Ⅱ和 CIN Ⅲ需确诊者。③可疑微小浸润癌需了解病灶的浸润深度和宽度等情况。确诊后根据具体情况选择胸部 X 线摄片、静脉肾盂造影、膀胱镜检查、直肠镜检查、B 型超声检查及 CT、MRI、PET-CT 等影像学检查。

（二）鉴别诊断

主要依据宫颈活组织检查，与有临床类似症状或体征的各种宫颈病变鉴别。

1. 宫颈良性病变 宫颈柱状上皮异位、宫颈息肉、宫颈子宫内膜异位症和宫颈结核性溃疡等。

2. 宫颈良性肿瘤 宫颈黏膜下肌瘤、宫颈管肌瘤、宫颈乳头瘤。

3. 宫颈恶性肿瘤 原发性恶性黑色素瘤、肉瘤及淋巴瘤、转移性癌等。

七、治疗

根据患者临床分期、年龄、生育要求、全身情况、医疗技术水平及设备条件等，综合考虑，制订适当的个体化治疗方案，注重首次治疗。总原则为采用以手术和放疗为主、化疗为辅的综合治疗。

（一）手术治疗

手术治疗主要用于早期宫颈癌($Ⅰ_A$～$Ⅱ_A$期)患者。优点是年轻患者可保留卵巢及阴道功能。

1. $Ⅰ_{A1}$期 无淋巴脉管间隙浸润者行筋膜外全子宫切除术，有淋巴脉管间隙浸润者按$Ⅰ_{A2}$期处理。

2. $Ⅰ_{A2}$期 行改良广泛性子宫切除术及盆腔淋巴结切除术。

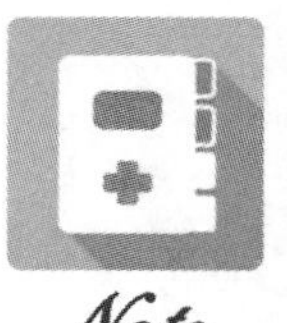

3. Ⅰ$_{B1}$期和Ⅱ$_{A1}$期 行广泛性子宫切除术及盆腔淋巴结切除术，必要时行腹主动脉旁淋巴取样。

4. Ⅰ$_{B2}$期和Ⅱ$_{A2}$期 行广泛性子宫切除术、盆腔淋巴结切除术和腹主动脉旁淋巴结取样，或同期放、化疗后行全子宫切除术。

未绝经、小于 45 岁的鳞癌患者可保留卵巢。对要求保留生育功能的年轻患者，Ⅰ$_{A1}$期可行宫颈锥形切除术；Ⅰ$_{A2}$期和肿瘤直径<2 cm 的Ⅰ$_{B1}$期患者，可行广泛性子宫切除术及盆腔淋巴结切除术。

也有采用新辅助化疗后行广泛性子宫切除术，化疗可使病灶缩小以利于手术，减少手术并发症，但其远期疗效有待进一步验证。

（二）放射治疗

放射治疗（简称放疗）主要用于Ⅱ$_B$晚期、Ⅲ期、Ⅳ期患者，或无法手术者。放射治疗包括腔内照射及体外照射。腔内照射采用后装治疗机，放射源为^{137}铯（Cs）、^{192}铱（Ir）等，用以控制局部原发病灶。体外照射多用直线加速器、^{60}钴（Co）等，治疗宫颈旁及盆腔淋巴结转移灶。早期病例以局部腔内照射为主，体外照射为辅；晚期以体外照射为主，腔内照射为辅。①部分Ⅰ$_{B2}$期、Ⅱ$_{A2}$期和Ⅱ$_B$～Ⅳ$_A$期患者。②全身情况不适宜手术的早期患者。③宫颈大块病灶的术前放疗。④手术治疗后病理检查发现有高危因素的辅助治疗。

（三）手术联合放疗治疗

1. 术前放疗 局部病灶较大，可先做放疗以缩小癌灶，再行手术治疗。

2. 术后辅助放疗 术后盆腔淋巴结（+）、宫旁组织（+）或手术切缘（+）等高危患者，术后可补充盆腔放疗+顺铂同期化疗±阴道近距离放疗。阴道切缘（+）者，阴道近距离放疗可加强疗效。

（四）化疗及联合化疗

常用抗癌药物有顺铂、卡铂、氟尿嘧啶和紫杉醇等。常采用以铂类为基础的联合化疗方案，如 TP（紫杉醇与顺铂）、FP（氟尿嘧啶与顺铂）、BVP（博来霉素、长春新碱与顺铂）、BP（博来霉素与顺铂）等。多采用静脉化疗，也可用动脉局部灌注化疗。主要用于以下情况。

1. 术前化疗 适用于宫颈癌灶>4 cm 者，目的是缩小肿瘤，便于切除。

2. 与放疗同步的化疗 以铂类为基础的同步放化疗较单纯放疗能明显改善Ⅰ$_B$～Ⅳ$_A$期患者生存期，使复发危险降低 40%～60%，死亡危险下降 30%～50%。

3. 姑息治疗 适用于不能耐受放疗的晚期或复发转移患者。

八、预后与随访

（一）预后

预后与临床期别、病理类型等密切相关。有淋巴结转移者预后差，腺癌放疗较鳞癌差，易有早期淋巴结转移。

（二）随访

宫颈癌治疗后 50%的复发在 1 年内；75%～80%在 2 年内。盆腔局部复发占 70%，远处转移占 30%。治疗出院后第 1 个月第 1 次随访，以后每 2～3 个月随访 1 次。治疗后 2 年内应每 3～4 个月复查 1 次。治疗后 3～5 年每 6 个月复查 1 次。第 6 年开始每年复查 1 次。

随访内容包括盆腔检查、阴道脱落细胞学检查、胸部 X 线摄片、血常规及宫颈鳞状细胞癌抗原（SCCA）检查等。

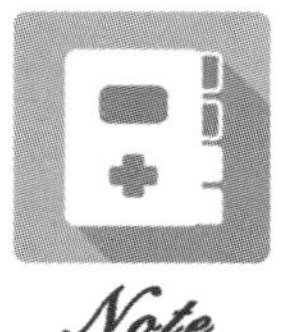
Note

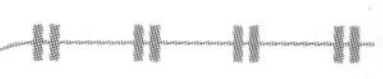

九、预防

宫颈癌病因明确，筛查方法较完善，是一种可以预防的肿瘤。

(1) 通过普及、规范宫颈癌筛查(二级预防)，早期发现 CIN，并及时治疗高级别病变，可阻断宫颈浸润癌的发生。

(2) 广泛开展预防宫颈癌的知识宣教，提高宫颈癌筛查和预防性传播性疾病的自觉性。

(3) HPV 疫苗能有效防止 HPV 相关 CIN 的发生。HPV 疫苗注射(一级预防)，可通过阻断 HPV 感染预防宫颈癌发生。

【知识拓展】

见文档 1605

十、宫颈癌合并妊娠

宫颈癌合并妊娠较少见。妊娠期出现阴道流血时，在排除产科因素引起的出血后，应做详细的妇科检查，对宫颈可疑病变做宫颈细胞学检查、阴道镜检查，必要时行宫颈活检以明确诊断。因宫颈锥切可能引起出血、流产和早产，只有在细胞学和组织学提示可能是浸润癌时，才做宫颈锥切。

治疗方案的选择取决于患者期别、孕周和本人及家属对维持妊娠的意愿，采用个体化治疗：①对于不要求维持妊娠者，其治疗原则和非妊娠期宫颈癌基本相同。②对于要求维持妊娠者，妊娠 20 周之前经锥切确诊的 I_{A1} 期可以延迟治疗，不影响孕妇的预后，其中锥切切缘阴性可延迟到产后治疗；妊娠 20 周之前诊断的 I_{A2} 期及其以上患者应终止妊娠并立即接受治疗。③妊娠 28 周后诊断的各期宫颈癌可以延迟至胎儿成熟再行治疗。④对于妊娠 20～28 周诊断的患者，可以根据患者及家属的意愿采用延迟治疗或终止妊娠后立即接受治疗，延迟治疗对 I_{A2} 期及 I_{B1} 期宫颈癌不造成明显不良预后。I_{B2} 期及以上期别决定延迟治疗者，建议采用新辅助化疗来阻止疾病进展。

在延迟治疗期间，应密切观察病情，如肿瘤进展，及时终止妊娠。除 I_{A1} 期外，延迟治疗者应在孕 34 周前终止妊娠。分娩方式一般采用古典式剖宫产。

【知识拓展】

见文档 1606

第三节　子宫内膜癌

学习目标

1. 掌握：子宫内膜癌的临床表现、诊断和鉴别诊断、随访。
2. 熟悉：子宫内膜癌病因、临床分期、治疗原则。
3. 了解：子宫内膜癌的病理、转移途径。

案例导入

陆某，女，59 岁。因“绝经 7 年，不规则阴道出血 1 个月”入院。2-0-1-2，11 岁初潮，平素月经规律，5 天/30 天，量中色红，痛经(+)，绝经 7 年。绝经后未行体检，1 月前无明显诱因反复不规则阴道出血，量少，淋漓至今，无腹胀腹痛，无恶心呕吐，无头晕乏力，于 2018-03-25 来院就诊，查 HPV(-)；TCT 示未见上皮内病变细胞和恶性细胞。妇科 B 超示：子宫内膜双层厚 18 mm，回声不均。2018-04-05 行诊刮术，病理结果示：子宫内膜样腺癌，Ⅲ级。为求进一步诊治，门诊拟“子宫内膜恶性肿瘤”收

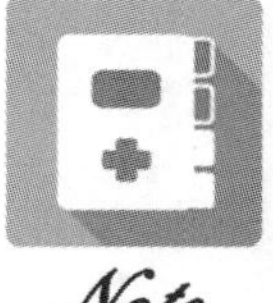

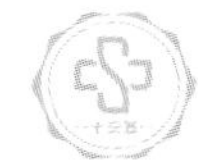

入院。发病以来，患者神清，精神可，食欲、大小便均正常，睡眠不佳，体重无明显变化。请问：

1. 诊断是什么？

2. 主要治疗方案是什么？

【案例导入答案】见文档1607

子宫内膜癌(endometrial carcinoma)也称宫体癌，是发生于子宫内膜的一组上皮性恶性肿瘤，是女性生殖系统三大恶性肿瘤之一，占女性全身恶性肿瘤的7%，占女性生殖系统恶性肿瘤的20%～30%。平均发病年龄为60岁，其中75%发生于50岁以上妇女。近年发病率在世界范围内呈上升趋势。

一、病因

病因尚不明确。

(一) 内源性雌激素

初潮早、绝经晚、不孕、分娩次数少、无排卵性疾病(无排卵性功能失调性子宫出血、多囊卵巢综合征)、分泌雌激素的卵巢肿瘤(颗粒细胞瘤、卵泡膜细胞瘤)患者发病率升高。

(二) 外源性雌激素

长期服用雌激素的绝经后妇女以及长期服用他莫昔芬的妇女，子宫内膜癌发病率增加。

(三) 体质因素

肥胖、高血压、糖尿病为子宫内膜癌三联征。

(四) 遗传因素

卵巢癌、乳癌、结肠癌者危险性增加。

内外源性雌激素增加，无孕激素拮抗，导致子宫内膜增生(单纯型或复杂型，伴或不伴不典型增生)，继而癌变。这种类型称为Ⅰ型子宫内膜癌(雌激素依赖型)，占子宫内膜癌的大多数，均为子宫内膜样腺癌，肿瘤分化较好，雌孕激素受体阳性率高，预后好。并且PTEN基因失活和微卫星不稳定是常见的分子事件。患者较年轻，常伴有不孕或不育及绝经延迟。另有Ⅱ型子宫内膜癌(非雌激素依赖型)发病与雌激素无明确关系。这类子宫内膜癌的病理形态属少见类型，如子宫内膜浆液性癌、透明细胞癌、腺鳞癌、黏液腺癌等。肿瘤恶性度高，分化差，雌孕激素受体多呈阴性，预后不良。P53基因突变和HER2基因过度表达为常见的分子事件。多见于中老年体瘦妇女。

二、病理

(一) 巨检

不同组织学类型内膜癌的肉眼观无明显区别。大体可分为弥散型和局灶型。①弥散型：子宫内膜大部甚至全部为癌组织侵犯，并突向宫腔，常伴有出血、坏死，较少有肌层浸润。晚期癌灶可侵及深肌层或宫颈，若阻塞宫颈管，可引起宫腔积脓。②局灶型：多见于宫腔底部或宫角部，癌灶小，呈息肉或菜花状，易浸润肌层。

(二) 组织学类型及镜检

1. 内膜样腺癌 占子宫内膜癌的80%～90%。内膜腺体高度异常增生，上皮复层，并形成筛孔状结构。癌细胞异型明显，核大、不规则、深染，核分裂活跃，分化差的腺癌腺体少，腺结构消失，呈实性癌块。按腺癌分化程度分为Ⅰ级(高分化，G_1)、Ⅱ级(中分化，G_2)、Ⅲ级(低分化，G_3)。分级越高，恶性程度越高。

2. 腺癌伴鳞状上皮分化 腺癌组织中含鳞状上皮成分，伴化生鳞状上皮成分者称为棘腺癌(腺角化癌)，伴鳞癌者称为鳞腺癌，介于两者之间称为腺癌伴鳞状上皮不典型增生。

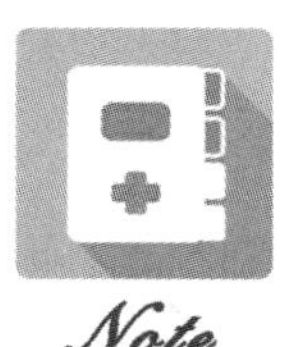
Note

3. 浆液性癌 又称为子宫乳头状浆液性腺癌(UPSC),占子宫内膜癌的1%～9%。癌细胞异型性明显,多为不规则复层排列,呈乳头状或簇状生长,1/3可伴砂粒体。恶性程度高,易有深肌层浸润和腹腔、淋巴及远处转移,预后极差。无明显肌层浸润时也可能发生腹腔播散。

4. 黏液性癌 约占子宫内膜癌的5%,肿瘤半数以上由胞质内充满黏液的细胞组成,大多腺体结构分化良好,病理行为与内膜样腺癌相似,预后较好。

5. 透明细胞癌 不足子宫内膜癌的5%,多呈实性片状、腺管样或乳头状排列,癌细胞胞质丰富、透亮,核呈异型性,或由靴钉状细胞组成。恶性程度高,易早期转移。

三、转移途径

多数子宫内膜癌生长缓慢,局限于内膜或在宫腔内时间较长,部分特殊病理类型(浆液性腺癌、鳞腺癌)和低分化腺癌可发展很快,短期内出现转移。其主要转移途径为直接蔓延、淋巴结转移,晚期可有血行转移。

(一)直接蔓延

癌灶初期沿子宫内膜蔓延生长:①向上可沿子宫角波及输卵管。②向下可累及宫颈管及阴道。③向肌壁浸润,可穿透子宫肌层,累及子宫浆膜,种植于盆腹腔腹膜、直肠子宫陷凹及大网膜。

(二)淋巴结转移

淋巴结转移为子宫内膜癌的主要转移途径。当癌肿累及宫颈、深肌层或癌组织分化不良时,易发生淋巴结转移。转移途径与癌肿生长部位有关:①宫底部癌灶常沿阔韧带上部淋巴管网经骨盆漏斗韧带转移至腹主动脉旁淋巴结。②子宫角或前壁上部病灶沿圆韧带淋巴管转移至腹股沟淋巴结。③子宫下段或已累及宫颈管癌灶的淋巴结转移途径与宫颈癌相同,可累及宫旁、闭孔、髂内、髂外及髂总淋巴结。④子宫后壁癌灶可沿宫骶韧带转移至直肠淋巴结。⑤约10%子宫内膜癌经淋巴管逆行引流累及阴道前壁。

(三)血行转移

晚期患者经血行转移至全身各器官,常见部位为肺、肝、骨等。

四、临床分期

子宫内膜癌的分期,采用国际妇产科联盟修订的手术病理分期,见表16-2。不进行手术者,可采用临床分期(FIGO,1971年)。

表16-2 子宫内膜癌手术-病理分期(FIGO,2014年)

期别	肿瘤范围
Ⅰ期[a]	肿瘤局限于子宫体
$Ⅰ_A$[a]	无或<1/2肌层浸润
$Ⅰ_B$[a]	≥1/2肌层浸润
Ⅱ期[a]	癌瘤累及子宫颈间质,但未扩散至宫外[b]
Ⅲ期[a]	局部和(或)区域扩散
$Ⅲ_A$[a]	癌瘤累及子宫体浆膜层和(或)附件[c]
$Ⅲ_B$[a]	阴道和(或)宫旁受累[c]
$Ⅲ_C$[a]	癌瘤转移至盆腔和(或)腹主动脉旁淋巴结[c]
$Ⅲ_{C1}$[a]	癌瘤转移至盆腔淋巴结
$Ⅲ_{C2}$[a]	癌瘤转移至腹主动脉旁淋巴结,无论有/无盆腔淋巴结转移
Ⅳ期[a]	癌瘤累及膀胱和(或)肠黏膜;或远处转移

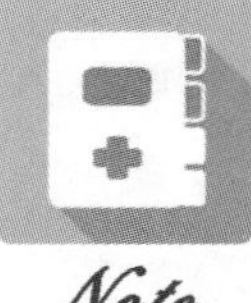

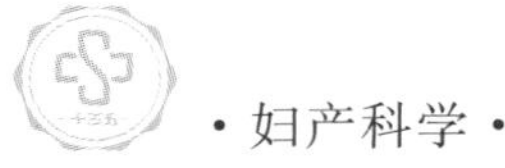

续表

期别	肿瘤范围
IV_A[a]	癌瘤累及膀胱和(或)肠道黏膜
IV_B[a]	远处转移,包括腹腔转移和(或)腹股沟淋巴结转移

注:[a],可以是 G_1、G_2、G_3;[b],宫颈管腺体累及为Ⅰ期;[c],腹腔积液细胞学阳性应当单独报告,不改变分期。

五、临床表现

(一)症状

约90%的患者出现阴道流血或阴道排液症状,在诊断时无症状者不足5%。

1. 阴道流血 主要表现为绝经后阴道流血,量一般不多。尚未绝经者可表现为月经增多、经期延长或月经紊乱。

2. 阴道排液 多为血性液体或浆液性分泌物,合并感染则有脓血性排液,有恶臭。因阴道排液异常而就诊者约占25%。

3. 下腹疼痛及其他 若癌肿累及宫颈内口,可引起宫腔积脓,出现下腹胀痛及痉挛样疼痛。晚期浸润周围组织或压迫神经可引起下腹及腰骶部疼痛。晚期可出现贫血、消瘦及恶病质等相应症状。

(二)体征

早期患者妇科检查可无异常发现。晚期可有子宫明显增大,合并宫腔积脓时可有明显压痛,宫颈管内偶有癌组织脱出,触之易出血。癌灶浸润周围组织时,子宫固定或在宫旁扪及不规则结节状物。

六、诊断与鉴别诊断

(一)诊断

1. 病史及临床表现 对于绝经后阴道流血、绝经过渡期月经紊乱,均应排除子宫内膜癌后再按良性疾病处理。对有以下情况的异常阴道流血妇女要警惕子宫内膜癌:①有子宫内膜癌发病高危因素如肥胖、不育、绝经延迟。②有长期应用雌激素、他莫昔芬或雌激素增高疾病史者。③有乳腺癌、子宫内膜癌家族史者。

2. 影像学检查 经阴道B型超声检查可了解子宫大小、宫腔形状、宫腔内有无赘生物、子宫内膜厚度、肌层有无浸润及深度,可对异常阴道流血的原因做出初步判断并为进一步检查的选择提供参考。典型子宫内膜癌的超声图像显示宫腔有实质不均回声区,或宫腔线消失,肌层内有不均回声区。

彩色多普勒显像可显示丰富血流信号。

其他影像学检查更多用于治疗前评估,磁共振成像(MRI)对肌层浸润深度和宫颈间质浸润有较准确的判断,计算机体层成像(CT)可协助判断有无子宫外转移。

3. 诊断性刮宫(diagnostic curettage) 常用而有价值的诊断方法。如果临床或影像学检查怀疑有宫颈转移,或为鉴别子宫内膜癌和宫颈管腺癌,应行分段诊刮(fractional curettage)。组织学病理检查是子宫内膜癌的确诊依据。

4. 宫腔镜检查 可直接观察宫腔及宫颈管内有无癌灶、癌灶大小及部位,直视下取材活检对局灶型子宫内膜癌的诊断更为准确。

5. 其他

1)子宫内膜抽吸活检(endometrial aspiration biopsy) 方法简便,国外报道其诊断的准确性与诊断性刮宫相当,但国内尚未普遍开展。

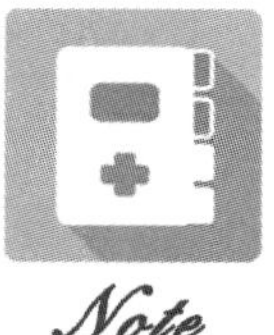

2)血清CA125测定 有子宫外转移者,血清CA125值会升高。也可作为疗效观察的

指标。

（二）鉴别诊断

绝经后及绝经过渡期阴道流血为子宫内膜癌最常见的症状，故子宫内膜癌应与引起阴道流血的各种疾病相鉴别。

1. 功能失调性子宫出血 以月经紊乱（经量增多、经期延长及不规则阴道流血）为主要表现。妇科检查无异常发现，诊断性刮宫和活组织病理检查可以确诊。

2. 萎缩性阴道炎 主要表现为血性白带。检查时可见阴道黏膜变薄、充血或有出血点、分泌物增多等表现。B型超声检查宫腔内无异常发现，治疗后可好转。必要时可先抗感染治疗，再做诊断性刮宫。

3. 子宫黏膜下肌瘤或内膜息肉 有月经过多或不规则阴道流血，可行B型超声检查、宫腔镜检查以及诊断性刮宫以明确诊断。

4. 内生型宫颈癌、子宫肉瘤及输卵管癌 均可有阴道排液增多或不规则流血，分段诊刮及影像学检查可协助鉴别。

（1）内生型宫颈癌：因癌灶位于宫颈管内，宫颈管变粗、变硬或呈桶状。

（2）子宫肉瘤：可有子宫明显增大、质软。

（3）输卵管癌：以间歇性阴道排液、阴道流血、下腹隐痛为主要症状，可有附件包块。

七、治疗

主要治疗方法为手术、放疗及药物（化学药物及激素）治疗。应根据肿瘤累及范围及组织学类型，结合患者年龄及全身情况制订适宜的治疗方案。早期患者以手术为主，术后根据高危因素选择辅助治疗。影响子宫内膜癌预后的高危因素有非子宫内膜样癌或低分化腺癌、深肌层浸润、脉管间隙受侵、肿瘤体积大、宫颈转移、淋巴结转移和子宫外转移等。晚期采用手术治疗、放疗、药物治疗等综合治疗。

（一）手术治疗

手术治疗为首选的治疗方法。手术目的：①进行手术病理分期，确定病变范围及与预后相关的因素。②切除病变子宫及其他可能存在的转移病灶。术中首先留取腹腔积液或盆腔冲洗液进行细胞学检查，然后全面探查腹腔脏器，对可疑病变取样送病理检查。术中常规剖检标本，确定肿瘤生长部位、累及范围，并取癌组织带子宫肌层行冰冻切片检查以了解肌层浸润深度，以进一步决定手术范围。手术可经腹或在腹腔镜下进行。切除的标本应常规进行病理检查，癌组织还应行雌、孕激素受体检测，作为术后选用辅助治疗的依据。

1. Ⅰ期 行筋膜外全子宫切除及双侧附件切除术。有下述情况之一者，行盆腔淋巴结切除及腹主动脉旁淋巴结取样：①可疑的盆腔和（或）腹主动脉旁淋巴结转移。②特殊病理类型：如浆液性腺癌、透明细胞癌、鳞状细胞癌、癌肉瘤、未分化癌等。③子宫内膜样腺癌 G_3。④肌层浸润深度≥1/2。⑤癌灶累及宫腔面积超过50%。

2. Ⅱ期 行改良广泛性子宫切除及双侧附件切除术，同时行盆腔淋巴结切除及腹主动脉旁淋巴结取样术。

3. Ⅲ期和Ⅳ期 手术应个体化，以尽可能切除所有肉眼可见病灶为目的，手术范围也与卵巢癌相同，进行肿瘤细胞减灭术。

（二）放疗

放疗是治疗子宫内膜癌的有效方法之一。分腔内照射及体外照射两种。腔内照射多用后装治疗机腔内照射，高能放射源为 ^{60}Co 或 ^{137}Cs。体外照射常用 ^{60}Co 或直线加速器。

1. 单纯放疗 仅用于有手术禁忌证或无法手术切除的晚期患者。腔内照射总剂量为45～50 Gy。体外照射总剂量40～45 Gy。对Ⅰ期 G_1、不能接受手术治疗者，可选用单纯腔内照射，其他各期均应采用腔内、腔外照射联合治疗。

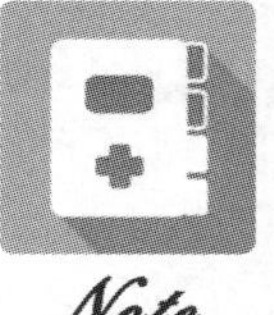

2. 术前放疗 控制、缩小癌灶，创造手术机会或缩小手术范围。

3. 术后放疗 对手术病理分期后具有复发高危因素患者的重要辅助治疗，或作为手术范围不足的补充治疗：①Ⅰ期高危和Ⅱ期内膜癌最主要的术后辅助治疗，可降低局部复发，改善无瘤生存期。②术后辅助放疗可能使有深肌层浸润、G_3及淋巴结转移者获益。③对Ⅲ期和Ⅳ期病例，通过放疗和手术及化疗联合应用，可提高疗效。

（三）化疗

化疗为晚期或复发子宫内膜癌综合治疗措施之一，也可用于术后有复发高危因素患者的治疗，以期减少盆腔外的远处转移。常用化疗药物有顺铂、多柔比星、紫杉醇、环磷酰胺、氟尿嘧啶、丝裂霉素、依托泊苷等。可单独或联合应用，也可与孕激素合并应用。子宫浆液性癌术后应给予化疗，方案同卵巢上皮癌。

（四）孕激素治疗

孕激素治疗主要用于晚期或复发患者，也可试用于早期要求保留生育功能的年轻患者。

孕激素治疗的机制可能是孕激素与癌细胞孕激素受体结合形成复合物进入细胞核，延缓DNA和RNA复制，抑制癌细胞生长。激素受体(PR)阳性者有效率可达80%。孕激素以高效、大剂量、长期应用为宜，至少应用12周方可评定疗效。可延长患者的无进展生存期，对生育率无影响。常用药物：口服醋酸甲羟孕酮200～400 mg/d；己酸孕酮500 mg，肌内注射，每周2次。长期使用可有水钠潴留、水肿或药物性肝炎等副作用，停药后即可恢复。

1. 抗雌激素制剂 他莫昔芬(tamoxifen，TAM)20～40 mg/d，可先用他莫昔芬2周使PR水平上升后再用孕激素治疗，也可与孕激素同时应用。

2. 芳香化酶抑制剂或选择性雌激素受体调节剂(SERM) 如雷洛昔芬(raloxifen)。

（五）保留生育功能的治疗

治疗风险大，仍处于探索阶段。治疗前应充分告知利弊，3个月进行一次诊断性刮宫，判断疗效及决定后续治疗。

病例选择标准：

(1) 年龄＜40岁。

(2) 渴望保留生育功能，同时愿意承担治疗风险。

(3) 病灶局限在内膜，高分化。

(4) 孕激素受体(＋)。

(5) 血清CA125＜35 kU/L。

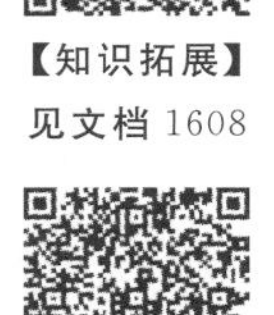

【知识拓展】
见文档1608

八、随访

治疗后应定期随访，75%～95%复发在术后2～3年。随访内容应包括详细询问病史（包括新的症状）、盆腔检查（三合诊）、阴道细胞涂片、胸部X线摄片、血清CA125检测等，必要时可做CT及MRI检查。一般术后2～3年每3个月随访1次，3年后每6个月随访1次，5年后每年随访1次。

【知识拓展】
见文档1609

第四节 卵巢肿瘤

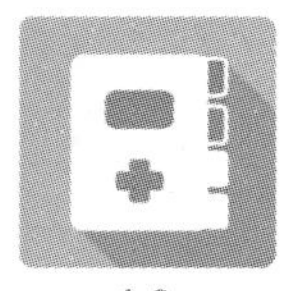

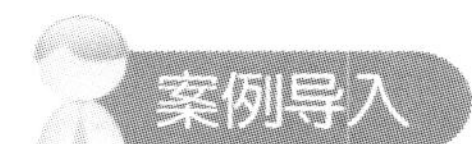

张某，女，63岁。因"腹胀1个月，发现盆腔包块伴阴道流血2天"入院。患者自

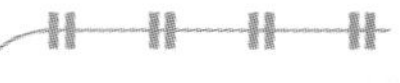

述绝经 10 年，平素月经规律，5～6 天/30 天，1 个月前无明显诱因下出现腹胀、纳差，近 2 天自觉腹胀加重伴阴道少量不规则流血，发病以来无恶心呕吐，无畏寒发热，无腹泻、便秘，无阴道瘙痒、排液。来院就诊，妇检示：宫颈中度糜烂样改变，无接触性出血及抬举痛；子宫前位、略小、形态规则，无压痛；子宫前方可扪及不规则肿块直径约 15 cm，边界不清。盆腔 B 超示：盆腹腔巨大囊实性占位，15 cm×12 cm×10 cm 大小，盆腹腔大量积液。CT 示：盆腔混杂性占位，考虑卵巢恶性肿瘤可能，盆腹腔积液。肿瘤标志物：血清 CA125 1237 U/mL，CA199 93.83 U/mL，CEA 8 ng/mL，AFP 2.36 ng/mL。胸片、肝胆脾胰双肾 B 超未见明显异常，为求进一步诊疗入院。发病以来，患者胃纳差，精神、睡眠可，大便量少，小便量少而频，体重减少 2 kg。请问：

1. 诊断是什么？
2. 主要治疗方案是什么？

【案例导入答案】

见文档 1610

一、组织学分类

卵巢肿瘤(ovarian tumor)是常见的妇科肿瘤，可发生于任何年龄。卵巢恶性肿瘤是女性生殖器常见的三大恶性肿瘤之一，由于卵巢位于盆腔深部，早期病变不易发现，晚期病例也缺乏有效的治疗手段，因此卵巢恶性肿瘤致死率居妇科恶性肿瘤首位。

卵巢组织成分非常复杂，是全身各脏器原发肿瘤类型最多的器官。卵巢肿瘤组织学类型繁多，但在不同年龄组分布有所变化，不同类型卵巢肿瘤的组织学结构和生物学行为差异很大。

最常用的是世界卫生组织(WHO)的卵巢肿瘤组织学分类(图 16-3)。

- 一、上皮性肿瘤（良性、交界性、恶性）
  - 1. 浆液性肿瘤
  - 2. 黏液性肿瘤，宫颈样型及肠型
  - 3. 子宫内膜样肿瘤，包括变异型及鳞状分化
  - 4. 透明细胞肿瘤
  - 5. 移行细胞肿瘤
  - 6. 鳞状细胞肿瘤
  - 7. 混合性上皮性肿瘤(注明各成分)
  - 8. 未分化和未分类肿瘤
- 二、性索-间质肿瘤
  - 1. 颗粒细胞-间质细胞瘤
    - 颗粒细胞瘤
    - 卵泡膜细胞瘤
    - 纤维瘤
  - 2. 支持细胞-间质细胞瘤(睾丸母细胞瘤)
  - 3. 混合性或未分类的性索-间质肿瘤
  - 4. 类固醇细胞肿瘤
- 三、生殖细胞肿瘤
  - 1. 无性细胞瘤
  - 2. 卵黄囊瘤
  - 3. 胚胎性癌
  - 4. 多胎瘤
  - 5. 非妊娠性绒毛膜癌
  - 6. 畸胎瘤
    - 未成熟型
    - 成熟型
      - 实性
      - 囊性
        - 皮样囊肿
        - 皮样囊肿恶变
    - 单胚性和高度特异性(卵巢甲状腺肿瘤和类癌)
  - 7. 混合型
- 四、转移性肿瘤

图 16-3 卵巢肿瘤组织学分类(WHO，2003 年，部分内容)

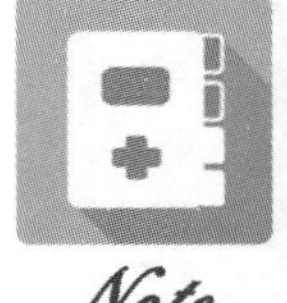

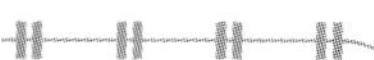

(一)上皮性肿瘤

上皮性肿瘤占原发性卵巢肿瘤的60%～70%,其恶性肿瘤占卵巢恶性肿瘤的85%～90%,多见于中老年妇女,高危因素有未产、不孕、初潮早、绝经迟等,保护因素有多次妊娠、哺乳、口服避孕药等。①根据组织学特性可分为良性、交界性、恶性。交界性肿瘤的上皮细胞增生活跃,有核异型,核分裂象增加,表现为上皮细胞层次增加但无间质浸润,是一种低度潜在恶性肿瘤,转移率低、复发迟。②上皮性肿瘤可分为浆液性、黏液性及子宫内膜样肿瘤等。上皮性肿瘤来源于卵巢生发上皮,而卵巢生发上皮来源于原始的体腔上皮。具有分化为各种苗勒管上皮的潜能:向输卵管上皮分化,形成浆液性肿瘤;向宫颈黏膜分化,形成黏液性肿瘤;向子宫内膜分化,形成子宫内膜样肿瘤。③上皮性癌组织学可分为 G_1、G_2 和 G_3 级,组织学分级影响预后,且较组织学类型更重要,分级越高,预后越差。

1. 浆液性肿瘤

1)浆液性囊腺瘤(serous cystadenoma)　约占卵巢良性肿瘤的25%。多为单侧,圆形,大小不等,表面光滑,囊性,壁薄,囊内充满淡黄色清亮浆液。有单纯性和乳头状两型。单纯性多为单房,囊壁光滑;乳头状常为多房,可见乳头向囊外生长。镜下见囊壁为纤维结缔组织,内衬为单层柱状上皮。

2)交界性浆液性囊腺瘤(borderline serous cystadenoma)　中等大小,多为双侧,乳头状生长在囊内较少,多向囊外生长。镜下见乳头分支纤细而密,上皮复层不超过3层,细胞核轻度异型,核分裂象＜1/HP,无间质浸润,预后好。存在浸润性种植的患者,晚期和复发概率增加。

3)浆液性囊腺癌(serous cystadenocarcinoma)　约占卵巢上皮性癌的75%,占卵巢恶性肿瘤的40%～50%。多为双侧,体积较大,囊实性。结节状或分叶状,灰白色,或有乳突状增生,切面为多房,腔内充满乳头,质脆,出血,坏死。镜下见囊壁上皮明显增生,复层排列,一般在4～5层。癌细胞为立方形或柱状,异型明显,并向间质浸润。

2. 黏液性肿瘤　组织学上分为肠型、宫颈型或混合型,由肠型黏膜上皮或宫颈管黏膜上皮组成。

1)黏液囊腺瘤(mucinous cystadenoma)　约占卵巢良性肿瘤的20%。多为单侧,圆形或卵圆形,体积较大,表面光滑,灰白色。切面常为多房,囊腔内充满胶冻样黏液,含黏蛋白和糖蛋白,囊内很少有乳头生长。镜下见囊壁为纤维结缔组织,内衬为单层柱状上皮;可见杯状细胞及嗜银细胞。恶变率为5%～10%。

少数可自发破裂,瘤细胞种植在腹膜上继续生长并分泌黏液,在腹膜表面形成胶冻样黏液团块,极似卵巢癌转移,称腹膜假黏液瘤(pseudomyxoma peritonei)。腹膜假黏液瘤主要继发于肠型分化的肿瘤,瘤细胞呈良性,分泌旺盛,很少见细胞异型和核分裂,多限于腹膜表面生长,一般不浸润脏器实质。手术是主要治疗手段,术中应尽可能切尽所有肿瘤。但手术一般不能根治,复发率高,需多次手术,患者常死于肠梗阻。

2)交界性黏液性囊腺瘤(borderline mucinous cystadenoma)　一般较大,单侧较多,表面光滑,常为多房。切面见囊壁增厚,有实质区和乳头状形成,乳头细小、质软。镜下上皮细胞不超过3层,细胞轻度异型,核大,深染,有少量核分裂象,增生上皮向腔内突出形成短粗乳头,无间质浸润。

3)黏液性囊腺癌(mucinous cystadenocarcinoma)　占卵巢上皮癌的20%,占卵巢恶性肿瘤的10%。多为单侧,瘤体较大,囊壁可见乳头或实质区,切面为囊实性,囊液混浊或血性。镜下见腺体密集,间质较少,上皮细胞超过3层,异型明显,并有间质浸润。

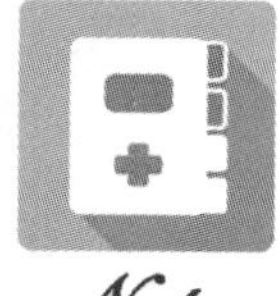
Note

3. 子宫内膜样肿瘤(endometrioid tumor)　良性肿瘤较少见,多为单房,表面光滑,囊壁衬单层柱状上皮，似正常子宫内膜，间质内可有含铁血黄素的吞噬细胞。交界性瘤很少见。子宫内膜样癌（endometrioid carcinoma）占卵巢上皮性癌的2%，占卵巢恶性肿瘤的10%～24%，多为单侧，中等大，囊性或实性，有乳头生长，囊液多为血性。镜下特点与子宫内膜癌极相似，多为高分化腺癌或腺棘皮癌，常并发子宫内膜异位症和子宫内膜癌，不易鉴别何者为原发。

（二）性索-间质肿瘤

性索-间质肿瘤约占原发性卵巢肿瘤的5%，性索间质来源于原始体腔的间叶组织，可向男女两性分化：性索向上皮分化形成颗粒细胞瘤或支持细胞瘤；向间质分化形成卵泡膜细胞瘤或间质细胞瘤。此类肿瘤常有内分泌功能，故又称功能性卵巢肿瘤。

1．颗粒细胞-间质细胞瘤（granulosa-stromal cell tumor） 由性索的颗粒细胞及间质的衍生成分如成纤维细胞及卵泡膜细胞组成。

1）颗粒细胞瘤（granulosa cell tumor） 在病理上，颗粒细胞瘤分为成人型和幼年型。

（1）成人型：占95%，属低度恶性肿瘤，可发生于任何年龄，高峰为45～55岁。肿瘤能分泌雌激素，具有女性化作用，青春期前患者可出现假性性早熟，育龄期患者出现月经紊乱，绝经后患者有不规则阴道流血，常合并子宫内膜增生，甚至发生腺癌。肿瘤多为单侧，圆形或椭圆形，呈分叶状，表面光滑，实性或囊实性；切面组织脆而软，伴出血坏死灶。镜下见颗粒细胞环绕成小圆形囊腔，菊花样排列，中心含嗜伊红物质及核碎片（Call-Exner小体）。瘤细胞呈小多边形，偶呈圆形或圆柱形，胞质嗜淡伊红或中性，细胞膜界限不清，核圆，核膜清楚。预后较好，5年生存率达80%以上，但有远期复发倾向。

（2）幼年型：罕见，仅占5%，恶性程度极高。主要发生在青少年，98%为单侧。镜下呈卵泡样，缺乏核纵沟，胞质丰富，核分裂更活跃，极少含Call-Exner小体，10%～15%呈重度异型性。

2）卵泡膜细胞瘤（theca cell tumor） 能分泌雌激素的功能性卵巢肿瘤，具有女性化作用，常与颗粒细胞瘤同时存在，但也有纯卵泡膜细胞瘤。良性，多为单侧，圆形、卵圆形或分叶状，表面被覆薄的有光泽的纤维包膜。切面为实性、灰白色。镜下见瘤细胞呈短梭形，胞质富含脂质，细胞交错排列呈旋涡状。瘤细胞团为结缔组织分隔。常合并子宫内膜增生甚至子宫内膜癌。恶性较少见，预后比卵巢上皮性癌好。

3）纤维瘤（fibroma） 占卵巢肿瘤的2%～5%，较常见的良性肿瘤，多见于中年妇女，单侧居多，中等大小，实性，坚硬，表面光滑或呈结节状，切面灰白色。镜下见由梭形瘤细胞组成，排列呈编织状。纤维瘤伴有腹腔积液或胸腔积液者，称为梅格斯综合征（Meige syndrome），手术切除肿瘤后，胸腔积液、腹腔积液自行消失。

2．支持细胞-间质细胞瘤（sertoli-leydig cell tumor） 又称为睾丸母细胞瘤（androblastoma），罕见，多发生在40岁以下妇女。单侧居多，通常较小，可局限在卵巢门区或皮质区，实性，表面光滑而滑润，有时呈分叶状，切面灰白色伴囊性变，囊内壁光滑，含血性浆液或黏液。镜下见不同分化程度的支持细胞及间质细胞。高分化者属良性。中低分化为恶性，具有男性化作用；少数无内分泌功能，呈女性化，升高的雌激素可由瘤细胞直接分泌或由雄激素转化而来。5年生存率为70%～90%。

（三）生殖细胞肿瘤

生殖细胞肿瘤占原发性卵巢肿瘤的20%～40%，好发于儿童和青少年。生殖细胞来源于生殖腺以外的内胚叶组织，在其发生、移行和发育过程中，均可发生变异，形成肿瘤。生殖细胞有分化成多种组织的功能：未分化者为无性细胞瘤，胚胎多能者为胚胎癌，向胚胎结构分化者为畸胎瘤，向胚外结构分化者为内胚窦瘤、绒毛膜癌。

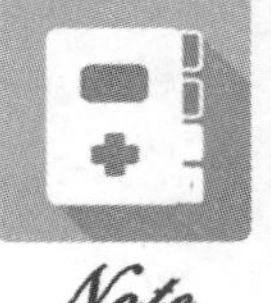
Note

1．畸胎瘤（teratoma） 由多胚层组织构成，偶见只含一个胚层成分。肿瘤组织多数成熟，少数未成熟；多数为囊性，少数为实性。肿瘤的良性、恶性及恶性程度取决于组织分化程度。

1）成熟畸胎瘤（mature teratoma） 属良性肿瘤，占卵巢肿瘤的10%～20%、生殖细胞肿瘤的85%～97%、畸胎瘤的95%以上。可发生于任何年龄，以20～40岁居多。多为单侧，双侧占10%～17%。中等大小，呈圆形或卵圆形，壁光滑、质韧。多为单房，腔内充满油脂和毛发，有时可见牙齿或骨质。囊壁内层为复层鳞状上皮，囊壁常见小丘样隆起向腔内突出，称为“头节”。肿瘤可含外、中、内胚层组织。偶见向单一胚层分化，形成高度特异性畸胎瘤，如卵巢甲状腺肿（struma ovarii），分泌甲状腺激素，甚至引起甲亢。成熟囊性畸胎瘤恶变率2%～4%，多见于绝经后妇女；“头节”的上皮易恶变，形成鳞状细胞癌，预后较差。

2）未成熟畸胎瘤（immature teratoma） 属恶性肿瘤，含2～3个胚层，占卵巢畸胎瘤的1%～3%。多见于年轻患者，平均年龄11～19岁。肿瘤多为实性，可有囊性区域。由分化程度不同的未成熟胚胎组织构成，主要为原始神经组织。肿瘤恶性程度根据未成熟组织所占比例、分化程度及神经上皮含量而定。该肿瘤复发率及转移率均高，但复发后再次手术，可见到未成熟肿瘤组织，向成熟转化，即恶性程度逆转现象。

2. 无性细胞瘤（dysgerminoma） 属中度恶性，占卵巢恶性肿瘤的5%。好发于青春期及育龄期妇女。单侧居多，右侧多于左侧。肿瘤为圆形或椭圆形，中等大，实性，触之如橡皮样。表面光滑或呈分叶状，切面淡棕色。镜下见圆形或多角形大细胞，细胞核大，胞质丰富，瘤细胞呈片状或条索状排列，有少量纤维组织相隔，间质中常有淋巴细胞浸润。对放疗特别敏感。纯无性细胞瘤5年存活率可达90%，混合型（含绒毛膜癌、内胚窦成分）预后差。

3. 卵黄囊瘤（yolk sac tumor） 恶性程度高，较罕见，占卵巢恶性肿瘤的1%，是恶性生殖细胞肿瘤的常见类型。常见于儿童及年轻妇女。来源于胚外结构卵黄囊，其组织结构与大鼠胎盘的内胚窦特殊血管周围结构（Schiller-Duval小体）相似，又名内胚窦瘤（endodermal sinus tumor）。多为单侧，较大，圆形或卵圆形。切面部分囊性，组织质脆，多有出血坏死区，呈灰红或灰黄色，易破裂。镜下见疏松网状和内皮窦样结构。瘤细胞扁平、立方、柱状或多角形，产生甲胎蛋白（AFP），故患者血清AFP升高，是诊断及病情监测的重要标志物。恶性程度高，生长迅速，易早期转移，预后差，但该肿瘤对化疗十分敏感，现经手术及联合化疗后患者生存期明显延长。

（四）转移性肿瘤

转移性肿瘤占卵巢恶性肿瘤的5%～10%，原发部位多为胃肠道、乳腺和其他生殖器官。

二、恶性肿瘤的转移途径

【知识拓展】

见文档1611

卵巢恶性肿瘤主要的转移途径：直接蔓延及腹腔种植、淋巴结转移。转移特点是盆、腹腔内广泛转移灶，包括横膈、大网膜、腹腔脏器表面、壁腹膜以及腹膜后淋巴结等部位。即使外观肿瘤局限在原发部位，也可存在广泛微转移，其中以上皮性肿瘤表现最为典型。横膈为转移的好发部位，尤其右膈下淋巴丛密集，最易受侵犯。血行转移少见，晚期可转移到肺、胸膜及肝实质。

淋巴结转移有三种途径：

（1）沿卵巢血管经卵巢淋巴管向上至腹主动脉旁淋巴结。

（2）沿卵巢门淋巴管达髂内、髂外淋巴结，经髂总动脉至腹主动脉旁淋巴结。

（3）沿圆韧带进入髂外及腹股沟淋巴结。

三、恶性肿瘤的临床分期

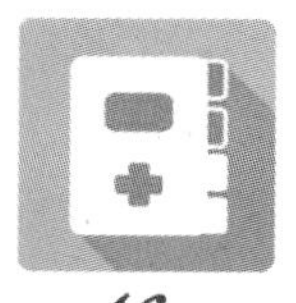

Note

采用国际妇产科联盟（FIGO）的手术病理分期（表16-3）。

表 16-3 卵巢恶性肿瘤(原发)的手术病理分期(FIGO,2013 年)

分期	浸润范围
Ⅰ期	病变局限于卵巢或输卵管
Ⅰ$_{A}$	肿瘤局限于一侧卵巢(包膜完整)或输卵管,卵巢和输卵管表面无肿瘤;腹腔积液或腹腔冲洗液未找到癌细胞
Ⅰ$_{B}$	肿瘤局限于双侧卵巢(包膜完整)或输卵管,卵巢和输卵管表面无肿瘤;腹腔积液或腹腔冲洗液未找到癌细胞
Ⅰ$_{C}$	肿瘤局限于单侧或双侧卵巢或输卵管,并伴有如下任何一项
Ⅰ$_{C1}$	手术导致肿瘤破裂
Ⅰ$_{C2}$	手术前肿瘤包膜已破裂或卵巢、输卵管表面有肿瘤
Ⅰ$_{C3}$	腹腔积液或腹腔冲洗液发现癌细胞
Ⅱ期	肿瘤累及一侧或双侧卵巢或输卵管并有盆腔内扩散(在骨盆入口平面以下)或原发性腹腔癌
Ⅱ$_{A}$	肿瘤蔓延或种植到子宫和(或)输卵管和(或)卵巢
Ⅱ$_{B}$	肿瘤蔓延至其他盆腔内组织
Ⅲ期	肿瘤累及单侧或双侧卵巢、输卵管或原发性腹膜癌,伴有细胞学或组织学证实的盆腔外腹膜转移或证实存在腹膜后淋巴结转移
Ⅲ$_{A1}$	仅有腹膜后淋巴结阳性(细胞学或组织学证实)
Ⅲ$_{A1(1)}$	淋巴结转移最大直径≤10 mm
Ⅲ$_{A1(2)}$	淋巴结转移最大直径＞10 mm
Ⅲ$_{A2}$	显微镜下盆腔外腹膜受累,伴或不伴腹膜后阳性淋巴结
Ⅲ$_{B}$	肉眼盆腔外腹膜转移,病灶最大直径≤2 cm,伴或不伴腹膜后阳性淋巴结
Ⅲ$_{C}$	肉眼盆腔外腹膜转移,病灶最大直径＞2 cm,伴或不伴腹膜后阳性淋巴结(包括肿瘤蔓延至肝包膜和脾,但未转移到脏器实质)
Ⅳ期	超出腹腔外的远处转移
Ⅳ$_{A}$	胸腔积液中发现癌细胞
Ⅳ$_{B}$	腹腔外器官实质转移(包括肝实质转移和腹股沟淋巴结和腹腔外淋巴结转移)

四、临床表现

(一) 卵巢良性肿瘤

(1) 肿瘤较小时多无症状,常在妇科检查时偶然发现。

(2) 肿瘤增大至中等大小时,可有腹胀感,或可在腹部扪及肿块。

(3) 肿瘤增大,占据盆、腹腔时,可出现尿频、便秘、气急、心悸等压迫症状。

(4) 检查见腹部膨隆,包块活动度差,叩诊实音,无移动性浊音。

(5) 双合诊和三合诊检查可在子宫一侧或双侧触及圆形或类圆形肿块,多为囊性,表面光滑,活动,与子宫无粘连。

(二) 卵巢恶性肿瘤

(1) 早期多无症状。

(2) 晚期主要症状为腹胀、腹部肿块、腹腔积液,可有其他消化道症状,部分患者有消瘦、贫血等恶病质表现。

(3) 肿瘤向周围组织浸润或压迫,可引起腹痛、腰痛或下肢疼痛。

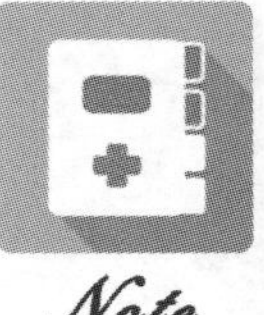

（4）压迫盆腔静脉可出现下肢水肿。

（5）功能性肿瘤可出现不规则阴道流血或绝经后出血。

（6）三合诊检查可在直肠子宫陷凹处触及质硬结节或肿块，肿块多为双侧，实性或囊实性，表面凹凸不平，活动差，与子宫分界不清，常伴有腹腔积液。

（7）有时可在腹股沟、腋下或锁骨上触及肿大的淋巴结。

症状的轻重取决于：①肿瘤的大小、位置、侵犯邻近器官的程度。②肿瘤的组织学类型。③有无并发症。

五、诊断与鉴别诊断

（一）诊断

病理学是诊断卵巢肿瘤的金标准。诊断需根据病史和临床表现，辅以必要的辅助检查以明确：①盆腔肿块是否来自卵巢。②卵巢肿块的性质是否为肿瘤。③卵巢肿瘤是良性还是恶性。④肿瘤可能的组织学类型。⑤恶性肿瘤的转移范围。

常用的辅助检查有以下几种。

1. 影像学检查

1）B型超声检查　可了解肿块的部位、大小、形态，囊性或实性，囊内有无乳头，从而了解肿瘤性质，鉴别卵巢肿瘤、腹腔积液和结核性包裹性积液。临床诊断符合率>90%，但不易测出直径<1 cm的实性肿瘤。彩色多普勒超声扫描可测定卵巢及其新生组织血流变化，有助于诊断。

2）胸部、腹部X线摄片　对判断有无胸腔积液、肺转移和肠梗阻有诊断意义；对卵巢畸胎瘤可显示牙齿、骨质及钙化囊壁。

3）MRI、CT、PET检查　MRI可较好显示肿块及肿块与周围的关系，有利于病灶定位及病灶与相邻结构关系的确定；CT可判断周围侵犯及远处转移情况，对手术方案的制订有较大优势。PET或PET-CT有助于复发卵巢癌的定性和定位诊断，但对卵巢肿瘤的敏感性和特异性均不高，一般不推荐用于初次诊断。

2. 肿瘤标志物　不同类型卵巢肿瘤有相对较为特殊的标志物，可用于辅助诊断及病情监测。

1）血清CA125　80%卵巢上皮癌患者血清CA125水平升高，但近半数的早期病例并不升高，故不单独用于卵巢上皮癌的早期诊断；90%以上患者CA125水平高低与病情变化一致，敏感性高，故更多用于病情监测和疗效评估。

2）人附睾蛋白4(HE4)　88%卵巢癌患者癌组织和血清中HE4会高表达，可用于卵巢癌早期检测、鉴别诊断、治疗监测及预后评估。HE4比CA125敏感性更高、特异性更强，尤其在疾病初期无症状阶段。两者联合可增加诊断卵巢癌的敏感性，并降低假阳性率，大幅增加诊断的准确性，推荐用来判断盆腔肿块的良、恶性。

3）血清AFP　对卵黄囊瘤（内胚窦瘤）有特异诊断价值；未成熟畸胎瘤、混合性无性细胞瘤中含卵黄囊成分者，AFP也可升高，有辅助诊断意义。

4）CA199和CEA　卵巢上皮癌患者CA199和CEA的水平会升高，对卵巢黏液性癌诊断价值较高。

5）血清HCG　对原发性卵巢绒毛膜癌有特异性。

6）性激素　颗粒细胞瘤、卵泡膜细胞瘤产生较高水平雌激素；浆液性、黏液性囊腺瘤或勃勒纳瘤有时也可分泌一定量雌激素。

3. 腹腔镜检查　可直接观察肿块外观和盆腔、腹腔及横膈等部位，在可疑部位进行多点活检，抽取腹腔积液行细胞学检查。

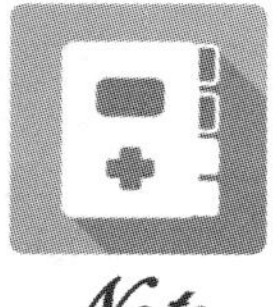

4. 细胞学检查 留取腹腔积液或腹腔冲洗液行细胞学检查，对Ⅰ期患者进一步确定分期及选择治疗方法有意义；对胸腔积液行细胞学检查可确定有无胸腔转移。

（二）鉴别诊断

1. 卵巢良性肿瘤的鉴别诊断

1）卵巢瘤样病变 滤泡囊肿和黄体囊肿最常见。多为单侧，壁薄，直径<5 cm。观察或口服避孕药2～3个月，可自行消失；若肿块持续存在或增大，卵巢肿瘤的可能性较大。

2）输卵管卵巢囊肿 为炎性积液，常有不孕或盆腔炎性疾病病史。两侧附件区有不规则条形囊性包块，边界较清，活动受限。

3）子宫肌瘤 浆膜下肌瘤或肌瘤囊性变，易与卵巢肿瘤混淆。肌瘤常为多发性，与子宫相连，检查时瘤体随宫体及宫颈移动。超声检查可协助鉴别。

4）腹腔积液 腹腔积液患者常有肝、心脏、肾病史，平卧时腹部两侧突出如蛙腹，叩诊腹部中间呈鼓音，两侧呈浊音，移动性浊音阳性；超声检查见不规则液性暗区，液平面随体位改变，其间有肠曲光团浮动，无占位性病变。巨大卵巢囊肿患者平卧时腹部中间隆起，叩诊浊音，腹部两侧鼓音，无移动性浊音，边界清楚；超声检查见圆球形液性暗区，边界整齐光滑，液平面不随体位移动。注意晚期卵巢癌常伴有腹腔积液。

2. 卵巢恶性肿瘤的鉴别诊断

1）子宫内膜异位症 子宫内膜异位症形成的粘连性肿块及直肠子宫陷凹结节，与卵巢恶性肿瘤很难鉴别。前者常有进行性痛经、经量过多、不规则阴道流血等症状。B型超声检查、腹腔镜检查有助于鉴别，必要时剖腹探查确诊。

2）结核性腹膜炎 结核性腹膜炎患者常有肺结核史，合并腹腔积液和盆腹腔内粘连性肿块，有消瘦、乏力、低热、盗汗、食欲缺乏等全身症状。多发生于年轻、不孕妇女，伴月经稀少或闭经。肿块位置较高，形状不规则，界限不清，不活动。叩诊时鼓音和浊音分界不清。胸部X线摄片、B型超声检查多可协助诊断，必要时行剖腹探查或腹腔镜检查后取活组织检查以确诊。

3）盆腔非生殖道肿瘤 卵巢肿瘤需与腹膜后肿瘤、直肠癌、乙状结肠癌等鉴别。腹膜后肿瘤固定不动，位置低者可使子宫、直肠或输尿管移位。直肠癌、乙状结肠癌多有消化道症状。超声检查、钡剂灌肠、乙状结肠镜检查等有助于鉴别。

4）盆腔炎性包块 有流产或产褥感染病史；有发热、下腹坠胀、下腹痛及腰骶痛等表现；妇检可发现附件区有增厚、变硬、压痛、片状物到达盆壁。抗生素治疗有效。若治疗后，症状、体征无改善，或肿块增大，应考虑肿瘤可能，超声检查等有助于鉴别。

5）转移性卵巢肿瘤 不易鉴别。双侧发生、中等大小、肾形、活动度好的实性肿块，转移性卵巢肿瘤可能性大；有消化道癌、乳腺癌者，更应考虑卵巢转移性肿瘤。行胃镜检查有助于鉴别，如未发现原发性肿瘤病灶，应行剖腹探查。

六、卵巢良性肿瘤与恶性肿瘤的鉴别

卵巢良性肿瘤与恶性肿瘤的鉴别见表16-4。

表16-4 卵巢良性肿瘤与恶性肿瘤的鉴别

鉴别内容	良性肿瘤	恶性肿瘤
病史	病程长，逐渐增大	病程短，迅速增大
肿块性状	多为单侧，活动，囊性，光滑	多为双侧，固定，实性或囊实性，表面不平，结节状
腹腔积液征	常无	常有，多为血性，（可能找到癌细胞）
一般情况	良好	可有恶病质

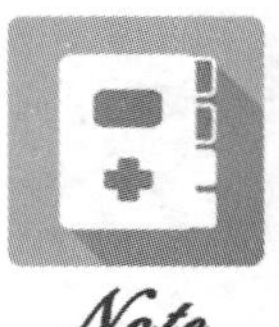

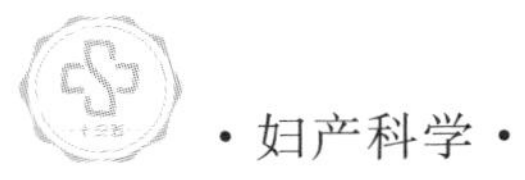

续表

鉴别内容	良性肿瘤	恶性肿瘤
B 型超声	为液性暗区，可有间隔光带，边缘清晰	液性暗区内有杂乱光团、光点，肿块边界不清
CA125*（>50 岁）	<35 U/mL	>35 U/mL

注：*，CA125 升高，对小于 50 岁的卵巢肿瘤患者的参考价值不大，盆腔炎、子宫内膜异位症等均可使之升高；大于 50 岁的卵巢肿瘤患者，恶性者可能性大，有鉴别诊断意义。

七、并发症

（一）蒂扭转

蒂扭转为常见的妇科急腹症，约 10%卵巢肿瘤可能发生蒂扭转。好发于瘤蒂较长、中等大、活动度良好、重心偏于一侧的肿瘤，如成熟畸胎瘤。常在体位突然改变，或妊娠期、产褥期子宫大小、位置改变时发生。

卵巢肿瘤扭转的蒂由骨盆漏斗韧带、卵巢固有韧带和输卵管组成。发生急性扭转后，因静脉回流受阻，瘤内充血或血管破裂致瘤内出血，导致瘤体迅速增大。若动脉血流受阻，肿瘤可发生坏死、破裂和继发感染。

蒂扭转的典型症状是体位改变时突然发生一侧下腹剧痛，常伴恶心、呕吐甚至休克。双合诊检查可扪及压痛的肿块，以蒂部最明显。有时不全扭转可自然复位，腹痛随之缓解。

治疗原则：一经确诊，尽快手术治疗。术时应先在扭转蒂部靠子宫的一侧钳夹后，再切除肿瘤和扭转的瘤蒂，钳夹前不可先将扭转的蒂恢复，以防血栓脱落造成重要器官栓塞。

（二）破裂

约 3%卵巢肿瘤可能发生破裂。有自发性破裂和外伤性破裂。肿瘤恶变，快速、浸润性生长穿破囊壁可致自发性破裂。腹部受重击、分娩、性交、妇科检查及穿刺可引起外伤性破裂。

症状轻重取决于破裂口大小、流入腹腔囊液的量和性质。小的囊肿或单纯浆液性囊腺瘤破裂时，患者仅有轻度腹痛；大囊肿或畸胎瘤破裂后，患者常有剧烈腹痛伴恶心、呕吐。破裂也可导致腹腔内出血、腹膜炎及休克。体征有腹部压痛、腹肌紧张，可有腹腔积液征，盆腔原存在的肿块消失或缩小。

肿瘤破裂后应立即手术，术中尽量吸净囊液，并涂片行细胞学检查；彻底冲洗盆、腹腔。切除的标本送病理检查。

（三）感染

感染较少见。多继发于蒂扭转或破裂，也可来自邻近器官感染灶（如阑尾脓肿）的扩散。患者可有发热、腹痛、压痛及反跳痛（+）、腹肌紧张、腹部包块及白细胞升高等。治疗原则是抗感染治疗后，手术切除肿瘤。感染严重者，应尽快手术去除感染灶。

（四）恶变肿瘤

肿瘤迅速生长，尤其呈双侧性者，应考虑有恶变可能，应尽早手术。

八、治疗

卵巢肿瘤一经发现，应行手术。术中应常规剖检肿瘤，不能确定肿瘤性质者，需做冰冻切片组织学检查以明确诊断。卵巢良性肿瘤可在腹腔镜下手术，恶性肿瘤一般采用经腹手术。术后应根据其组织学类型、细胞分化程度、手术病理分期和残余灶大小决定是否接受辅助性治疗，化疗是主要的辅助治疗。

手术目的：①明确诊断。②切除肿瘤。③对恶性肿瘤进行手术病理分期。④解除并发症。

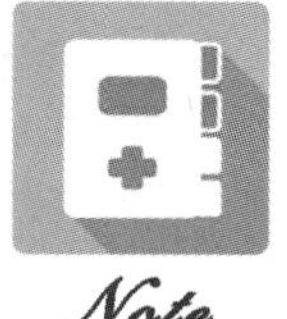

（一）良性肿瘤

一经发现，应行手术，除非疑为卵巢瘤样病变。根据患者年龄、生育要求及对侧卵巢情况决定手术范围。年轻、单侧肿瘤患者行患侧卵巢肿瘤剔除或卵巢切除术，保留同侧正常卵巢组织和对侧正常卵巢；双侧良性肿瘤患者应行肿瘤剔除术。绝经后妇女可行子宫及双侧附件切除术或单侧附件切除术。术中应剖检肿瘤，必要时做冰冻切片组织学检查，明确肿瘤性质以确定手术范围。

（二）交界性肿瘤

交界性肿瘤主要采用手术治疗。推荐进行全面分期手术或肿瘤细胞减灭术，但临床Ⅰ期的患者经仔细探查后，可不行后腹膜淋巴结切除术。由于交界性肿瘤很少广泛转移及深部浸润，即使晚期病例也能全部切除，故应力求全部切除术中能探查到的所有病灶。交界性肿瘤预后较好，对希望保留生育功能的年轻患者，均可考虑行保留生育功能的手术。交界性肿瘤术后一般不选择辅助性化疗，只有期别晚、广泛种植，在腹膜、大网膜有浸润种植或术后短期内复发时考虑给予化疗。

（三）恶性肿瘤

治疗原则：手术和化疗为主，放疗和其他综合治疗为辅。初次治疗原则是以手术为主，辅以化疗、放疗等综合治疗。

1. 手术治疗　手术的目的和范围应根据肿瘤的组织学类型、临床分期及患者具体情况而定。

1）卵巢上皮性癌

（1）早期（FIGO Ⅰ～Ⅱ期）患者应行全面分期手术。初次手术的彻底性与预后密切相关。

全面分期手术包括：①留取腹腔积液或腹腔冲洗液行细胞学检查。②全面探查全部腹膜和腹腔脏器表面，活检和（或）切除任何可疑病灶、包块和粘连部位。③全子宫和双附件切除（卵巢动静脉高位结扎）。④盆腔淋巴结和腹主动脉旁淋巴结清扫。⑤大网膜切除。⑥阑尾切除。

（2）晚期（FIGO Ⅲ～Ⅳ期）患者应行肿瘤细胞减灭术，手术的主要目的是切除所有原发灶，尽可能切除所有转移灶，使残余肿瘤病灶达到最小，术式与全面分期手术相同，必要时可切除部分肠管、膀胱、脾脏等脏器。若最大残余灶直径小于 1 cm，称满意或理想的肿瘤细胞减灭术。对于经评估无法达到满意手术者，可先行 2～3 个疗程的新辅助化疗后再进行手术，这类手术被称为中间型手术（interval surgery）。

保留生育功能的手术要严格而谨慎，高危因素者需充分知情。必须具备以下条件方可施行：①年轻的患者，渴望生育。②$Ⅰ_A$期。③细胞分化好（G_1）。④对侧卵巢外观正常，剖探阴性。⑤有随诊条件。

亦有主张完成生育后视情况再行手术切除子宫和双附件。

2）恶性卵巢生殖细胞肿瘤　建议行全面分期手术。对年轻并希望保留生育功能者，无论期别早晚，只要对侧卵巢和子宫未被肿瘤浸润，均可行保留生育功能手术。对复发者仍主张积极手术。

3）恶性卵巢性索-间质肿瘤　颗粒细胞瘤、间质细胞瘤、环管状性索间质瘤是低度恶性或潜在恶性肿瘤。Ⅰ期有生育要求的年轻患者，可行患侧附件切除术，保留生育功能，但应行全面细致的手术病理分期；无生育要求者，行全子宫双附件切除术和确定分期手术；晚期应行肿瘤细胞减灭术；复发者仍主张积极手术。

2. 化学药物治疗

1）卵巢上皮性癌　对化学药物治疗（简称化疗）较敏感，即使已有广泛转移也能取得一定疗效。化疗为卵巢上皮性癌主要的辅助治疗。除经过全面分期手术的$Ⅰ_A$期和$Ⅰ_B$期且为G_1

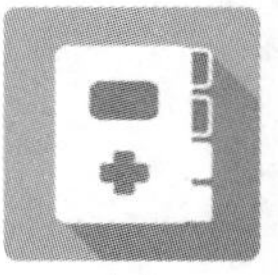

的患者不需化疗外，其他患者均需化疗。

化疗主要用于：①初次手术后辅助化疗，以杀灭残留癌灶，控制复发，或用于复发病灶的治疗，以缓解症状，延长生存期。②新辅助化疗使肿瘤缩小，为达到满意手术创造条件。③作为不能耐受手术者的主要治疗，但很少应用。

一线化疗指首次肿瘤细胞减灭术后的化疗，常用化疗药物有顺铂、卡铂、紫杉醇、环磷酰胺、依托泊苷等。多采用以铂类为基础的联合化疗（表16-5），其中铂类联合紫杉醇为“金标准”一线化疗方案。老年患者可用卡铂或紫杉醇单药化疗。一般采用静脉化疗，对于初次手术达到满意的患者也可采用静脉腹腔联合化疗。腹腔化疗可以控制腹腔积液，并且可以使小的腹腔内残留癌灶缩小或消失。早期患者3～6个疗程，晚期患者6～8个疗程。

二线化疗用于复发的治疗，用药原则：①以往未用铂类者可选用含铂类的联合化疗。②用铂类药物化疗6个月以上复发，用铂类为基础的二线化疗通常有效。③性患者不应再选用铂类化疗，应选择与铂类无交叉耐药的药物，如紫杉醇、拓扑替康、异环磷酰胺、吉西他滨、脂质体阿霉素等。

表16-5　卵巢上皮性癌常用联合化疗方案

方案	药物	剂量及方法	疗程间隔
TC	紫杉醇(T)	175 mg/m² 静脉滴注1次，3 h滴完	3周
	卡铂(C)	卡铂(剂量按AUC=5计算)静脉滴注1次	
TP	紫杉醇(T)	175 mg/m² 静脉滴注1次，3 h滴完	3周
	顺铂(P)	70 mg/m² 静脉滴注1次	
PC	顺铂(P)	70 mg/m² 静脉滴注1次	3～4周
	环磷酰胺(C)	700 mg/m² 静脉滴注1次	

2）恶性卵巢生殖细胞肿瘤　对化疗十分敏感。术后一般化疗3～6疗程（表16-6）。

表16-6　恶性卵巢生殖细胞肿瘤常用联合化疗方案

方案	药物	剂量及方法	疗程间隔
PEB	顺铂(P)	30～35 mg/(m²·d)，静脉滴注，第1～3日	3周
	依托泊苷(E)	100 mg/(m²·d)，静脉滴注，第1～3日	
	博来霉素(B)	每周30 mg，肌内注射(化疗第2日开始)	
PVB	顺铂(P)	30～35 mg/(m²·d)，静脉滴注，第1～3日	3周
	长春新碱(V)	1～1.5 mg/m²(2 mg)静注，第1～2日	
	博来霉素(B)	每周30 mg，肌内注射(化疗第2日开始)	
VAC	长春新碱(V)	1～1.5 mg/m²(最大2 mg)静脉滴注，第1日	4周
	放线菌素D(A)	5～7 μg/(kg·d)，静脉滴注，第2～6日	
	环磷酰胺(C)	5～7 mg/(kg·d)，静脉滴注，第2～6日	

【知识拓展】见文档1612

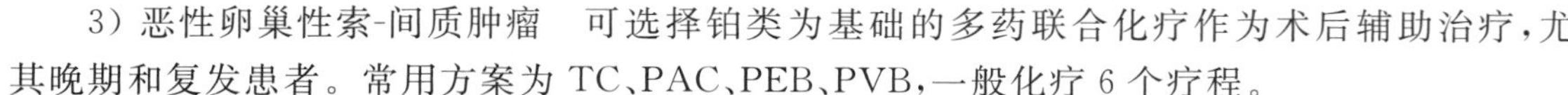
3）恶性卵巢性索-间质肿瘤　可选择铂类为基础的多药联合化疗作为术后辅助治疗，尤其晚期和复发患者。常用方案为TC、PAC、PEB、PVB，一般化疗6个疗程。

3. 放射治疗

1）卵巢上皮性癌　治疗价值有限。对于复发患者可选用姑息性局部放疗。

2）恶性卵巢生殖细胞肿瘤　为手术和化疗的辅助治疗。但恶性卵巢生殖细胞肿瘤患者多年轻，有生育要求，放疗会破坏患者卵巢功能，故已极少应用，仅用于治疗复发的无性细胞瘤。

3）Ⅰ期低危患者，不需辅助治疗；Ⅰ期高危患者（肿瘤破裂、G3、肿瘤直径超过10 cm）可放疗；Ⅱ～Ⅳ患者术后对残余灶给予放疗。

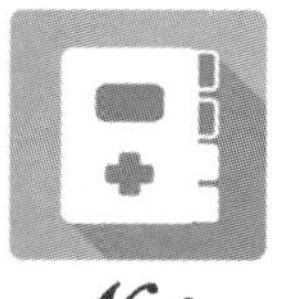

4. 其他治疗

1）细胞因子治疗 卵巢上皮性癌目前应用较多的是细胞因子治疗，如白介素-2、干扰素、胸腺素等。有研究发现卵巢癌细胞诱导肿瘤局部免疫抑制是卵巢癌免疫逃逸的关键机制，并证明了细胞因子基因治疗的有效性。

2）药物靶向治疗 改善晚期卵巢癌预后的主要趋势。如血管内皮生长因子（VEGF）抑制剂贝伐珠单抗，在卵巢癌的一线治疗及复发卵巢癌的治疗中，已取得较好的疗效，可提高患者的无瘤生存率。其临床推荐使用方案是 7.5～15 mg/kg，疗程间隔 3 周，可与标准化疗方案联合应用。

（四）卵巢转移性肿瘤

处理取决于原发灶的部位和治疗情况，需多学科协作。原则是有效缓解和控制症状。如原发瘤已经切除且无其他转移和复发迹象，转移瘤仅局限于盆腔，可进行全子宫及双附件切除术，并尽可能切除盆腔转移灶，术后按原发瘤进行辅助治疗。大部分卵巢转移性肿瘤治疗效果不佳，预后很差。

九、卵巢恶性肿瘤随访与监测

卵巢恶性肿瘤易复发，应长期随访和监测。术后 1 年内，每 1 个月随访一次；术后第 2 年内，每 3 个月一次；术后第 3～5 年视病情 4～6 个月一次；术后 5 年以后每年一次。随访监测内容包括症状、体征、全身（包括乳腺检查）及盆腔检查（包括三合诊）和超声检查。血清 CA125、HE4、AFP、AEC、HCG、雌激素和孕激素等肿瘤标志物测定根据组织学类型选择。临床检查或肿瘤标志物检查提示肿瘤复发时，可选择 CT、MRI 和（或）PET 检查等。

十、预防

积极采取措施对高危人群严密监测、随访。

1. 口服避孕药 流行病学调查显示口服避孕药是卵巢上皮性癌的保护因素，高危妇女可通过口服避孕药预防卵巢癌发生。

2. 正确处理附件包块 对实质性或囊实相间，或直径＞8 cm 的囊性附件包块，尤其对发现于绝经后或伴有消化道症状者，应通过肿瘤标志物和影像学等检查，必要时行腹腔镜检查明确诊断，有恶性征象时及早手术，切忌盲目观察随访。

3. 卵巢癌筛查 目前还缺乏有循证医学依据的卵巢癌筛查方案。血清 CA125 检测联合盆腔 B 型超声检查、盆腔检查用于筛查普通人群尚缺乏理想的敏感性和特异性。

4. 预防性卵巢切除 遗传性卵巢癌综合征（HOCS）家族成员是发生卵巢癌的高危人群，与 BRCA 基因突变密切相关，因此对 BRCA 基因突变者建议行预防性卵巢切除以预防卵巢癌的发生。

【知识拓展】

见文档 1613

第五节 子宫肌瘤

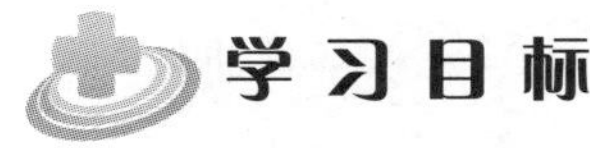

1. 掌握：子宫肌瘤的临床表现、诊断及鉴别诊断。
2. 熟悉：子宫肌瘤的病因、病理、分类及子宫肌瘤的变性。

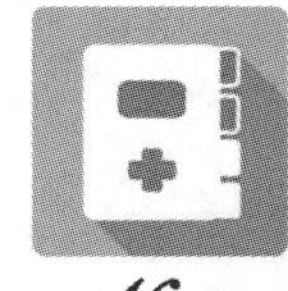

3. 了解：子宫肌瘤合并妊娠的处理原则。

【案例导入答案】
见文档 1614

案例导入

钟某，女，40 岁。因“体检发现‘子宫肌瘤’10 年伴增大，经量增多伴尿频 1 年”入院。自述 12 岁初潮，平素月经规律，6 天/24 天，量中等、色暗红，LMP 2018-04-24。患者 10 年前体检发现子宫肌瘤，直径 1.5～2 cm，建议随访观察。每年复查 B 超发现瘤体渐增大。2018-04-30 来我院复查，妇检：子宫增大如孕 3^+ 月大小，前壁突出，质硬，活动度好；双附件未及明显肿物。B 超提示：多发性子宫肌瘤（子宫后壁低回声区大小为 68 mm×75 mm×77 mm，左前壁大小为 19 mm×28 mm×32 mm）。血常规：Hb 89 g/L。患者近 1 年来尿频明显，夜间解小便 3～4 次，无尿痛，无便秘，无腹痛腹胀，无月经周期、经期改变，经量偏多。现要求手术治疗，门诊拟“子宫肌瘤”收入院。患者近期饮食、睡眠、大小便正常，体重无明显变化。请问：

1. 诊断是什么？
2. 主要治疗方案是什么？

子宫肌瘤（uterine myoma）是女性生殖系统最常见的良性肿瘤，由子宫平滑肌及结缔组织组成。常见于 30～50 岁妇女，20 岁以下少见。据统计，30 岁以上妇女约 20% 有子宫肌瘤。因肌瘤多无症状或很少有症状，临床报道的发病率远低于肌瘤真实发病率。

一、发病相关因素

确切病因尚未明了。

（一）雌、孕激素

因肌瘤好发于生育年龄，青春期前少见，绝经后萎缩或消退，提示其发生可能与女性性激素相关。生物化学检测证实肌瘤中雌二醇的雌酮转化明显低于正常肌组织，此外，研究还证实孕激素有促进肌瘤有丝分裂、刺激肌瘤生长的作用。

（二）雌、孕激素受体高表达

肌瘤中雌激素受体浓度明显高于周边肌组织，故认为肌瘤组织局部对雌激素的高敏感性是肌瘤发生的重要因素之一。

（三）单平滑肌细胞突变

细胞遗传学研究显示，25%～50%的子宫肌瘤存在细胞遗传学的异常，包括 12 号和 14 号染色体长臂片段相互换位，12 号染色体长臂重排，7 号染色体长臂部分缺失等。

（四）单克隆平滑肌细胞增生

分子生物学研究提示子宫肌瘤是由单克隆平滑肌细胞增生而成，多发性子宫肌瘤是由不同克隆细胞形成。

二、分类

（一）按肌瘤生长部位

按肌瘤生长部位分为宫体肌瘤（90%）和宫颈肌瘤（10%）。

（二）按肌瘤与子宫肌壁的关系

1. 肌壁间肌瘤（intramural myoma） 肌瘤位于子宫肌壁间，周围均被肌层包围。占 60%～70%。

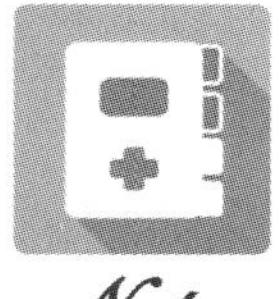
Note

2. 浆膜下肌瘤(subserous myoma)　肌瘤向子宫浆膜面生长，并突出于子宫表面，肌瘤表面仅由子宫浆膜覆盖。约占20%。若瘤体继续向浆膜面生长，仅有一蒂与子宫相连，称为带蒂浆膜下肌瘤，营养由蒂部血管供应。若血供不足，肌瘤可变性坏死。若蒂扭转断裂，肌瘤脱落形成游离性肌瘤。若肌瘤位于宫体侧壁向宫旁生长突出于阔韧带两叶之间，称为阔韧带肌瘤。

3. 黏膜下肌瘤(submucous myoma)　肌瘤向宫腔方向生长，突出于宫腔，表面仅为黏膜层覆盖。占10%～15%。黏膜下肌瘤易形成蒂，在宫腔内生长犹如异物，常引起子宫收缩，肌瘤可被挤出宫颈外口而突入阴道。

子宫肌瘤常为多个，2个或2个以上肌瘤发生在同一子宫，称为多发性子宫肌瘤(图16-6)。

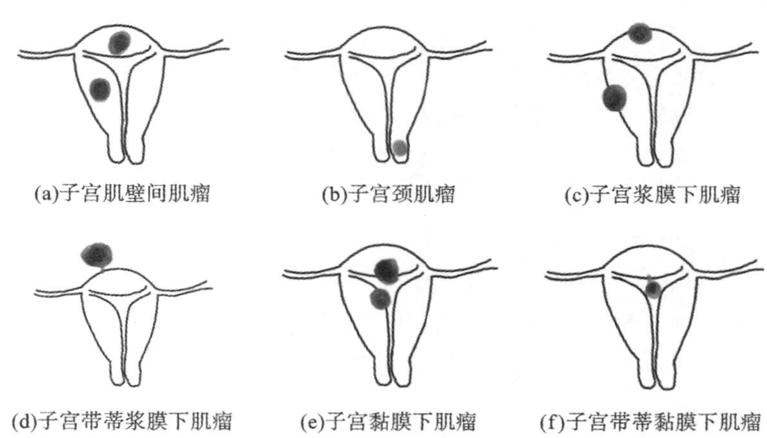

图16-6　子宫肌瘤分类示意图

三、病理

(一) 巨检

肌瘤为实质性球形包块，表面光滑，质地较子宫平滑肌壁硬；单个或多个，大小不一；瘤体压迫周围肌壁纤维形成假包膜，肌瘤与假包膜间有一层疏松网状间隙，故易剥出。肌瘤长大或多个相融合时，呈不规则形状。切面呈灰白色，可见旋涡状或编织状结构。颜色和硬度与纤维组织多少有关。

(二) 镜检

肌瘤主要由梭形平滑肌细胞和纤维结缔组织构成。肌细胞大小均匀，排列成旋涡状或栅状，核为杆状。极少情况下尚有一些特殊的组织学类型，如富细胞性、奇异型、核分裂活跃、上皮样平滑肌瘤及静脉内和播散性腹膜平滑肌瘤等，这类特殊类型平滑肌瘤的性质及恶性潜能尚有待确定。

四、肌瘤变性

肌瘤变性是肌瘤失去原有的典型结构。常见的变性有以下几种。

(一) 玻璃样变(hyaline degeneration)

玻璃样变又称透明变性，最常见。肌瘤剖面旋涡状结构消失，由均匀透明的玻璃样物质取代。镜下见病变区肌细胞消失，为均匀透明无结构区。

(二) 囊性变(cystic degeneration)

囊性变继发于子宫肌瘤玻璃样变。肌细胞坏死液化即可发生囊性变，此时子宫肌瘤变软，肌瘤内出现大小不等的囊腔，其间有结缔组织相隔，数个囊腔也可融合成大囊腔，腔内含清亮

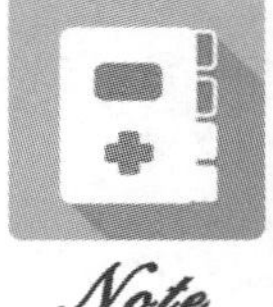

无色液体,或胶冻状物质。镜下见囊腔为玻璃样变的肌瘤组织构成,内壁无上皮覆盖。

(三)红色样变(red degeneration)

红色样变多见于妊娠期或产褥期,为肌瘤的一种特殊类型坏死,发生机制尚不明确,可能与肌瘤内小血管退行性变引起血栓及溶血、血红蛋白渗入肌瘤内有关。患者可有剧烈腹痛伴恶心、呕吐、发热,白细胞计数升高,检查发现肌瘤迅速增大、压痛。肌瘤剖面为暗红色,如半熟的牛肉,有腥臭味,质软,旋涡状结构消失。镜检见组织高度水肿,假包膜内大静脉及瘤体内小静脉血栓形成,广泛出血伴溶血,肌细胞减少,细胞核常溶解消失,并有较多脂肪小球沉积。

(四)肉瘤样变(sarcomatous change)

肉瘤样变为肌瘤恶变,少见,仅为0.4%～0.8%,多见于绝经后伴疼痛和出血的患者。绝经后妇女肌瘤增大仍应警惕恶变可能。但没有证据表明绝经前快速增长的肌瘤有肉瘤样变的可能。肌瘤恶变后,组织变软且脆,切面灰黄色,似生鱼肉状,与周围组织界限不清。镜下见平滑肌细胞增生,排列紊乱,旋涡状结构消失,细胞有异型性。

(五)钙化(degeneration with calcification)

钙化多见于蒂部细小、血供不足的浆膜下肌瘤以及绝经后妇女的肌瘤。肌瘤常在脂肪变性后进一步分解成甘油三酯,再与钙盐结合,沉积在肌瘤内。X线摄片可清楚看到钙化阴影。镜下可见钙化区为层状沉积,呈圆形,有深蓝色微细颗粒。

五、临床表现

(一)症状

多无明显症状,仅在体检时发现。症状与肌瘤发生的部位、有无变性相关,而与肌瘤大小、数目关系不大。常见症状有以下几种。

1. 经量增多及经期延长 子宫肌瘤最常见的症状。

(1)多见于较大的肌壁间肌瘤和黏膜下肌瘤。肌瘤使宫腔增大,子宫内膜面积增加,并影响子宫收缩,此外,肌瘤可使肿瘤附近的静脉受挤压,导致子宫内膜静脉丛充血与扩张,从而引起经量增多、经期延长。

(2)黏膜下肌瘤伴有坏死感染时,可有不规则阴道流血或脓血性排液。

(3)长期经量增多可继发贫血,出现乏力、心悸等症状。

2. 下腹包块

(1)肌瘤较小时在腹部摸不到肿块。

(2)肌瘤逐渐增大使子宫超过3个月妊娠大小时可从腹部触及。

(3)巨大的黏膜下肌瘤可脱出于阴道外。

3. 白带增多

(1)肌壁间肌瘤使宫腔面积增大,内膜腺体分泌增多,并伴有盆腔充血,致使白带增多。

(2)子宫黏膜下肌瘤一旦感染,可有大量脓样白带。

(3)若有溃烂、坏死、出血时,可有血性或脓血性、恶臭的阴道溢液。

4. 压迫症状

(1)子宫前壁下段肌瘤可压迫膀胱引起尿频、尿急。

(2)宫颈肌瘤可引起排尿困难、尿潴留。

(3)子宫后壁肌瘤(峡部或后壁)可引起下腹坠胀不适、便秘等症状。

(4)阔韧带肌瘤或宫颈巨型肌瘤向侧方发展,嵌入盆腔内压迫输尿管,使上泌尿道受阻,形成输尿管扩张甚至发生肾盂积水。

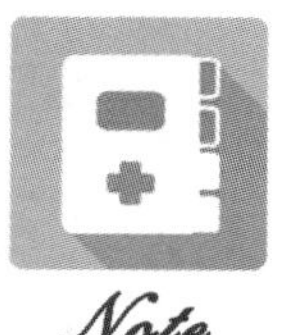

Note

5. 其他

(1) 下腹坠胀，腰酸背痛，经期加重。

(2) 肌瘤红色样变时有急性下腹痛，伴呕吐、发热及肿瘤局部压痛。

(3) 浆膜下肌瘤蒂扭转可有急性腹痛。

(4) 子宫黏膜下肌瘤由宫腔向外排出时也可引起腹痛。

(5) 黏膜下和引起宫腔变形的肌壁间肌瘤可引起不孕或流产。

(二) 体征

与肌瘤大小、位置、数目及有无变性相关。

(1) 大肌瘤：可在下腹部扪及实质性不规则肿块。

(2) 妇科检查扪及子宫增大，表面不规则，单个或多个结节状突起。

(3) 浆膜下肌瘤：可扪及单个实质性球状肿块与子宫有蒂相连。

(4) 黏膜下肌瘤：位于宫腔内者子宫均匀增大，脱出于宫颈外口者，阴道窥器检查时即可看到宫颈口处有肿物，粉红色，表面光滑，宫颈四周边缘清楚。

(5) 若伴感染时可有坏死、出血及脓性分泌物。

六、诊断及鉴别诊断

根据病史及体征，诊断多无困难。B型超声是常用的辅助检查，能区分子宫肌瘤与其他盆腔肿块。MRI可准确判断肌瘤大小、数目和位置。如有需要，还可选择宫腔镜、腹腔镜、子宫输卵管造影等协助诊断。

子宫肌瘤应与下列疾病鉴别。

(一) 妊娠子宫

肌瘤囊性变时质地较软，应注意与妊娠子宫相鉴别。妊娠者有停经史、早孕反应，子宫随停经月份增大变软，借助尿或血HCG测定、B型超声可确诊。

(二) 卵巢肿瘤

实质性卵巢肿瘤与带蒂浆膜下肌瘤鉴别，肌瘤囊性变与卵巢囊肿鉴别。卵巢肿瘤多无月经改变，肿块位于子宫一侧。可借助B型超声协助诊断，必要时腹腔镜检查可明确诊断。

(三) 子宫腺肌病

局限型子宫腺肌病类似子宫肌壁间肌瘤，质硬。但子宫腺肌病有明显继发性痛经，子宫多呈均匀增大，很少超过3个月妊娠子宫大小。但有时两者可以并存。B型超声检查有助于诊断。

(四) 子宫恶性肿瘤

1. 子宫肉瘤 好发于老年妇女，生长迅速，多有腹痛、腹部包块及不规则阴道流血，B型超声及磁共振检查有助于鉴别。

2. 子宫内膜癌 好发于老年女性，以绝经后阴道流血为主要症状，子宫呈均匀增大或正常，质软。注意围绝经期妇女肌瘤可合并子宫内膜癌。诊刮或宫腔镜有助于鉴别。

3. 宫颈癌 有不规则阴道流血、白带增多或不正常排液等症状。外生型较易鉴别，内生型宫颈癌应与宫颈黏膜下肌瘤鉴别。可借助于B型超声检查、宫颈脱落细胞学检查、宫颈活检、宫颈管搔刮及分段诊刮等鉴别。

(五) 其他

如卵巢子宫内膜异位囊肿、盆腔炎性包块、子宫畸形等，可根据病史、体征及B型超声检查鉴别。

七、治疗

治疗应根据患者的症状、年龄和生育要求，以及肌瘤的类型、大小、数目综合考虑。

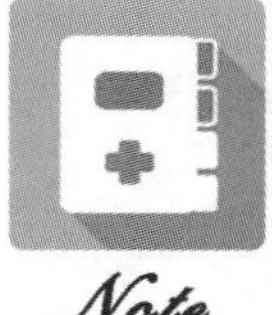

Note

（一）随访观察

无症状肌瘤一般不需治疗，每 3～6 个月随访一次，若出现症状，可考虑进一步治疗。特别是近绝经期妇女，绝经后肌瘤多可萎缩，症状消失。

（二）药物治疗

药物治疗适用于症状轻、近绝经或全身情况不宜手术者。

1. 促性腺激素释放激素类似物（gonadotropin-releasing hormone agonist，GnRH-a） 采用大剂量连续或长期非脉冲式给药，可抑制 FSH 和 LH 分泌，降低雌激素至绝经后水平，以缓解症状并抑制肌瘤生长，使其萎缩。但停药后又逐渐增大到原来大小。用药 6 个月以上可产生绝经综合征、骨质疏松等副作用，故长期用药受限制。常用药物有亮丙瑞林，每次 3.75 mg；或戈舍瑞林，每次 3.6 mg。

应用指征：

（1）缩小肌瘤以利于妊娠。

（2）术前治疗以控制症状，纠正贫血。

（3）术前应用以缩小肌瘤，降低手术难度，或使经阴道或腹腔镜手术成为可能。

（4）对近绝经期妇女，提前过渡到自然绝经，避免手术。

2. 其他药物 米非司酮，每日 12.5 mg，口服，可用于术前或提前绝经。因其拮抗孕激素后，子宫内膜长期受雌激素刺激，会增加子宫内膜增生的风险，故不宜长期使用。某些中药制剂也可用于子宫肌瘤的治疗。

（三）手术治疗

可经腹、经阴道或经宫腔镜及腹腔镜进行。

1. 手术适应证 ①月经过多致继发贫血，药物治疗无效。②严重腹痛、性交痛或慢性腹痛、有蒂肌瘤扭转引起的急性腹痛。③肌瘤体积大或引起膀胱、直肠等压迫症状。④能确定肌瘤是不孕或反复流产的唯一原因者。⑤疑有肉瘤样变。

2. 手术方式

（1）肌瘤切除术：适用于希望保留生育功能的患者。术后 50%有复发可能，约 1/3 患者需再次手术。①黏膜下肌瘤或大部分突向宫腔，1/3 壁间肌瘤可宫腔镜下切除。②突入阴道的黏膜下肌瘤经阴道摘除。

（2）子宫切除术：不要求保留生育功能或疑有恶变者，可行子宫切除术，包括全子宫切除和次全子宫切除。术前应行宫颈细胞学检查，排除宫颈上皮内瘤变或宫颈癌。发生于围绝经期的子宫肌瘤要注意排除合并子宫内膜癌。

（四）其他治疗

1. 子宫动脉栓塞术 通过阻断子宫动脉及其分支，减少肌瘤的血供，从而延缓肌瘤的生长，缓解症状。但可能引起卵巢功能减退并增加潜在的妊娠并发症的风险，对有生育要求的妇女一般不建议使用。

2. 宫腔镜子宫内膜切除术 适用于月经量多、没有生育要求但希望保留子宫或不能耐受子宫切除术的患者。

八、子宫肌瘤合并妊娠

子宫肌瘤合并妊娠占子宫肌瘤患者的 0.5%～1%，占妊娠妇女的 0.3%～0.5%，肌瘤小又无症状者常被忽略，实际发病率高于报道。

肌瘤对妊娠及分娩的影响与肌瘤类型及大小有关。

（1）黏膜下肌瘤可影响受精卵着床，导致早期流产。

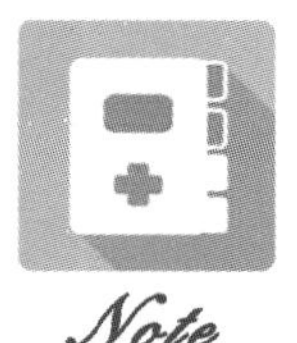

Note

(2) 肌壁间肌瘤过大可使宫腔变形或内膜供血不足引起流产。

(3) 生长位置较低的肌瘤可妨碍胎先露下降,使妊娠后期及分娩时胎位异常、胎盘低置或前置、产道梗阻等。

(4) 胎儿娩出后易因胎盘粘连、附着面大或排出困难及子宫收缩不良导致产后出血。

(5) 妊娠期及产褥期肌瘤易发生红色样变,但采用保守治疗通常能缓解。

子宫肌瘤合并妊娠多能自然分娩,但应预防产后出血。若肌瘤阻碍胎儿下降,应行剖宫产术,术中是否同时切除肌瘤,需根据肌瘤大小、部位和患者情况而定。

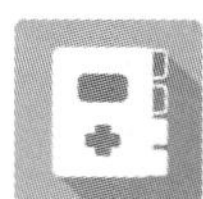

本章小结

病名	学习要点
宫颈上皮内瘤变	CIN 可分为Ⅰ～Ⅲ级,其中高级别 CIN 为癌前病变。其发病与高危型 HPV 持续感染密切相关,转化区是 CIN 及宫颈癌的好发部位。组织学诊断是 CIN 确诊和分级的依据。宫颈锥切是主要的治疗手段。筛查发现 CIN 并及时治疗高级别病变,是预防宫颈癌有效的措施
宫颈癌	宫颈癌主要组织学类型是鳞癌,主要转移途径为直接蔓延和淋巴结转移。采用 FIGO 临床分期。接触性出血是外生型宫颈癌的早期症状。一般早期采用手术治疗,晚期采用放射治疗。宫颈癌病因明确,可以预防,通过筛查和 HPV 疫苗接种可降低宫颈浸润癌的发生率和死亡率
子宫内膜癌	子宫内膜癌可分为雌激素依赖型(Ⅰ型)和非雌激素依赖型(Ⅱ型),Ⅱ型预后不良。绝大多数为内膜样腺癌,按分化程度分为 3 级:Ⅰ级(高分化,G_1)、Ⅱ级(中分化,G_2)、Ⅲ级(低分化,G_3),分级越高,恶性程度越高,预后越差。异常阴道流血为最常见的症状。诊断性刮宫为最常用的诊断方法;确诊依据是组织学诊断。早期首选手术,根据有无影响预后的高危因素选择辅助治疗;晚期采用手术、放疗、药物等综合治疗
卵巢肿瘤	卵巢肿瘤是常见的妇科肿瘤,是女性生殖器常见的三大恶性肿瘤之一,可发生于任何年龄。其组织学类型繁多,不同类型的肿瘤有不同的生物学行为。直接蔓延、腹腔种植与淋巴结转移为其主要转移途径。并发症包括蒂扭转、破裂、感染和恶变。恶性肿瘤早期常无症状,晚期可有消化道等症状,但非特异性。手术是主要治疗手段。恶性肿瘤术后应根据其组织学类型、手术病理分期等决定实施辅助性化疗 卵巢上皮性肿瘤为最常见的组织学类型,多见于中老年妇女,可分为良性、交界性和恶性;治疗原则为以手术为主、化疗为辅的综合治疗。早期行全面分期手术;晚期则行肿瘤细胞减灭术,术后给予以铂类为基础的联合化疗。年轻早期癌患者需考虑保留生育功能,但应该严格掌握适应证 生殖细胞肿瘤多发生于年轻妇女,除成熟畸胎瘤外,大多为恶性。恶性肿瘤的治疗原则基本同上皮性癌,但保留生育功能手术不受期别的限制 性索-间质肿瘤大多为低度恶性或良性,常有内分泌功能。治疗原则基本同上皮性肿瘤 卵巢转移性肿瘤预后很差,治疗原则是缓解和控制症状
子宫肌瘤	子宫肌瘤是女性生殖系统最常见的良性肿瘤,由子宫平滑肌及结缔组织组成,临床表现与肌瘤的类型和有无变性相关,最常见的症状是月经改变,但多无症状。超声检查是常用、准确的辅助诊断手段。无症状者一般不需治疗;症状轻、近绝经者可药物治疗;手术是最有效的治疗方法,适用于有症状或疑有肉瘤样变者

【目标检测】

见文档 1615

(刘 霞)

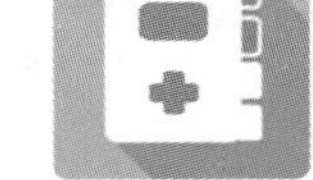
Note

第十七章　妊娠滋养细胞疾病

学习目标

扫码看 PPT

1. 掌握：妊娠滋养细胞疾病的分类、诊断、处理原则。
2. 熟悉：妊娠滋养细胞疾病的鉴别诊断、化疗方案及注意事项。
3. 了解：妊娠滋养细胞疾病的病因。

案例导入

患者，女性，26 岁，已婚，以"停经 69 天，阴道不规则出血 3 天"为主诉于 2018 年 6 月 8 日就诊。末次月经 2018 年 4 月 1 日，经期经量如常。停经 38 天时自测尿妊娠试验阳性。4 天前无诱因阴道出血，量时多时少，色暗红，无腹痛。

【案例导入答案】

见文档 1701

患者初潮 13 岁，5 天/30 天，量中，无痛经。2 年前药物流产一次，未育。现无避孕措施。

妇科检查：外阴血迹，阴道畅通，少量积血；宫颈光滑，无举痛，口闭。子宫软，约 13 周孕大，无压痛，双侧附件无异常。请问：

为明确诊断，需进一步进行哪些检查？

妊娠滋养细胞疾病是一组来源于胎盘滋养细胞的疾病。根据其组织学形态特征将其分为①葡萄胎妊娠，包括完全性葡萄胎、部分性葡萄胎和侵蚀性葡萄胎。②妊娠滋养细胞肿瘤（GTN），包括绒毛膜癌（简称绒癌）、胎盘部位滋养细胞肿瘤（PSTT）和上皮样滋养细胞肿瘤（ETT）。③非肿瘤病变。④异常（非葡萄胎）绒毛病变。病变局限于子宫者称为无转移性滋养细胞肿瘤，病变出现在子宫以外部位者称为转移性滋养细胞肿瘤。

妊娠滋养细胞肿瘤属于继发性肿瘤，继发于妊娠。因胎盘部位滋养细胞肿瘤的临床表现、发病过程及处理原则有明显不同，另列一类。非肿瘤病变和异常（非葡萄胎）绒毛病变仅为形态学改变，临床上通常无需处理。来源于卵巢或睾丸生殖细胞的非妊娠性绒毛膜癌及上皮样妊娠滋养细胞肿瘤（属恶性肿瘤）罕见，本章不讨论。

第一节　葡　萄　胎

葡萄胎也称水泡状胎块，是因妊娠后胎盘绒毛滋养细胞增生、间质水肿，形成大小不一的水泡，水泡间借蒂相连成串形似葡萄而得名。葡萄胎分完全性葡萄胎和部分性葡萄胎两类。完全性葡萄胎占大多数。

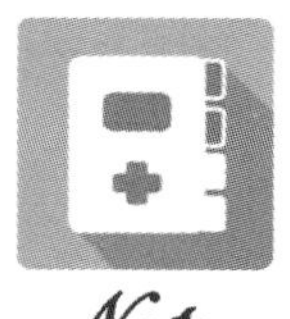

一、相关因素

（一）葡萄胎发病情况

亚洲和拉丁美洲国家发生率较高，北美和欧洲国家发生率较低。根据我国23个省市区的调查数据，发生率平均为0.78‰，最高者是浙江省（1.39‰），最低是山西（0.29‰）。近年来完全性葡萄胎的发病率已在亚洲国家部分地区降至与欧美国家相似的水平。同时研究资料表明，部分性葡萄胎的发病率基本接近或高于完全性葡萄胎，究其原因可能与完全性葡萄胎发生率的下降及对部分性葡萄胎诊断准确性的提高有关，许多伴有三倍体的早期流产其实为部分性葡萄胎。同一种族居住在不同地域，其葡萄胎发生率不一定相同，提示造成葡萄胎发生地域差异的原因除种族外，尚有多方面的因素。

（二）遗传学因素

完全性葡萄胎常为二倍体，90%的染色体核型为46，XX，均来自父系；由一个细胞核缺如或失活的空卵（缺乏母体基因）与一个单倍体精子（23，X）受精，经自身复制为二倍体（46，XX）。少部分（约10%）染色体核型为46，XY，是由一个空卵分别和两个单倍体精子（双精子）同时受精所致。虽然完全性葡萄胎染色体基因为父系，但其线粒体DNA仍为母系来源。

染色体父系来源是滋养细胞过度增生的主要原因，并与基因组印迹紊乱有关。父母（双亲）来源的两个等位基因具有不同的表达活性，这种差异表达的基因被称为印迹基因。印迹基因可分为父源和母源两种，父源印迹基因只在母源染色体上表达，母源印迹基因只在父源染色体上表达。双亲染色体的共同参与是确保印迹基因正常表达的前提，也为胚胎正常发育所必需。但完全性葡萄胎缺乏母源染色体，必然导致基因组印迹紊乱。印迹基因$P57^{Kip2}$的免疫组织化学染色可以帮助显示母系基因的存在，而排除完全性葡萄胎。完全性葡萄胎通常于妊娠8～9周死亡，多见于双精子受精。多余的父源基因物质是葡萄胎滋养细胞增生的主要原因。

部分性葡萄胎的染色体核型为三倍体，占90%以上，合并存在的胎儿也为三倍体，极少数为四倍体。最常见的核型是69，XXY，其余为69，XXX或69，XYY，是由一看似正常的单倍体卵子和两个单倍体精子受精或一个减数分裂缺陷的双倍体精子受精而成，所以一套多余的染色体也来自父方。多余的父源基因物质也是部分性葡萄胎滋养细胞增生的主要原因。

（三）其他因素

1. 完全性葡萄胎 ①与营养状况、社会经济相关：如饮食中缺乏维生素A及前体胡萝卜素和动物脂肪。②年龄：显著性相关因素。年龄大于35岁和40岁者葡萄胎发生率分别比年轻妇女高2倍和7.5倍，大于50岁时妊娠约有1/3的葡萄胎发生率；年龄小于20岁也是发生完全性葡萄胎的高危因素，大于50岁和小于20岁这两个年龄阶段妇女易有受精缺陷，部分性葡萄胎的发生与孕妇年龄无关。③既往有1和2次葡萄胎病史，再次妊娠时完全性葡萄胎发生率分别为1%和15%～20%的。④流产及不孕史。

2. 部分性葡萄胎 不规则月经、口服避孕药等，但与饮食因素和母体年龄无关。

二、病理

（一）完全性葡萄胎

大体观：无数大小不一的水泡状物（图17-1），直径数毫米至数厘米不等，壁薄透亮，占满整个宫腔，其间有纤细的纤维素相连成串，形似葡萄。水泡间充满血液及凝血块，无胎儿及其附属物或胎儿痕迹。

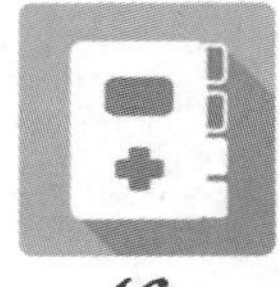

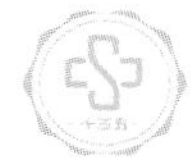

扫码看彩图

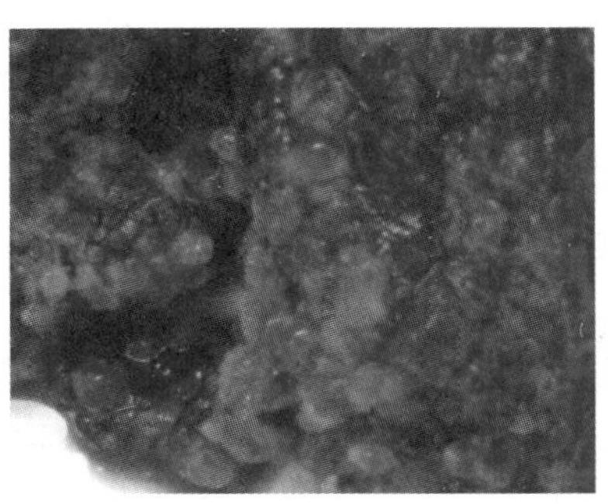

图 17-1　完全性葡萄胎大体观

镜下观：①胚胎或胎儿组织缺失。②绒毛水肿。③弥漫性滋养细胞增生。④种植部位滋养细胞呈弥漫和显著的异型性。

（二）部分性葡萄胎

大体观：部分绒毛呈水泡状。可有胚胎或胎儿组织，胎儿多已死亡且常伴胎儿发育迟缓、多发性畸形、脑积水等。

镜下观：①有胚胎或胎儿组织存在。②局限性滋养细胞增生。③绒毛大小及其水肿程度明显不一。④绒毛呈显著的扇贝样轮廓，间质内可见滋养细胞包涵体。⑤种植部位滋养细胞呈局限和轻度的异型性。

完全性葡萄胎和部分性葡萄胎的核型和病理特征鉴别要点见表 17-1。

表 17-1　完全性葡萄胎和部分性葡萄胎的核型和病理特征比较

特征	完全性葡萄胎	部分性葡萄胎
核型	46,XX(90%) 46,XY	三倍体 69,XXY
胚胎或胎儿组织	缺乏	存在
绒毛水肿	弥漫	局限，大小和程度不一
滋养细胞增生	弥漫，轻～重度	局限，轻～中重度
扇贝样轮廓绒毛	缺乏	存在
滋养细胞包涵体	缺乏	存在
羊膜、胎儿红细胞	缺乏	存在
滋养细胞异型性	弥漫，明显	局限，轻度

三、临床表现

（一）母体情况

1. 停经后不规则阴道出血　最常见症状，一般在停经后 8～12 周开始出现不规则阴道出血，出血量逐渐增多，可致贫血并继发感染。葡萄胎组织有时可自行剥离排出，此时阴道大出血，严重者可致失血性休克。排出物中可见到大小不等的透明水泡样物，如发现，有助于诊断。

2. 子宫异常增大、变软　由于绒毛水肿增加子宫内容物体积及宫内出血，半数以上子宫大于正常妊娠月份，质软，人绒毛膜促性腺激素（HCG）水平异常增高。约 1/3 患者子宫大小与停经月份相符，少数患者子宫大小小于停经月份，原因可能与水泡退行性变有关。在增大的子宫中未能探及胎心。

3. 妊娠呕吐　出现时间早于正常妊娠，持续时间长且症状严重。多见于子宫异常增大及

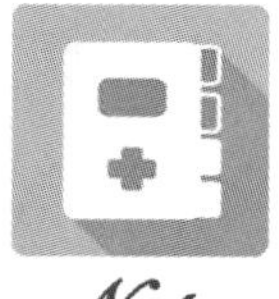

Note

HCG 水平异常增高者。严重者可发生水、电解质平衡紊乱。

4. 子痫前期征象 少数子宫异常增大患者可在妊娠 24 周之前出现高血压、水肿、蛋白尿等子痫前期征象，子痫罕见。一旦出现，应考虑葡萄胎可能。

5. 甲状腺功能亢进 由于 HCG 水平异常增高，少数患者可出现轻度甲状腺功能亢进。

6. 腹痛 子宫迅速增大或宫腔内出血，刺激子宫收缩而疼痛。常发生于阴道大出血前。若发生卵巢黄素化囊肿扭转或破裂，可致剧烈腹痛。

7. 卵巢黄素化囊肿 由于大量 HCG 刺激卵巢，卵泡内膜细胞发生黄素化而形成。双侧多见，也可单侧，大小不等，小的仅在镜下可见，大的直径可达 20 cm 以上。表面光滑，活动度好，切面呈多房，壁薄，内含清亮或琥珀色液体，光学显微镜下见囊壁为内衬 2～3 层黄素化卵泡膜细胞。一般无症状。因子宫明显增大，妇科检查较难发现，多数经 B 超检查诊断。除扭转或破裂，一般无需处理。囊肿常在葡萄胎清空后 2～4 个月自行消退。

部分性葡萄胎症状较轻，不及完全性葡萄胎典型，子宫增大与停经月份相符或小于停经月份。阴道出血常见。子痫前期征象、甲状腺功能亢进症状罕见。

（二）胎儿情况

完全性葡萄胎中一般找不到胚胎或胎儿和胎盘组织，部分性葡萄胎则可见到发育不良的胚胎及胎盘组织。

四、自然转归

正常情况下，葡萄胎清宫后血清 HCG 水平逐渐下降，首次降至正常的平均时间为 9 周，最长不超过 14 周。如葡萄胎清宫后 HCG 水平持续异常，要考虑妊娠滋养细胞肿瘤可能。完全性葡萄胎发生子宫局部侵犯和（或）远处转移的概率分别为 15%和 4%。若出现下列高危因素之一者，应视为高危葡萄胎：①HCG＞100000 U/L。②子宫明显大于相应孕周。③卵巢黄素化囊肿直径＞6 cm。④年龄＞40 岁和重复葡萄胎者。

部分性葡萄胎发生子宫局部侵犯的概率约为 4%，一般不发生转移。

五、诊断

凡有停经后不规则阴道出血者均要考虑葡萄胎可能。阴道排出葡萄状水泡样组织有助于诊断。随着诊断技术的发展，多数患者在发病早期即已获诊断并获治疗，症状典型的病例已很少见。

（一）超声检查

B 型超声尤其是经阴道彩色多普勒超声检查是诊断葡萄胎最重要的辅助检查方法。完全性葡萄胎典型超声图像为子宫大于相应孕龄，宫腔内无孕囊及胎儿结构，无胎心管搏动。宫腔内探及大小不等的蜂窝状回声，呈“落雪状”（图 17-2）。常合并单侧或双侧卵巢黄素化囊肿。彩色多普勒超声显示子宫动脉血流丰富，但子宫肌层内无血流或仅有稀疏血流信号。部分性葡萄胎典型超声图像为子宫增大与孕龄相符，胎盘处部分呈蜂窝状回声，可探及胎儿结构或羊膜腔，胎儿通常畸形。

（二）HCG 测定

血清 HCG 测定是葡萄胎另一重要诊断方法。正常妊娠时 HCG 随停经天数增加而升高，至 8～10 周时达高峰。葡萄胎患者由于滋养细胞高度增生，产生大量的 HCG，HCG 测定值明显高于相应正常值，且在停经 8～10 周后继续升高。约 45%的完全性葡萄胎患者血清 HCG 水平高于 100000 U/L，最高可达 240 万 U/L。大于 80000 U/L 时支持诊断。少数病例尤其是部分性葡萄胎由于绒毛退行性变，HCG 水平升高不明显。

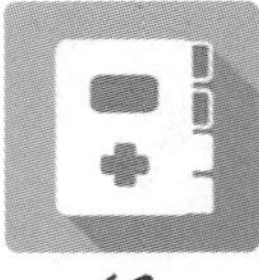

Note

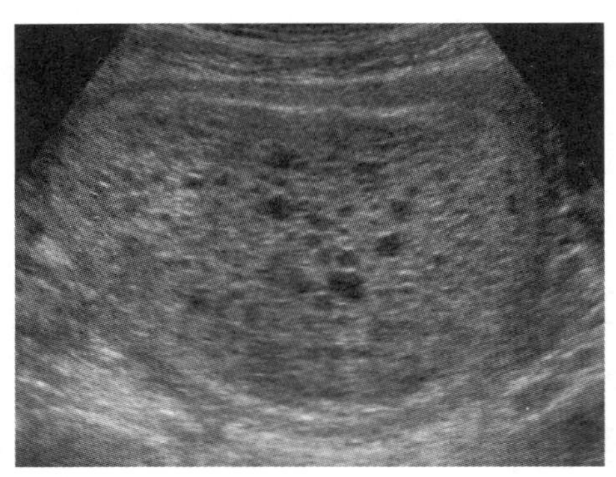

图 17-2 完全性葡萄胎超声图

（三）DNA 倍体分析

完全性葡萄胎染色体核型为二倍体，部分性葡萄胎为三倍体。流式细胞计数是最常用的倍体分析方法。

（四）母源印迹基因检测

部分性葡萄胎拥有双亲的染色体，所以表达父源印迹基因、母源印迹基因（如 $P57^{kip2}$），而完全性葡萄胎无母源染色体，不表达该类基因。因此检测该基因可鉴别是完全性葡萄胎或部分性葡萄胎。

（五）组织学诊断

葡萄胎的确诊方法，葡萄胎最终诊断依据组织学检查结果，并区分完全性葡萄胎或部分性葡萄胎。

（六）其他检查

如胸部 X 线摄片、血细胞和血小板计数、肝肾功能检查等。

六、鉴别诊断

（一）流产

完全性葡萄胎临床表现与先兆流产相似，均有停经史及阴道出血，HCG 水平增高，但通过 B 超检查容易鉴别。部分性葡萄胎与不全流产、过期流产有时鉴别较困难，DNA 倍体分析和 $P57^{kip2}$ 免疫组化染色有助于鉴别。

（二）多胎妊娠

子宫大小及 HCG 测定值大于相应孕周的单胎妊娠，多胎妊娠无阴道出血，超声检查可明确诊断。

（三）剖宫产瘢痕部位妊娠

剖宫产术后的一种远期并发症，是孕囊着床于前次剖宫产瘢痕部位的一种宫内妊娠，属于异位妊娠范畴。表现为阴道不规则少量出血或伴下腹隐痛，易与葡萄胎相混淆，超声检查有助于鉴别诊断。

七、处理

（一）清宫

葡萄胎一经确诊，应尽快清宫。目前采用吸宫术。清宫时注意：①由于葡萄胎清宫时出血

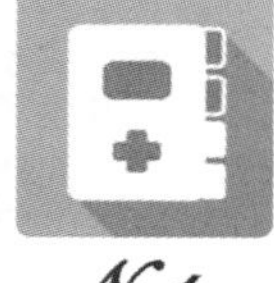

Note

较多，子宫大且软，容易发生子宫穿孔，故应在手术室，在输液、备血准备下进行。②由有经验的高年资医生操作。③术中充分扩张宫颈管，选用大号吸管吸宫，手术开始后静脉滴注缩宫素，以减少出血，预防子宫穿孔。④有条件者最好在超声引导下进行。⑤子宫小于妊娠 12 周者可一次性刮净，大于 12 周或术中感觉一次刮净有困难时，可于一周后行二次刮宫。⑥清宫过程中要警惕滋养细胞进入子宫血窦造成肺动脉栓塞可能。一旦发生，应立即给予心血管及呼吸功能治疗。⑦每次刮出物均需送组织学检查。

（二）卵巢黄素化囊肿的处理

囊肿在葡萄胎清宫后会自行消退，一般无需处理。若发生急性蒂扭转，可在 B 超引导下或腹腔镜下穿刺抽液，囊肿多能自然复位。若扭转时间较长，发生坏死，则需行患侧附件切除术。

（三）预防性化疗

不常规推荐。预防性化疗可降低高危葡萄胎发生妊娠滋养细胞肿瘤的概率，因此预防性化疗仅适用于有高危因素和随访困难的完全性葡萄胎患者，但并非常规。预防性化疗应在葡萄胎排空前或排空时实施，先用氨甲蝶呤、氟尿嘧啶或放线菌素 D 等单一药物，一般采用多疗程化疗至 HCG 阴性。部分性葡萄胎不做预防性化疗。

（四）子宫切除

单纯子宫切除不能预防葡萄胎子宫外转移发生，故极少应用。近绝经年龄患者，或合并其他子宫切除指征者，可行保留双侧卵巢的全子宫切除术。若子宫小于妊娠 14 周大小，可直接切除子宫。手术后仍需定期随访。

八、随访

葡萄胎清宫后需定期随访，以尽早发现妊娠滋养细胞肿瘤并予及时治疗。随访内容包括：①定期检测血 HCG：清宫后每周一次检测至连续 3 次阴性后，改为每月一次，持续半年；如仍阴性再予每 2 个月一次，持续半年，自首次检查阴性后共计 1 年。②询问病史，包括月经情况、阴道出血情况，以及有无咳嗽、咯血等。③妇科检查，检查时动作应轻柔，以避免阴道转移病灶破溃出血。④盆腔超声检查、胸部 X 线摄片，必要时 CT 或 MRI。随访期间应避免受孕，因为合并妊娠会干扰对病情的判断，建议使用避孕套或口服避孕药避孕。不建议选用宫内节育器，以防造成子宫穿孔。

第二节　妊娠滋养细胞肿瘤

妊娠滋养细胞肿瘤约 60％继发于葡萄胎，30％继发于流产，10％继发于正常妊娠或者异位妊娠病。侵蚀性葡萄胎仅继发于葡萄胎，而绒毛膜癌可继发于葡萄胎妊娠及非葡萄胎妊娠。侵蚀性葡萄胎恶性度较低，多数仅局部侵犯，远处转移少，预后较好；绒毛膜癌恶性度极高，发生转移早且广泛（图 17-3）。

一、侵蚀性葡萄胎与绒毛膜癌的区分

侵蚀性葡萄胎大体观时，如在子宫肌壁间见到大小不等的水泡样组织，属侵蚀性葡萄胎，宫腔内可无原发病灶。当病灶接近子宫浆膜层时，可在子宫表面见到紫蓝色结节，并可穿透浆膜层发生穿孔。镜下所见：①水泡状组织侵入子宫肌层。②有绒毛结构及滋养细胞增生和异型性，但绒毛结构也可退化，仅见绒毛阴影。

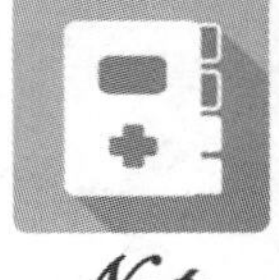

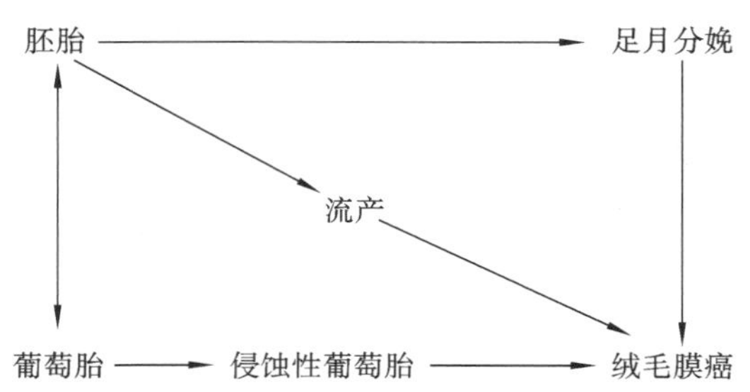

图 17-3　滋养细胞疾病与妊娠之间的关系

绒毛膜癌大体观表现为肿瘤位于子宫肌层内，可突向宫腔或穿破浆膜，大小不等，形态不一，与周围组织分界清，质软而脆，色暗红，伴出血坏死。镜下所见为：①细胞滋养细胞、合体滋养细胞及中间型滋养细胞，呈片状高度增生，异型性明显。②无绒毛结构或水泡状结构。肿瘤不含间质及血管。两者区别见表 17-2。

表 17-2　侵蚀性葡萄胎与绒毛膜癌的区分

项目	侵蚀性葡萄胎	绒毛膜癌
前次妊娠性质	葡萄胎	葡萄胎、流产，足月妊娠、异位妊娠
潜伏期	葡萄胎清宫后半年内	葡萄胎清宫后 1 年以上
恶性度	较低，常仅局部侵犯，远处转移少，预后较好	极高，发生转移早且广泛，预后不良
子宫肌层内	子宫肌壁间见到大小不等的水泡样组织	可见肿瘤，单个或多个，易出血，无水泡样组织
子宫表面	病灶近浆膜层时可见肿瘤浸润的紫蓝色结节	病灶近浆膜层时可见肿瘤浸润的紫蓝色结节
镜检	水泡状组织侵入子宫肌层；有绒毛结构及滋养细胞增生和异型性，绒毛结构退化，仅见绒毛阴影	细胞滋养细胞和合体滋养细胞呈片状高度增生，异型性明显；无绒毛结构或水泡状结构，无间质和血管

二、临床表现

（一）无转移滋养细胞肿瘤

无转移滋养细胞肿瘤多继发于葡萄胎妊娠。葡萄胎排宫后，或流产、足月产后反复发生的不规则阴道出血，多由病灶侵蚀血管或阴道结节破溃所致，量可多可少，出血时间长者可继发贫血。由于 HCG 的作用，也可能闭经。子宫增大、柔软或葡萄胎排空 6 周后子宫仍未恢复至正常大小。在 HCG 作用下，卵巢黄素化囊肿持续存在，如发生扭转或破裂，可出现急性腹痛。子宫病灶穿破浆膜层或病灶坏死继发感染也可引起急性腹痛、腹腔内出血及脓性白带。

（二）转移滋养细胞肿瘤

转移滋养细胞肿瘤主要见于非葡萄胎妊娠后或经组织学诊断的绒毛膜癌。绒毛膜癌的转移途径主要为血行播散，发生早且广泛。由于滋养细胞生长特点之一是破坏血管，所以各转移部位症状的共同特点是局部出血。

1. 肺转移　最常见的转移部位，约占 80%。可无症状，仅在胸部 X 线摄片或肺 CT 检查时发现。当肿瘤侵犯支气管时，出现咳嗽、咯血或血痰；如支气管阻塞，则形成肺不张而表现为胸闷、呼吸困难；肿瘤侵及胸膜时，则出现胸痛和血胸；少数情况下可发生急性肺栓塞，出现肺动脉高压、急性肺衰竭和右心衰竭。

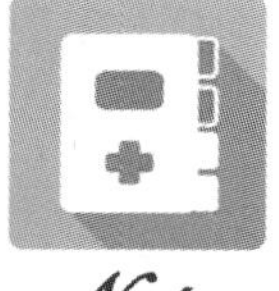

2. 阴道转移 发生率约30%，为宫旁静脉逆行性转移所致。多位于阴道前壁及穹隆，呈紫蓝色结节，破溃时可致大出血。

3. 肝转移 发生率约10%，常同时并发肺转移及阴道转移。是预后不良因素之一。表现为上腹部或肝区疼痛。如病灶穿破肝包膜，可出现腹腔内出血，导致死亡。

4. 脑转移 发生率约10%，常发生于肺转移后，是本病致死的主要原因。初期多无症状。一般分3个时期：①瘤栓期：可发生猝然跌倒、失语、失明等一过性脑缺血症状。②脑瘤期：表现为头痛、呕吐、偏瘫甚至昏迷。③脑疝期：因脑瘤增大及周围组织水肿、出血，造成颅内压增高，脑疝形成，导致突然死亡。

5. 其他转移灶 包括脾、肾、膀胱、消化道、骨等。其症状因转移部位而异。

三、诊断

葡萄胎患者清宫后出现HCG水平升高通常是继发妊娠滋养细胞肿瘤的最初表现。

（一）临床诊断

根据葡萄胎排空后或流产、足月产、异位妊娠后出现不规则阴道出血和（或）转移灶症状和体征，须考虑妊娠滋养细胞肿瘤可能，结合HCG测定等检查，临床诊断基本确立。值得注意是，可以通过镜下观察是否存在绒毛组织来鉴别侵蚀性葡萄胎和绒毛膜癌。

1. 血HCG测定 诊断妊娠滋养细胞肿瘤的重要依据。葡萄胎清宫后，凡符合下列标准中的任何一项且排除妊娠物残留或再次妊娠，即可诊断为妊娠滋养细胞肿瘤：①血HCG测定4次，高水平呈平台状态（±10%），并持续3周或更长时间，即1天、7天、14天、21天。②HCG测定3次，均上升（>10%），并至少持续2周或更长时间，即1天、7天、14天。③血HCG水平持续异常达6个月或更长。

非葡萄胎后妊娠滋养细胞肿瘤的诊断标准为流产、足月产、异位妊娠后HCG一般在4周左右转阴，若4周后血HCG仍为高值，或一度下降后又复升高，排除妊娠物残留或再次妊娠后，可诊断为妊娠滋养细胞肿瘤。

2. 影像学诊断 B型超声声像图显示子宫正常大小或增大，肌层内可见高回声团块，边界清但无包膜，或表现为肌层内伴回声不均区域，边界不清且无包膜；也可表现为整个子宫呈弥漫性增高回声，内部伴不规则低回声或无回声。彩色多普勒超声主要显示丰富的血流信号和低阻力型血流频谱。胸部X线摄片对肺转移有较高的诊断价值，早期显示肺纹理增粗，继续发展为片状或小结节阴影，典型表现为棉絮状或团块状阴影。以右肺中下部多见。CT较易发现肺部、脑部和肝脏转移灶。MR对软组织对比度好，对子宫肌层有无受累非常敏感，但由于价格较贵，主要用于临床诊断不能肯定诊断的病例及脑、肝和盆腔转移灶检查。

（二）组织学诊断

在病理组织标本中如找到绒毛结构或退化的绒毛阴影，诊断为侵蚀性葡萄胎，而绒毛膜癌镜下表现则为滋养细胞浸润、坏死出血，未见绒毛结构。如原发灶与转移灶不一致，只要在任一组织切片中找到绒毛结构，即诊断为侵蚀性葡萄胎。

四、临床分期

目前国内外普遍采用国际妇产科联盟（FIGO）妇科肿瘤委员会2000年制定的临床分期，该分期包括解剖学分期和预后评分系统两部分（表17-3，表17-4），预后评分≤6分者为低危，≥7分者为高危。≥12分及对一线联合化疗反应差的肝、脑或广泛转移者为极高危。预后评分是为妊娠滋养细胞肿瘤患者制订治疗方案及预后评估的重要依据，解剖学分期用于明确肿瘤进程和各医疗机构间的疗效比较。

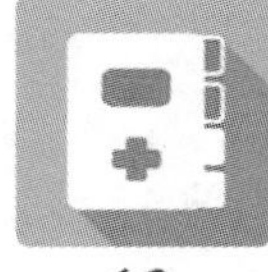
Note

表 17-3　妊娠滋养细胞疾病 FIGO 解剖学分期(2000 年)

分期	病变范围
Ⅰ期	病变局限于子宫
Ⅱ期	病变扩散,但仍局限于生殖器官(附件、阴道、阔韧带)
Ⅲ期	病变转移至肺,有或无生殖系统病变
Ⅳ期	所有其他转移

表 17-4　FIGO/WHO 妊娠滋养细胞疾病预后评分系统(2000 年)

评分	0	1	2	3
年龄/岁	<40	≥40	—	—
前次妊娠	葡萄胎	流产	足月产	—
距前次妊娠时间/月	<4	4~<7	7~12	>12
治疗前血 HCG(U/L)	≤10^3	>10^3	>10^4	>10^4
最大肿瘤大小(包括子宫)	—	3~<5 cm	≥5 cm	—
转移部位	肺	脾、肾	胃肠道	肝、脑
转移灶数目	—	1~4	5~8	>8
先前失败化疗	—	—	单药	两种或两种以上药物

五、治疗

妊娠滋养细胞肿瘤的治疗原则是以化疗为主,手术、放疗为辅,实施综合治疗措施,尤其是侵蚀性葡萄胎,几乎完全用化疗替代手术。治疗前必须在明确诊断的基础上,根据临床症状、体征及各项辅助检查结果,做出正确的临床分期,并根据预后评分将患者评定为低危或高危(低危通常包括≤6 分的Ⅰ~Ⅲ期患者,高危通常包括≥7 分的Ⅰ~Ⅲ期和Ⅳ期患者),再结合骨髓功能、肝肾功能及全身情况等评估,制订合适的治疗方案,以实施分层治疗。

(一) 化疗

一线化疗药物中常用的有氨甲蝶呤(MTX)、氟尿嘧啶(5-Fu)、放线菌素 D(Act-D)或国产放线菌素 D(更生霉素,KSM)、长春新碱(VCR)、环磷酰胺(CTX)、依托泊苷(VP-16)等。低危患者选择单一药物化疗,高危患者则选择联合化疗。

1. 单一药物化疗　目前常用的单药化疗药物及用法如表 17-5 所示。

表 17-5　常用的单药化疗药物及其用法

药物	剂量、给药途径、疗程日数	疗程间隔
MTX	0.4 mg/(kg·d),肌内注射,连续 5 h	2 周
Weekly MTX	50 mg/m^2,肌内注射	1 周
MTX+ 四氢叶酸(CF)	1 mg/(kg·d),肌内注射,第 1、3、5、7 日 0.1 mg/(kg·d),肌内注射,第 2、4、6、8 日(24 h 后用)	2 周
MTX	250 mg,静脉滴注,维持 12 h	
Act-D	10~12 μg(kg·d),静脉滴注,连续 5 日	2 周
5-Fu	28~30 mg/(kg·d),静脉滴注,连续 8~10 日	2 周

注:疗程间隔一般指上一疗程化疗的第 1 日至下一疗程化疗的第 1 日之间的间隔时间。这里特指上一疗程结束至下一疗程化疗开始的间隔时间。

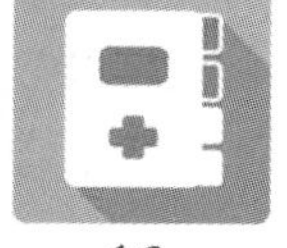

2. 联合化疗 首选 EMA-CO 方案或氟尿嘧啶为主的联合化疗方案(表 17-6)。

表 17-6 联合化疗方案及用法

方案	剂量、给药途径、疗程日数	疗程间隔
EMA-CO		2 周
第一部分 EMA		
第 1 日	VP-16,100 mg/m^2,静脉滴注	
	Act-D,0.5 mg,静脉滴注	
	MTX,100 mg/m^2,静脉滴注	
	MTX,200 mg/m^2,静脉滴注 12 h	
第 2 日	VP-16,100 mg/m^2,静脉滴注	
	Act-D,0.5 mg,静脉滴注	
	四氢叶酸(CF),15 mg,肌内注射	
	(从静脉注射 MTX 开始算起 24 h 给药,每 12 h 1 次,共 2 次)	
第 3 日	四氢叶酸(CF),15 mg,肌内注射,每 12 h 1 次,共 2 次	
第 4～7 日	休息(无化疗)	
第二部分 CO		
第 8 日	VCR,1.0 mg/m^2,静脉滴注	
	CTX,600 mg/m^2,静脉滴注	
5-Fu+KSM		3 周
	5-Fu,26～28 mg/(kg·d),静脉滴注 8 天	
	KSM,6 μg(kg·d),静脉滴注 8 天	

注:疗程间隔特指上一疗程化疗结束至下一疗程化疗开始的间隔时间。

3. 疗效评估 每一疗程结束后,每周测定血 HCG 一次,结合妇科检查和影像学检查。每疗程结束后至 18 天内,血 HCG 水平下降至少 1 个对数为有效。

4. 毒副反应 化疗药物的主要毒副反应为骨髓抑制,其次是消化道反应,肝肾功能损害及脱发也常见,停药后可渐恢复。故化疗前需检查骨髓和肝肾功能,用药期间严密观察,及时处理。

5. 停药指征 低危患者在 HCG 检测阴性后,应至少再给予 1 个疗程的化疗;而化疗过程中 HCG 水平下降缓慢、病变广泛者则给予 2～3 个疗程的化疗;高危患者继续化疗 3 个疗程,其中第一疗程必须是联合化疗。

(二) 手术

手术作为辅助治疗措施,在一些特定的情况下应用。对控制大出血等各种并发症、切除耐药病灶、减少肿瘤负荷、缩短化疗疗程等方面有作用。

1. 子宫切除 对无生育要求的无转移患者在初次治疗时可选择全子宫切除术,并在术中给予单药单疗程辅助化疗,也可多疗程用至血 HCG 降至正常水平。对于大病灶、耐药病灶或病灶穿孔出血者,可在化疗的基础上行全子宫切除术,生育期年龄妇女应保留卵巢。对于有生育要求者,若穿孔病灶不大,可做病灶切除加子宫修补术;若耐药病灶为单个及子宫外转移灶已控制,血 HCG 水平不高,可考虑做病灶剜除术。

2. 肺叶切除术 对于多次化疗未能吸收的孤立耐药病灶,血 HCG 水平不高时,可考虑肺叶切除。术前应注意鉴别肺转移病灶吸收后形成的纤维化结节,此类结节可在 HCG 转阴后

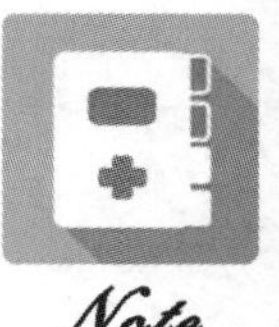

仍在X线胸片上较长时间存在。

3. 放射治疗 较少用。主要用于肝、脑转移及肺部耐药病灶的治疗。

4. 耐药复发病例的治疗 约有20%高危转移患者出现耐药和复发，并导致死亡。对此类患者的治疗目前仍是一大难题。因此对滋养细胞肿瘤患者治疗前应准确分期和评分，给予规范的化疗方案，以减少耐药和复发。

六、随访

治疗结束后应密切随访。第一次为出院后3个月，然后每半年1次，共3年，此后每年1次直至第5年，接着可每2年1次。也可Ⅰ～Ⅲ期低危患者随访1年，高危患者包括Ⅳ期患者随访2年。随访内容同葡萄胎。随访期间严格避孕，一般化疗结束1年后可妊娠。

第三节　胎盘部位滋养细胞肿瘤

胎盘部位滋养细胞肿瘤是指起源于胎盘种植部位的一种特殊类型的滋养细胞肿瘤。临床罕见。占妊娠滋养细胞肿瘤的1%～2%。多数不发生转移，预后良好。

一、病理

肿瘤突向宫腔，实性，呈息肉状生长，多局限于子宫肌层内，与子宫界限清楚；也可侵入肌层，甚至穿破子宫壁。肿瘤切面呈白色或黄色，质软，偶见小出血灶。镜下见肿瘤主要由中间型滋养细胞构成。肿瘤细胞呈圆形、多角形或梭形，胞质丰富，呈异染性，核分裂象少见。可见局灶性出血及坏死，无绒毛结构。免疫组化见肿瘤细胞产生HCG及HPL(人胎盘催乳素)。

二、临床表现

一般继发于足月产、流产或葡萄胎后，偶与活胎妊娠同时存在。多发生于生育年龄，绝经后罕见。主要表现为不规则阴道流血，有时闭经，可伴有贫血。妇科检查示子宫呈均匀或不规则增大。少数病例以转移症状为首发症状，转移部位以肺为主，也可经血行多处转移病灶。一旦发生转移，预后不良。

三、诊断

由于症状、体征不典型，临床易误诊。

血β-HCG水平可轻度升高或正常，血HPL水平可有轻度升高。

【知识拓展】
见文档1702

B型超声显示子宫肌层内低回声区或其他滋养细胞肿瘤的声像图。彩色多普勒超声显示子宫血流丰富、低阻抗血流图像，肌壁间蜂窝状暗区内丰富血流呈“火球征”。

确诊必须依靠病理，临床上可以通过刮宫标本诊断或根据子宫切除标本(判断侵蚀子宫肌层的深度)做出明确诊断。

四、治疗

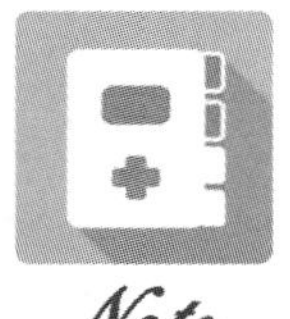

Note

此类肿瘤对化疗不敏感，手术为首选方案。原则为切除所有病灶，手术范围是全子宫及双附件，年轻妇女如病灶局限于子宫，卵巢外观正常，可保留卵巢。化疗仅用于术后辅助治疗，采用EMA-CO方案。

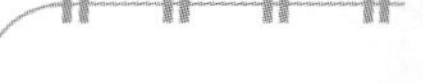

五、随访

随访内容同妊娠滋养细胞肿瘤。由于缺乏肿瘤标志物，随访时临床表现和影像学检查更有价值。

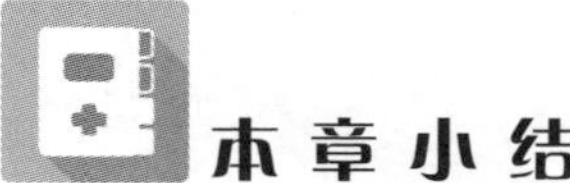

本章小结

妊娠滋养细胞疾病	学习要点
定义	一组来源于胎盘滋养细胞的疾病
分类	根据组织学不同分为葡萄胎、侵蚀性葡萄胎、绒毛膜癌及胎盘部位滋养细胞肿瘤，而后者统称为妊娠滋养细胞肿瘤，属恶性肿瘤
葡萄胎	良性疾病，分为完全性葡萄胎和部分性葡萄胎 临床表现：停经后阴道流血和子宫异常增大 辅助检查：包括盆腔超声检查和血 HCG 测定等 诊断：组织学诊断是确诊依据 治疗原则：及时清宫，术后定期测定血 HCG，随访
妊娠滋养细胞肿瘤	临床表现：主要是异常阴道流血和(或)转移灶出血引起的相应症状 诊断依据：血 HCG 的异常升高是主要诊断依据。影像学和组织学证据可支持诊断，但不是必要 鉴别绒毛膜癌和侵蚀性葡萄胎的组织学依据是有无绒毛结构 治疗原则：以化疗为主，结合手术、放疗等其他治疗，在充分治疗前评估的基础上，根据解剖学分期和预后评分，实施分层个体化治疗

【目标检测】
见文档 1703

（曾华彬）

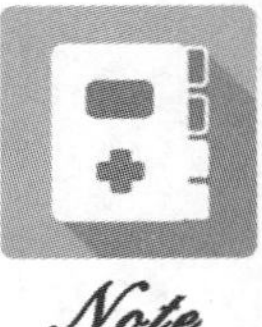

第十八章　生殖内分泌疾病

扫码看 PPT

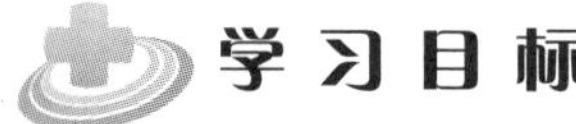

1. 掌握：异常子宫出血的病因、病理生理、临床表现、诊断与鉴别诊断、治疗；闭经的病因与分类、诊断与诊断步骤、治疗；绝经综合征的概念、内分泌变化、临床表现、诊断、治疗。

2. 熟悉：痛经的病因、临床表现、诊断与鉴别诊断、治疗；多囊卵巢综合征临床表现、辅助检查、诊断及鉴别诊断、治疗。

3. 了解：闭经的病理、生理；多囊卵巢综合征的病因、病理生理、病理。

第一节　异常子宫出血

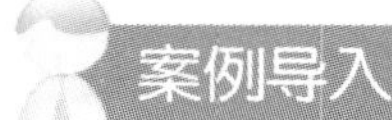

患者，女，18 岁。月经紊乱 2 年余，阴道流血 10 天。体格检查：体温 36.5 ℃，脉搏 84 次/分，呼吸 18 次/分，血压 110/75 mmHg。入院查体：生命体征稳定，中度贫血貌，心肺腹查体无异常，余未见明显异常。辅助检查：血常规示白细胞和血小板正常，血红蛋白 65 g/L。B 超提示子宫正常，子宫内膜 13 mm，直肠子宫陷凹有积液。肝肾功能正常，凝血三项正常。请问：

1. 初步诊断是什么？诊断依据有哪些？
2. 如何进行进一步检查？
3. 请给出适当的治疗方案。

【案例导入答案】
见文档 1801

【知识拓展】
见文档 1802

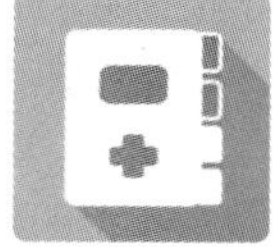

异常子宫出血(abnormal uterine bleeding，AUB)是妇科常见的症状和体征，作为总的术语，是指与正常月经的周期频率、规律性、经期长度、经期出血量任何 1 项不符的，源自子宫腔的异常出血。

一、分类

既往我国将 AUB 病因分为器质性疾病、功能失调和医源性病因 3 大类。FIGO 将 AUB 病因分为两大类九个类型，按英语首字母缩写为“PALM-COEIN”，“PALM”存在结构性改变、可采用影像学技术和(或)组织病理学方法明确诊断，而“COEIN”无子宫结构性改变。

1. PALM　子宫内膜息肉所致 AUB(简称 AUB-P)；子宫腺肌病(adenomyosis)所致 AUB(简称 AUB-A)；子宫平滑肌瘤所致 AUB(简称 AUB-L)，AUB-L 的肌瘤包括黏膜下(SM)和其他部位(O)；子宫内膜恶变和不典型增生所致 AUB(简称 AUB-M)。

2. COEIN 全身凝血相关疾病所致AUB(简称AUB-C),排卵障碍相关的AUB(简称AUB-O),子宫内膜局部异常所致AUB(简称AUB-E),医源性AUB(简称AUB-I),未分类的AUB(简称AUB-N)。

任一患者可有1个或多个引起AUB或与AUB有关的病因,诊断表达为:

单病因,例如:异常子宫出血-子宫肌瘤(黏膜下)。

多病因,例如:异常子宫出血-子宫肌瘤,排卵障碍。

另一方面,已发现的疾病,例如浆膜下子宫肌瘤不是目前AUB的原因,则需并列诊断,诊断表达为:异常子宫出血-排卵障碍,子宫肌瘤(浆膜下)。

根据FIGO对AUB的病因分类,本节重点讨论排卵障碍相关的AUB。其他疾病引起的AUB,分别在相关疾病章节详细阐述。

二、病因和病理生理

1. 无排卵性异常子宫出血 无排卵性异常子宫出血好发于青春期和绝经过渡期,也可以发生于生育期。

1) 青春期 下丘脑-垂体-卵巢轴激素间的反馈调节尚未成熟,大脑中枢对雌激素的正反馈作用存在缺陷,FSH呈持续低水平,无促排卵性LH陡直高峰形成而致不能排卵。此外,青春期女性的下丘脑-垂体-卵巢轴易受到内、外环境的多种因素影响,导致排卵障碍。

2) 绝经过渡期 卵巢功能不断衰退,卵巢对垂体促性腺激素的反应性低下,卵泡发育受阻而不能排卵。

3) 生育期 妇女可因内、外环境刺激,如劳累、应激、流产、手术和疾病等引起短暂的无排卵,也可因肥胖、多囊卵巢综合征、高催乳素血症等引起持续无排卵。

由于卵巢不排卵,导致子宫内膜在受单一雌激素刺激且无孕酮对抗下持续增生,发生突破性出血或撤退性出血。

2. 黄体功能异常

1) 黄体功能不足 引起黄体功能不足的原因有卵泡发育不良,LH排卵高峰分泌不足,LH排卵峰后低脉冲缺陷。

2) 子宫内膜不规则脱落 常由于下丘脑-垂体-卵巢轴调节功能紊乱或溶黄体机制失常,导致黄体萎缩不全,子宫内膜持续受到孕激素的影响,以致不能如期完整脱落。

三、子宫内膜病理改变

1. 无排卵性异常子宫出血

1) 子宫内膜增生症

(1) 单纯型增生:最常见的子宫内膜增生类型。镜下特点是腺体密集,腺腔囊性扩大,大小不一,犹如瑞士干酪。腺上皮为单层或假复层,细胞呈高柱状,无异型性。间质细胞丰富。发展为子宫内膜腺癌的概率约为1%。

(2) 复杂型增生:只涉及腺体,通常为局灶性。腺体增生明显,结构复杂,间质减少,呈现背靠背现象。腺上皮细胞呈柱状,可见复层排列,但细胞无不典型性改变。发展为子宫内膜腺癌的概率约为3%。

(3) 不典型增生或子宫内膜上皮内瘤变:只涉及腺体。指腺体增生并伴有细胞不典型。表现为腺上皮细胞增生,层次增多,排列紊乱,核深染,见分裂象,核质比例增加。发展为子宫内膜腺癌的概率约为23%。此类改变不属于异常子宫出血范畴。

2) 增殖期子宫内膜 子宫内膜形态表现与正常月经周期中的增生期内膜无区别,只是在月经周期后半期甚至月经期,仍表现为增生期形态。

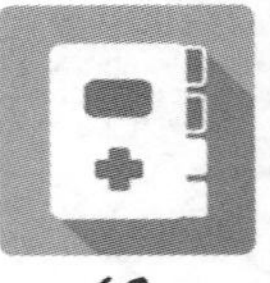

3）萎缩型子宫内膜　子宫内膜萎缩菲薄，腺体少而小，腺管狭而直，腺上皮为单层立方形或低柱状细胞，间质少而致密，胶原纤维相对增多。

2. 黄体功能异常

1）黄体功能不足　子宫内膜表现为分泌期内膜，但腺体分泌不良，间质水肿不明显或腺体与间质发育不同步。内膜活检显示分泌反应较实际周期日至少落后 2 天。

2）子宫内膜不规则脱落　常表现为混合型子宫内膜，残留的分泌期内膜与出血坏死组织及新生的内膜混合并存。

四、临床表现

排卵障碍性异常子宫出血可有各种不同的临床表现。最常见的症状是子宫不规则出血，表现为月经周期紊乱，经期长短不一，经量多少不定，甚至大量出血或出血时间长，可导致休克。出血期间一般无腹痛或其他不适。

1. 无排卵性异常子宫出血　最常见的症状有：①月经过多：月经周期规则，经期延长（>7 天），或经量过多（>80 mL）。②子宫不规则出血过多：月经周期不规则，经期延长，经量增多。③子宫不规则出血：月经周期不规则，经期延长，经量正常。④月经过频：月经稀发，周期缩短，小于 21 天。

2. 黄体功能异常　①黄体功能不足：月经周期缩短，表现为月经稀发（月经周期<21 天）。有时月经周期在正常范围内，但卵泡期延长，黄体期缩短，导致患者不易受孕或在妊娠早期流产。②子宫内膜不规则脱落：表现为月经周期正常，经期延长，可达 9～10 天，且出血量多。

五、诊断与鉴别诊断

（一）异常子宫出血诊断

对异常子宫出血患者，首先要通过详细询问月经改变的历史，确认其特异的出血模式，也就是患者就诊的主要问题（即主诉）。应注意询问性生活情况和避孕措施以除外妊娠或产褥期相关的出血（必要时测定血 HCG 水平），应注意区别酷似正常月经的出血和异常出血，并以近 1～3 次出血的具体日期进行核对，重点关注的应是自然月经而非药物诱发的人工月经。初诊时全身检查及妇科检查不可或缺，可及时发现相关体征，如性征、身高、泌乳、体重、体毛、腹部包块等，有助于确定出血来源，排除子宫颈、阴道病变，发现子宫结构的异常；结合必要的辅助检查，可明确异常子宫出血病因。

1. 确定异常子宫出血的出血模式　流程见图 18-1。

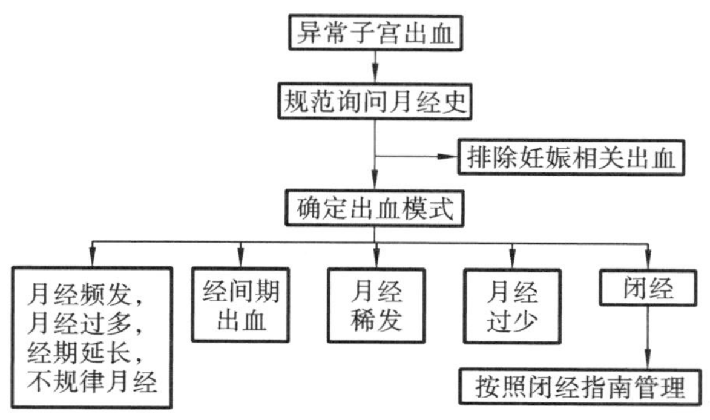

图 18-1　确定异常子宫出血的出血模式

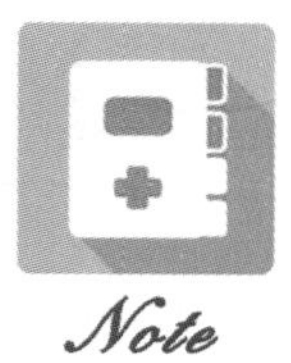

2. 月经频发、月经过多、经期延长、不规律月经的诊断　流程见图 18-2。

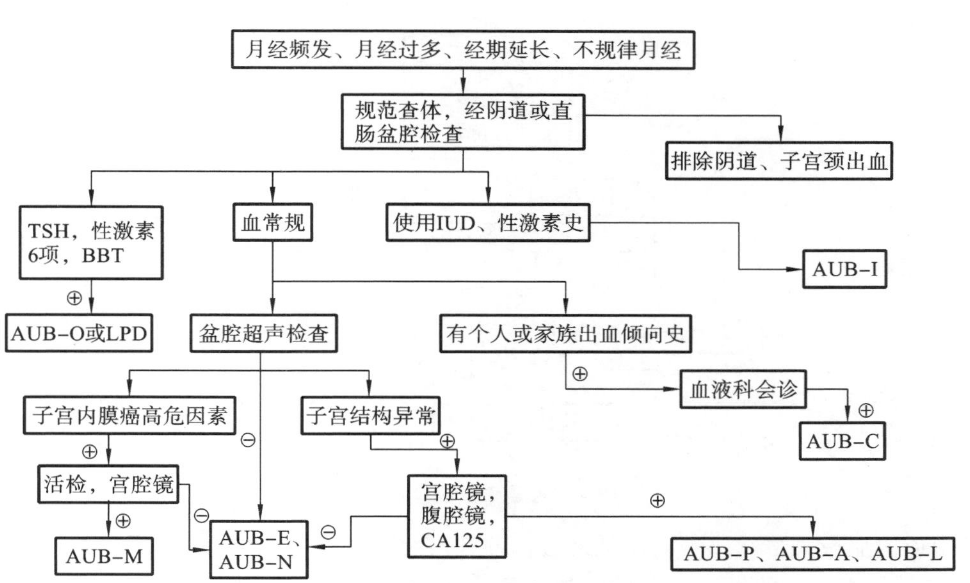

图 18-2 月经频发、月经过多、经期延长、不规律月经的诊断流程图

3. 月经过少 月经过少是异常子宫出血的一种出血模式，在临床上常见。其病因可能为由于卵巢雌激素分泌不足、无排卵或因手术创伤、炎症、粘连等因素导致子宫内膜对正常量的激素不反应。诊治流程见图 18-3。

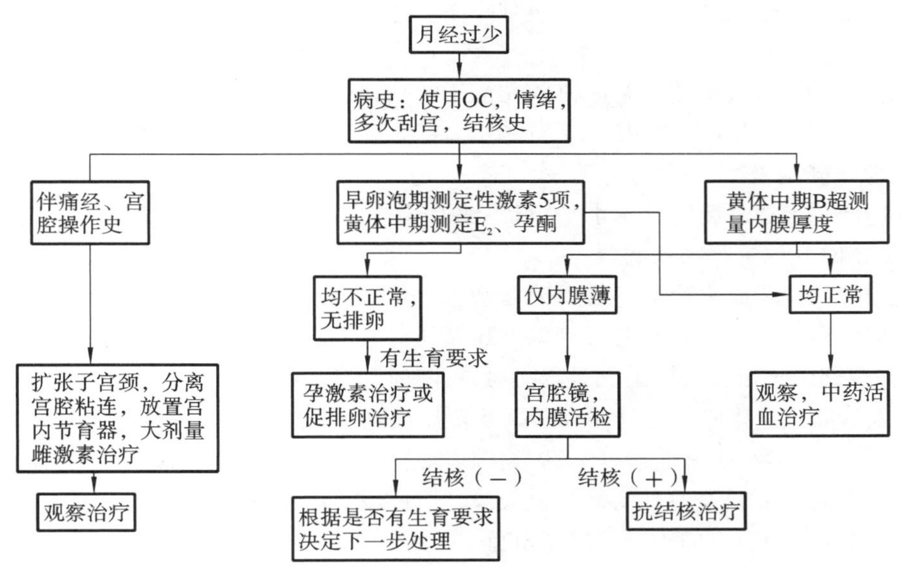

图 18-3 月经过少的诊治流程图

4. 月经稀发 诊治流程见图 18-4。

（二）排卵障碍性异常子宫出血诊断与鉴别诊断

1. 诊断 主要依据病史、体格检查及辅助检查做出诊断。

1）病史 详细了解异常子宫出血的类型、发病时间、病程经过、出血前有无停经史及治疗经过。注意患者的年龄、月经史、婚育史和避孕措施，近期有无服用干扰排卵的药物或抗凝药物等，是否存在肝病、血液病、糖尿病、甲状腺功能亢进症或减退症等可引起月经失调的全身疾病。

2）体格检查 包括全身检查和妇科检查。通过全身检查了解患者有无贫血、甲亢、甲减、多囊卵巢综合征及出血性疾病的阳性体征。通过妇科检查排除阴道、宫颈及子宫器质性病变，

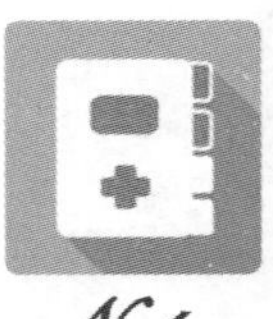

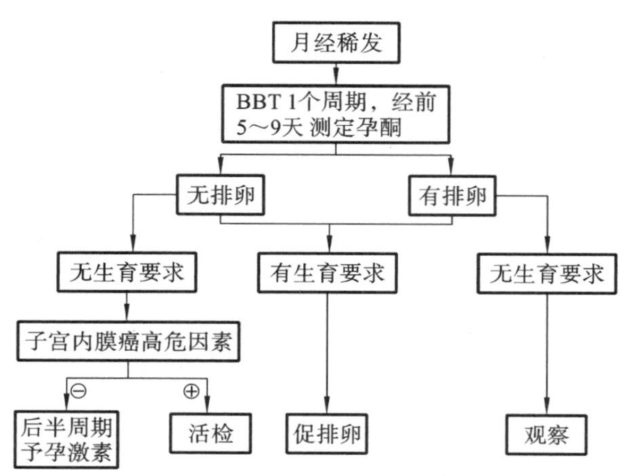

图 18-4　月经稀少的诊治流程图

并注意阴道内血液来自宫颈表面还是来自宫颈管内。

3）辅助检查　目的是确定病情严重程度，是否有合并症及鉴别诊断。

（1）全血细胞计数：确定是否存在贫血及血小板减少。

（2）凝血功能检查：排除凝血和出血功能障碍性疾病，如检查凝血酶原时间、部分促凝血酶原激酶时间、血小板计数、出凝血时间等。

（3）尿妊娠试验及血 HCG 检测：排除妊娠及妊娠相关疾病，适用于有性生活史者。

（4）B 型超声检查：了解子宫形态、内膜情况，排除宫腔占位性病变及其他生殖道器质性病变等。

（5）基础体温测定（BBT）：无排卵性异常子宫出血者 BBT 无上升改变而呈单相型曲线，提示无排卵。黄体功能不足者 BBT 呈双相型，高温相＜11 天。子宫内膜不规则脱落者 BBT 呈双相型，但下降缓慢。

（6）激素测定：适时测定孕酮水平，可了解有无排卵及黄体情况。测定睾酮、催乳素及甲状腺功能以排除其他内分泌疾病。

（7）诊断性刮宫：简称诊刮。适用于已婚者，可达到止血、诊断及治疗的目的。了解有无排卵及黄体功能，应于经前期或月经来潮 6 h 内刮宫。子宫内膜不规则脱落者在月经第 5～6 日诊刮。不规则阴道出血或阴道大量出血时，可随时刮宫。刮出物必须送病理检查。

2. 鉴别诊断　应排除异常妊娠或妊娠并发症如流产、异位妊娠、葡萄胎等；生殖器官肿瘤如子宫内膜癌、宫颈癌、子宫肌瘤、卵巢肿瘤等；生殖器官感染如子宫内膜炎、子宫肌炎、生殖道支原体和衣原体感染等；全身性疾病如血液病、肝肾衰竭、甲亢或甲减等；激素类药物使用不当及宫内节育器或异物引起的子宫不规则出血。

六、治疗

药物治疗是 AUB 的一线治疗方法。青春期及生育期排卵障碍性异常子宫出血以止血、调整周期、促排卵为主；绝经过渡期排卵障碍性异常子宫出血以止血、调整周期、减少经量、防止子宫内膜病变为治疗原则。

1. 无排卵性异常子宫出血

1）止血　少量出血的患者，使用最低有效剂量性激素，减少药物不良反应。大量出血患者，要求性激素治疗 8 h 内见效，24～48 h 内出血基本停止，若 96 h 以上仍不能止血，应考虑更改治疗方案。

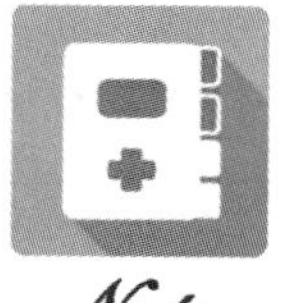
Note

（1）性激素　①雌激素：应用大剂量雌激素可迅速促使子宫内膜生长，短期内修复创面而止血，适用于急性大量出血时。口服结合雌激素(片剂)，每次 1.25～2.5 mg，或戊酸雌二醇，每次2 mg，口服，每 6～8 h 1 次，血止 3 天后按每 3 日递减 1/3 量，直至维持量，血止后第 21 日停药。②孕激素：又称“子宫内膜脱落法”或“药物刮宫”，停药后短期即有撤退性出血。止血机制是使雌激素作用下持续增生的子宫内膜转化为分泌期，使内膜不再增厚，停药后子宫内膜脱落较完全，可起到药物性刮宫的作用，达到止血目的。适用于体内有一定雌激素水平、血红蛋白水平＞80 g/L、生命体征稳定的患者。如地屈孕酮，10 mg，口服，每日 2 次，共 10 天；微粒化孕酮，200～300 mg，口服，每日 1 次，共 10 天；醋酸甲羟孕酮，6～10 mg，口服，每日 1 次，共 10 天；黄体酮 20～40 mg，肌内注射，每日 1 次，共 3～5 天。③雄激素：雄激素具有拮抗雌激素、增强子宫平滑肌及子宫血管张力、减少子宫出血的作用。适用于绝经过渡期功能失调性子宫出血，大出血时单独应用效果不佳。④雌孕激素联合用药：性激素联合用药止血效果优于单一药物。青春期和生育期排卵功能障碍的异常子宫出血患者，口服复方低剂量避孕药，效果较好。如去氧孕烯-炔雌醇、孕二烯酮-炔雌醇，用法为 1～2 片/次，每 6～8 小时/次，血止 3 天后逐渐减量至1 片/日，维持至 21 天结束。

(2) 刮宫术　可迅速止血，具有诊断价值，可了解内膜病理情况，排除恶性病变。适用于绝经过渡期及病程长的生育年龄患者。

(3) 辅助治疗　①一般止血药：氨甲环酸、酚磺乙胺、维生素 K 等。②矫正凝血功能：补充凝血因子，如纤维蛋白原、血小板、新鲜血等。③矫正贫血：中度贫血患者给予铁剂、叶酸治疗，必要时输血。④抗感染：适用于出血时间长、贫血严重、抵抗力差或合并有感染的患者。

2) 调整月经周期　异常子宫出血止血后，需要调整月经周期。青春期和生育期异常子宫出血患者，使其建立正常的月经周期及诱导正常月经的建立。绝经过渡期患者需控制出血，预防子宫内膜增生性病变，防止疾病复发。

(1) 雌、孕激素序贯法：即人工周期。适用于青春期及生育期、异常子宫出血、内源性雌激素水平较低者。自撤药性出血第 5 日起使用雌激素，戊酸雌二醇 2 mg 或妊马雌酮 1.25 mg，每晚 1 次，连服 21 日，至服药第 11 日起，加用孕激素，如醋酸甲羟孕酮，每日 10 mg，连用 10 日。3 个周期为一个疗程，用药 3 个周期后，若正常月经仍未建立，应重复上述序贯疗法。

(2) 雌、孕激素联合法：适用于生育期异常子宫出血、内源性雌激素水平较高者或绝经过渡期功能失调性子宫出血者。开始即用孕激素，限制雌激素以抑制内膜生长，减少撤药性出血，其中雌激素可预防治疗过程中孕激素突破性出血。常低剂量给药，选用口服避孕药，从撤药性出血第 5 日起，1 片/日，连服 21 天，1 周为撤退性出血间隔，连用 3 个周期为一个疗程。对停药后仍未建立正常月经周期者，可重复使用一个周期。

(3) 孕激素法：又称后半周期疗法。适用于青春期或活组织检查为增生期内膜功能失调性子宫出血者。于月经后半期(撤药出血的第 16～25 日)服用醋酸甲羟孕酮片 10 mg，1 次/日；或地屈孕酮10～20 mg，1 次/日，连用 10～14 日，应用 3～6 个周期。

3) 促排卵　主要用于生育期、有生育要求者，尤其是不孕患者。青春期不宜使用促排卵药物控制月经周期。

4) 手术治疗

(1) 子宫内膜切除术：利用宫腔镜下电切割、激光、滚动球电凝或热疗等方法，使子宫内膜组织凝固或坏死，致使月经量减少甚至闭经。适用于药物治疗无效、不愿接受或不适合子宫切除术的患者。

(2) 子宫切除术：患者经各种治疗效果不佳，无生育要求，可知情选择接受子宫切除。

2. 黄体功能异常

1) 黄体功能不足

(1) 促卵泡发育：①卵泡期使用低剂量雌激素：月经第 5 日开始口服妊马雌酮，0.625

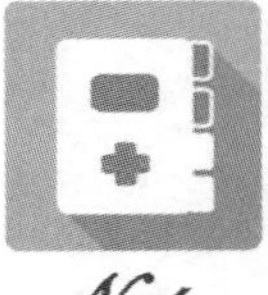

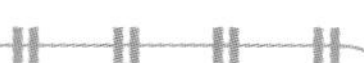

mg/d,连续 5～7 日。②氯米芬:月经第 3～5 日开始口服,50 mg/d,连服 5 日。

(2) 促进月经中期 LH 峰形成:于卵泡成熟后,给予绒毛膜促性腺激素 5000～10000 U,1 次或分 2 次肌内注射。

(3) 黄体功能刺激疗法:在基础体温上升后开始给予,隔日肌内注射绒毛膜促性腺激素 1000～2000 U,共 5 次。可促进黄体形成,提高孕酮的分泌,延长黄体期。

(4) 黄体功能补充疗法:选用天然黄体酮制剂,从排卵后开始每日肌内注射黄体酮 10 mg,共 10～14 日。

(5) 口服避孕药:尤其适用于有避孕要求的患者。一般使用 3 个周期,病情反复者可延至 6 个周期。

2) 子宫内膜不规则脱落

(1) 孕激素:使黄体及时萎缩,子宫内膜按时完整脱落。可口服甲羟孕酮、天然微粒化孕酮,或肌内注射黄体酮注射液。

(2) 绒毛膜促性腺激素:用法同黄体功能不足。

(3) 口服避孕药:控制排卵,控制周期。

第二节　闭　　经

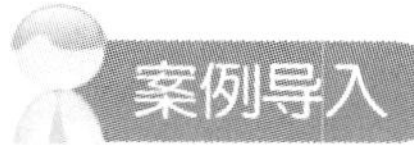

患者,女,32 岁,闭经 4 年。4 年前因产后感染继发休克,抢救后康复。此后闭经,无乳汁分泌,现有全身乏力、血压低、怕冷、面部水肿、食欲下降、性欲减退等症状。体格检查:体温 36.6 ℃,脉搏 80 次/分,呼吸 20 次/分,血压 100/70 mmHg。面部轻度水肿,乳房发育欠丰满,其余正常。妇科检查:阴毛稀少,阴道壁略萎缩,分泌物少,宫颈光滑,宫体小,附件无异常。请问:

1. 初步诊断是什么? 诊断依据有哪些?
2. 如何进行进一步检查?
3. 请给出适当的治疗方案。

【案例导入答案】
见文档 1803

闭经(amenorrhea)是常见的妇科症状,表现为无月经或月经停止。根据既往有无月经来潮分为原发性闭经和继发性闭经两类。原发性闭经(primary amenorrhea)指年龄超过 14 岁仍无女性第二性征发育者;或年龄超过 16 岁、女性第二性征已发育,但月经未来潮。继发性闭经(secondary amenorrhea)指正常月经周期建立后,月经停止 6 个月,或按自身原来月经周期计算停经 3 个周期以上者。青春期前、妊娠期、哺乳期及绝经后期月经不来潮是生理现象,本节不予讨论。

一、病因和病理生理

(一) 原发性闭经

原发性闭经较少见,多为遗传学原因或先天性发育缺陷引起。根据第二性征发育情况,分为第二性征存在和第二性征缺乏两类。

1. 第二性征存在的原发性闭经

1) 米勒管发育不全综合征　占青春期原发性闭经的 20%。由副中肾管发育障碍引起的

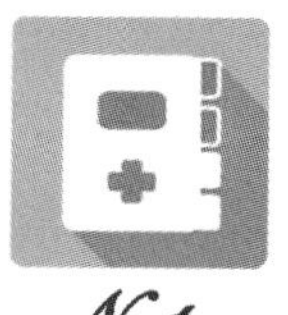

先天畸形，主要异常表现为始基子宫或无子宫、无阴道。

2）雄激素不敏感综合征　又称睾丸女性化完全型。青春期乳房隆起丰满，但乳头发育不良，乳晕苍白，阴毛、腋毛稀少，阴道为盲端，子宫及输卵管缺如。

3）对抗性卵巢综合征　又称卵巢不敏感综合征。卵巢对外源性促性腺激素不敏感，临床表现为原发性闭经，女性第二性征存在。

4）生殖道闭锁　由生殖道闭锁引起的横向阻断，可导致闭经。生殖道闭锁多为先天性，如阴道横隔、无孔处女膜等。

5）真两性畸形　较少见，患者同时存在男性和女性性腺，染色体核型可为 XX、XY 或嵌合体。存在女性第二性征。

2. 第二性征缺乏的原发性闭经

1）低促性腺激素性腺功能减退　多因下丘脑分泌 GnRH 不足或垂体分泌促性腺激素不足而导致的原发性闭经。体质性青春发育延迟最常见，其次为嗅觉缺失综合征。临床表现为原发性闭经，女性第二性征缺如，嗅觉减退或缺失，但女性内生殖器分化正常。

2）高促性腺激素性腺功能减退　由于原发性性腺发育欠佳所致的性激素分泌减少，反馈性引起 LH 和 FSH 升高，常与生殖道异常同时出现。如：①特纳综合征，属于先天性性腺发育不全，性染色体异常。表现为原发性闭经，卵巢不发育，身材矮小，第二性征发育不良，常有蹼颈、盾胸、后发际低、腭高耳低、鱼样嘴、肘外翻等特殊临床征象。②46，XY 单纯型生殖腺发育不全，主要表现为条索状性腺及原发性闭经，具有女性生殖系统，无青春期第二性征发育，女性第二性征发育不良。③46，XX 单纯性腺发育不全，患者体格发育无异常，卵巢呈条索状，无功能实体，子宫发育不良，女性第二性征发育较差，但外生殖器为女型。

（二）继发性闭经

继发性闭经发病率较高。以下丘脑性闭经最常见，依次为垂体性闭经、卵巢性闭经、子宫性闭经及下生殖道发育异常闭经。

1. 下丘脑性闭经　最常见，是中枢神经系统及下丘脑各种功能和器质性疾病引起的闭经，以功能性原因为主。

1）精神应激　突然或长期的精神抑郁、紧张、忧虑、过度疲劳、情感变化、寒冷、环境改变、创伤等均可能引起神经内分泌障碍而导致闭经。

2）体重下降　如神经性厌食症，中枢神经对体重急剧下降极为敏感，1 年内体重下降 10%左右，即使体重仍在正常范围也可引起闭经。若体重减轻 10%～15%，或脂肪丢失 30%，将出现闭经。饮食习惯的改变也可引发闭经，是闭经的原因之一。

3）运动性闭经　初潮发生和月经的维持有赖于一定比例(17%～22%)的机体脂肪，若肌肉与脂肪的比例增加或总体脂肪减少可使月经异常，导致闭经。

4）药物性闭经　长期应用甾体类避孕药或某些药物，如吩噻嗪衍生物（奋乃静、氯丙嗪）、利血平等，可引起继发性闭经。此类闭经通常是可逆的，一般停药后 3～6 个月可恢复月经。

5）颅咽管瘤　较为少见。由于瘤体增大压迫下丘脑和垂体柄引起闭经、生殖器萎缩、肥胖、颅内压增高、视力障碍等症状，又称肥胖生殖无能营养不良症。

2. 垂体性闭经　腺垂体器质性病变或功能失调，导致促性腺激素分泌异常，继而引起闭经。

1）垂体梗死　常见的有希恩综合征(Sheehan syndrome)。由于产后出血休克，垂体缺血坏死，引起腺垂体功能低下而出现闭经、无泌乳等一系列症状。

2）垂体肿瘤　最常见的是分泌 PRL 的腺瘤，PRL 对下丘脑 GnRH 分泌抑制达到一定程度即引起闭经。此外还有生长激素腺瘤、促甲状腺激素腺瘤、促肾上腺激素腺瘤等，可引起闭

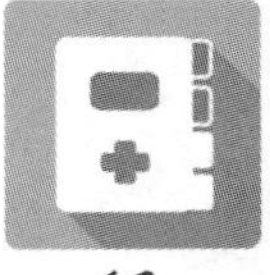
Note

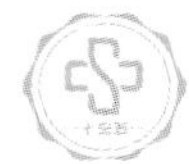

经及相应症状。

3）空蝶鞍综合征　脑脊液流入蝶鞍的垂体窝，垂体柄受压使下丘脑与垂体间的门脉循环受阻，从而引发闭经和高催乳素血症。

【知识拓展】

见文档 1804

3. 卵巢性闭经　病变的部位在卵巢。卵巢分泌的性激素水平低下，因不能使子宫内膜发生周期性变化而导致闭经。

1）卵巢早衰　女性 40 岁前，由于卵巢内卵泡耗竭或医源性损伤而发生的卵巢功能衰竭，称卵巢早衰。以低雌激素及高促性腺激素为特征，表现为继发性闭经，常伴有绝经过渡期症状。激素特征变现为高促性腺激素水平，尤其是 FSH 上升，大于 40 U/L，同时伴雌激素水平下降。

2）卵巢功能性肿瘤　如卵巢支持-间质细胞瘤，产生过量雄激素抑制性腺轴功能而致闭经。卵巢颗粒-卵泡膜细胞瘤，持续分泌雌激素以抑制排卵，使得子宫内膜持续增生而闭经。

3）多囊卵巢综合征　以长期不排卵、高雄激素血症为特征，主要表现为闭经、不孕、多毛和肥胖。

4. 子宫性闭经　因感染或创伤导致子宫内膜受破坏，或子宫内膜对卵巢激素不能产生正常反应而出现的闭经。

1）Asherman 综合征　最常见的原因。多因过度刮宫损伤子宫内膜，导致宫腔粘连而闭经。宫腔严重感染也可导致闭经。宫颈上皮内瘤变时行各类宫颈锥切术所致的宫颈管粘连、狭窄也可致闭经。

2）子宫切除或放疗　子宫内膜受到破坏也可引发闭经。

5. 其他内分泌功能异常　如甲状腺、肾上腺、胰腺等功能紊乱也可引起闭经。常见的有甲状腺功能减退或亢进、肾上腺皮质功能亢进、肾上腺皮质肿瘤等。

二、诊断

闭经是症状，诊断时应先找闭经原因，确定病变部位，然后再明确是何种疾病所引起。

（一）病史

详细询问病史，包括月经史、婚育史、用药史、子宫手术史、家族史及发病可能的起因和伴随情况，如精神因素、环境改变、体重增减、饮食习惯、运动性职业或过强运动等。对于原发性闭经患者，应了解生长发育史，询问第二性征发育情况，有无先天性缺陷及其他疾病。

（二）体格检查

检查全身发育状况，包括智力、身高、体重，第二性征发育情况，有无体格发育畸形，甲状腺有无肿大，乳房有无溢乳，皮肤色泽及毛发分布。观察患者精神状态评估智力发育水平，了解营养健康状况等。原发性闭经性征幼稚者还应检查嗅觉有无缺失，头痛或溢乳者还需进行视野测定。

妇科检查时应注意内、外生殖器的发育，有无缺陷、畸形；外阴色泽及阴毛生长情况；有性生活的妇女可通过检查阴道皱襞及宫颈黏液了解雌激素水平。

（三）辅助检查

育龄期妇女闭经首先要排除妊娠。先通过询问病史及体格检查对闭经原因及病变部位有初步诊断，再通过辅助检查明确诊断。以下按继发性闭经的诊断步骤介绍相关的实验室辅助检查项目（图 18-5）。

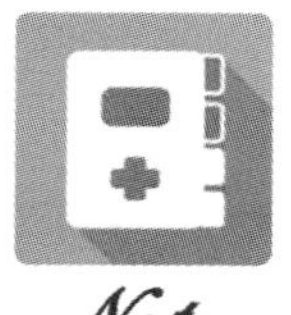

Note

1. 功能试验

1）药物撤退试验　用于评估体内雌激素水平。

（1）孕激素试验：每日肌内注射黄体酮 20 mg，连续 5 日。或每日口服醋酸甲羟孕酮 10

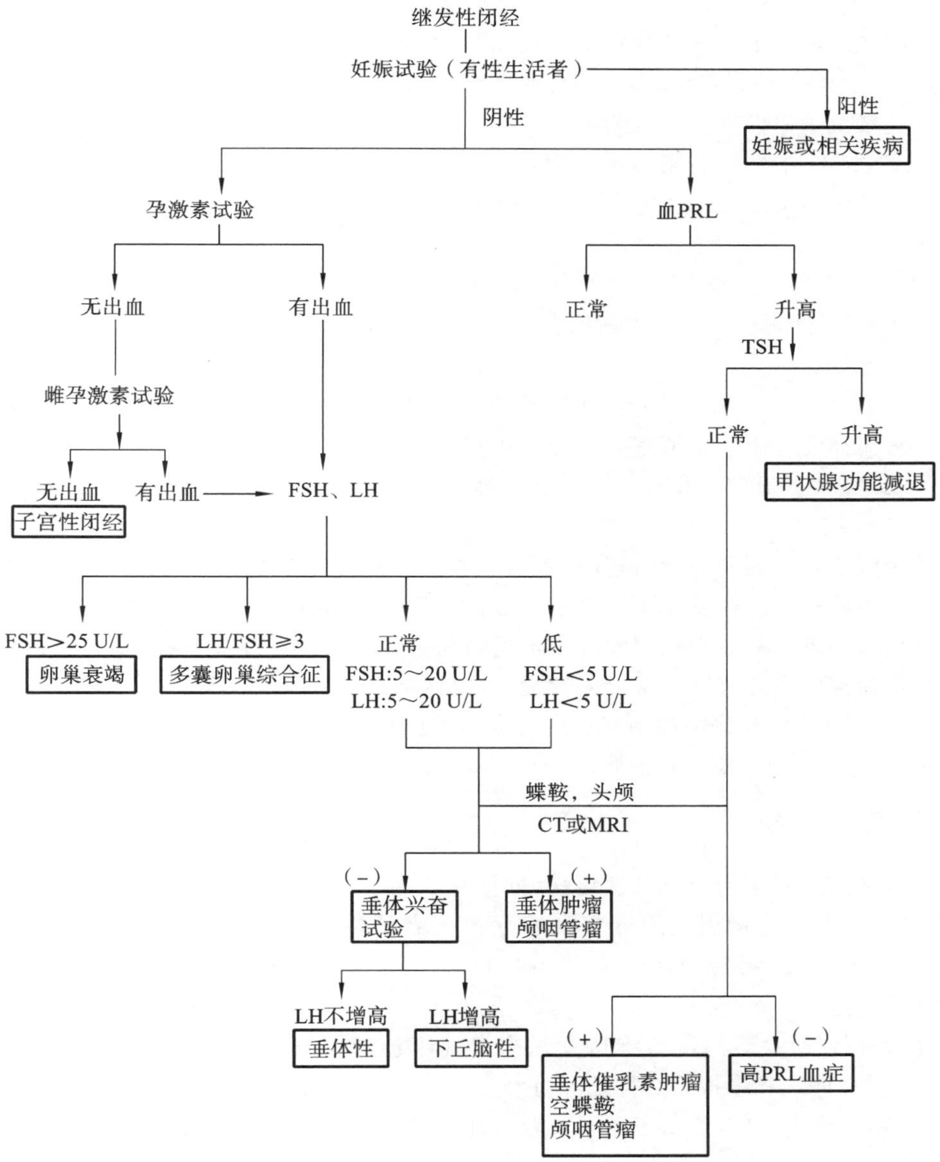

继发性闭经

妊娠试验（有性生活者）

阳性 → 妊娠或相关疾病

阴性

孕激素试验

无出血 → 雌孕激素试验 → 无出血：子宫性闭经；有出血 → FSH、LH

有出血 → FSH、LH

血PRL

正常

升高 → TSH → 正常；升高：甲状腺功能减退

FSH、LH：

FSH>25 U/L：卵巢衰竭

LH/FSH≥3：多囊卵巢综合征

正常 FSH:5～20 U/L LH:5～20 U/L

低 FSH<5 U/L LH<5 U/L

蝶鞍，头颅 CT或MRI

(－) 垂体兴奋试验 → LH不增高：垂体性；LH增高：下丘脑性

(＋) 垂体肿瘤 颅咽管瘤

(＋) 垂体催乳素肿瘤 空蝶鞍 颅咽管瘤

(－) 高PRL血症

图 18-5　继发性闭经的诊断步骤

mg，连用 8～10 日。停药后 3～7 日出现撤药性出血为阳性反应，提示子宫内膜已受一定水平雌激素的影响。停药后无撤药性出血为阴性反应，应进一步行雌激素、孕激素序贯试验。

（2）雌激素、孕激素序贯试验：适用于孕激素试验阴性的闭经患者。每日口服妊马雌酮 1.25 mg，连续 20 日，最后 10 日加服醋酸甲羟孕酮，每日口服 10 mg，停药后 3～7 日发生撤药性出血者为阳性，提示子宫内膜功能正常，引起闭经的原因是患者体内雌激素水平低落，应进一步寻找原因。无撤药性出血者为阴性，应再重复 1 次序贯试验，若撤药后仍无出血，提示子宫内膜有缺陷或被破坏，可诊断为子宫性闭经。

2）垂体兴奋试验　又称 GnRH 刺激试验。通过静脉注射 GnRH 后测定 LH 和 FSH 水平，以了解垂体对 GnRH 的反应性。将戈那瑞林 25 μg 溶于生理盐水 2 mL，在静息状态下经肘静脉快速注射，注入后 30 min、90 min 采血测定 LH 水平。若注射后 30 min LH 高峰值较注射前基值升高 2～4 倍，为阳性，说明垂体功能正常，病变在下丘脑。反之为阴性，说明病变在垂体，提示垂体功能减退。

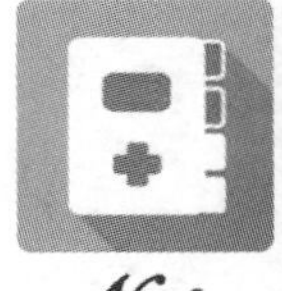

2. 激素测定 建议停用雌孕激素至少 2 周后进行。

1）血甾体激素测定 血孕酮水平升高，提示排卵。雌激素水平低，提示卵巢功能不正常或功能衰竭。睾酮水平高，提示有多囊卵巢综合征或性索-间质肿瘤等可能。

2）催乳素及垂体促性腺激素测定 PRL＞25 μg/L 时称高催乳素血症。PRL 升高者，还需测定 TSH，TSH 水平升高则为甲状腺功能减退导致的闭经。若 TSH 正常，而 PRL＞100 μg/L，应行头颅 MRI 或 CT 检查，以排除垂体肿瘤或空蝶鞍。若 PRL 正常，应测垂体促性腺激素。

3）LH、FSH 测定 若 LH＞25U/L 或 LH/FSH 值＞3，高度怀疑多囊卵巢综合征。若 FSH、LH 均＜5U/L，提示垂体功能减退，病变可能在垂体或下丘脑。

3. 影像学检查

1）盆腔 B 型超声 了解盆腔内子宫及卵巢情况。

2）子宫输卵管造影 了解有无宫腔病变和宫腔粘连。

3）CT 或磁共振显像（MRI） 用于盆腔及头部蝶鞍区检查，了解盆腔肿块性质，以诊断垂体微腺瘤、空蝶鞍等。

4. 宫腔镜检查 能明确诊断宫腔粘连，了解子宫腔及内膜情况，同时可取内膜送病理。

5. 腹腔镜检查 能在直视下观察子宫、附件情况，可同时做活组织检查。

6. 染色体检查 对鉴别性腺发育不全病因及指导临床处理有重要意义。

7. 其他检查 主要有靶器官反应性检查，包括基础体温测定、宫颈黏液评分、阴道脱落细胞检查、子宫内膜活检或诊断性刮宫。对疑为多囊卵巢综合征患者尚需测胰岛素、雄激素等。怀疑结核或血吸虫病时，应进行内膜培养。

三、治疗

1. 全身治疗 积极治疗全身性疾病，低体重或因节制饮食致闭经者应加强营养，尽量恢复标准体重。疏导因应激引起的精神心理，消除患者精神紧张和焦虑。运动性闭经者应适当减少运动量。肿瘤或多囊卵巢综合征等引起的闭经，需进行特异性治疗。

2. 激素治疗

1）性激素替代治疗 目的：维持女性全身健康包括生殖系统、心血管系统、骨骼及骨代谢、神经系统等；促进和维持第二性征和月经。

（1）雌激素替代治疗：适用于无子宫者。妊马雌酮，口服，0.625 mg/d，连用 21 天，停药 1 周后重复给药。

（2）雌激素、孕激素序贯疗法：适用于有子宫者。上述雌激素连服 21 天，后 10 天同时给予醋酸甲羟孕酮，6～10 mg/d。

（3）孕激素疗法：适用于体内有一定内源性雌激素水平的闭经患者。于月经周期后半期（或撤药出血第 16～25 日）口服醋酸甲羟孕酮 6～10 mg/d，共 10 天。

2）诱发排卵 适用于有生育要求的患者。

（1）氯米芬：最常用的促排卵药物。适用于体内有一定雌激素水平的无排卵患者。给药方法是月经第 5 日始服，50～100 mg/d，连用 5 日。

（2）促性腺激素：适用于低促性腺激素致闭经者及氯米芬促排卵失败者。如人类绝经期促性腺激素（HMG）或卵泡刺激素。卵泡刺激素包括尿提纯 FSH、纯化 FSH、基因重组 FSH。促成熟卵泡排卵的药物为人绒毛膜促性腺激素（HCG）。常用 HMG 或 FSH 和 HCG 联合用药促排卵。

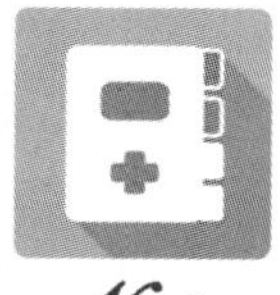

（3）促性腺激素释放激素（GnRH）：适用于下丘脑性闭经。使用天然制品促排卵，用脉冲皮下注射或静脉给药。

3）溴隐亭治疗　适用于闭经溢乳综合征。单纯高 PRL 血症者，每天 2.5～5 mg，一般于服药的第 5～6 周恢复月经。垂体催乳素瘤者，每天 5～7.5 mg，敏感者在服药 3 个月后肿瘤明显缩小，可降低手术概率。

3. 手术治疗　针对器质性病因，采用相应的手术治疗。

1）生殖道畸形　因经血引流障碍导致的闭经，如处女膜闭锁、阴道横隔或阴道闭锁，均可通过手术切开或成形，使经血流畅。对于先天性子宫颈发育不良，无法进行手术校正者，需行子宫切除术。

2）Asherman 综合征　目前多采用宫腔镜直视下分离粘连，术后加用大剂量雌激素和放置宫腔内支撑。宫腔内支撑放置 7～10 日，每日口服妊马雌酮 2.5 mg，第三周加用醋酸甲羟孕酮，每日 10 mg，共 7 日，根据撤药出血量，重复用药 3～6 个周期。宫颈狭窄和粘连者，进行宫颈扩张治疗。

3）肿瘤　卵巢肿瘤一经确诊，应手术治疗。垂体肿瘤者，应根据肿瘤部位、大小及性质确定治疗方案。催乳素瘤多采用溴隐亭类药物治疗，药物治疗无效或巨腺瘤产生压迫症状者方采用手术治疗。含 Y 染色体的高促性腺激素闭经者，性腺易发生肿瘤，应行手术治疗。

第三节　多囊卵巢综合征

案例导入

患者，女，23 岁，闭经 8 个月。体格检查：体温 36.3 ℃，脉搏 82 次/分，呼吸 20 次/分，血压 105/80 mmHg。发育正常，体形偏胖，面部痤疮，发际低，头发稀疏多油脂，无明显水牛背，颈后部、腋下、肘窝、双手指间关节摩擦处，可见色素沉着，双上臂内侧及下腹部、臀部、双下肢内侧等可见纵行条状紫纹，呈紫红色，中央宽，两端尖，腋毛浓密，四肢毛发增多。全身皮肤黏膜无黄染，各浅表淋巴结未及肿大，胸廓无畸形，双侧乳房无溢乳，心肺检查无异常，肝脾未触及。B 型超声提示：多囊卵巢。请问：

1. 初步诊断是什么？诊断依据有哪些？
2. 进一步检查有哪些？
3. 请给出适当的治疗方案。

【案例导入答案】

见文档 1805

多囊卵巢综合征（polycystic ovarian syndrome，PCOS）以高雄激素血症、持续性无排卵、卵巢多囊样改变为特征，常伴有胰岛素抵抗和肥胖。PCOS 常始于青春期，也是生育期妇女月经紊乱最常见的原因。

一、病因

病因至今尚未阐明，其发病相关因素仍以下丘脑-垂体-卵巢轴调节功能紊乱和胰岛素抵抗为主。部分 PCOS 患者有明显的家族聚集性，可能与遗传因素有关。

【知识拓展】

见文档 1806

二、病理生理

PCOS 的内分泌特征：高雄激素血症、雌酮水平高于雌二醇、LH/FSH 值增大、胰岛素抵抗和高胰岛素血症。产生这些变化可能涉及的机制有以下几种。

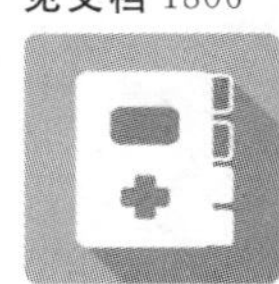

1. 下丘脑-垂体-卵巢轴调节功能紊乱　由于垂体对促性腺激素释放激素（GnRH）的敏感

性增加，分泌过量的 LH，刺激卵巢间质、卵泡膜细胞产生过量的雄激素，高雄激素抑制卵泡成熟，不能形成优势卵泡。另外，血中持续高水平的 LH，不能形成月经中期 LH 峰，故无排卵发生。未成熟的卵泡仍能分泌相当于早卵泡期水平的雌二醇(E_2)，同时雄烯二酮在外周组织芳香化酶作用下转化为雌酮(E_1)，形成高雌酮血症。持续分泌的 E_1 和一定水平的 E_2 对 FSH 分泌呈负反馈，导致 FSH 水平相对降低，LH/FSH 值增大。高水平 LH 又促进卵巢分泌雄激素，低水平 FSH 持续刺激，使卵巢内小卵泡停止发育，无优势卵泡形成，从而出现雄激素过多、持续无排卵的恶性循环，并导致卵巢多囊样改变。

2. 胰岛素抵抗和高胰岛素血症 外周组织对胰岛素的敏感性降低，胰岛素的生物学效能下降，称为胰岛素抵抗。约 50%患者存在不同程度的胰岛素抵抗及代偿性高胰岛素血症。过量胰岛素可增加 LH 释放并促进卵巢和肾上腺分泌雄激素，同时抑制肝脏合成性激素结合球蛋白，从而导致游离睾酮增加。

3. 肾上腺内分泌功能异常 5% PCOS 患者存在脱氢表雄酮(DHEA)及脱氢表雄酮硫酸盐(DHEAS)水平升高，可能与患者肾上腺中合成甾体激素的关键酶活性增加，以及肾上腺细胞对促肾上腺皮质激素(ACTH)敏感性增加和功能亢进有关。

三、病理

1. 卵巢变化 大体观见双侧卵巢均匀增大，包膜增厚、质韧，切面见白膜均匀增厚，白膜下见大小不等的囊性卵泡，直径多小于 1 cm，数量多为 10 个。镜下见白膜增厚、硬化，皮质表层纤维化，细胞少，血管显著。白膜下见多个不成熟阶段卵泡及闭锁卵泡，但无成熟卵泡，且无排卵痕迹。

2. 子宫内膜变化 因长期高雌激素刺激，子宫内膜呈不同程度增生性改变。长期持续无排卵可致子宫内膜癌发生率增加。

四、临床表现

1. 月经失调 PCOS 的主要症状。初潮年龄正常，多在初潮后出现月经失调，主要表现为月经稀发(周期 35 天到 6 个月)或闭经。少数患者表现为不规则子宫出血，月经周期、经期、经量无规律性。

2. 不孕 由于患者持续性无排卵，导致不孕。

3. 多毛、痤疮 在高雄激素影响下，PCOS 女性出现不同程度的多毛，以性毛(阴毛和腋毛)浓密为主，阴毛分布呈男性型，延及肛周、腹股沟或腹中线。毛发也可分布于口唇周围、乳晕周围、下颌等处。由于患者体内雄激素积聚，过度刺激皮脂腺分泌，可出现油脂性皮肤、痤疮。

4. 肥胖 50%以上患者肥胖，多呈腹部肥胖型(腰围/臀围多大于或等于 0.80)。这与胰岛素抵抗、瘦素抵抗、雄激素过多、游离睾酮比例升高有关。

5. 黑棘皮病 患者可出现灰棕色色素沉着，常分布在颈背部、腋下、外阴、乳房下、阴唇、腹股沟等皮肤皱褶处，呈对称性，局部皮肤增厚，质地柔软。

五、辅助检查

1. B 型超声检查 可见卵巢增大，包膜回声增强，间质回声增强，轮廓光滑；一侧或双侧卵巢各有 12 个以上直径 2～9 mm 无回声区，围绕卵巢边缘，呈车轮状排列，称为项链征。连续监测时，未见优势卵泡或排卵迹象。

2. 诊断性刮宫 在月经来潮前数日或月经来潮 6 h 内进行，刮出的子宫内膜呈不同程度增生期改变，无分泌期变化。

3. 腹腔镜检查 可见卵巢增大，包膜增厚，表面光滑，呈灰白色，有新生血管，有时呈网状

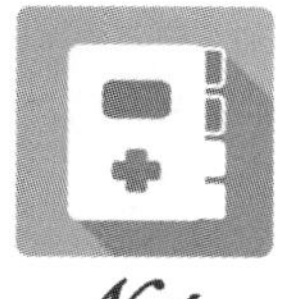
Note

分布。包膜下见多个卵泡，无排卵征象，缺少排卵孔、血体及黄体。镜下取卵巢组织活检可确诊。

4. 内分泌测定

1）雄激素 血清睾酮、雄烯二酮水平升高，脱氢表雄酮、硫酸脱氢表雄酮水平正常或轻度升高。

2）FSH、LH 血清 FSH 水平正常或偏低，LH 水平升高，无排卵前峰值出现。LH/FSH ≥2～3。

3）雌激素 E_1 水平升高，E_2 水平正常或轻度升高，并保持在早卵泡期水平，$E_1/E_2>1$。

4）尿-17 酮类固醇 正常或轻度升高。正常时提示雄激素来自卵巢，升高时提示雄激素来自肾上腺。

5）血清催乳素（PRL） 部分 PCOS 患者可伴有血清 PRL 水平轻度升高。

6）其他 腹部肥胖型患者，应检测空腹血糖及进行口服葡萄糖耐量试验（OGTT），同时检测空腹胰岛素及葡萄糖负荷后血清胰岛素水平。

六、诊断与鉴别诊断

1. 诊断 目前 PCOS 诊断标准多采用欧洲人类生殖与胚胎学学会与美国生殖医学会 2003 年提出的鹿特丹标准：①稀发排卵或无排卵。②高雄激素的临床表现和（或）高雄激素血症。③卵巢多囊改变：超声提示一侧或双侧卵巢直径 2～9 mm 的卵泡≥12 个，和（或）卵巢体积≥10 mL。④以上 3 项中符合 2 项，并排除其他高雄激素病因，如先天性肾上腺皮质增生、库欣综合征、分泌雄激素的肿瘤。

2. 鉴别诊断

1）卵泡膜细胞增生症 临床表现及内分泌检查与 PCOS 相仿，但更为严重。血睾酮水平呈高值，血硫酸脱氢表雄酮正常，LH/FSH 可正常。病理特征为卵巢皮质见黄素化的卵泡膜样细胞群，皮质下无类似 PCOS 的多个小卵泡。

2）肾上腺皮质增生或肿瘤 血清硫酸脱氢表雄酮值超过正常范围上限 2 倍时，应与之相鉴别。

3）卵巢分泌雄激素肿瘤 如卵巢睾丸母细胞瘤、卵巢门细胞瘤等。一般呈单侧、实性。超声、CT 或 MRI 可协助诊断。

4）其他 催乳素水平明显升高时应排除垂体催乳素腺瘤。

七、治疗

1. 一般处理 肥胖型患者，应控制饮食，增加运动，以减轻体重和缩小腰围，可有助于恢复排卵和生育功能。

2. 药物治疗

1）调节月经周期 定期合理应用药物，对抗雄激素作用并控制月经周期非常重要。

（1）口服避孕药：为雌激素、孕激素联合周期疗法。常用口服短效避孕药，周期性服用，疗程一般为 3～6 个月，可重复使用，能有效控制毛发生长和治疗痤疮。应注意口服避孕药的潜在风险，不易用于患有血栓性疾病、心脑血管疾病及 40 岁以上吸烟的女性。青春期女性应用口服避孕药前，需充分知情同意。

（2）孕激素后半周期疗法：可调节月经并保护子宫内膜。对 LH 过高同样有抑制作用，亦有恢复排卵作用。

2）降低血雄激素水平

（1）糖皮质类固醇：适用于雄激素过多来源于肾上腺或肾上腺和卵巢混合来源者。常用

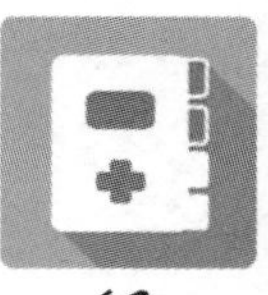

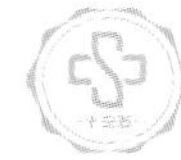

药物为地塞米松，每晚 0.25 mg，口服。剂量不宜超过每日 0.5 mg，以免过度抑制垂体-肾上腺轴功能。

(2) 环丙孕酮：抗雄激素作用强，可抑制垂体分泌促性腺激素，降低体内睾酮水平。与炔雌醇组成口服避孕药，能有效降低雄激素水平，改善高雄激素体征。

(3) 螺内酯：通过抑制卵巢和肾上腺合成雄激素，增强雄激素分解，达到降低血中睾酮的目的。还可在毛囊竞争雄激素受体，达到治疗多毛的效果。抗雄激素剂量为每日 40～200 mg，治疗多毛需持续用药 6～9 个月。

3）改善胰岛素抵抗　对肥胖或有胰岛素抵抗患者常用胰岛素增敏药二甲双胍。通过降低血胰岛素纠正 PCOS 患者的高雄激素血症，改善卵巢排卵功能，提高促排卵治疗效果。常用剂量为每次口服 500 mg，每日 2～3 次。

4）诱发排卵　有生育要求者，在一般治疗、降雄激素和改善胰岛素抵抗等治疗基础上，行促排卵治疗。氯米芬为一线促排卵药物，效果不好时选用二线促排卵药。由于诱发排卵时易发生卵巢过度刺激综合征，应严密监测。

3. 手术治疗　在药物治疗无效的情况下考虑。手术方法主要为腹腔镜下卵巢打孔术，对 LH 和游离睾酮升高者效果较好。现多采用激光或电针打孔，每侧卵巢打孔 4 个为宜。术后可获得 90%排卵率和 70%妊娠率。

第四节　痛　　经

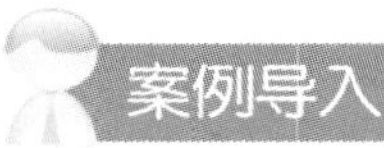

患者，女，17 岁，经期腹痛 4 年。患者 13 岁月经初潮，自初潮以来每次行经均有腹痛不适，影响学习和生活。既往体健。体格检查：体温 36.5 ℃，脉搏 78 次/分，呼吸 19 次/分，血压 110/80 mmHg。神志清，精神可，平静面容，查体合作，腹软，肋下肝脾未及。请问：

1. 初步诊断是什么？诊断依据有哪些？
2. 需要与哪些疾病相鉴别？
3. 请给出适当的治疗方案。

【案例导入答案】
见文档 1807

痛经（dysmenorrhea）为妇科最常见的症状之一，是指行经前后或月经期出现下腹部疼痛、坠胀，伴腰酸或其他不适，症状严重，影响生活质量。痛经分为原发性与继发性两种，原发性痛经是指生殖器官无器质性病变的痛经，占痛经的 90%以上；继发性痛经是指盆腔器质性疾病所引起的痛经，如子宫内膜异位症。本文仅叙述原发性痛经。

一、病因

原发性痛经的发生与月经来潮时子宫内膜前列腺素（PG）含量增高有关，痛经患者子宫内膜和月经血中 $PGF_{2\alpha}$ 和 PGE_2 含量增高是造成痛经的主要原因。$PGF_{2\alpha}$ 含量高可引起子宫平滑肌过强收缩，血管痉挛，造成子宫缺血、缺氧状态而出现痛经。另外，痛经也与子宫平滑肌不协调收缩，造成子宫供血不足，导致无氧代谢物储积，刺激疼痛神经元有关。原发性痛经的发生还受精神、神经因素影响，疼痛的主观感受也与个体痛阈有关。

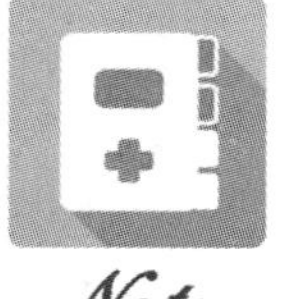

二、临床表现

1. 发病年龄 原发性痛经常发生在青春期，多在初潮后1～2年发病。

2. 疼痛特点 疼痛多自月经来潮后开始，最早出现在月经前12 h，以行经第1日疼痛最剧烈，持续2～3天后缓解。疼痛常呈痉挛性，通常位于耻骨上，可放射至腰骶区和股内侧。

3. 伴随症状 可伴恶心、呕吐、腹泻、头晕、乏力等症状，严重时面色发白、出冷汗，甚至晕厥。

4. 妇科检查 无异常。

三、诊断与鉴别诊断

根据月经期下腹坠痛，妇科检查无阳性体征，临床即可诊断。诊断时必须与子宫内膜异位症、子宫腺肌病、盆腔炎性疾病等引起的继发性痛经相鉴别。继发性痛经常在初潮后数年才出现症状，多有月经过多、不孕、盆腔炎病史或放置宫内节育器，妇科检查时常有异常发现，必要时可行腹腔镜、宫腔镜等检查加以鉴别。

四、治疗

1. 一般治疗 月经期避免剧烈运动和过度劳累，避免精神紧张，保证足够的休息和睡眠、适度的锻炼，体质虚弱者应增强营养。

2. 药物治疗

(1) 痛经时可用阿托品、复方颠茄片等解痉药，同时应用前列腺素合成酶抑制剂，如布洛芬、吲哚美辛(消炎痛)、双氯芬酸等。布洛芬200～400 mg，每日3～4次。

(2) 口服避孕药：适用于有避孕要求的痛经妇女，疗效达90%以上。

第五节 绝经综合征

案例导入

患者，女，48岁。潮热、出汗10个月。患者每天潮热、出汗10余次，每次持续约20 min，导致夜间睡眠差，睡眠时间3～4 h，其间觉醒数次，醒后难以入睡；月经经期10余天，经量多，伴有乳房轻度疼痛。体格检查：体温36.3 ℃，脉搏80次/分，呼吸20次/分，血压110/80 mmHg。神志清，精神差，饮食可，查体合作，心肺检查无异常，腹软，肋下肝脾未及。妇科检查：外阴已婚经产型；阴道畅，无黏膜充血；宫颈光滑；子宫前位，略小；双侧附件未及异常。请问：

1. 初步诊断是什么？诊断依据有哪些？
2. 进一步检查有哪些？
3. 请给出适当的治疗方案。

【案例导入答案】
见文档1808

绝经综合征(menopausal syndrome)是指妇女在绝经前后出现性激素波动或减少所致的一系列躯体及精神心理症状。绝经分为自然绝经和人工绝经。自然绝经指卵巢内卵泡生理性耗竭所致的绝经。人工绝经是指两侧卵巢经手术切除或放射线照射等所致的绝经。

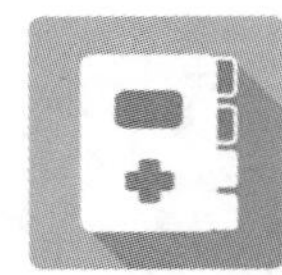

一、内分泌变化

绝经前后内分泌最明显的变化是卵巢功能衰退，随后出现下丘脑-垂体功能减退。

1. 雌激素 卵巢功能衰退的最早征象是卵泡对 FSH 敏感性降低，FSH 水平上升。整个绝经过渡期雌激素不呈逐渐下降趋势，而是在卵泡生长发育停止时才急剧下降。绝经后卵巢不再分泌雌激素，循环中的低水平雌激素主要来自肾上腺皮质和卵巢的雄烯二酮经周围组织中芳香化酶转化的雌酮，雌酮水平高于雌二醇。

2. 孕酮 绝经过渡期，卵巢尚有排卵功能，仍有孕酮分泌，但分泌量减少。绝经后卵巢不再分泌孕酮。

3. 雄激素 绝经后雄激素来自卵巢间质细胞及肾上腺，整体水平呈下降趋势。

4. 促性腺激素 绝经过渡期 FSH 水平升高，呈波动型，LH 仍旧在正常范围，FSH/LH＜1。绝经后，由于雌激素水平降低，导致 FSH 和 LH 分泌水平升高，其中 FSH 水平升高更明显，FSH/LH＞1。

二、临床表现

1. 近期症状

1）月经紊乱 绝经过渡期的常见症状，表现为月经周期不规则，经期延长，经量增多或减少。

2）血管舒张症状 主要表现为潮热，是雌激素水平低的特征性症状。其特征表现为短暂的面部和颈区及胸部皮肤阵阵发红，伴有烘热，继之出汗。一般持续 1～3 min。每日可发作数次至数十次，夜间或应激状态易促发。

3）自主神经失调症状 如心悸、头痛、耳鸣、失眠等。

4）精神神经症状 围绝经期妇女常出现情绪激动、易怒、焦虑、抑郁、注意力不集中、记忆力减退等症状。

【知识拓展】

见文档 1809

2. 远期症状

1）泌尿生殖道症状 主要表现为泌尿系统萎缩症状，如分泌物减少，阴道干涩，性生活困难，反复阴道或尿路感染。

2）骨质疏松 50 岁妇女 50％以上发生骨质疏松，多出现于绝经后 5～10 年，常发生于椎体。

3）心血管疾病 绝经后妇女糖、脂代谢异常增加，动脉硬化、冠心病等发病率明显增加。

4）阿尔茨海默病（Alzheimer's disease） 老年痴呆的主要类型，绝经后妇女比老年男性患病风险高，可能与雌激素水平降低有关。

三、诊断

仔细询问症状、所用药物、月经史、既往史，结合临床表现，可做出诊断。卵巢功能检测等实验室检查有助于诊断。

1. FSH 值及 E_2 值测定 绝经过渡期血清 FSH＞10 U/L，提示卵巢储备功能下降。闭经、FSH＞40 U/L 且 E_2＜20 pg/mL，提示卵巢功能衰竭。

2. 氯米芬兴奋试验 月经周期第 5 日开始口服氯米芬，每日 50 mg，共 5 天，停药第 1 日测血清 FSH＞12 U/L，提示卵巢储备功能降低。

四、治疗

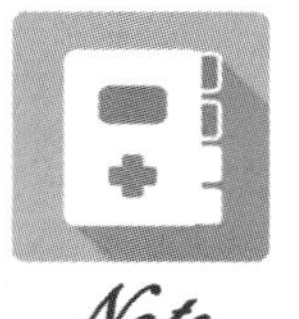

Note

1. 一般治疗 加强围绝经期健康知识宣教，进行心理疏导，解除绝经过渡期妇女不必要的心理顾虑。坚持锻炼身体，增加日晒时间，补充钙质，防止骨质疏松。酌情给予镇静药，如艾司唑仑 2.5 mg，睡前服用。使用自主神经功能调节药物，如谷维素 20 mg，口服，每日 3 次。

2. 激素补充治疗（hormone replacement therapy，HRT） 激素补充治疗可以有效缓解绝经相关症状，从而改善生活质量。

1）适应证 ①缓解绝经相关症状。②缓解泌尿生殖道萎缩症状。③存在骨质疏松的危险因素及绝经后骨质疏松症者。

2）治疗时机 卵巢功能开始减退并出现相关症状时是激素治疗的窗口期，在此期间应用是最佳时期。

3）禁忌证 ①已知或可疑妊娠、原因不明的阴道出血。②已知或可疑患有乳腺癌、与性激素相关的恶性肿瘤或脑膜瘤（禁用孕激素）等。③最近 6 个月内患有活动性静脉或动脉血栓栓塞性疾病、严重肝及肾功能障碍、血卟啉病、耳硬化症等。

4）慎用情况 子宫肌瘤、子宫内膜异位症、子宫内膜增生史、高催乳素血症、尚未控制的糖尿病及严重的高血压、血栓形成倾向、乳腺良性疾病、乳腺癌家族史等。

5）激素治疗方案、用药方法及用药途径 主要药物为雌激素，孕激素可辅助使用。剂量和用药方案应个体化，以最小剂量且有效为佳。

（1）激素治疗方案：主要为雌孕激素联合方案，单纯雌激素治疗适用于已切除子宫者，单用孕激素适用于绝经过渡期子宫异常出血者。

（2）用药方法及用药途径：①雌激素、孕激素序贯疗法：戊酸雌二醇，0.5～2.0 mg/d，口服，共 21 天，后半期加用醋酸甲羟孕酮 2～6 mg/d，口服，共 10～14 天，停药 5～7 天，有周期性出血。适用于年龄较轻、绝经早期或愿意有月经样定期出血的妇女。②雌激素、孕激素联合用药：结合雌激素 0.3～0.625 mg/d 或戊酸雌二醇 0.5～2.0 mg/d，加用醋酸甲羟孕酮 2～6 mg/d，口服，连用 25 天。雌激素、孕激素每天同服，连续性用药，避免周期性出血。适用于年龄较长或不愿意有月经样定期出血的绝经后期妇女。③单一雌激素治疗：口服结合雌激素0.3～0.625 mg/d或戊酸雌二醇 0.5～2.0 mg/d，连用 21～25 天。适用于子宫切除术后，或者先天性无子宫的卵巢功能低下的妇女。经阴道用药有雌三醇栓、结合雌激素霜等。适用于下泌尿生殖道局部低雌激素症状。

（3）用药剂量与时间：选择最小剂量和与治疗目的相一致的最短时间，在卵巢功能开始减退并出现相关症状时开始用药，定期评估。停用雌激素药物时，应缓慢减量或间歇用药，逐步停药。

6）不良反应及危险性

（1）子宫出血：多为突破性出血，需高度重视，查明原因，必要时做诊刮，排除内膜病变。

（2）性激素副作用：①雌激素：剂量过大可引起乳房胀、白带多、头痛、水肿等，应酌情减量。②孕激素：主要引起情绪改变，出现水肿、乳房痛，患者常不能耐受。③雄激素：增加高血脂、动脉粥样硬化、血栓栓塞性疾病的发病风险。大量应用可出现多毛、痤疮、体重增加等副作用，口服时可影响肝功能。

（3）子宫内膜癌：长期单独使用雌激素，使子宫内膜癌和子宫内膜增生的危险增加。联合应用孕激素，不增加子宫内膜癌的风险。

（4）卵巢癌：长期应用激素治疗，卵巢癌的发病风险可能会增加。

（5）乳腺癌：使用天然或接近天然的雌、孕激素可降低乳腺癌发病的风险。

3. 防治骨质疏松症的其他药物

1）钙剂 绝经后应用雌激素者，钙的摄入量为 1000 mg/d，不用雌激素者为 1500 mg/d。

2）维生素 D 适用于围绝经期妇女缺少户外活动者，每日口服 400～500 U，与钙剂合用有利于钙的完全吸收。

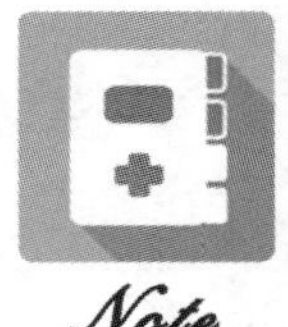
Note

3）降钙素　骨吸收抑制剂，用于骨质疏松症，如鲑降钙素，100 U，肌内注射或皮下注射，每日或隔日1次，2周后改为50 U，皮下注射，每月2～3次。

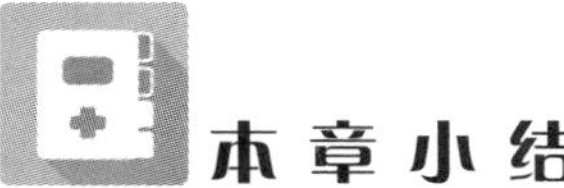

本章小结

生殖内分泌疾病	学习要点
异常子宫出血	异常子宫出血的病因很多，本节只讨论排卵障碍性异常子宫出血。排卵障碍性异常子宫出血分为无排卵性异常子宫出血和排卵性异常子宫出血。无排卵性异常子宫出血多发生于绝经过渡期及月经期。临床表现多为月经紊乱，月经周期、经期、经量均出现异常。可通过基础体温测定、内分泌测定、B型超声检查等进行诊断。治疗原则是止血并纠正贫血，调整月经周期，有生育要求者促排卵治疗。排卵性异常子宫出血分为黄体功能不足、子宫内膜不规则脱落等。黄体功能不足常表现为月经周期缩短，内膜活检分泌反应落后2天。可通过促进卵泡发育、刺激黄体功能、补充黄体功能等方法进行治疗。子宫内膜不规则脱落主要表现为经期延长达9～10天，内膜活检为混合型子宫内膜
闭经	闭经分为原发性闭经和继发性闭经，前者病因多为先天性因素，诊断时应重视染色体核型分析。后者以下丘脑性闭经最常见，诊断时应重视性激素测定。治疗包括全身治疗、激素治疗及手术治疗等
痛经	痛经分为原发性闭经和继发性闭经，两者需要相鉴别。原发性痛经的发生与月经来潮时子宫内膜前列腺素含量增高有关。治疗主要采用心理疏导、对症治疗及使用前列腺素合成酶抑制剂
多囊卵巢综合征	多囊卵巢综合征以雄激素过高的临床或生化表现、持续性无排卵、卵巢多囊样改变为特征。内分泌特征有雄激素过多、雌酮过多、血清LH水平升高、胰岛素过多。临床表现为月经失调、雄激素过量和肥胖。通过B型超声、内分泌检查等进行诊断。主要采用调整生活方式、药物及手术等方法治疗
绝经综合征	绝经综合征是指由于妇女绝经前后出现性激素波动或减少引起的一系列躯体及精神心理症状。近期症状表现为月经紊乱、血管舒缩功能不稳定、自主神经功能失调及精神症状；远期症状表现为泌尿生殖功能异常、骨质疏松及心血管系统疾病等。通过内分泌测定可以诊断。采用激素补充治疗，鼓励患者锻炼身体和健康饮食等方法治疗

【目标检测】

见文档1810

（张艳慧）

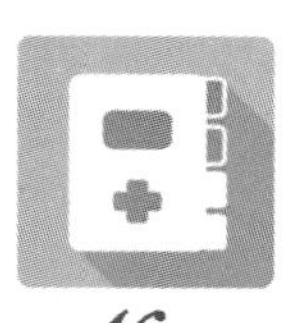

Note

第十九章　子宫内膜异位症和子宫腺肌病

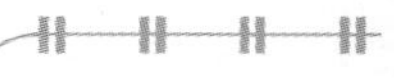

学习目标

1. 掌握：子宫内膜异位症、子宫腺肌病的定义、临床表现及两者的鉴别。
2. 熟悉：子宫内膜异位症的临床分期、诊断方法及腹腔镜对疾病诊断的价值。
3. 了解：子宫内膜异位症和子宫腺肌病的治疗方法和新近的治疗观念。

扫码看 PPT

案例导入

患者，女，32 岁，未婚，G_1P_0。13 岁月经初潮，月经周期 5～7 天/28～31 天，量正常，痛经，进行性加重，服用止痛药物治疗效果不佳。检查：子宫后倾固定，大小正常，质地中等，右附件区可触及约 3 cm×5 cm×4 cm 鸭卵大包块，后穹隆可触及结节，触痛。请问：

1. 该患者最可能的诊断是什么？
2. 应采取何种治疗方式？

【案例导入答案】

见文档 1901

当具有生长功能的子宫内膜组织出现在子宫腔被覆黏膜以外的其他部位时称为子宫内膜异位症（endometriosis，EMT），简称内异症。异位子宫内膜可以生长在远离子宫的任何部位，但绝大多数出现在盆腔内脏器和其邻近器官的腹膜面，故临床常称盆腔子宫内膜异位症。子宫内膜腺体和间质亦可出现和生长在子宫肌层，称子宫腺肌病（adenomyosis）。子宫腺肌病与子宫内膜异位症均为内膜异位所引起的疾病，且两者可合并存在，但由于它们在组织发生学方面不同，所以临床表现亦有差异，故在本章内分别介绍。

第一节　子宫内膜异位症

子宫内膜异位症的发病率近年呈明显上升趋势，是目前常见妇科疾病之一。在妇科剖宫产手术中，5%～15%患者发现有此病；在因不孕而行腹腔镜检患者中，12%～48%有内膜异位症存在。育龄期妇女是子宫内膜异位症的高发人群，其中 25～45 岁妇女约占 75%。内异症是激素依赖性疾病，其发病与卵巢的周期性变化有关。初潮前无发病者，绝经后或切除卵巢后异位内膜组织可逐渐萎缩吸收，妊娠或使用性激素抑制卵巢功能可暂时阻止此病的发展。流行病学调查发现患者直系亲属中患此病的可能性较对照组明显升高，提示此病可能为多基因遗传性疾病。

异位子宫内膜可侵犯全身任何部位，但最常见于盆腔内的卵巢、宫骶韧带，其中约 80%位于卵巢，其次为子宫下部后壁浆膜面以及覆盖直肠子宫陷凹、乙状结肠的腹膜层和阴道直肠隔

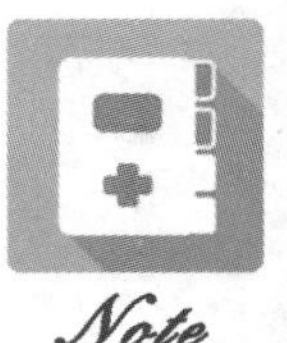

等部位。其他如宫颈、阴道、外阴亦有受涉及者。此外，脐、膀胱、肾、输尿管、肺、胸膜、乳腺、淋巴结，甚至手、臂、大腿处均可发病，但极为罕见(图 19-1)。

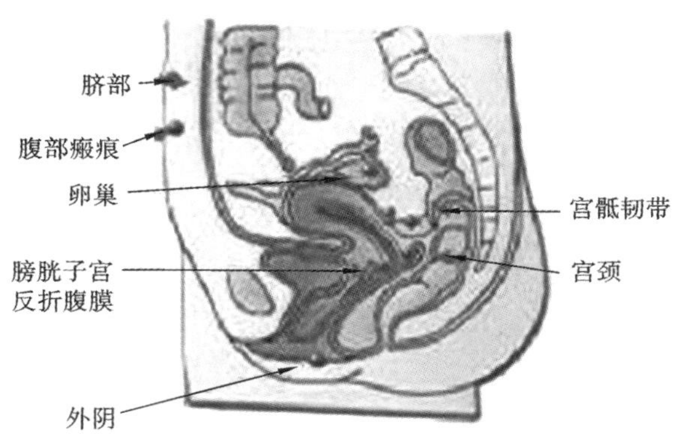

图 19-1　内异症的发生部位

一、发病机制

其发病机制至今尚未完全阐明，目前主要有下列学说。

(一) 种植学说

1. 经血逆流　Sampson(1921)最早提出，又称“经血逆流学说”，指月经期间经血中所含子宫内膜腺上皮和间质细胞可随经血逆流，经输卵管进入腹腔，种植于卵巢和邻近的盆腔腹膜，并在该处继续生长、蔓延，以致形成盆腔内异症。先天性阴道闭锁或宫颈狭窄等经血潴留患者常并发内异症，说明经血逆流可导致内膜种植。此外，在猕猴实验中，研究者发现经血直接流入腹腔可在盆腔内形成典型的内异症。种植学说虽被绝大多数学者接受，但无法解释在多数育龄女性中存在经血逆流，但仅少数(10%～15%)女性发病。

2. 淋巴及静脉播散　子宫内膜也可以通过淋巴及静脉向远处播散，发生异位种植，这是子宫内膜异位种植学说的组成部分。不少学者在光镜检查时发现盆腔淋巴管、淋巴结和盆腔静脉中有子宫内膜组织，提出子宫内膜可通过淋巴和静脉向远处播散。临床上所见远离盆腔的器官，如肺、四肢皮肤、肌肉等发生内异症，可能就是内膜通过血行和淋巴播散的结果。该学说无法说明子宫内膜如何通过静脉和淋巴系统，且盆腔外内异症的发病率又极低。

3. 医源性种植　剖宫产术后腹壁切口或分娩后会阴切口出现内异症，可能是手术时将子宫内膜带至切口直接种植所致。此途径在人猿实验中获得证实。

(二) 体腔上皮化生学说

卵巢表面上皮、盆腔腹膜都是由胚胎期具有高度化生潜能的体腔上皮分化而来。Meyer提出，上述由体腔上皮分化而来的组织，在反复受到经血、慢性炎症或持续卵巢激素刺激后，均可被激活而衍化为子宫内膜样组织，以致形成内异症。但迄今为止，此学说仅有动物实验证实，尚无充分的临床依据。

(三) 免疫学说

越来越多的证据表明免疫调节异常在内异症的发生、发展各环节起重要作用，表现为免疫监视功能、免疫杀伤细胞的细胞毒作用减弱而不能有效清除异位内膜。已知多数妇女在月经来潮时均有经血经输卵管逆流至腹腔，但仅少数发生盆腔内异症，因而目前认为此病的发生可能与患者免疫力异常有关。研究还发现内异症与系统性红斑狼疮、黑色素瘤及某些 HLA 抗原有关。实验结果表明，在内膜异位症患者血清中，IgG 及抗子宫内膜抗体较对照组明显增加，故表明内膜异位症具有自身免疫性疾病的特征，可能为一种自身免疫性疾病。另有学者认

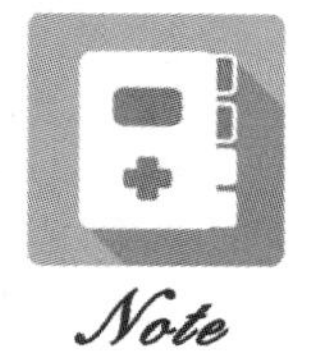
Note

为，在妇女免疫功能正常的情况下，血中的单核细胞可以抑制子宫内膜细胞的异位种植和生长，同时腹腔中活化的巨噬细胞、自然杀伤细胞（NK 细胞）则可将残留的子宫内膜细胞破坏和清除，而在内膜异位症患者中，可能由于外周血单核细胞功能改变，反而刺激子宫内膜细胞在异位种植和生长，同时腹腔中的巨噬细胞、NK 细胞和细胞毒性 T 细胞的细胞毒作用被抑制，不足以将逆流至腹腔内的内膜细胞杀灭，即可发生内异症。故目前认为内异症既有体液免疫的改变，也有细胞免疫的异常。

（四）诱导学说

未分化的腹膜组织在内源性生物化学因素诱导下，可发展成为子宫内膜组织，种植的内膜可以释放化学物质，诱导未分化的间充质形成子宫内膜异位组织。此学说是体腔上皮化生学说的延伸，在兔动物实验中已证实，而在人类尚无证据。

（五）遗传因素

内异症具有一定的遗传倾向和家族聚集性，有家族病史的人患此病居多。

（六）其他因素

如“在位内膜决定论”，认为在位子宫内膜的生物学特性是内异症发生的决定因素，局部微环境是影响因素。环境因素及血管生成因素也与内异症之间存在联系。

总之，目前有关内异症发病机制的学说甚多，但尚无一种可以解释全部内膜异位症的发生，因而有可能不同部位的内膜异位症有不同的发病机制，各种学说可以相互补充。

二、病理

内异症的主要病理变化为异位子宫内膜随卵巢激素变化而发生周期性出血，导致周围纤维组织增生和囊肿，形成粘连，在病变区出现紫褐色斑点或小泡，最终发展为大小不等的紫褐色实质性结节或包块，但可因病变发生部位和程度不同而有所差异。内异症极少发生恶变，恶变机制尚不明确。

（一）大体病理

1. 卵巢 最易被异位内膜侵犯，约 80%患者病变累及一侧卵巢，双侧卵巢同时波及者约为 50%，异位病灶分为微小病灶型和典型病灶型两种。微小病灶型属早期，在卵巢表面上皮及皮质内可见紫褐色斑点或小泡，随着病变发展，卵巢内的异位内膜可因反复出血而形成单个或多个囊肿，但以单个为多见，称为卵巢子宫内膜异位囊肿。囊肿内因含暗褐色黏糊状陈旧血，似巧克力液体，故又称为卵巢巧克力囊肿。囊肿大小不一，一般直径多在 5～6 cm，但最大者直径可达 25 cm 左右。囊肿增大时，表面呈灰蓝色。由于在月经期时囊肿内出血增多，囊腔内压力增高，卵巢表面的囊壁易破裂，囊壁破裂后极少量血液渗漏至卵巢表面，但裂隙随即被漏出物引起的腹膜局部炎性反应和组织纤维化所闭合，并导致卵巢与其邻近的子宫、阔韧带或乙状结肠等紧密粘连，故卵巢多固定在盆腔内，不能活动。若手术时将卵巢强行与其周围组织游离，将导致粘连局部囊壁往往破裂，流出黏稠的暗褐色陈旧血液。上述卵巢与周围器官或组织紧密粘连是卵巢子宫内膜异位囊肿临床特征之一，可借此与其他出血性卵巢囊肿相鉴别。

2. 宫骶韧带、直肠子宫陷凹和子宫后壁下段 这些部位处于盆腔后部较低或最低处，与经血中的内膜碎屑接触机会最多，故为内膜异位症的好发部位。病变早期、轻者，宫骶韧带、直肠子宫陷凹或子宫后壁下段有散在紫褐色出血点或颗粒状散在结节。随病变发展，子宫后壁与直肠前壁粘连，直肠子宫陷凹变浅，甚至完全消失，严重者直肠子宫陷凹内的异位内膜向阴道直肠隔发展，在隔内形成包块，并向阴道后穹隆或直肠腔凸出，但罕见穿透阴道或直肠黏膜层者。

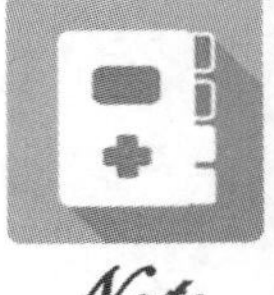

Note

3. 输卵管及宫颈 异位内膜累及输卵管和宫颈少见。病灶可位于表浅的黏膜面或深部间质内，浅表者多系子宫内膜直接种植所致，偶在输卵管浆膜层可见紫蓝色斑点或结节，管腔多通畅。宫颈异位病灶多系内膜直接种植，呈暗红色或紫蓝色颗粒于宫颈表面，经期略增大，易被误诊为宫颈腺囊肿。深部病灶宫颈剖面呈紫蓝色小点或含陈旧血液的小囊腔，多系直肠子宫陷凹病灶蔓延而来。

4. 盆腔腹膜 盆腔腹膜内异症分为色素沉着型和无色素沉着型两种。早期病变时腹腔镜下见前者呈紫蓝色或黑色结节，为典型病灶，含有内膜腺体和间质细胞、纤维素、血管成分，并有出血；无色素沉着型的早期病灶，较前者更具活性，并有红色火焰样、息肉样、白色透明变、卵巢周围粘连、黄棕色腹膜斑等。无色素沉着型异位病变发展成典型色素病灶需 6～24 个月。腹腔镜检查可以发现很多微小的腹膜内异症病灶。

5. 其他部位 阑尾、膀胱、直肠异位病灶呈紫蓝色或红棕色点、片状病损，很少穿透脏器黏膜层。会阴及腹壁瘢痕处异位病灶因反复出血致局部纤维增生而形成圆形结节，病程长者结节可大至数厘米，偶见典型的紫蓝色或陈旧出血灶。

（二）镜下检查

在典型病灶中可见到子宫内膜上皮、内膜腺体或腺样结构、内膜间质、纤维素等成分。无色素沉着型早期异位病灶一般可见到典型的内膜组织，但异位内膜反复出血后，上述典型的组织结构可能被破坏而难以发现，以致出现临床表现极典型而组织病理学特征极少的不一致现象，约占 24%。由于内膜异位的出血是来自间质内血管，而不是来自腺上皮或腺体，故镜下找到少量内膜间质细胞即可确诊内异症。若临床表现和手术所见病理改变十分典型，即使镜检下仅能在卵巢的囊壁中发现红细胞或含铁血黄素的巨噬细胞等出血证据，亦应视为内异症。肉眼观正常的腹膜组织镜检时发现子宫内膜腺体及间质，称为镜下内异症，发生率为 10%～15%，这可能在内异症的组织发生及治疗后复发方面起重要作用。异位内膜虽可随卵巢周期变化而有增生和分泌改变，但其改变不一定与子宫内膜同步，且往往仅表现为增生期改变，此可能与异位内膜周围组织纤维化以致血供不足有关。内膜异位症一般极少发生恶变，发生率在 1%左右，恶变机制并不明确。内异症恶变的细胞类型为透明细胞癌和子宫内膜样癌。

三、临床表现

内异症的临床表现因人和病变部位的不同而多种多样，症状特征与月经周期密切相关。有 25%患者无任何症状。

（一）症状

1. 下腹痛和痛经 疼痛是内异症的主要症状，典型症状为继发性痛经、进行性加重。疼痛多位于下腹、腰骶及盆腔中部，有时可放射至会阴部、肛门及大腿，常于月经来潮时出现，并持续整个经期。疼痛严重程度与病灶大小不一定成正比，粘连严重的卵巢异位囊肿患者可能并无疼痛，而盆腔内小的散在病灶却可引起难以忍受的疼痛。少数患者可表现为持续性下腹痛，经期加剧。但有 27%～40%患者无痛经，因此痛经不是内异症诊断的必需症状。

2. 不孕 内异症患者不孕率高达 40%。引起不孕的原因复杂，如盆腔微环境改变影响精卵结合及运送、免疫功能异常导致抗子宫内膜抗体增加而破坏子宫内膜正常代谢及生理功能、卵巢功能异常导致排卵障碍和黄体形成不良等。中、重度患者可因卵巢、输卵管周围粘连而影响受精卵运输。

3. 性交不适 多见于直肠子宫陷凹有异位病灶或因局部粘连使子宫后倾固定者。性交时碰撞或子宫收缩上提而引起疼痛，一般表现为深部性交痛，月经来潮前性交痛最明显。

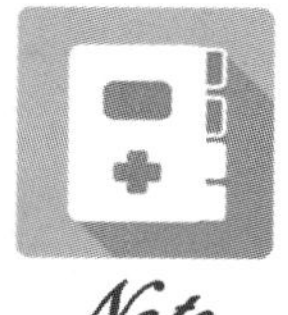

4. 月经异常 15%～30%患者有经量增多、经期延长或月经淋漓不尽或经前期点滴出

血。可能与卵巢实质病变、无排卵黄体功能不足或合并有子宫腺肌病和子宫肌瘤有关。

5. 其他特殊症状 盆腔外任何部位有异位内膜种植生长时，均可在局部出现周期性疼痛、出血和肿块，并出现相应症状。肠道内异症可出现腹痛、腹泻、便秘或周期性少量便血，严重者可因肿块压迫肠腔而出现肠梗阻症状；膀胱内异症患者常在经期出现尿痛和尿频，但多被痛经症状掩盖而被忽视；异位病灶侵犯和（或）压迫输尿管时，引起输尿管狭窄、阻塞，出现腰痛和血尿，甚至形成肾盂积水和继发性肾萎缩；手术瘢痕异位症患者常在剖宫产或会阴侧切术后数月至数年出现周期性瘢痕处疼痛，在瘢痕深部扪及剧痛包块，随时间延长，包块逐渐增大，疼痛加剧。

除上述症状外，卵巢子宫内膜异位囊肿破裂时，囊内容物流入盆腹腔引起突发性剧烈腹痛，伴恶心、呕吐和肛门坠胀。疼痛多发生于经期前后、性交后或其他腹压增加的情况，症状类似输卵管妊娠破裂，但无腹腔内出血。

（二）体征

卵巢异位囊肿较大时，妇科检查可扪及与子宫粘连的肿块。囊肿破裂时腹膜刺激征阳性。典型盆腔内异症双合诊检查时，可发现子宫后倾固定，直肠子宫陷凹、宫骶韧带或子宫后壁下方可扪及触痛性结节，一侧或双侧附件处触及囊实性包块，活动度差。病变累及直肠阴道间隙时，可在阴道后穹隆触及，触痛明显，或直接看到局部隆起的小结节或紫蓝色斑点。

四、诊断

生育年龄女性有继发性痛经且进行性加重、不孕或慢性盆腔痛，盆腔检查时扪及与子宫相连的囊性包块或盆腔内有触痛性结节，即可初步诊断为子内异症。但临床上常需借助下列辅助检查。经腹腔镜检查的盆腔可见病灶的活组织，病理检查是确诊依据，但病理检查结果阴性并不能排除内异症的诊断。

1. 影像学检查 B型超声检查是诊断卵巢异位囊肿和膀胱、直肠内异症的重要方法，可确定异位囊肿位置、大小和形状，其诊断敏感性和特异性均在96%以上。囊肿呈圆形或椭圆形，与周围（特别与子宫）粘连，囊壁厚而粗糙，囊内有细小的絮状光点。因囊肿回声图像无特异性，不能单纯依靠B型超声图像确诊。盆腔CT及MRI对盆腔内异症有诊断价值，但费用昂贵，不作为初选的诊断方法。

2. 血清CA125测定 血清CA125水平可能增高，重症患者更为明显，但变化范围很大，临床上多用于重度内异症和疑有深部异位病灶者。在诊断早期内异症时，腹腔液CA125值较血清值更有意义。CA125在其他疾病如卵巢癌、盆腔炎性疾病中也可以出现增高。CA125水平用于监测异位内膜病变活动情况更有临床价值，动态检测CA125有助于评估疗效和预测复发。

3. 腹腔镜检查 目前国际公认的内异症诊断的最佳方法，除了阴道或其他部位的直视可见的病变之外，腹腔镜检查是确诊盆腔内异症的标准方法。在腹腔镜下见到大体病理所述典型病灶或可取病变部位进行活组织检查即可确诊。下列情况应首选腹腔镜检查：疑为内异症的不孕症患者，妇科检查及B型超声检查无阳性发现的慢性腹痛及痛经进行性加重者，有症状特别是血清CA125水平升高者。只有在腹腔镜检查或剖腹探查直视下才能确定内异症临床分期。

五、鉴别诊断

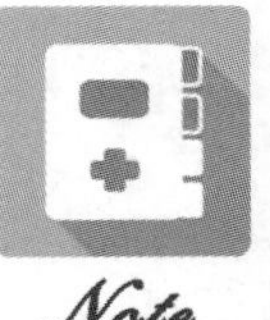

内异症易与下述疾病混淆，应予以鉴别。

1. 卵巢恶性肿瘤 早期无症状，有症状时多呈持续性腹痛、腹胀，病情发展快，一般情况差。B型超声图像显示包块为混合性或实性，血清 CA125 值多显著升高，多大于 100 U/mL。腹腔镜检查或剖腹探查可鉴别。

2. 盆腔炎性包块 多有急性或反复发作的盆腔感染史，疼痛无周期性，平时亦有下腹部隐痛，可伴发热和白细胞增高等，抗生素治疗有效。

3. 子宫腺肌病 痛经症状与内异症相似，但多位于下腹正中且更剧烈，子宫多呈均匀性增大，质硬。经期检查时，子宫触痛明显。本病常与内异症并存。

六、临床分期

内异症的分期方法很多，目前我国多采用美国生育学会（AFS）提出的“修正子宫内膜异位症分期法”。该分期法于 1985 年最初提出，1997 年再次修正。内异症分期需在腹腔镜下或剖腹探查手术时进行，要求详细观察并对异位内膜的部位、数目、大小、粘连程度等进行记录，最后进行评分（表 19-1）。该分期法有利于评估疾病严重程度、正确选择治疗方案、准确比较和评价各种治疗方法的疗效，并有助于判断患者的预后。

表 19-1 ASRM 修正子宫内膜异位症分期法（1997 年）

患者姓名____________ 日期____________

Ⅰ期（微型）：1－5 分　　腹腔镜____________　　剖腹手术____________　　病理____________

Ⅱ期　　（轻型）：6～15 分　　推荐治疗

____

Ⅲ期　　（中型）：16～40 分

____

Ⅳ期（重型）：＞40 分

总分________________________　　预后________________________

	异位病灶	病灶大小				粘连范围		
		＜1 cm	1～3 cm	＞3 cm		＜1/3 包裹	1/3～2/3 包裹	＞2/3 包裹
腹膜	浅	1	2	4				
	深	2	4	6				
卵巢	右浅	1	2	4	薄膜	1	2	4
	右深	4	16	20	致密	4	8	16
	左浅	1	2	4	薄膜	1	2	4
	左深	4	16	20	致密	4	8	16
输卵管	右				薄膜	1	2	4
					致密	4	8	16
	左				薄膜	1	2	4
					致密	4	8	16
直肠子宫陷凹		部分消失		4	完全消失		40	

注：若输卵管全部被包裹，应为 16 分。

其他子宫内膜异位灶：____

____

相关病理：____

____

七、治疗

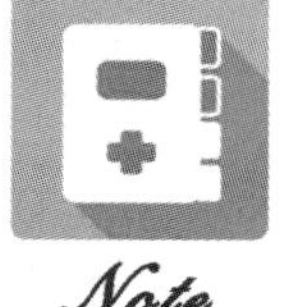

治疗内异症的根本目的是“缩减和去除病灶，减轻和控制疼痛，治疗和促进生育，预防和减

少复发”。治疗方法应根据患者年龄、症状、病变部位和范围以及生育要求等进行选择，强调治疗个体化。症状轻或无症状的轻微病变可选用期待治疗；有生育要求的轻度患者经过全面诊断评估后可以先给予药物治疗，重者行保留生育功能手术；年轻无生育要求的重度患者，可行保留卵巢功能手术，并辅以性激素治疗；症状及病变均严重的无生育要求者，考虑行根治性手术。

（一）期待治疗

期待治疗仅适用于轻度内异症患者，采用定期随访，并对症处理病变引起的轻微经期腹痛，可给予前列腺素合成酶抑制剂（吲哚美辛、萘普生、布洛芬）等；希望生育者一般不用期待治疗，应尽早促使其妊娠，一旦妊娠，异位内膜病灶坏死萎缩，分娩后症状缓解并有望治愈。

（二）药物治疗

药物治疗包括抑制疼痛的对症治疗、抑制雌激素合成使异位内膜萎缩、以阻断下丘脑-垂体-卵巢轴的刺激和调节出血周期为目的的性激素治疗，适用于有慢性盆腔痛、经期痛经症状明显、有生育要求及无卵巢囊肿形成的患者。使患者假孕或假绝经性激素疗法已成为临床治疗内异症的常用方法，但对较大的卵巢内膜异位囊肿，特别是卵巢包块性质未明者，宜采用手术治疗。

1. 口服避孕药 最早用于治疗内异症的激素类药物，其目的是降低垂体促性腺激素水平，并直接作用于子宫内膜和异位内膜，导致内膜萎缩和经量减少。长期连续服用避孕药造成类似妊娠的人工闭经，称假孕疗法。目前临床上常用低剂量高效孕激素和炔雌醇复合制剂，用法为每日 1 片，连续用 6～9 个月，此法适用于轻度内异症患者。副作用主要有恶心、呕吐，需警惕血栓形成风险。

2. 孕激素 单用人工合成高效孕激素，通过抑制垂体促性腺激素分泌，造成无周期性的低雌激素状态，并与内源性雌激素共同作用，造成高孕激素性闭经和内膜蜕膜化以形成假孕。各种制剂疗效相近，且费用较低。所用剂量为避孕剂量的 3～4 倍，连续应用 6 个月，如甲羟孕酮 30 mg/d，副作用有恶心、轻度抑郁、水钠潴留、体重增加及阴道不规则点滴出血等。患者在停药数月后痛经缓解，月经恢复。

3. 孕激素受体拮抗剂 米非司酮与子宫孕酮受体的亲和力是孕酮的 5 倍，具有强抗孕激素作用，每日口服 25～100 mg，造成闭经以使病灶萎缩。副作用轻，无雌激素样影响，亦无骨质丢失危险，长期疗效有待证实。

4. 孕三烯酮 为 19-去甲睾酮甾体类药物，有抗孕激素、中度抗雌激素和抗性腺效应，能增加游离睾酮含量，减少性激素结合球蛋白水平，抑制 FSH、LH 峰值并减少 LH 均值，使体内雌激素水平下降，异位内膜萎缩、吸收，也是一种假绝经疗法。该药在血浆中半衰期长达 28 h，每周仅需用药两次，每次 2.5 mg，于月经第 1 日开始服药，6 个月为 1 个疗程。治疗后 50%～100%患者发生闭经，症状缓解率达 95%以上。孕三烯酮与达那唑相比，疗效相近，但副作用较弱，对肝功能影响较小且可逆，很少因转氨酶过高而中途停药，且用药量少、方便。

5. 达那唑 为合成的 17α-乙炔睾酮衍生物。抑制 FSH、LH 峰；抑制卵巢甾体激素生成并增加雌、孕激素代谢；直接与子宫内膜雌、孕激素受体结合以抑制内膜细胞增生，最终导致子宫内膜萎缩，出现闭经。因 FSH、LH 呈低水平，又称假绝经疗法。适用于轻度及中度内异症痛经明显的患者。用法：月经第 1 日开始口服 200 mg，每日 2～3 次，持续用药 6 个月。若痛经不缓解或未闭经，可加至每日 4 次。疗程结束后，约 90%症状消失。停药后 4～6 周恢复月经及排卵。副作用有恶心、头痛、潮热、乳房缩小、体重增加、性欲减退、多毛、痤疮、皮脂增加、肌痛性痉挛等，一般能耐受。药物主要在肝脏代谢，已有肝功能损害者不宜使用，也不适用于高血压、心力衰竭、肾功能不全者。

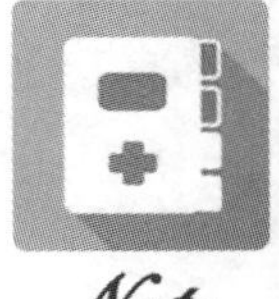

6. 促性腺激素释放激素激动剂 为人工合成的十肽类化合物，其作用与体内 GnRH 相

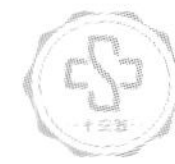

同，促进垂体 LH 和 FSH 释放，但其对 GnRH 受体的亲和力较天然 GnRH 高百倍，且半衰期长、稳定性好，抑制垂体分泌促性腺激素，导致卵巢激素水平明显下降，出现暂时性闭经，此疗法又称药物性卵巢切除。目前常用的 GnRH-α 类药物有：亮丙瑞林 3.75 mg，月经第 1 日皮下注射后，每隔 28 日注射 1 次，共 3～6 次；戈舍瑞林 3.6 mg，用法同前。用药后一般第 2 个月开始闭经，可使痛经缓解，停药后在短期内排卵可恢复。副作用主要有潮热、阴道干燥、性欲减退和骨质丢失等绝经症状，停药后多可消失。但骨质丢失需 1 年才能逐渐恢复正常。因此在应用 GnRH 3～6 个月时可以酌情给予反向添加治疗以提高雌激素水平，预防低雌激素状态相关的血管症状和骨质丢失的发生，可以增加患者的顺应性，如妊马雌酮 0.625 mg 加甲羟孕酮 2 mg，每日 1 次，或替勃龙 1.25 mg/d。

（三）手术治疗

手术治疗适用于药物治疗后症状不缓解，局部病变加剧或生育功能未恢复者，较大的卵巢内膜异位囊肿者。腹腔镜手术是首选的手术方法，目前认为腹腔镜确诊、手术＋药物为内异症的金标准治疗。手术方式如下。

1. 保留生育功能手术 切净或破坏所有可见的异位内膜病灶，分离粘连，恢复正常的解剖结构，但保留子宫、一侧或双侧卵巢，至少保留部分卵巢组织。适用于药物治疗无效、年轻和有生育要求的患者。术后复发率约 40%，因此术后应尽早妊娠或使用药物以减少复发。

2. 保留卵巢功能手术 切除盆腔内病灶及子宫，保留至少一侧或部分卵巢。适用于Ⅲ、Ⅳ期患者，症状明显且无生育要求的 45 岁以下患者。术后复发率约 5%。

3. 根治性手术 将子宫、双附件及盆腔内所有异位内膜病灶予以切除和清除，适用于 45 岁以上重症患者。术后不用雌激素补充治疗者，几乎不复发。双侧卵巢切除后，即使盆腔内残留部分异位内膜病灶，也能逐渐自行萎缩退化直至消失。

（四）手术与药物联合治疗

手术治疗前给予 3～6 个月的药物治疗，使异位病灶缩小、软化，有利于缩小手术范围和手术操作。对保守性手术、手术不彻底或术后疼痛不缓解者，术后给予 6 个月的药物治疗，推迟复发。

（五）内异症不同情况的处理

1. 内异症相关疼痛

1）未合并不孕及无附件包块者　首选药物治疗。一线药物包括非甾体抗炎药、口服避孕药及高效孕激素。二线药物包括 GnRH-α、左炔诺孕酮宫内缓释系统。一线药物治疗无效改二线，若仍然无效，考虑手术治疗。药物治疗停药后复发率高。

2）合并不孕或附件包块者　首选手术治疗。手术指征：巧克力囊肿直径≥4 cm；合并不孕；疼痛药物治疗无效。手术以腹腔镜为首选。但术后复发率高达 10%，故手术后应辅助药物治疗并长期管理。

不建议术前药物治疗。但对病变较重、估计手术困难者，术前可短暂应用 GnRH-α 3 个月，以减少手术难度，提高手术的安全性。

2. 内异症相关不孕 对于内异症合并不孕患者，首先按照不孕的诊疗思路进行全面检查，排除其他不孕因素。单纯药物治疗对自然妊娠无效，腹腔镜下手术是首选方式。年轻、轻中度患者，术后可期待自然妊娠 6 个月，并给予生育指导；年龄在 35 岁以上、原发不孕、重度内异症、盆腔粘连、输卵管不通等高危因素者，应采用辅助生殖技术。

3. 内异症恶变 恶变部位主要在卵巢。出现以下情况应警惕内异症恶变：绝经后内异症患者，疼痛节律改变；卵巢囊肿直径＞10 cm；影像学检查有恶变倾向；血清 CA125 水平＞200 U/mL。治疗按照卵巢癌的治疗原则。

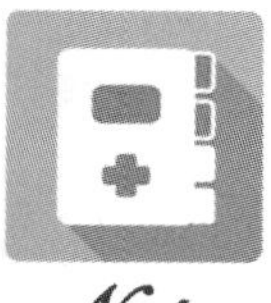
Note

八、预防

内异症病因不明确，多因素起作用，并且其组织学发生复杂，因此预防作用有限，主要注意以下几点以减少其发病。

1. 防止经血逆流 及时发现并治疗引起经血潴留的疾病，如先天性生殖道畸形、闭锁、狭窄，继发性宫颈粘连和阴道狭窄等。

2. 药物避孕 口服避孕药可抑制排卵，促使子宫内膜萎缩，使内异症的发病风险有所降低，有高发家族史、容易带器妊娠者可以选择。

3. 防止医源性异位内膜种植 尽量避免多次的宫腔手术操作。进入宫腔内的经腹手术，特别是孕中期剖宫取胎术，均应用纱布垫保护好子宫切口周围术野，以防宫腔内容物溢入腹腔或腹壁切口；缝合子宫壁时避免缝线穿过子宫内膜层；关腹后应冲洗腹壁切口。月经前禁做输卵管通畅试验，以免将内膜碎屑推入腹腔。宫颈及阴道手术如冷冻、电灼、激光和微波治疗以及整形术等均不宜在经前进行，否则有导致经血中内膜碎片种植于手术创面的危险。人工流产吸宫术时，宫腔内负压不宜过高，避免突然将吸管拔出，使宫腔血液和内膜碎片随负压被吸入腹腔。

第二节 子宫腺肌病

当子宫内膜腺体及间质侵入子宫肌层时，称为子宫腺肌病。以往曾称内在性子宫内膜异位症，而将非子宫肌层的内膜异位症称外在性子宫内膜异位症以示区别。子宫腺肌病多发生于30～50岁经产妇，约有半数患者同时合并子宫肌瘤，约15%患者合并子宫内膜异位症。虽然对尸检及因病切除子宫的标本做连续切片检查，发现10%～47%的子宫肌层中有子宫内膜组织，但其中仅70%有临床症状。

一、病因

子宫腺肌病患者部分子宫肌层中的内膜病灶与宫腔内膜直接相连，故认为内异症由基底层子宫内膜侵入肌层生长所致，多次妊娠及分娩、人工流产、慢性子宫内膜炎等造成子宫内膜基底层损伤，与腺肌病发病密切相关。由于内膜基底层缺乏黏膜下层，内膜直接与肌层接触，缺乏了黏膜下层的保护作用，使得在解剖结构上子宫内膜易于侵入肌层。腺肌病常合并有子宫肌瘤和子宫内膜增生，提示高水平雌孕激素刺激，也可能是促进内膜向肌层生长的原因之一。

二、病理

异位内膜在子宫肌层多呈弥漫性生长，累及后壁居多，故子宫呈均匀性增大，前后径增大明显，呈球形，一般不超过12周妊娠子宫大小。剖面见子宫肌壁显著增厚且硬，无旋涡状结构，于肌壁中见粗厚肌纤维带和微囊腔，腔内偶有陈旧血液。少数腺肌病病灶呈局限性生长，形成结节或团块，似肌壁间肌瘤，称为子宫腺肌瘤，因局部反复出血导致病灶周围纤维组织增生所致，故与周围肌层无明显界限，手术时难以剥出。镜检特征为肌层内有呈岛状分布的异位内膜腺体及间质，特征性的小岛由典型的子宫内膜腺体与间质组成，且为不成熟的内膜，属基底层内膜，对雌激素有反应性改变，但对孕激素无反应或不敏感，故异位腺体常呈增生期改变，偶尔见到局部区域有分泌期改变。

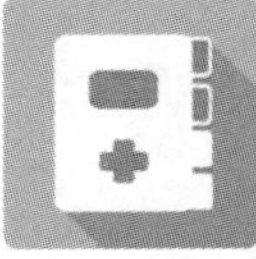

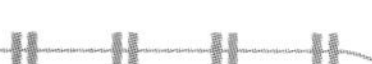

三、临床表现

子宫腺肌病主要症状是经量过多、经期延长和逐渐加重的进行性痛经，疼痛位于下腹正中，常于经前 1 周开始，直至月经结束。有 35%患者无典型症状，子宫腺肌病患者中月经过多的发生率为 40%～50%，表现为连续数个月经周期中月经期出血量多，一般大于 80 mL，并影响女性身体、心理、社会和经济等方面的生活质量。月经过多主要与子宫内膜面积增加、子宫肌层纤维增生使子宫肌层收缩不良、子宫内膜增生因素有关。子宫腺肌病痛经的发生率为 15%～30%。妇科检查示子宫呈均匀增大或有局限性结节隆起，质硬且有压痛，经期压痛更甚。无症状者有时与子宫肌瘤不易鉴别。

四、诊断

可依据典型的进行性痛经和月经过多史，妇科检查示子宫均匀增大或局限性隆起、质硬且有压痛而做出初步临床诊断。影像学检查有一定帮助，可酌情选择，确诊取决于术后的病理检查。

五、治疗

应视患者症状、年龄和生育要求而定。目前无根治性的有效药物，对于症状较轻、有生育要求及近绝经期患者可试用达那唑、孕三烯酮或 GnRH-α 治疗，均可缓解症状，但需要注意药物的副作用，并且停药后症状可复现；在 GnRH-α 治疗时应注意患者骨丢失的风险，可以给予反添加治疗和钙剂补充。年轻或希望生育的子宫腺肌瘤患者，可试行病灶挖除术，但术后有复发风险；对症状严重、无生育要求或药物治疗无效者，应行全子宫切除术。是否保留卵巢，取决于卵巢有无病变和患者年龄。

【目标检测】

见文档 1902

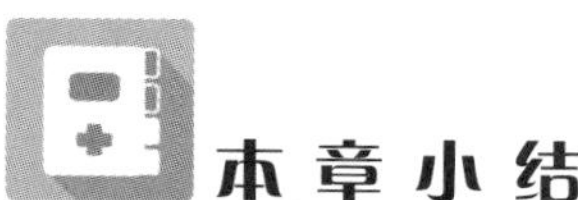

本章小结

病名	学习要点
子宫内膜异位症	子宫内膜异位症是多发生于生育期妇女的良性侵袭性疾病；绝大多数位于盆腔脏器和壁腹膜，其中最为常见的部位是卵巢和宫骶韧带。主要临床表现为继发性、进行性加重的痛经。腹腔镜检查是诊断子宫内膜异位症的金标准。应根据患者年龄、症状及生育要求等制订个体化治疗方案。
子宫腺肌病	子宫腺肌病多见于育龄期妇女，常合并子宫内膜异位症和子宫肌瘤，主要临床表现为月经量的改变和进行性痛经，其治疗手段主要为手术，目前无根治性药物治疗

（杨　娟）

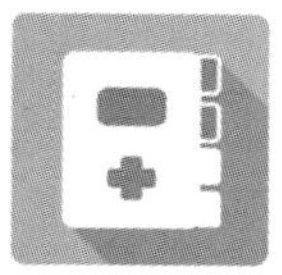

第二十章　盆底功能障碍及生殖器官损伤性疾病

女性盆底支持组织因退化、创伤等因素导致其支持薄弱，从而发生盆底功能障碍(pelvic floor dysfunction，PFD)。盆底功能障碍性疾病的治疗与否取决于是否影响患者的生活质量，治疗方法有非手术和手术治疗两种。

当损伤导致女性生殖器官与相邻的泌尿道、肠道出现异常通道时，临床上表现为尿瘘和粪瘘。尿瘘和粪瘘的诊断和定位取决于各种检查，手术是主要的治疗方法。

扫码看 PPT

第一节　阴道前壁膨出

学习目标

1. 熟悉：阴道前壁膨出的病因、分度、临床表现、预防。
2. 了解：阴道前壁膨出的概念、诊断与鉴别诊断、处理和治疗。

阴道前壁膨出多因膀胱和尿道膨出所致，以膀胱膨出常见。与膀胱紧连的阴道前壁向下膨出，在阴道口或阴道口外可见，称膀胱膨出(cystocele)。尿道紧连的阴道前壁以尿道外口向下 3～4 cm 膨出，称尿道膨出(urethrocele)。阴道前壁膨出可单独存在，也可合并阴道后壁膨出，常伴有不同程度的子宫脱垂。

一、病因

阴道前壁主要由耻骨宫颈韧带、膀胱宫颈筋膜和泌尿生殖膈的深筋膜支持。分娩时，这些韧带、筋膜和肌肉撕裂、损伤；产后过早参加体力劳动，未能很好恢复，均可导致阴道前壁膨出。

二、临床表现

(一) 症状

(1) 轻者：无症状。

(2) 重者：①自述阴道内有肿物脱出，休息时小，久站或活动过度时增大，伴腰酸、下坠感。②难于排空小便，膀胱有残余尿，易发生膀胱炎，可有尿频、尿急、尿痛等症状。③如膀胱膨出加重，可导致排尿困难，需用手将阴道前壁向上抬起方能排尿。④重度膀胱膨出多伴有尿道膨出，常伴有压力性尿失禁症状。

(二) 体征

检查可见阴道前壁呈球状膨出(图 20-1)，阴道口松弛，膨出膀胱柔软，该处阴道壁黏膜皱

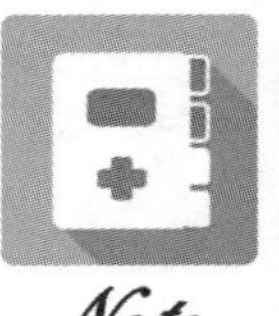

Note

襞消失，如反复摩擦，可发生溃疡。

三、分度

(1) 临床上传统分度为3度。以屏气下膨出最大限度来判定。

Ⅰ度：阴道前壁形成球状物，向下突出，达处女膜缘，但仍在阴道内。

Ⅱ度：阴道壁展平或消失，部分阴道前壁突出于阴道口外。

Ⅲ度：阴道前壁全部突出于阴道口外。

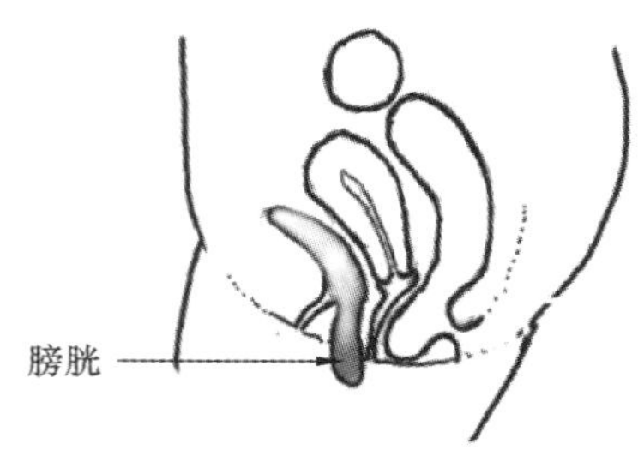

图 20-1　阴道前壁膨出(膀胱膨出)

(2) Baden-Walker 提出评价盆底器官膨出的阴道半程系统分级法(halfway system)分度如下：

Ⅰ度：阴道前壁突出部位下降到距处女膜半程处。

Ⅱ度：阴道前壁突出部位到达处女膜。

Ⅲ度：阴道前壁突出部位达处女膜以外。

注意：膨出分度检查应在最大屏气状态下进行。

四、诊断

通过妇科检查即可诊断和分度。分度检查应在最大屏气状态下进行。

注意：①区分膀胱膨出和尿道膨出，或者并存。②有无压力性尿失禁。

五、治疗

(1) 无症状、Ⅰ度和Ⅱ度患者无需治疗。

(2) 重度有症状患者应行阴道前壁修补术。加用医用合成网片或生物补片可加强修补、减少复发。

(3) 合并压力性尿失禁者应同时行膀胱颈悬吊术或阴道无张力尿道中段悬吊带术。

六、预防

预防和治疗导致腹压增加的疾病，避免重体力劳动。提高产科质量，避免困难阴道助娩。

第二节　阴道后壁膨出

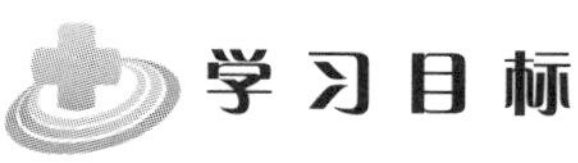

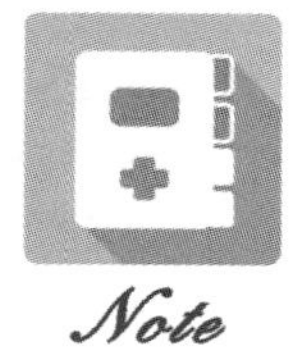

1. 熟悉：阴道后壁膨出的病因、分度、临床表现、预防。
2. 了解：阴道后壁膨出的概念、诊断与鉴别诊断、处理和治疗。

阴道后壁膨出也称直肠膨出(rectocele),指直肠向阴道后壁中段逐渐膨出,在阴道口能见到膨出的阴道后壁黏膜,称直肠膨出(图 20-2)。阴道后穹隆向阴道内脱出,甚至脱出至阴道口外,内有小肠,称肠膨出(enterocele)(图 20-3)。

阴道后壁膨出可以单独存在,也常合并阴道前壁膨出。

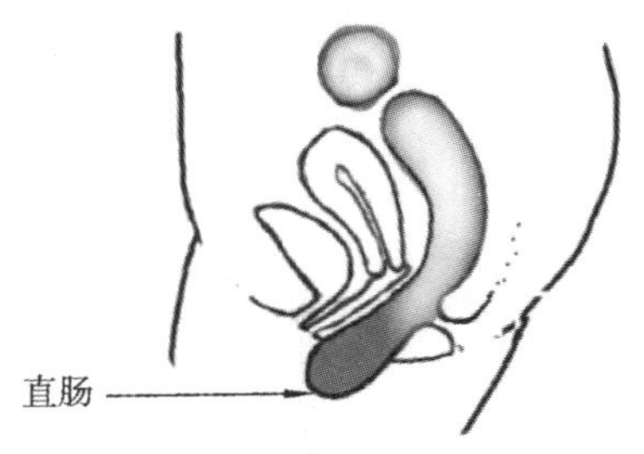

图 20-2 直肠膨出

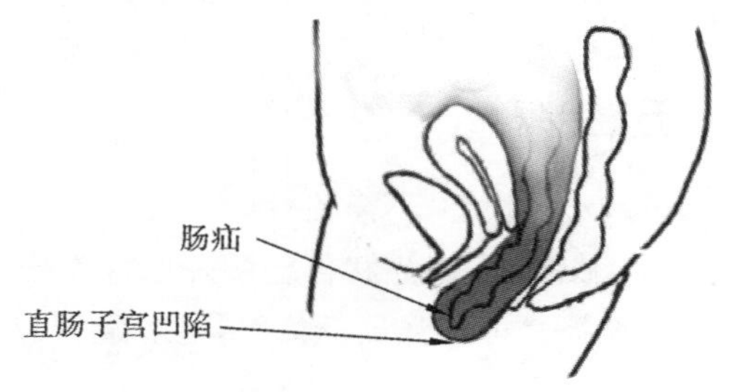

图 20-3 肠膨出

一、病因

阴道分娩时的损伤是其主要原因。分娩后,受损的盆底支持组织未能修复、老年女性盆底肌肉及肛门内括约肌肌力弱、便秘、排便时用力均可导致或加重直肠膨出。

二、临床表现

(一) 症状

(1) 阴道后壁黏膜在阴道口刚能看到者,多无不适。

(2) 阴道后壁明显凸出于阴道口外者,有外阴摩擦异物感。

(3) 部分患者有下坠感、腰酸痛。

(4) 膨出重者出现排便困难,需下压阴道后壁方能排便。

(二) 体征

(1) 检查可见阴道后壁黏膜呈球状物膨出,阴道松弛,多伴陈旧性会阴裂伤。

(2) 肛门指诊可触及向阴道凸出的直肠,呈盲袋;如无盲袋感,可能仅为阴道后壁黏膜膨出。

(3) 阴道后壁有两个球状突出时,位于阴道中段的球形膨出为直肠膨出,而位于后穹隆部的球形突出是肠膨出,指诊可触及疝囊内的小肠。

三、分度

(1) 临床上传统分度为 3 度。以屏气下膨出最大限度来判定。

Ⅰ度:阴道后壁达处女膜缘,但仍在阴道内。

Ⅱ度:阴道后壁部分脱出阴道口。

Ⅲ度:阴道后壁全部脱出阴道口外。

(2) Baden-Walker 的盆底器官膨出的阴道半程系统分级法(halfway system)分度如下:

Ⅰ度:阴道后壁的突出部下降到距处女膜半程处。

Ⅱ度:阴道后壁突出部位到达处女膜。

Ⅲ度:阴道后壁突出部位达处女膜以外。

注意:膨出分度检查应在最大屏气状态下进行。

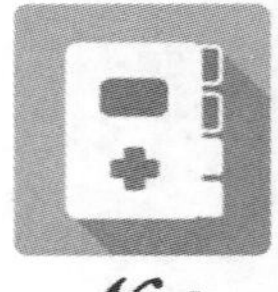

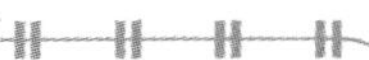

四、诊断

妇科检查即可诊断和分度。分度检查应在最大屏气状态下进行。

注意:①通过肛门指诊可了解肛门括约肌功能。②通过盆底肌肉组织检查可了解肛提肌的肌力和生殖裂隙宽度。

五、治疗

(1) 无症状者,不需治疗。

(2) 修补术:有症状伴会阴陈旧性裂伤者,应行阴道后壁及会阴修补术。加用医用合成网片或生物补片可加强局部修复,减少复发。

六、预防

同阴道前壁膨出。

第三节　子宫脱垂

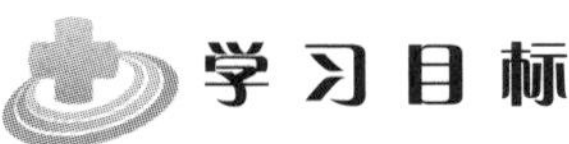

1. 掌握:子宫脱垂的病因、分度、诊断与鉴别诊断、非手术治疗。
2. 熟悉:子宫脱垂的概念、预防、手术治疗。

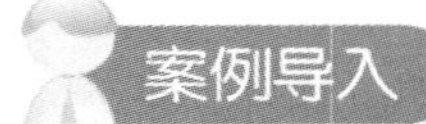

【案例导入答案】
见文档 2001

秦某,女,60 岁。因"发现外阴脱出肿物 5 年,加重 3 个月"入院。患者自述 5 年前下蹲时外阴脱出一肿物,直径约 1 cm,粉红色,无触痛,平卧或休息后可回缩阴道内。外阴肿物逐渐增大,一直未予诊治。3 个月前,外阴脱出肿物大小约 6 cm×4 cm 大小,需用手回纳,伴下腹坠胀和腰骶部酸痛,偶有排尿困难,无尿频、尿急、尿痛,咳嗽等致腹压增加时无漏尿现象,无大便困难等不适。患者 35 年前通过产钳助产分娩一足月活男婴,重 4200 g,无其他手术外伤史,有慢性支气管炎史 10 年左右,每逢秋冬季节咳嗽咳痰。妇检示:外阴见一肿物脱出,大小约 6 cm×4 cm,粉红色,质软,表面光滑,无触痛,可回纳。POP-Q 评分:Aa 点+1 cm,Ba 点+4 cm,Ap 点−3 cm,Bp 点−3 cm,C 点+6 cm,D 点+3 cm,生殖道裂孔长度 4.5 cm,会阴体长度 3 cm,阴道总长度 7 cm,残余尿量 5 mL,膀胱容量 300 mL,尿失禁诱发试验(−)。胸片:双肺纹理增粗,紊乱,呈条索状。要求入院手术治疗。发病以来,患者食欲、睡眠、大小便均正常,体重无明显变化。请问:

1. 诊断是什么?
2. 主要治疗方案是什么?

子宫从正常位置沿阴道下降,宫颈外口达坐骨棘水平以下,甚至子宫全部脱出阴道口以外称为子宫脱垂(uterine prolapse)。常伴有阴道前后壁的膨出。

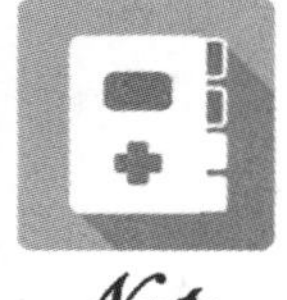

一、病因

(一) 妊娠及分娩损伤

最主要的病因。妊娠、分娩，特别是第二产程延长，或产钳、胎吸困难的阴道分娩，可能使盆腔筋膜、子宫主韧带、宫骶韧带和盆底肌肉过度延伸，导致其支撑力量削弱。若产后过早参加体力劳动，特别是重体力劳动，将影响盆底组织张力的恢复，导致未复旧的子宫有不同程度的下移。多次分娩，尤其间隔太短，会增加盆底组织损伤的机会。

(二) 长期腹压增加

慢性咳嗽、频繁举重物、便秘、腹腔积液、盆腹腔巨大肿瘤、腹型肥胖等均可造成腹压增加，发生子宫脱垂。

(三) 盆底组织发育不良或退行性变

子宫脱垂偶见于未产妇和处女，多由先天性盆底组织发育不良或营养不良所致，常伴有其他脏器下垂，如胃下垂。一些年老或长期哺乳的妇女体内雌激素水平下降，盆底支持结构萎缩退化，盆底松弛，也可导致或加重子宫脱垂。

(四) 医源性原因

医源性原因包括没有充分纠正手术所造成的盆腔支持结构的缺损。

二、临床表现

(一) 症状

(1) 轻症：一般无不适。

(2) 重症：①不同程度的腰骶部酸痛或下坠感，久站或劳累后明显，卧床休息则减轻。由于子宫脱垂对子宫韧带有牵拉，并导致盆腔充血。②常伴有排便排尿困难、便秘，残余尿增加，易并发尿路感染。③部分患者可发生压力性尿失禁，但随着膨出的加重，症状可缓解或消失，代之以排尿困难，甚至需要用手压迫阴道前壁帮助排尿。④外阴肿物脱出后经卧床休息，有的能自行回缩，有的经手也不能还纳。⑤暴露在外的宫颈和阴道黏膜长期摩擦，可发生溃疡而出血，若继发感染，则有脓性分泌物。⑥子宫脱垂的严重程度一般都不影响月经，轻症也不影响受孕、妊娠和分娩。

(二) 体征

不能回纳的子宫脱垂常伴有阴道前后壁膨出、阴道黏膜增厚角化、宫颈肥大并延长。

三、临床分度

检查时根据患者平卧，用力向下屏气时子宫下降的程度，将子宫脱垂分为 3 度。

Ⅰ度：轻型为宫颈外口距处女膜缘<4 cm，未达处女膜缘；重型为宫颈已达处女膜缘，阴道口可见宫颈。

Ⅱ度：轻型为宫颈脱出阴道口，宫体仍在阴道内；重型为宫颈及部分宫体脱出阴道口。

Ⅲ度：宫颈与宫体全部脱出阴道口外。

目前国外多采用 Bump 提出的盆腔器官脱垂定量分度法(pelvic organ prolapse quantitation，POP-Q)。此分期系统是分别利用阴道前壁、阴道顶端、阴道后壁上的各 2 个解剖指示点与处女膜的关系来界定盆腔器官的脱垂程度。与处女膜平行以 0 表示，位于处女膜以上用负数表示，位于处女膜以下则用正数表示。阴道前壁上的 2 个点分别为 Aa 和 Ba 点；阴道顶端的 2 个点分别为 C 和 D 点；阴道后壁的 Ap、Bp 两点与阴道前壁 Aa、Ba 点是对应的。

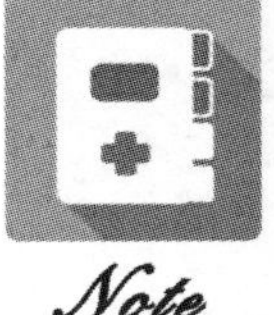

另外还包括阴裂(gh)的长度、会阴体(pb)的长度,以及阴道的总长度(TVL)。测量值均用厘米表示(表 20-1,图 20-4)。

表 20-1 盆腔器官脱垂评估指示点(POP-Q 分度)

指示点	内容描述	范围
Aa	阴道前壁中线距处女膜 3 cm 处,相当于尿道膀胱沟处	-3～+3 cm
Ba	阴道顶端或前穹隆到 Aa 点之间阴道前壁上段中的最远点	在无阴道脱垂时,此点位于-3 cm,在子宫切除术后阴道完全外翻时,此点将为+TVL
C	宫颈或子宫切除后阴道顶端所处的最远端	-TVL～+TVL
D	有宫颈时的后穹隆的位置,它提示了子宫骶骨韧带附着到近端宫颈后壁的水平	-TVL～+TVL 或空缺(子宫切除后)
Ap	阴道后壁中线距处女膜 3 cm 处,Ap 与 Aa 点相对应	-3～+3 cm
Bp	阴道顶端或后穹隆到 Ap 点之间阴道后壁上段中的最远点,Bp 与 Ap 点相对应	在无阴道脱垂时,此点位于-3 cm,在子宫切除术后阴道完全外翻时,此点将为+TVL

注:POP-Q 分度应在向下用力屏气时,以脱垂最大限度出现时的最远端部位距离处女膜的正负值计算。

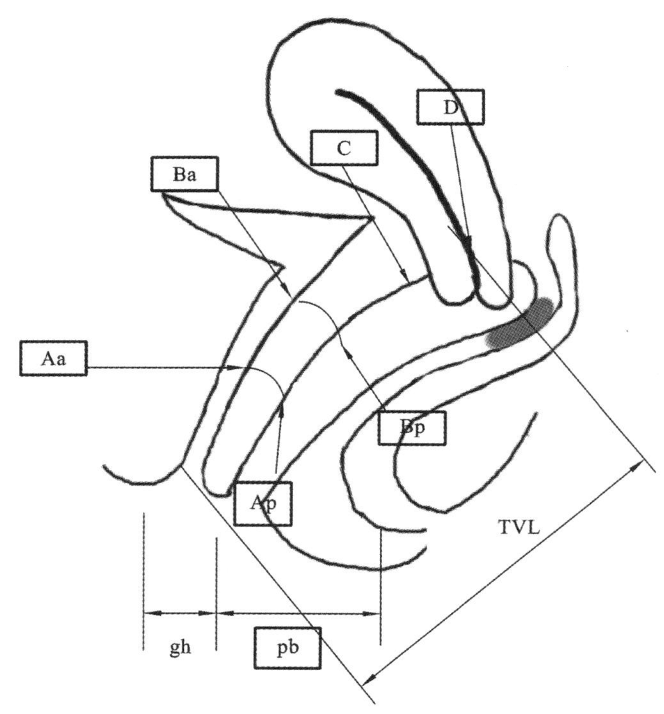

图 20-4 POP-Q 盆腔器官膨出分期图解

阴裂的长度(gh)为尿道外口中线到处女膜后缘的中线距离。

会阴体的长度(pb)为阴裂的后端边缘到肛门中点的距离。

阴道总长度(TVL)为总阴道长度。

POP-Q 通过 3×3 格表记录以上各测量值,客观地反映盆腔器官脱垂变化的各个部位的具体数值(表 20-2)。

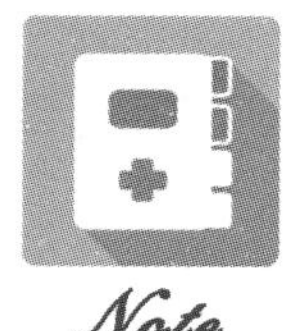

表 20-2 盆腔器官脱垂分度(POP-Q 分度法)

分度	内容
0	无脱垂,Aa、Ap、Ba、Bp 均在－3 cm 处,C、D 两点在阴道总长度和阴道总长度－2 cm 之间,即 C 或 D 点量化值＜(TVL－2 cm)
Ⅰ	脱垂最远端在处女膜平面上＞1 cm,即量化值＜－1 cm
Ⅱ	脱垂最远端在处女膜平面上＜1 cm,即量化值＞－1 cm,但＜＋1 cm
Ⅲ	脱垂最远端超过处女膜平面＞1 cm,但＜阴道总长度－2 cm,即量化值＞＋1 cm,但＜(TVL－2 cm)
Ⅳ	下生殖道呈全长外翻,脱垂最远端即宫颈或阴道残端脱垂超过阴道总长度－2 cm,即量化值＞(TVL－2 cm)

注:POP-Q 分度应在向下用力屏气时,以脱垂完全呈现出来时的最远端部位计算。应针对每个个体先用 3×3 表格量化描述,再进行分期。为了补偿阴道的伸展性及内在测量上的误差,在 0 和Ⅳ度中的 TVL 值允许有 2 cm 的误差

除以上解剖学分期,还应建立一套标准有效的描述盆腔器官脱垂引起功能症状的程度分级,手术前后均询问患者泌尿系统症状、肠道症状、性生活情况等,才能更精确地评价盆腔器官的功能及手术效果。

四、诊断

根据病史及妇科检查所见容易确诊。妇科检查前,应嘱咐患者向下屏气或加腹压(咳嗽),判断子宫脱垂的最重程度,并予以分度。

注意:①了解有无合并阴道前后壁膨出。②了解有无溃疡及溃疡的部位、大小、深浅,有无感染等。③嘱患者在膀胱充盈时咳嗽,观察有无溢尿,即压力性尿失禁情况。④了解宫颈的长短,并做宫颈细胞学检查。⑤如为重度子宫脱垂,可触摸子宫大小,将脱出的子宫还纳,做双合诊检查子宫两侧有无包块。⑥应用单叶窥器进行阴道检查:压住阴道后壁,嘱患者向下用力,可显示出阴道前壁膨出的程度,及伴随的膀胱膨出和尿道走行的改变;压住阴道前壁时嘱患者向下用力,可显示肠疝和直肠膨出。直肠检查是区别直肠膨出和肠疝的有效方法。⑦通过盆底肌肉组织检查可了解肛提肌的肌力和生殖裂隙宽度。⑧如有大便失禁,肛门指诊时需了解肛门括约肌功能。

五、鉴别诊断

(一) 阴道壁肿物

阴道壁肿物在阴道壁内,固定,边界清楚。

(二) 子宫黏膜下肌瘤

患者有月经过多病史,宫颈口见红色、质硬的肿块,表面找不到宫颈口,在其周围可及宫颈。

(三) 宫颈延长

双合诊检查阴道内宫颈虽长,但宫体在盆腔内,屏气不下移。

六、治疗

(一) 非手术疗法

1. 盆底肌肉锻炼和物理疗法 可增加盆底肌肉群的张力。

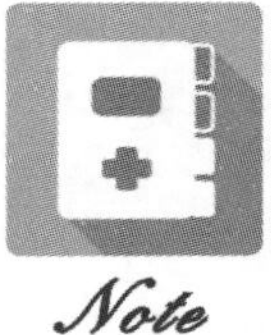

盆底肌肉(肛提肌)锻炼,也称为 Kegel 锻炼。方法:用力收缩盆底肌肉(收缩肛门),3 s 以上后放松,每次 10～15 min,每日 2～3 次。适用于所有程度子宫脱垂患者,对于重度患者可作为手术的辅助治疗,单独使用适用于 POP-Q 分期Ⅰ度和Ⅱ度的子宫脱垂者。辅助生物反馈治疗效果优于自身锻炼。

2. 放置子宫托 子宫托(图 20-5)是一种支持子宫和阴道壁并使其维持在阴道内而不脱出的工具。POP-QⅡ～Ⅳ度脱垂患者均可使用。患者全身状况不适宜手术、妊娠期和产后、手术前用于促进膨出面溃疡愈合等情况尤其适用子宫托。

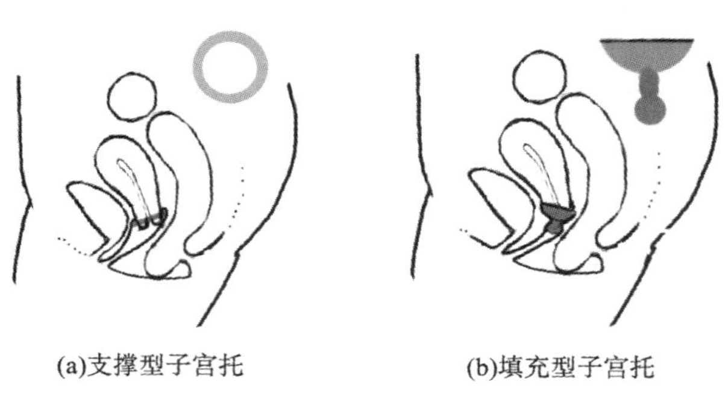

(a)支撑型子宫托　　(b)填充型子宫托

图 20-5　各式子宫托

子宫托分为支撑型和填充型,前者用于程度稍轻患者,后者用于重度患者。局部应用雌激素有益于佩戴的成功。子宫托可能造成阴道刺激和溃疡,故应间断性地取出、清洗并重新放置。注意定期复查,防止瘘的形成、嵌顿、出血和感染等。

3. 中药和针灸 补中益气汤(丸)可以促进盆底肌张力恢复,缓解局部症状。

(二)手术治疗

脱垂超出处女膜且有症状者可考虑手术治疗。根据患者年龄、生育要求及全身健康状况,个体化治疗。手术的主要目的是缓解症状、恢复正常的解剖位置和脏器功能、有满意的性功能并能够维持效果。常用手术方法如下:合并压力性尿失禁者应同时行尿道中段悬带吊术或膀胱颈悬吊术。

1. 曼氏手术(Manchester 手术) 包括阴道前后壁修补、主韧带缩短及宫颈部分切除术。适用于年龄较轻、宫颈延长的患者。

2. 经阴道子宫全切除及阴道前后壁修补术 适用于年龄较大、无需考虑生育功能的患者。重度患者术后复发率较高。

3. 阴道封闭术 分阴道半封闭术(又称 LeFort 手术)和阴道全封闭术。对阴道前后壁分别剥离其长方形黏膜面,然后将创面相对缝合以部分或完全封闭阴道。术后患者失去性交功能,故仅适用于年老体弱不能耐受较大手术的患者。

4. 盆底重建手术 主要针对中盆腔,通过吊带、网片和缝线将阴道穹隆或宫骶韧带悬吊固定于骶骨前或骶棘韧带等可承力的部位,子宫可以切除也可以保留,可经阴道、腹腔镜或开腹完成。经腹或腹腔镜下加用补片的骶前固定术、经阴道骶棘韧带固定术和高位骶韧带悬吊术为国际上公认的非宫颈延长的重度子宫脱垂的有效术式。阴道加用合成网片能有效提高解剖治愈率,但并发症高。

七、预防

同阴道前壁膨出。

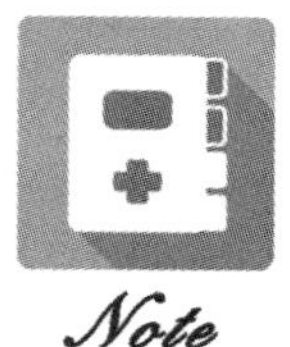

第四节 压力性尿失禁

学习目标

1. 掌握:压力性尿失禁的病因、临床表现、分度、预防。
2. 熟悉:压力性尿失禁的诊断及鉴别诊断、非手术治疗。
3. 了解:压力性尿失禁手术治疗。

压力性尿失禁(stress urinary incontinence,SUI)也称真性压力性尿失禁、张力性尿失禁、应力性尿失禁,指腹压突然增加导致尿液不自主流出,但不是由逼尿肌收缩压或膀胱壁对尿液的张力压所引起。其特点是正常状态下无遗尿,腹压突然增高时尿液自动流出。成年女性发生率约为18.9%。

一、病因

压力性尿失禁分为解剖型和尿道内括约肌障碍型。

(一)解剖型

解剖型占90%以上,为盆底组织松弛引起。盆底组织松弛,支持力量薄弱,使膀胱颈/近端尿道脱出于盆底外,咳嗽时腹腔内压力不能被平均地传递到膀胱和近端的尿道,导致增加的膀胱内压力大于尿道内压力而出现漏尿。盆底组织松弛的原因主要有妊娠与阴道分娩损伤、绝经后雌激素水平降低等。

(二)尿道内括约肌障碍型

尿道内括约肌障碍型不足10%,为先天发育异常所致。

二、临床表现

几乎所有的下尿路症状及许多阴道症状都可见压力性尿失禁。腹压增加下不自主溢尿是最典型的症状。尿急、尿频、急迫性尿失禁和排尿后膀胱区胀满感亦是常见的症状。80%的压力性尿失禁伴有阴道膨出。

三、分度

有主观分度和客观分度。客观分度主要基于尿垫试验,临床常用简单的主观分度。

Ⅰ级尿失禁:只发生在剧烈压力下,如咳嗽、打喷嚏或慢跑。

Ⅱ级尿失禁:发生在中度压力下,如快速运动或上下楼梯。

Ⅲ级尿失禁:发生在轻度压力下,如站立时,但患者在仰卧位时可控制尿液。

【知识拓展】
见文档2002

四、诊断

无单一的诊断性试验。以患者的症状为主要依据,进行常规体格检查、妇科检查及相关的神经系统检查,辅助相关压力试验、指压试验、棉签试验和尿动力学检查等,排除急迫性尿失禁、充盈性尿失禁及感染等情况。

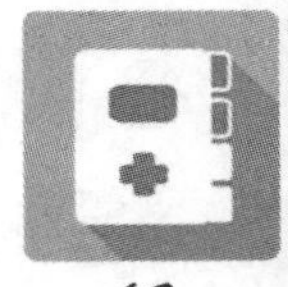

(一) 压力试验

患者膀胱充盈时，取截石位检查，嘱患者咳嗽的同时，观察尿道口。

(1) 如每次咳嗽时均有尿液不自主溢出，则提示 SUI。

(2) 延迟溢尿或有大量尿液溢出，提示非抑制性的膀胱收缩。

如果截石位状态下没有尿液溢出，应让患者站立位时重复压力试验。

(二) 指压试验

检查者把中指、示指放入阴道前壁的尿道两侧，指尖位于膀胱与尿道交接处，向前上抬高膀胱颈，再行诱发压力试验，如压力性尿失禁现象消失，则为阳性(图 20-6)。

(三) 棉签试验

患者仰卧，将涂有利多卡因凝胶的棉签置入尿道，棉签头处于尿道膀胱交界处，分别测量患者在静息时及 Valsalva 动作(紧闭声门的屏气)时棉签棒与地面之间形成的角度。

(1) 在静息及做 Valsalva 动作时角度差小于 15°为良好结果，说明有良好的解剖学支持。

(2) 如角度差大于 30°，说明解剖学支持薄弱。

(3) 15°～30°时，结果不能确定(图 20-7)。

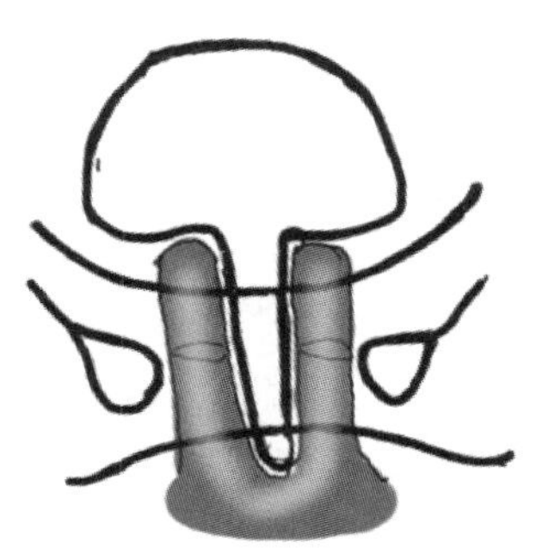

图 20-6　指压试验示意图

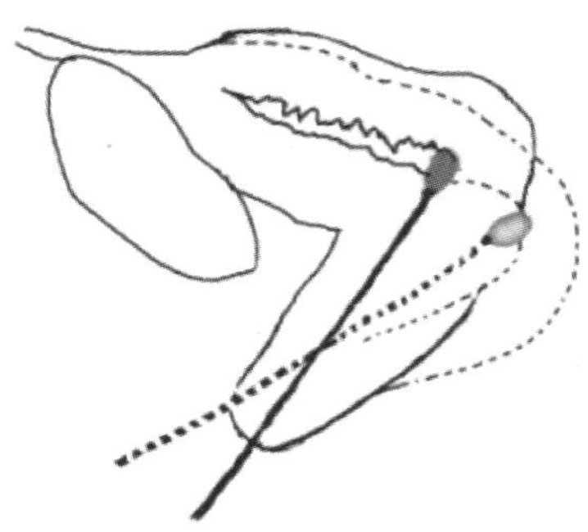

图 20-7　棉签试验示意图

(四) 尿动力学检查

尿动力学检查包括膀胱内压测定和尿流率测定。

(1) 膀胱内压测定：主要观察逼尿肌的反射及患者控制或抑制这种反射的能力，可以区别尿失禁是由非抑制性逼尿肌收缩引起还是 SUI 引起。

(2) 尿流率测定：可以了解膀胱排尿速度和排空能力。

(五) 尿道膀胱镜检查和超声检查

可辅助诊断。

五、鉴别诊断

急迫性尿失禁可通过尿动力学检查鉴别。

六、治疗

(一) 非手术治疗

非手术治疗包括盆底肌肉锻炼、盆底电刺激、膀胱训练、α-肾上腺素能激动剂(alpha-adrenergic agonist)和阴道局部雌激素治疗。适用于轻、中度压力性尿失禁治疗和手术治疗前后的辅助治疗。30%～60%的患者经非手术治疗能改善症状，并治愈轻度的压力性尿失禁。

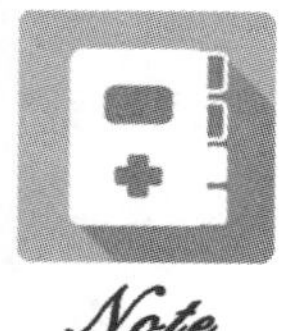

Note

Kegel 锻炼对产后尿失禁有所改善。

（二）手术治疗

压力性尿失禁的手术方法有 100 余种，金标准术式为耻骨后膀胱尿道悬吊术和阴道无张力尿道中段悬吊带术。因阴道无张力尿道中段悬吊带术更为微创，现已成为一线手术治疗方法。手术一般在患者完成生育后进行。

1. 耻骨后膀胱尿道悬吊术 手术操作在腹膜外（Retzius 间隙）进行，缝合膀胱颈和近端尿道两侧的筋膜至耻骨联合（Marshall-Marchetti-Krantz 手术）或 Cooper 韧带（Burch 手术）以提高膀胱尿道连接处的角度。Burch 手术应用稍多，有开腹途径、腹腔镜途径和“缝针法”。Burch 手术适用于解剖型压力性尿失禁。术后 1 年治愈率为 85%～90%，随着时间推移会稍有下降。

2. 阴道无张力尿道中段悬吊带术 解剖型压力性尿失禁、尿道内括约肌障碍型压力性尿失禁和合并有急迫性尿失禁的混合性尿失禁均为手术适应证。悬吊带术可用自身筋膜或合成材料。不吸收合成材料悬吊带术现已成为一线治疗方法，术后 1 年治愈率在 90%左右，术后最长 11 年随诊的治愈率在 70%以上。

3. 以 Kelly 手术为代表的阴道前壁修补术 缝合尿道近膀胱颈部折叠筋膜，达到增加膀胱尿道阻力的作用。解剖学和临床效果均较差，术后 1 年治愈率约 30%，并随时间推移而下降，目前已不再作为治疗压力性尿失禁的有效术式。

七、预防

同阴道前壁膨出。

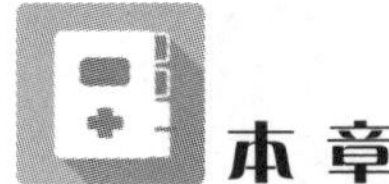

本章小结

【知识拓展】
见文档 2003

【目标检测】
见文档 2004

病名	学习要点
阴道前壁膨出	阴道前壁膨出轻者无症状，重者可有阴道内有肿物脱出伴腰酸、下坠感等症状。妇科检查即能明确诊断和分度。分度检查应在最大屏气状态下进行。无症状、阴道半程系统分级法Ⅰ度和Ⅱ度者无需治疗。Ⅲ度伴有症状者应行手术治疗。常并发阴道后壁膨出
阴道后壁膨出	阴道后壁膨出轻者无症状，重者可有阴道内有肿物脱出伴腰酸、下坠感等症状。妇科检查即能明确诊断和分度。分度检查应在最大屏气状态下进行。无症状、阴道半程系统分级法Ⅰ度和Ⅱ度者无需治疗。Ⅲ度伴有症状者应行手术治疗。常并发阴道前壁膨出
子宫脱垂	子宫脱垂轻者无症状，重者可有阴道内肿物脱出及脱出物溃疡、出血，伴腰酸、下坠感等症状。妇科检查即能明确诊断和分度，分度检查应在最大屏气状态下进行。POP-Q 分度法是目前主要采用的方法。无症状的 POP-QⅡ度以内的患者无需治疗。重度伴有症状者需行手术治疗。盆底肌肉锻炼和子宫托放置等非手术治疗适用于所有程度的患者。常并发阴道前、后壁膨出
压力性尿失禁	80%的压力性尿失禁患者伴有阴道前壁膨出。压力性尿失禁程度有主观分度和客观分度，客观分度主要基于尿垫试验。压力试验、指压试验和尿动力学检查是主要的辅助检查。盆底肌肉锻炼等非手术治疗适用于轻、中度患者和手术前后的辅助治疗，手术适用于重度患者

（刘　霞）

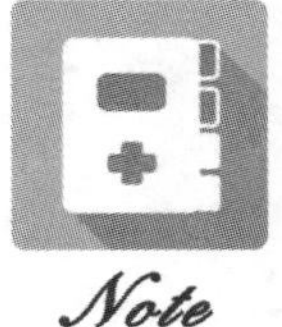

Note

第二十一章　不孕症及辅助生殖技术

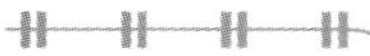

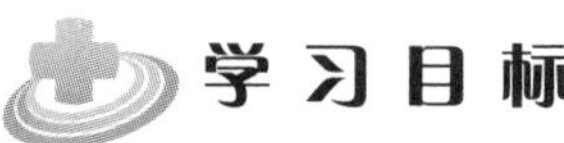

扫码看 PPT

1. 掌握：不孕症的定义、女性不孕的常见原因及检查方法。
2. 熟悉：女性不孕症的治疗方式。
3. 了解：辅助生殖技术的应用。
4. 具备对不孕症进行诊断和治疗的技能。
5. 询问病史时亲切、有耐心，体格检查时温和、细致。

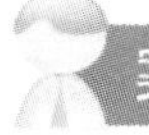

案例导入

30 岁已婚女性，育 0-0-1-0，2 年前于当地某诊所行无痛人流 1 次，术后无避孕至今未孕，月经周期正常，经期 2～3 天，经量偏少，妇科检查示子宫正常大小，表面光滑，无压痛，活动度差，双侧附件区未及包块，无压痛，活动度欠佳。请问：

1. 该女性患者考虑哪种疾病？
2. 需进一步行哪些检查？

【案例导入答案】见文档 2101

第一节　不　孕　症

女性未避孕性生活至少 12 个月而未孕称为不孕症。男性则称为不育症。临床上分为原发性不孕和继发性不孕，原发性不孕指婚后未避孕而从未妊娠者；继发性不孕指曾有过妊娠史，而后未避孕连续 12 个月未孕者。

一、病因

据调查，不孕症病因中，女性因素约占 50%，男性因素约占 40%，男女双方因素约占 10%。女性卵细胞、男性精子、男女生殖系统解剖和功能，任何环节异常都有可能导致不孕症的发生。

（一）女性因素

1. 生殖器官疾病　以排卵障碍和输卵管因素常见。

1）排卵障碍　占女性不孕因素的 25%～35%。主要见于卵巢病变（如先天性卵巢发育不良、多囊卵巢综合征、卵巢早衰等）、下丘脑-垂体-卵巢轴功能紊乱（包括下丘脑、垂体器质性病变或功能障碍）和全身性疾病（如肾上腺及甲状腺功能异常）等。

2）输卵管因素　占女性不孕因素的 1/3。主要是慢性输卵管炎（淋病奈瑟菌、沙眼衣原

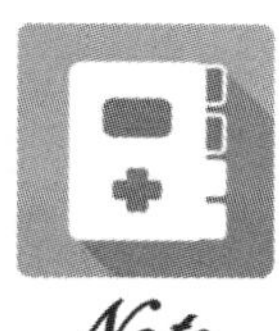

体、结核杆菌等感染)引起输卵管伞端闭锁或输卵管黏膜破坏,可使输卵管完全阻塞或积水而导致不孕。此外,输卵管发育异常、子宫内膜异位症、继发于盆腹腔手术后的炎症粘连等也可导致输卵管性不孕。

3)子宫因素　子宫腔解剖或功能异常,如子宫畸形、子宫黏膜下肌瘤、体积较大的肌壁间肌瘤、子宫内膜结核、子宫内膜炎、宫腔粘连等均能影响受精卵着床,导致不孕。

4)宫颈因素　宫颈畸形、宫颈炎症、宫颈黏液分泌异常及宫颈黏液免疫环境异常等,均影响精子通过,造成不孕。

5)外阴与阴道因素　先天性"外阴阴道"发育异常创伤和手术导致阴道瘢痕性狭窄以及严重阴道炎症等。

2. 全身性疾病　严重慢性病及内分泌失调等。

(二)男性因素

男性因素主要是精液异常与输精障碍。

1. 精液异常　性功能正常,因先天或后天因素导致精液异常,表现为无精、少精、弱精、畸精症等。

2. 输精障碍　性功能障碍、附睾及输精管发育异常、附睾结核等。如外生殖器发育不良或勃起障碍、早泄、不射精、逆行射精等使精子不能正常射入阴道内,均可造成男性不育。

3. 免疫因素　在男性生殖道免疫屏障被破坏的条件下,精子、精浆在体内产生抗精子抗体,使射出的精子产生凝集而不能穿过宫颈黏液。

(三)男女双方因素

1. 知识缺乏　缺乏性生活的基本知识,使性生活不能进行或不正常。

2. 免疫因素　①同种免疫:精子、精浆或受精卵作为抗原,被阴道及子宫内膜吸收后,通过免疫反应产生抗体物质,使精子与卵子不能结合或受精卵不能着床。②自身免疫:不孕妇女血清中存在透明带自身抗体,可阻止精子穿透卵子与卵子结合,因而影响受精。

二、不孕症检查与诊断

通过男女双方全面检查明确不孕原因,是诊断不孕症的关键。要详细地进行病史询问和体格检查。

(一)男方诊断

1. 病史　了解性生活史以及生育史,包括不育时间、性交频率和时间、有无勃起和(或)射精障碍、近期不育相关检查及治疗经过;询问既往病史,如发育史、疾病史及相关治疗史,手术史,个人职业和环境暴露史,吸烟、酗酒、吸毒史,药物治疗史,以及家族史。

2. 体格检查　除全身检查外,重点应检查外生殖器有无病变。

3. 精液常规检查　正常精液量为2～6 mL,平均3 mL;pH 7.0～7.8;室温放置30 min内液化;精子密度≥20×10^9/L;精子存活率≥50%;正常形态精子占66%～88%。

(二)女方检查

1. 病史　①了解年龄、不孕年限,是否存在低热、盗汗、月经改变、多毛、痤疮、体重改变、泌乳。②有无异常阴道流血、下腹包块、进行性加重的痛经,是否有白带异常、下腹腰骶部疼痛等,针对异常做过何种检查及治疗。③月经史:初潮年龄、经期、月经周期、末次月经、经量、颜色、是否痛经及严重程度等。④婚育史:性生活情况、避孕方法、孕产史。⑤既往史:是否存在重大疾病、慢性疾病及相关服药史。⑥是否有结核等特殊传染病史、性传播病史及检查治疗情

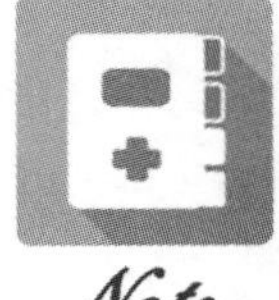

Note

况。⑦外伤、盆腹腔手术史、过敏史。⑧个人史:是否有吸烟、酗酒、吸毒史,职业情况以及环境接触史。⑨家族史:家族中是否有出生缺陷史等。

2. 体格检查 ①体格发育及营养状况,包括身高、体重、体脂分布特征。②有无高雄激素体征(包括多毛、痤疮、黑棘皮征),乳房及甲状腺情况。③妇科检查:外阴发育情况,阴毛分布特点,阴道通畅度,阴道内分泌物情况,宫颈是否有赘生物存在,宫颈光滑程度及黏膜情况,子宫是否有举痛,子宫大小、位置、形状、表面光滑情况、活动度、是否压痛,双侧附件区压痛情况、是否存在包块,盆腔内触痛结节、包块的情况等。

3. 女性不孕特殊检查

1)卵巢功能检查 包括排卵监测和黄体功能检查。常用方法有:①B型超声监测卵泡发育及排卵。②子宫内膜活检:于月经前1～2天,或月经来潮12 h内,取子宫内膜,检查有无分泌期变化,确定有否排卵,同时排除内膜病变。③宫颈黏液检查。④阴道脱落细胞检查。⑤基础体温测定:周期性连续的基础体温测定可以大致反映排卵和黄体功能,需结合其他排卵监测结果使用。⑥女性激素测定等。

2)输卵管通畅试验 ①输卵管通液术:用以测定输卵管畅通与否,并有一定治疗作用,但准确性差,诊断价值有限,而宫腔镜下输卵管插管通液有诊断价值。②子宫输卵管碘油造影术:能明确输卵管异常的部位,是目前应用最广、诊断价值最高的方法。

3)宫腔镜检查 可直接观察子宫腔和子宫内膜的情况。能发现宫腔粘连、黏膜下肌瘤、子宫畸形等与不孕有关的病理情况。

4)腹腔镜检查 一般常规检查不能发现不孕原因,可进一步做此检查。腹腔镜可直接观察子宫、输卵管、卵巢有无病变或粘连,发现子宫内膜异位病灶,并可经输卵管通亚甲蓝液,直视下确定输卵管是否通畅。

5)免疫学检查 测定女方抗精子抗体、抗子宫内膜抗体等,以排除免疫性不孕。

6)性交后试验 可检测宫颈黏液对精子的反应及精子穿透黏液的能力。在性交后2～8 h取阴道后穹隆液检查有无活动精子,验证性交是否成功,再取宫颈黏液观察,每高倍镜视野有20个活动精子为正常。性交后试验的临床意义尚有争论,还不能证明与不孕的关系。

三、女性不孕的治疗

治疗原则是针对病因治疗。

(一)一般治疗

一般治疗包括增强体质,增进健康,纠正营养不良和贫血;改变不良生活方式,如戒烟、戒毒、不酗酒;掌握性知识,学会预测排卵期(排卵前2～3天至排卵后24 h内),性交频率适中,以增加受孕机会。

(二)生殖器官器质性病变的治疗

若发现妇科肿瘤、生殖器炎症、生殖道畸形、宫腔病变等器质性疾病,应积极治疗。

1. 输卵管因素不孕的治疗

1)输卵管通液注药术 适用于输卵管轻度粘连或闭塞。用地塞米松磷酸钠注射液5 mL,庆大霉素4万U,加于0.9%氯化钠注射液20 mL中,在150 mmHg压力下经宫颈管缓慢注入宫腔,能减轻输卵管局部水肿,溶解或软化粘连。应于月经干净后3～7天进行,注意无菌操作,预防感染。

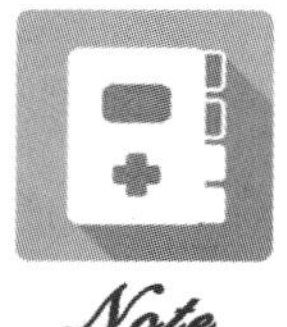

Note

2)输卵管成形术 对输卵管不同部位阻塞或粘连可行造口术、吻合术、整形术以及输卵管子宫移植术，应用显微外科技术达到输卵管再通目的。

2. 卵巢肿瘤 有内分泌功能的卵巢肿瘤可影响卵巢排卵，应予切除；性质不明的卵巢肿块，应尽量于不孕症治疗前给予诊断，必要时手术探查，根据快速病理诊断考虑是否进行保留生育能力的手术。

3. 子宫病变 子宫肌瘤、内膜息肉、子宫中隔、宫腔粘连等如果影响宫腔环境，干扰受精卵着床和胚胎发育，可行宫腔镜下切除、粘连分离或矫形手术。

4. 子宫内膜异位症 首诊应进行腹腔镜诊断和治疗，对中重度病例术后辅以抗雌激素药物治疗，重症和复发者应考虑辅助生殖技术妊娠。

5. 生殖系统结核 活动期应抗结核治疗，用药期间应严格避孕。因盆腔结核多累及输卵管和子宫内膜，多数患者需借助辅助生殖技术妊娠。

(三) 内分泌治疗

1. 诱发排卵 适用于无排卵患者。

1) 氯米芬(CC) 为首选促排卵药，适用于体内有一定雌激素水平者。宜从小剂量开始。自月经周期第5日开始，每日口服50 mg(最大剂量150 mg)，连用5日，3个周期为一个疗程。排卵率达80%，妊娠率为30%～40%。

2) 人绒毛膜促性腺激素(HCG) 具有类似LH作用，常在促排卵周期卵泡成熟后一次肌内注射5000～10000 U，模拟内源性LH峰值作用，诱导排卵。

3) 人类绝经期促性腺激素(HMG) 75 U制剂中含有FSH、LH各75 U，促使卵泡生长发育成熟。于月经周期第2～3日起，每日或隔日肌内注射75～150 U，直至卵泡成熟。

4) 其他促排卵药物 还有纯化FSH、GnRH激动剂、GnRH拮抗剂、溴隐亭(适用于高泌乳素血症)等。

2. 黄体功能不足的治疗

1) 补充性治疗 于月经周期第20日开始，每日肌内注射黄体酮10～20 mg，连用5日。

2) 刺激黄体功能 目前多用HCG增强黄体功能，于排卵后4、6、8、10日给予HCG 2000U肌内注射，用药后血孕酮水平明显升高。

(四) 免疫性不孕的治疗

因抗精子抗体阳性与不孕关系尚不确定，目前缺乏肯定有效的治疗方法和治疗指标。如患者抗精子抗体阳性，在性生活时应采用避孕套6～12个月，使患者体内抗精子抗体水平降低。抗磷脂抗体综合征阳性的自身免疫性不孕患者，应在明确诊断后，采用泼尼松10 mg，每日3次，加阿司匹林80 mg/d，孕前和孕中期长期口服，防止反复流产和死胎发生。

第二节 辅助生殖技术

辅助生殖技术是指通过对精子、卵子或胚胎等的体外操作，帮助不孕不育患者获得妊娠的技术，包括人工授精、配子移植、体外受精-胚胎移植、卵细胞质内单精子注射、胚胎植入前遗传学诊断等。

1. 人工授精(AI) 将精子通过非性交方式注入女性生殖道内使其受孕的一种技术。包括使用丈夫精液人工授精(AIH)和使用供精者精液人工授精(AID)。按国家法规，目前，供精者精液、人工授精精子来源一律由国家卫生健康委员会认定的人类精子库提供和管理。

2. 体外受精-胚胎移植(IVF-ET) 从妇女卵巢内取出卵子，在体外与精子受精并培养3～

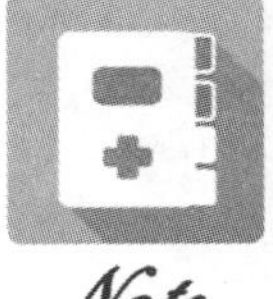

5 日，再将发育到卵裂期或胚囊期阶段的胚胎移植到宫腔内，使其着床发育成胎儿的全过程。此类胎儿通常被称为“试管婴儿”。我国大陆第一例“试管婴儿”于 1988 年在北京诞生。

临床上适应证：输卵管性不孕症、原因不明的不孕症、子宫内膜异位症、男性因素不孕症、排卵异常、宫颈因素等。其主要步骤为：药物促进与监测卵泡发育，B 型超声介导下取卵，配子体外受精和胚胎体外培养，胚胎移植和黄体支持。常见并发症有卵巢过度刺激综合征及多胎妊娠。

3. 卵细胞质内单精子注射(ICSI) 主要用于重度少、弱、畸形精子症的男性不育患者。

4. 胚胎植入前遗传学诊断 主要解决有严重遗传性疾病风险和染色体异常夫妇的生育问题，可以使得产前诊断提早到胚胎期，阻断部分严重的遗传性疾病在子代的下传。

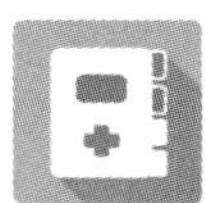

本章小结

【目标检测】

见文档 2102

项目	学习要点
不孕症	概念：原发、继发、时间界定
	病因：女方、男方
	辅助检查手段：卵巢功能检查、输卵管通畅试验等
	治疗：一般治疗，去除病因，内分泌治疗
辅助生殖技术	适应证，方法

(张兴平)

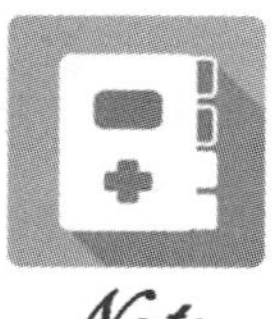

第二十二章　计划生育

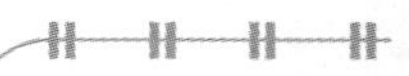

学习目标

扫码看 PPT

1. 掌握：各种计划生育措施的概念及作用机制。

2. 熟悉：各种计划生育措施的适应证和禁忌证，为不同人群合理选择避孕方式；各种计划生育措施的副作用、操作步骤和使用方法。

3. 了解：计划生育方法的知情选择。

案例导入

患者，女，28 岁，已婚。既往体健。15 岁月经初潮，5 天/30 天，量中等，无痛经。G_2P_1，2 年前顺产一女婴。现停经 46 天，B 超提示：宫内早孕，可见胎心搏动。因为是避孕失败的意外妊娠，已经不想再生小孩了，所以要求终止妊娠。如果您是接诊医生，请问：

1. 应如何进一步完善病史？该做哪些检查？
2. 可以选择何种方式来终止这次妊娠？
3. 您所选择的终止妊娠方法的适应证、禁忌证是什么？
4. 该种方法有何并发症或副作用？如何预防？
5. 具体操作步骤如何？
6. 终止妊娠之后，如何指导该女性采取避孕措施？

【案例导入答案】
见文档 2201

计划生育也称生育调节，即有计划地生育子女，指育龄夫妇在知情选择的条件下，能自由地、负责任地决定生育的数量和间隔、生育年龄。有效地避孕是实现生育调节的重要措施。影响避孕措施使用的主要障碍在于无法得到服务，缺少可以选择的方式，缺少选择所需要的知识。

避孕和节育是属于同一范畴又略有区别的两个概念。避孕是采取药具或手术或自然方法达到暂时或永久避免受孕的目的，属于预防性措施。节育泛指节制生育，是一个大概念，既包括避免妊娠的各种避孕方法，也包括采用器械或药物人工阻止胚胎或胎儿发育等终止妊娠的方法。

人类怀孕的机制是女性的卵巢排出卵子，卵子在输卵管与精子结合受精，受精卵在输卵管里边分裂边被运送到子宫体腔，着床生长。避孕就是阻断其中的任何一个步骤。

第一节　宫内节育器避孕

将宫内节育器（intrauterine device，IUD）放置于育龄妇女的宫腔内，通过机械性刺激及化学物质的干扰而达到避孕的目的（图 22-1）。

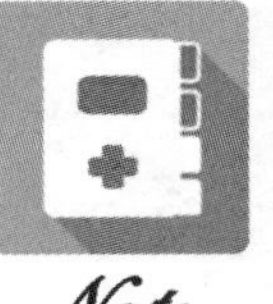

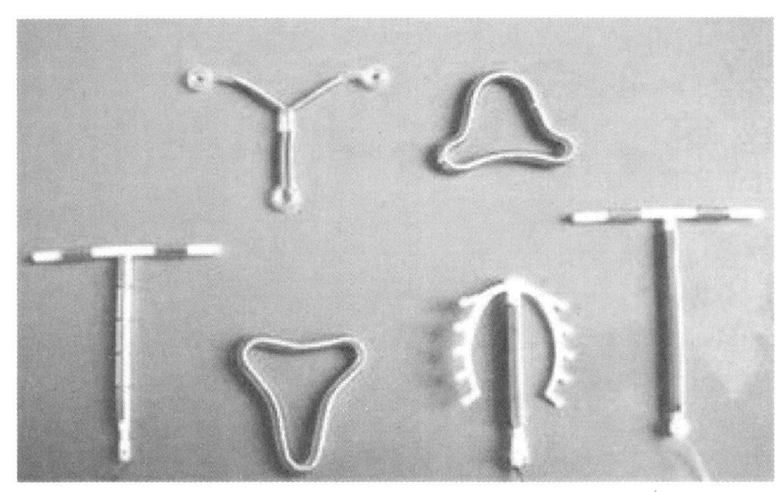

图 22-1　宫内节育器

一、宫内节育器种类

宫内节育器主要有惰性和活性两类。

（一）惰性宫内节育器

惰性宫内节育器为第一代宫内节育器，由惰性材料如金属、硅胶、塑料或尼龙等制成。国内主要为不锈钢圆环，但由于其脱落率及带器妊娠率高，已淘汰。

（二）活性宫内节育器

活性宫内节育器为第二代宫内节育器，其内含有活性物质，如铜离子、激素及药物等，能提高避孕效果，减少不良反应。分为带铜宫内节育器和含药宫内节育器两大类。

1. 带铜宫内节育器　目前使用最广泛的一类活性宫内节育器，在宫内持续释放具有生物活性、有较强抗生育能力的铜离子。从形态上分为 T 形、V 形、伞形等多种形态。根据不同形态的宫内节育器含铜的表面积分为不同类型，例如 TCu-220（T 形，含铜表面积为 220 mm^2）、VCu-200、TCu-380A 等。避孕效果与含铜表面积成正比，但表面积越大，不良反应也越多。临床不良反应主要表现为疼痛、出血。避孕有效率均在 90%以上。

2. 含药宫内节育器　将药物储存在宫内节育器内，通过每日微量释放提高避孕效果，降低不良反应。目前我国临床主要应用含孕激素宫内节育器和含吲哚美辛宫内节育器。

二、宫内节育器避孕机制

宫内节育器避孕机制复杂，至今尚未完全明了。研究表明，主要是局部组织对异物的组织反应影响受精卵着床。

（一）对精子和胚胎的毒性作用

宫内节育器的异物作用可引起子宫内膜的无菌性炎症，从而影响精子的通过和受精卵的着床。铜离子能改变宫颈黏液的生化特性，影响精子的活动、获能，从而进一步增强避孕效果。铜离子具有使精子头尾分离的毒性作用。含高剂量的左炔诺孕酮的宫内节育器，可能抑制排卵，改变宫颈黏液性质（图 22-2），不利于精子穿透等。

（二）干扰着床

节育环的长期刺激，使得子宫内膜产生前列腺素。前列腺素一方面可使子宫收缩和输卵管蠕动增强，促使发育及分裂程度不够的受精卵被提前送到子宫腔而影响着床。①铜离子使

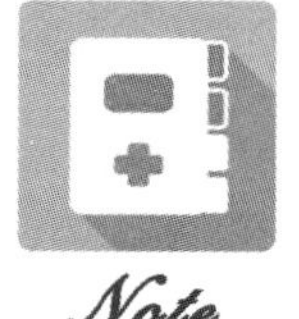
Note

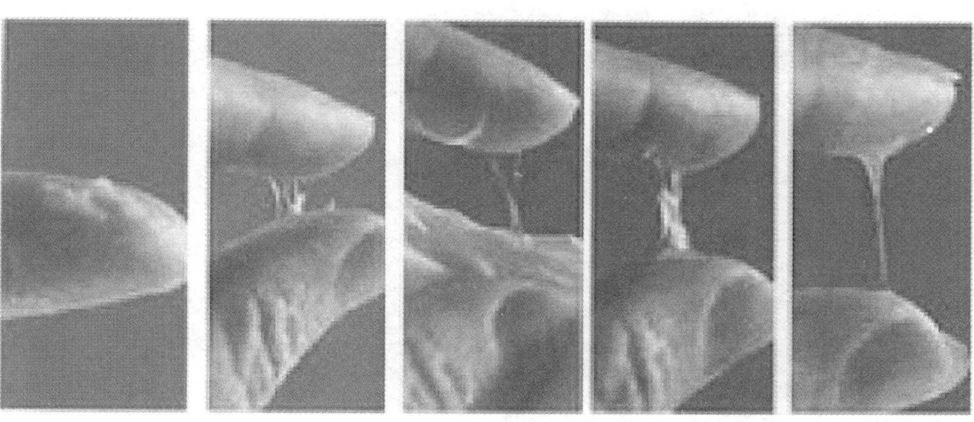

图 22-2 月经周期中宫颈黏液的变化

子宫内膜的无菌性炎症反应加重，并干扰着床必需的酶系统活性，不利于受精卵的着床及囊胚发育。②含孕激素的宫内节育器可长期少量向宫腔内释放孕激素，使子宫内膜萎缩，不利于受精卵着床。这两方面的作用均使活性宫内节育器的避孕效果进一步加强。③吲哚美辛抑制前列腺素合成，减少前列腺素对子宫的收缩作用，减少宫内节育器放置后的出血。

三、宫内节育器放置术

（一）放置的适应证

凡生育期妇女要求放置，无禁忌证者。

（二）放置的禁忌证

（1）妊娠或妊娠可疑者，铜过敏者。

（2）生殖器官急性炎症。

（3）月经频发或过多以及不规则出血等。

（4）宫颈过松，重度陈旧性宫颈裂伤、子宫脱垂。宫腔太小或太大者（5.5～9 cm 合适）。

（5）生殖器畸形，如纵隔子宫、双子宫等。

（6）严重的全身性疾病，如心力衰竭、重度贫血、出血性疾病及各种疾病的急性阶段。

（三）放置时间的选择

（1）月经干净后 3～7 天，无性交。

（2）产后 42 天恶露已净，会阴伤口愈合，子宫恢复正常者。剖宫产术者宜半年后放置。

（3）流产后：①自然流产于转经后放置。②药物流产于 2 次正常月经后放置。③人工流产后即时放置，但必须确信宫腔内容物完全清除、出血不多、子宫收缩好方可放置。如术前已有阴道不规则出血，术时出血多，子宫收缩不良或可疑宫腔内容物未完全清除，则等下次行经后再放。

（4）性交后 5 天内放置，是紧急避孕方法之一。

（四）放置的步骤

1. 术前准备 备齐手术用物。向受术者详细说明，让其了解手术过程，减轻心理负担，取得配合。

2. 操作步骤 受术者排空膀胱，取截石位，冲洗外阴及阴道。外阴、阴道常规消毒，铺巾，行妇科检查了解子宫大小、位置及双侧附件情况。用阴道窥器暴露宫颈，消毒宫颈管，根据子宫位置钳夹宫颈前唇，顺子宫位置用子宫探针探测子宫腔深度，按顺序用宫颈扩张器依次扩张

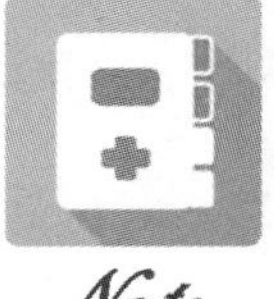

Note

宫颈。用放环器将环送入宫腔达宫底，对于带尾丝者，在距宫口外 2 cm 处剪断尾丝(图 22-3)。观察无出血即可取下宫颈钳及阴道窥器(表 22-1)。

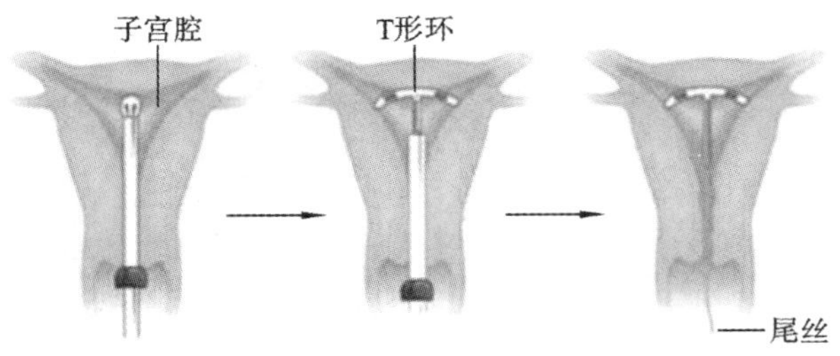

图 22-3　宫内节育器放置术

表 22-1　宫内节育器放置术技能考核评分表(总分 100 分)

任务		操作要点	分值	扣分	得分
术前准备(20 分)		测量体温，排空膀胱	5		
		穿工作服，戴帽、口罩	5		
		打开手术包	5		
		戴手套	5		
操作(65 分)	放阴道窥器	铺消毒巾	5		
		双合诊	5		
		阴道窥器	5		
	消毒	消毒阴道壁	5		
		消毒宫颈管	5		
	放宫内节育器	钳夹宫颈	5		
		探测宫腔	5		
		选择宫内节育器	5		
		放置宫内节育器	10		
	取下阴道窥器	取下宫颈钳	5		
		取下阴道窥器	5		
	口头医嘱	两周内禁性生活及盆浴	5		
整体效果(15 分)		态度认真	5		
		操作熟练，动作轻、稳	5		
		无菌观念	5		
合计					

(五) 放置术后的注意事项及随访

(1) 术后休息 3 天，1 周内忌重体力劳动，2 周内忌性生活和盆浴；保持外阴清洁，如出现严重腹痛、发热、出血多等，随时就诊。

(2) 3 个月内每次月经期或排便时注意有无宫内节育器脱落。

(3) 术后第一年第 1、3、6、12 个月各随访 1 次，以后每年随访 1 次直至停用。

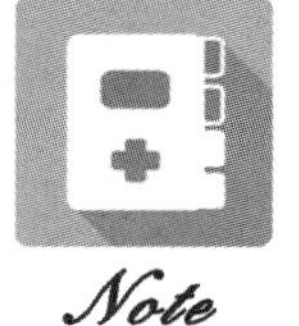

四、宫内节育器取出术

（一）取出的适应证

1. 生理情况 ①计划再生育或不需避孕，如丧偶或离异等。②放置期限已满，需更换；不锈钢金属环可放15～20年；硅胶、塑料或其他类型的节育环可放置5～7年。③绝经过渡期停经1年内。④拟改用其他避孕措施或绝育。

2. 病理情况 ①因不良反应治疗无效或存在并发症而需取器者。②带器妊娠，包括宫内和宫外妊娠。

（二）取出的禁忌证

(1) 生殖器官如盆腔急性感染时，先抗感染治疗，治愈后取。

(2) 全身情况不良或在疾病的急性期，先治疗，待病情好转后取。

（三）取出时间的选择

取器时间：①一般在月经干净后3～7天。②子宫不规则出血者可随时取出，但必须同时行诊断性刮宫术，刮出组织送病理检查，排除子宫内膜病变。③带器妊娠者于人工流产时取出。④带器异位妊娠者，术前行诊刮时可取出，或术后出院前取出。

（四）取出的步骤

术前准备及操作步骤与放置宫内节育器大致相同，只需将放环器换为取环钩。先用探针查清宫内节育器位置，对放T形环者用止血钳夹住尾丝后缓慢取出。对放圆形环者用取环钩钩住环的下边缘缓慢拉出(图22-4)。

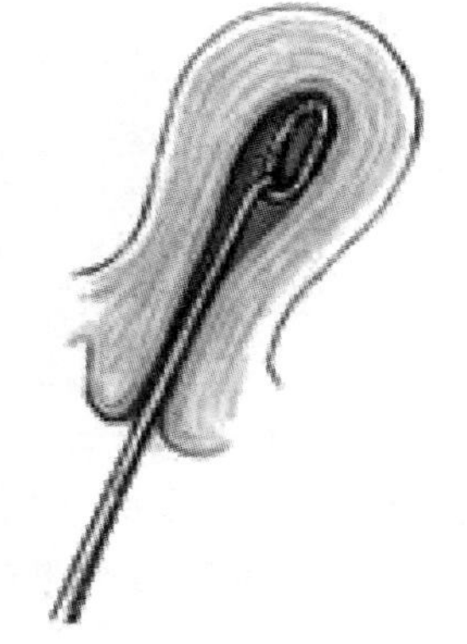

图22-4 圆形宫内节育器取出术

（五）取出术的注意事项

(1) 取器前可通过尾丝、B型超声、X线检查确定宫内节育器的类型及其在宫腔的位置。

(2) 取出后检查是否完整，同时落实其他避孕措施。

(3) 注意事项：①术后休息3天，并注意观察有无阴道流血。②术后禁止性生活1周。③保持外阴清洁等。

五、放置宫内节育器的并发症

（一）出血

目前认为节育环使纤维蛋白溶解酶活性增高是出血的主要原因，用6-氨基己酸可减少出血。少量不规则阴道流血多无须治疗；流血量多者，可予药物止血。经治疗无效者，可将环取出，出血日久者，需抗感染处理。

（二）腰酸腹胀

腰酸腹胀可能因节育环过大或位置偏低，引起宫缩造成。可先试用解痉药，如无效，可另选换新环。

（三）感染

常由于术前未彻底治疗生殖器官的炎症、术时未严格遵守无菌操作规程、T形环尾丝上行感染、术后过早性生活等原因所致。一旦发生感染，应用抗生素积极治疗并取出宫内节育器。

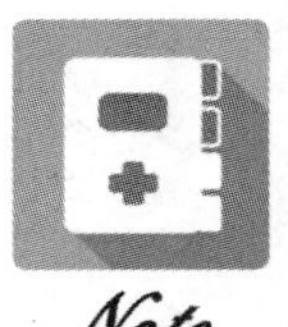

（四）宫内节育器嵌顿

由于宫内节育器放置时损伤子宫壁或带器时间过长，致部分器体嵌入子宫肌壁或发生断裂，应及时取出。若取出困难，应在B型超声下、X线直视下或在宫腔镜下取出。

（五）宫内节育器脱落

常由于放置时未将宫内节育器送至宫底部、宫内节育器与宫腔大小不符、宫颈内口松弛、月经过多、劳动强度过大等原因所致。常发生在带器1年内，因此放器1年内应定期随访。子宫口松、月经量多的妇女，在经期，节育环有可能脱落，因此在经期上厕所时应注意环有没有随血掉出。在放环后3个月内，特别是经期，更要注意环是否脱落，如发现脱落，要及时采取其他避孕措施，等下次月经后到医院再次放环。

（六）带器妊娠

带器妊娠多见于宫内节育器下移、脱落或异位。一经确诊，行人工流产同时取出宫内节育器。

六、放置宫内节育器的副作用

常见副作用是不规则阴道出血，主要表现为经量增多、经期延长或少量点滴出血，一般不需处理，3～6个月后逐渐恢复。少数有白带增多，腰酸，下腹坠胀感等，根据具体情况明确诊断后对症处理。

【知识拓展】

见文档2202

第二节　甾体激素药物避孕

国内常用避孕药为人工合成的甾体激素类药物，由雌、孕激素配伍组成。其优点为安全、有效、经济、方便，是一种易为育龄妇女接受的避孕方法。如能规律服用，其避孕成功率达99%以上。其制剂有雌激素衍生物、孕酮衍生物及睾酮衍生物。

一、药物避孕机制

（一）抑制排卵

避孕药中雌孕激素负反馈抑制下丘脑释放GnRH，使垂体分泌FSH和LH减少，使卵巢的卵细胞发育障碍，不发生排卵或者黄体功能障碍。

（二）阻碍受精

孕激素使宫颈黏液量减少，黏稠度增加，拉丝度降低，不利于精子的穿透，阻碍受精。

（三）干扰受精卵着床

1. 改变子宫内膜形态与功能　子宫内膜的正常生理变化为胚胎着床创造必要条件，避孕药抑制子宫内膜增殖，使子宫内膜与胚胎发育不同步，干扰受精卵着床。

2. 改变输卵管的功能　通过雌、孕激素的作用改变输卵管正常的分泌活动与蠕动，改变受精卵在输卵管内的正常运动，干扰受精卵着床。

二、适应证及禁忌证

（一）适应证

健康的育龄期妇女。

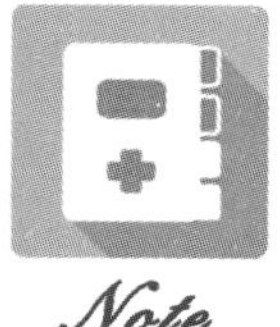

Note

（二）禁忌证

1. 急慢性肝炎或肾炎患者 由于激素类药物要在肝脏代谢，从肾脏排出，用药会加重肝肾功能负担，故不宜使用。

2. 血液病及内分泌疾病患者 避孕药会使凝血功能亢进，并增加血栓形成的危险，可使血糖升高，影响甲状腺功能，所以高血压、冠心病、血栓性疾病、内分泌疾病（如糖尿病、甲状腺功能亢进等）患者均应避免应用。

3. 年龄在 35 岁以上但是吸烟的妇女 不宜长期服用，以免增加心血管疾病发病率。

4. 哺乳期妇女 避孕药可抑制乳汁分泌，并可经乳汁分泌而影响新生儿的发育，因此，哺乳期妇女不能使用。

5. 月经稀少者 避孕药可能会使月经进一步减少。

6. 年龄在 45 岁以上者 该时期激素水平波动较大，一般不宜用避孕药避孕。

7. 部分恶性肿瘤、癌前病变患者 由于妇科肿瘤、乳房疾病大多为激素依赖的疾病，服用含有雌孕激素的避孕药可加重病情。

三、常用类型及用法

避孕药根据药物作用时间可分为短效、长效、速效和缓释类。按照给药途径可分为口服、注射、经皮肤、经阴道、经宫腔。按剂型可分为片剂、针剂等（表 22-2）。

表 22-2 女用甾体激素避孕药类型

类别		名称	雌激素含量(mg)	孕激素含量(mg)	剂型	给药途径
口服避孕药	短效片	复方炔诺酮片（避孕片 1 号）	炔雌醇 0.035	炔诺酮 0.6	22 片/板	口服
		复方甲地孕酮片（避孕片 2 号）	炔雌醇 0.035	甲地孕酮 1.0	22 片/板	口服
		复方避孕片（避孕 0 号）	炔雌醇 0.035	炔诺酮 0.3 甲地孕酮 0.5	22 片/板	口服
		复方脱氧孕烯片	炔雌醇 0.03	脱氧孕烯 0.15	21 片/板	口服
		复方孕二烯酮片	炔雌醇 0.03	孕二烯酮 0.075	21 片/板	口服
		炔雌醇环丙孕酮片	炔雌醇 0.035	环丙孕酮 2.0	21 片/板	口服
		左炔诺孕酮三相片			21 片/板	口服
		第一相（1～6 片）	炔雌醇 0.03	左炔诺孕酮 0.05	6 片	口服
		第二相（7～11 片）	炔雌醇 0.04	左炔诺孕酮 0.075	5 片	口服
		第三相（12～21 片）	炔雌醇 0.03	左炔诺孕酮 0.125	10 片	口服
	长效片	复方左旋 18 甲长效避孕片	炔雌醇 3.0	左炔诺孕酮 6.0	片	口服
		三合一炔雌醚片	炔雌醇 2.0	炔诺孕酮 6.0 氯地孕酮 6.0	片	口服
	探亲药	炔诺酮探亲片		炔诺酮 5.0	片	口服
		甲地孕酮探亲避孕片 1 号		甲地孕酮 2.0	片	口服
		炔诺孕酮探亲避孕片		炔诺孕酮 3.0	片	口服
		53 号抗孕片		双炔失碳酯 7.5	片	口服

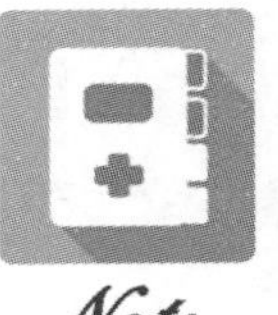

续表

类别		名称	雌激素含量(mg)	孕激素含量(mg)	剂型	给药途径
长效避孕针	复方避孕针	复方己酸孕羟酮注射液(避孕针1号)	戊酸雌二醇 5.0	己酸羟孕酮 250.0	针	肌内注射
		美尔伊避孕注射液	雌二醇 3.5	甲地孕酮 25.0	针	肌内注射
	单孕激素避孕针	醋酸甲羟孕酮针(又称狄波普维拉-DMPA)		醋酸甲羟孕酮 150	针	肌内注射
		庚炔诺酮注射液		庚炔诺酮 200	针	肌内注射
缓释避孕药	皮下埋植剂	左炔诺孕酮埋植剂Ⅰ型		左炔诺孕酮 36/根	6根	皮下埋植
		左炔诺孕酮埋植剂Ⅱ型		左炔诺孕酮 70/根	2根	皮下埋植
	阴道避孕环	甲硅环		甲地孕酮 200或250	只	阴道放置
		左炔诺孕酮阴道避孕环		左炔诺孕酮 5	只	阴道放置

(一)口服避孕药(图22-5)

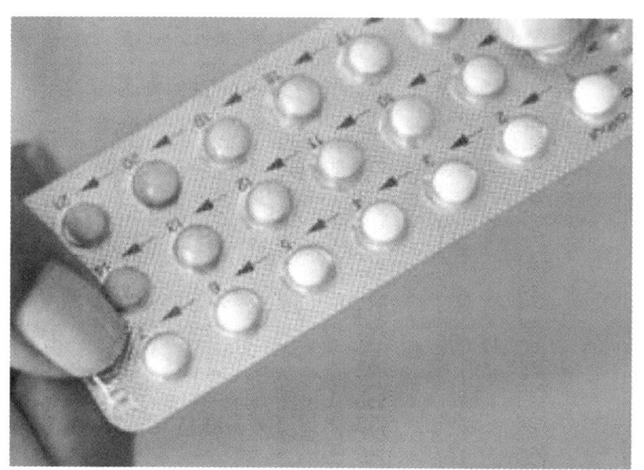

图22-5 口服避孕药

1. 复方短效口服避孕药 应用最广。按时服用时避孕成功率可达99.95%。由雌激素和孕激素组成的复合制剂,药物剂型有糖衣片、纸型片、滴丸。

常用的药物类型有以下几种。

1)单相片 在整个周期中雌、孕激素含量是固定的。常用的有复方炔诺酮片(避孕片1号)和复方甲地孕酮片(避孕片2号),自月经第5日起开始服用,每晚1片,连服22日,不能间断,若漏服,于次晨补服。停药后2~3日发生撤退性出血,相当于月经来潮,则于月经第5日开始服用下一周期药物。若停药7日尚无阴道出血,仍可于第8日晚开始服用第2周期单相片。若再次无出血,应停药就诊。

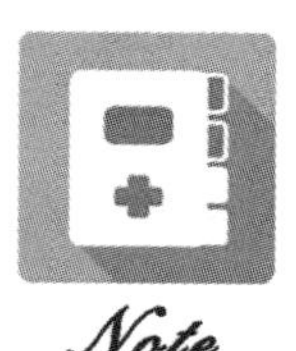

Note

2）双相片　在整个周期中，雌激素含量固定，孕激素含量逐渐增加，其用法同单相片。

3）三相片　根据妇女生理周期中内源性雌、孕激素水平变化，将 1 个周期分成 3 个阶段。第一相（第 1～6 片）、第二相（第 7～11 片）、第三相（第 12～21 片），自月经周期第 1 日开始，按顺序服用，每日 1 片，共 21 日。第 2 周期及以后改为月经周期第 3 日开始服药。若停药 7 日无撤药性出血，则从停药第 8 日开始服下一周期三相片。

2. 长效口服避孕药　由长效的雌激素和人工合成的孕激素配制而成。服用 1 次可避孕 1 个月，避孕有效率达 96%～98%。常用的药物为左炔诺孕酮炔雌醚片、复方炔诺酮片等。

1）服用方法　一种在月经来潮第 5 日服第 1 片，第 10 日后加服 1 片，以后按第 1 次服药日期每月服 1 片；另一种在月经来潮第 5 日服第 1 片，第 25 日服第 2 片，以后每隔 28 日服 1 片。

2）注意事项　长效口服避孕药激素含量较大，不良反应较多。停药时，应在月经周期第 5 日开始服用短效避孕药，连续 3 个周期作为过渡，避免月经失调。

3. 速效口服避孕药（探亲避孕药）　此类药物有抑制排卵、改变子宫内膜形态与功能、使宫颈黏液变稠等作用。服用时不受经期限制，适合短期探亲夫妇。避孕效果可靠，达 98%以上。常用药物为炔诺酮探亲避孕片、甲地孕酮探亲片 1 号等。于房事当晚及以后每晚口服 1 片，如 14 日后探亲期未满，可改用短效避孕药至探亲结束。

（二）长效避孕针

目前使用的有单纯孕激素及雌孕激素混合两种剂型。常用雌孕激素混合型制剂。有效率达 98%以上。尤其适用于对口服避孕药有明显胃肠道反应者。常用药物为复方己酸孕酮、复方甲地孕酮避孕针和复方庚炔诺酮避孕针等。

1. 使用方法　于月经周期第 5 日和第 12 日各肌内注射 1 支，以后在每次月经周期的第 10～12 日肌内注射 1 支，于用药后 12～16 日月经来潮。

2. 注意事项　用药前 3 个月可能发生月经周期不规则或经量多，可对症用止血药，或用雌激素或短效口服避孕药调整。单孕激素制剂比复合制剂更易并发月经紊乱、点滴出血或闭经。

（三）缓释避孕药

将避孕药（主要是孕激素）与具备缓释性能的高分子化合物制成多种剂型，在体内持续恒定进行微量释放，起长效避孕作用。目前国内外常用的包括皮下埋植剂、皮下注射微球及微囊、缓释阴道避孕环、避孕贴片及释药宫内节育器等。常用药物为 18 甲基炔诺酮、庚炔诺酮等。

（四）注意事项

（1）严格掌握适应证和禁忌证。

（2）短效避孕药较为常用，应详细交代。使患者熟知其使用方法及补救措施。避孕药应存放于阴凉干燥处，药物受潮后不宜再使用，因其可能影响避孕效果。

（3）注射长效避孕针时，要将药液吸尽注完，并做深部肌内注射。欲停用时叮嘱患者要在停药后用短效口服避孕药 3 个周期，以免引起月经紊乱。

四、不良反应及处理

（一）类早孕反应

由于雌激素刺激胃黏膜，服用初期可出现头晕、乏力、恶心、呕吐、食欲不振等类似早孕反应的症状。轻症无需处理，数日后可自行减轻或消失。重者可服用维生素 B_6 20 mg，维生素 C

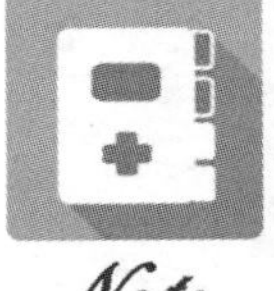

Note

100 mg 或甲氧氯普胺 10 mg，每日 3 次。

（二）停经或月经过少

绝大多数停经或月经过少者，在停药后可自然恢复。若出现闭经，说明药物对下丘脑-垂体轴抑制过度，此时应停药，进行进一步诊治，并改用其他避孕方法。

（三）突破性出血

突破性出血是指服药期间发生不规则少量阴道出血，多因漏服药引起，或体内雌激素不足所致。出血少者，可每晚加服炔雌醇 1 片（0.005 mg），与避孕片同时服至第 22 日停药；出血多者，可每晚加服炔雌醇 2 片（0.01 mg），与避孕片同时服至第 22 日停药；若出血似月经量或出血时间已近月经期，则应停止服药，作为一次月经来潮。在出血的第 5 日再开始下一周期的用药。

（四）体重增加

由于避孕药中孕激素成分的弱雄激素作用促使体内合成代谢所致，也可能是雌激素成分引起水钠潴留所致。但不会导致肥胖症，不影响健康。

（五）色素沉着

少数妇女的颜面部出现淡褐色色素沉着，如妊娠期所见，停药后可减轻或者消退，但不影响健康。

（六）其他

如头痛、乳房胀痛、食欲增强、皮疹、瘙痒等，可对症处理，必要时停药。

【知识拓展】

见文档 2203

第三节　屏障避孕

屏障避孕是指利用工具阻止精子与卵子结合或改变宫腔内环境达到避孕目的。

一、男用避孕套

男用避孕套即避孕套，为男用避孕工具，性生活时套在阴茎上，能阻止精子进入阴道，从而达到避孕目的。

（一）优点

避孕效果好，如正确使用，避孕有效率可达 93%～95%；阴茎套还可以预防性传播疾病，故应用广泛，是我国男性的主要避孕方式。

（二）型号

阴茎套为筒状优质薄型乳胶制品，筒径规格有 29 mm、31 mm、33 mm、35 mm 四种，其顶端呈小囊状，称储精囊，排精时精液储留于小囊内，使精子不能进入宫腔，以达到避孕目的。

（三）注意事项

（1）使用前应选好合适型号，用吹气法检查确无漏气，排出储精囊内空气后可立即使用。

（2）射精后在阴茎尚未软缩时，连同阴茎套一起抽出。

（3）每次性交时应更换新的阴茎套。

（4）如发现阴茎套破裂、滑脱，应立即采取以下措施：①女方站立以使精液流出体外，阴道内涂避孕膏或在示指缠以纱布蘸温肥皂水伸入阴道内将精液洗出。②立即服用探亲避孕药。

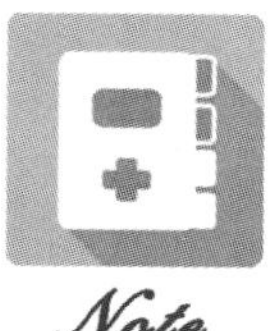

Note

二、女用避孕套

女用避孕套(图 22-6)由透明的聚氨酯塑料制成,柔软且坚韧,两端各有一塑料环,封闭端的环用于帮助插入,把避孕套固定在宫颈。女用避孕套与男用避孕套相似,都是物理阻隔原理的避孕方式。

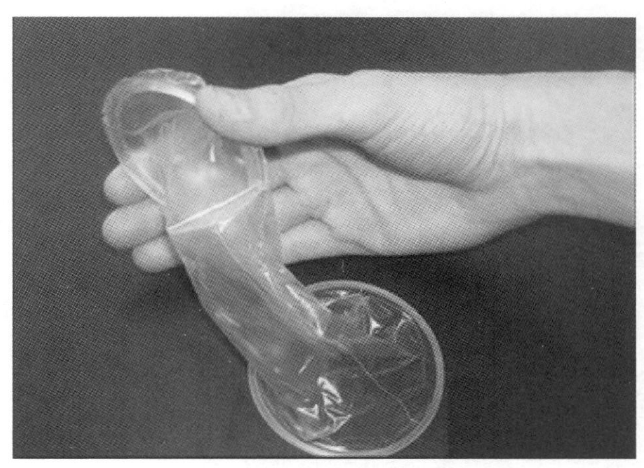

图 22-6 女用避孕套

(一) 优点

1. 材质超薄 与男用避孕套不同,由于使用聚氨酯超薄材料制造,在使用女用避孕套时,性伴侣双方都能达到最大的敏感度以得到最大的欢愉感觉。女用避孕套内涂有以二甲聚硅氧烷为主要原料、惰性的、对精子无杀伤的润滑剂,在行事时能使男性的阴茎在套中活动自如,使用者也可配合点滴各种增加兴奋度的液剂以增加快感。

2. 防止性病 避孕套的两端各有一个易弯曲的环,套底完全封闭,使用时将紧贴阴道的末端,外端的环较大且较薄,使用时将始终置于阴道口外部以阻隔男性阴茎根部与女性外阴在行事时的直接接触,较男用避孕套更有效地防止了病菌的传播。

(二) 使用方法(图 22-7)

(1) 开口环完全保护阴道口,内环用来固定其在阴道内的位置。

(2) 如何拿套:用拇指和中指捏住内环,将示指抵住套底,或紧捏内环即可。

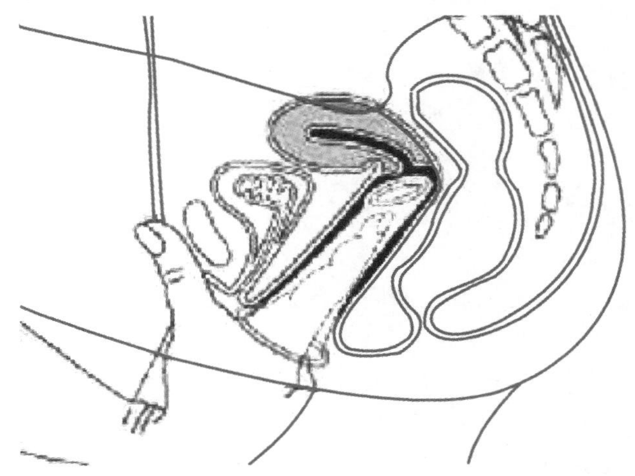

图 22-7 女用避孕套使用方法

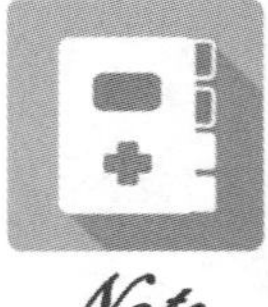

Note

(3) 如何置入:捏紧内环,将套送入阴道内,直至感觉已到正确位置即可。注意:它不会因进入太深而造成伤害。

(4) 确保位置正确:应确保避孕套主体未被扭曲,而且开口环始终置于阴道口外端。

(5) 如何取出:为避免精液倒流,请在起身前取出避孕套。取出时,捏紧并旋转开口环的同时缓慢地将套拉出。

第四节　其他避孕方法

一、紧急避孕药

紧急避孕是指在无防护性生活或避孕失败后的一段时间内,为了防止妊娠而采用的避孕方法,药物避孕是其中最常用的方法。

(一) 紧急避孕药种类

1. 单方孕激素　单方孕激素类紧急避孕药,成分多为左炔诺孕酮,均为非处方药。主要有两种规格:一种是 0.75 mg,单次口服 2 片,或首次服 1 片,间隔 12 h 服第 2 片;另外一种是 1.5 mg,单次口服 1 片。在无防护性性生活或避孕失败 72 h 以内,服药越早,预防妊娠效果越好。服用前后无需禁食。

在卵子尚未排出之前,单方孕激素类紧急避孕药起到抑制或延迟排卵的作用,而在排卵后使用,能使子宫内膜的形态发生改变,早期的产品(胃溶片)避孕有效率能达到 85%以上,现在经过剂型改良后的肠溶片剂有效率可达到 99.8%。

2. 抗孕激素　抗孕激素类紧急避孕药的有效成分为米非司酮,常见的品牌有司米安、碧韵、华典等,均为处方药。用于紧急避孕时,在无防护性性生活或避孕失败 72 h 以内,空腹或进食 2 h 以后口服 25 mg,服用后禁食 1～2 h。

抗孕激素类紧急避孕药具有终止早孕、抗着床、诱导月经及促进宫颈成熟等作用,与孕酮竞争受体而达到拮抗孕酮的作用。服用不同剂量的米非司酮会达到不同的效果:通常情况下,每次服用米非司酮 10～25 mg 可用于紧急避孕;服用 150 mg 可终止 49 日内的妊娠。使用本品终止早孕失败者,必须进行人工流产终止妊娠。

3. 肠溶片、胃溶片

1) 胃溶片　到了胃部就会溶解,易引起恶心、呕吐症状。

2) 肠溶片　到了肠道才溶解,主要是为了保护胃,使其不受刺激。

(二) 紧急避孕药适应证

(1) 育龄期健康妇女排除妊娠后,应在性生活后 72～120 h 应用,越早服用,效果越好,超过 72 h 往往失败率较高。

(2) 女性在遭受意外伤害或因其他原因进行了无防护性生活。

(3) 避孕失败如安全套破损、滑脱。

(4) 错误计算安全期等可以考虑服用紧急避孕药物。

(5) 房事后 72 h 内有效,如果在服药期间又有性生活,时间要重新推算。

(三) 紧急避孕药禁忌证

禁忌证与短效口服避孕药相同。

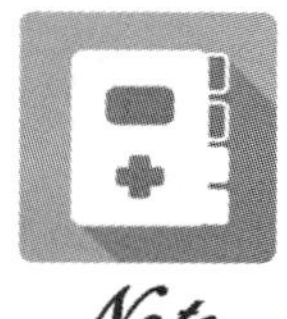
Note

（三）服用紧急避孕药的注意事项

(1) 紧急避孕药只能对前一次性生活有事后避孕作用，服药后不能再有无防护措施的性交。

(2) 服药后有少量阴道出血不是避孕成功的标志，如果没有月经量样出血，应及早到医院检查。

(3) 服药后 1 h 内发生呕吐，应尽快补服 1 次。

(4) 紧急避孕药只能偶尔使用，不能代替常规避孕方法。

(5) 已经妊娠的妇女禁用紧急避孕药，因为紧急避孕药对已经确立的妊娠是没有流产作用的。

(6) 无保护措施的性生活后，服药越早，防止非意愿妊娠的效果越好。

（四）紧急避孕药的常见副作用

1. 恶心 服用后，恶心的症状一般持续不超过 24 h。

2. 呕吐 与食物同时服用或睡觉前服药可以减少恶心、呕吐的发生率。如果在口服紧急避孕药后 1 h 内呕吐，应该尽快补服 1 次。肠溶避孕药因为是到了肠道才会溶解，因此不需要补服。

3. 不规则子宫出血 有些女性用药后会有点滴出血，一般无须处理，但要让用药者了解此种情况，所以要做好用药前后的咨询、宣教。

4. 月经改变 多数妇女月经会按时来潮，也有一部分妇女月经提前或延迟。

5. 排卵期改变 服用紧急避孕药，会影响月经周期，女性在此之后尽量使用效率高的避孕方法，而不要再冒险使用紧急避孕药或安全期、体外射精等不科学的避孕方法，否则，严重的会导致不育。

6. 其他 乳房胀痛、头痛、头晕、乏力等，这些症状一般较轻微，持续时间不超过 24 h。乳房胀痛、头痛严重者可用阿司匹林或其他止痛药对症处理。

【知识拓展】

见文档 2204

二、自然避孕

自然避孕又称安全期避孕，是指通过避开易怀孕期性交，不用其他药具而达到避孕目的的方法，又称自然避孕法。精子进入女性生殖道后可存活 2～3 天，成熟卵子自卵巢排出后可存活 1～2 天，而受精能力最强的时间是排卵后 24 h 内，因此，排卵前后 4～5 天为易孕期，其余时间不易受孕，即为安全期。

使用安全期避孕法必须准确确定排卵的日期。方法包括日历表法、基础体温法、宫颈黏液观察法。

（一）日历表法（图 22-8）

当决定使用此法避孕时，首先得将连续 6 个月的经期时间长短记录下来。并推算出每次排卵的日数，以便确定自己的安全期。适用于月经周期规则的妇女。排卵通常发生在下次月经来潮前 14 天左右，据此推算出排卵前后 4～5 天为易受孕期，其余时间视为安全期。

（二）基础体温法

基础体温是指人体在较长时间的睡眠后醒来，尚未进行任何活动之前所测量到的体温。正常育龄妇女的基础体温与月经周期一样，呈周期性变化。这种体温变化与排卵有关。在正常情况下，妇女在排卵前的基础体温较低，排卵后升高。把每天测量到的基础体温记录在一张体温记录单上，并连成曲线，就可以看出月经前半期体温较低，月经后半期体温上升，这种前低后高的体温曲线称为双相型体温曲线，表示卵巢有排卵，而且排卵一般发生在体温上升前或由低向高上升的过程中。在基础体温升高 3 d 内为易孕期，从第 4 日起直到下次月经来潮前即为“排卵后安全期”。

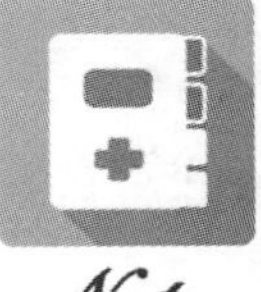

Note

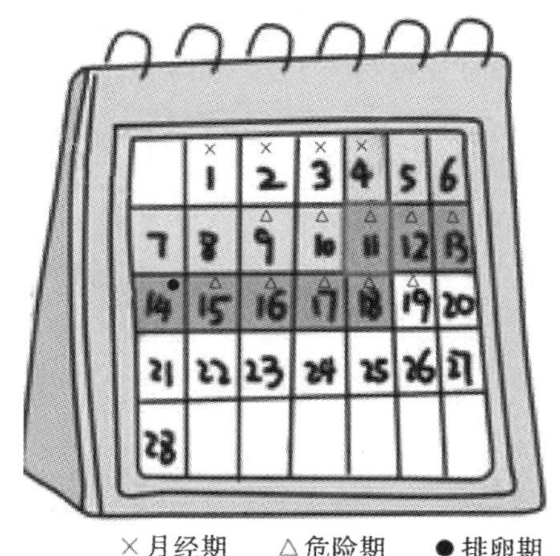

图 22-8 日历表法计算安全期

（三）注意事项

（1）安全期避孕法只适用于月经周期较规则的女性。

（2）采用安全期避孕前，建议先记录半年来的月经周期，以便了解月经的规律性。

（3）计算安全期避孕不适用于月经周期低于 21 天、高于 35 天，以及产后或哺乳中的妇女。

（4）除了推算安全期以外，还应结合测量基础体温、观察宫颈黏液改变来确定排卵日期，这样才能更好地判断避孕的安全期。

（5）由于女性排卵可受情绪、健康状况、性活动或外界环境因素等影响而提前或推后，也可发生额外排卵。因此，安全期避孕并不是绝对安全、可靠的，不宜推广。

第五节　输卵管节育术

绝育术是利用手术或者药物的方法阻断受孕途径，使妇女达到永不生育的目的。通过手术将输卵管结扎或用药物使输卵管管腔粘连堵塞，阻断精子与卵子相遇，而达到绝育的目的。目前常用方法是经腹输卵管结扎术和腹腔镜下输卵管绝育术。对于药物粘堵，因输卵管吻合复通困难，输卵管再通率低，现已较少应用。

一、经腹输卵管结扎术

（一）适应证

（1）育龄期自愿接受绝育手术而无禁忌证者。

（2）患有全身性疾病不宜生育者。

（二）禁忌证

（1）各种疾病的急性期，如急性生殖系统炎症或腹部皮肤有感染者。

（2）全身状况不佳，如心力衰竭、血液病者。

（3）24 h 内两次体温达到或超过 37.5 ℃者。

（4）患严重的神经官能症者。

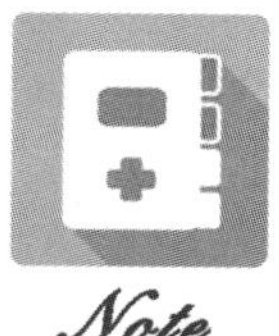

(三) 手术时间的选择

(1) 非妊娠期妇女在月经干净后3～4天。

(2) 取环、人工流产或分娩后48 h内。

(3) 哺乳期或闭经者排除早孕后。

(四) 术前准备

(1) 备齐手术用物。

(2) 向受术者详细说明,让其了解手术过程,减轻心理负担,取得其配合。

(3) 按妇科腹部手术前常规准备。

(4) 麻醉采用局部浸润麻醉或硬膜外麻醉。

(五) 操作步骤

1. 受术者 排空膀胱,取平卧位。

2. 消毒、麻醉 腹部皮肤按常规消毒铺巾,普鲁卡因局部浸润麻醉。

3. 切口 取下腹正中耻骨联合上两横指(3～4 cm)做2 cm长纵切口,产后在宫底下2～3 cm做纵切口。

4. 寻找、提取输卵管 手术的主要环节。术者用左手示指经切口伸入腹腔,沿宫底后方滑向一侧宫角处,摸到输卵管后,右手持卵圆钳将输卵管夹住,轻提至切口外,此为卵圆钳取管法。亦可用指板法或钩取法提取输卵管。见到输卵管伞端后证实为输卵管,术中须同时检查卵巢有无异常。

5. 结扎输卵管 目前国内多采用抽心包埋法。抽心包埋法具有血管损伤少、并发症少、成功率高等优点。手术方法:用两把鼠齿钳夹持输卵管,于输卵管峡部浆膜下注入0.5%利多卡因1 mL使浆膜膨胀,用尖刀切开膨胀的浆膜层,再用弯蚊钳游离该段输卵管,剪除输卵管约1 cm长,用4号丝线结扎输卵管两侧断端,用1号丝线连续缝合浆膜层,将近端包埋于输卵管系膜内。远端留于系膜外。检查无出血后松开鼠齿钳,将输卵管放回腹腔,同法处理对侧输卵管。

6. 做好健康教育 术后休息3～4周,禁止性生活1个月,1个月后复查。

(六) 并发症及处理

1. 出血、血肿 多因术中止血不严或过度牵拉,损伤输卵管或其系膜所致。一旦发现,需立即止血,血肿形成时应切开止血后再缝合。

2. 感染 多因手术指征掌握不严,手术中未严格无菌操作所致。术前要掌握手术指征,加强无菌观念,规范操作程序。术后预防性应用抗生素。

3. 脏器损伤 多因操作不熟练、解剖关系混乱、膀胱或肠管充盈所致。术前应排空膀胱及肠道,术中谨慎、细致操作,一旦误伤,要及时处理。

二、腹腔镜下输卵管绝育术

(一) 适应证

同经腹输卵管结扎术。

(二) 禁忌证

腹腔粘连、心肺功能不全、膈疝者禁用,余同经腹输卵管结扎术。

(三) 手术时间的选择

同经腹输卵管结扎术。

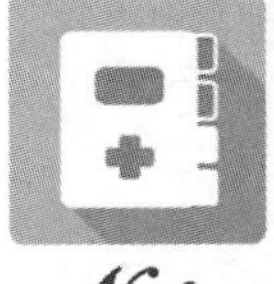

(四) 术前准备

同经腹输卵管结扎术。

(五) 操作步骤

(1) 受术者排空膀胱,取头低仰卧位。

(2) 切口:于脐孔下缘做 1～1.5 cm 的横弧形切口,将 Verres 气腹针插入腹腔,充二氧化碳气体 2～3 L,然后插入套管针,放置腹腔镜。

(3) 在腹腔镜直视下将弹簧夹或硅胶环钳夹或环套于输卵管峡部以阻断输卵管通道。也可用双极电凝烧灼输卵管峡部 1～2 cm。

第六节　人 工 流 产

一、概念

人工流产术是指妊娠 14 周以内,因意外妊娠、优生或者疾病等原因而采取药物或者手术的方法来达到终止妊娠的目的。分为药物流产和手术流产两类。其中,手术流产又分为负压吸引术与钳刮术。

二、药物流产

(一) 药物流产原理

妊娠 7 周内者,通过药物而非手术终止早孕的方法,即为药物流产。目前临床应用的药物为米非司酮(RU486)配伍米索前列醇。米非司酮因能和孕酮竞争受体取代孕酮与蜕膜的孕激素受体结合,从而阻断孕酮活性而终止妊娠,同时由于蜕膜坏死,内源性前列腺素释放,而米索前列醇是前列腺素的衍生物,使宫颈软化、扩张,促进子宫收缩,使妊娠物排出,从而达到抗早孕的目的。

药物流产具有痛苦小、安全、简便、高效、不良反应少或轻的特点,其终止早孕的完全流产率达 90%以上。

(二) 药物流产适应证

(1) 妊娠 7 周以内、本人自愿、年龄<40 岁的健康妇女。

(2) 尿 HCG 阳性,B 型超声确诊为宫内妊娠,从末次月经第 1 日起算不超过 49 日。

(3) 多次人工流产史,对手术流产有恐惧和顾虑心理者。

(4) 剖宫产术后半年内,哺乳期。

(三) 药物流产禁忌证

1. 有使用米非司酮禁忌证　内分泌系统(如肾上腺)疾病、妊娠期皮肤瘙痒史、血液病、血管栓塞等病史。

2. 有使用前列腺素药物禁忌证　如心血管疾病、青光眼、哮喘、癫痫、结肠炎等。

3. 其他　过敏体质、带器妊娠、妊娠剧吐,以及长期服用抗结核、抗癫痫、抗抑郁、抗前列腺素药等。

(四) 用药方法

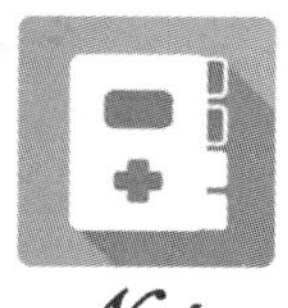

Note

米非司酮 25 mg,每日 2 次,口服,连续 3 日,于第 4 日上午用米索前列醇 0.6 mg,一次顿服。服药前后一小时必须空腹。

（五）不良反应

1. 消化道症状 恶心、呕吐、腹痛、乏力、腹泻等。

2. 子宫收缩痛 排出妊娠产物所致。严重者可用药物止痛。

3. 出血 流产后阴道出血时间一般持续 10 日至 2 周，有的可达 1～2 个月。孕囊排出后出血时间较长或有突然阴道大量出血时，需急诊刮宫，必要时输血抢救。

4. 感染 术后可抗感染处理。

三、手术流产

手术流产是指妊娠 6～14 周，因疾病、防止先天性畸形儿出生及遗传病、非法妊娠等而采用的人工终止妊娠的手术。也是避孕失败后的补救方法。按照受孕时间的长短可做负压吸引术（孕 6～10 周）和钳刮术（孕 11～14 周）。妊娠月份愈小，方法愈简便、安全，出血及损伤愈少。

（一）手术流产适应证

（1）因避孕失败而自愿要求终止妊娠者。

（2）因各种疾病而不宜继续妊娠者。

（二）手术流产禁忌证

（1）全身各种病症的急性期。

（2）生殖器官急性炎症。

（3）妊娠剧吐致尿酮症者。

（4）术前 8 h 内有 2 次体温达到或超过 37.5 ℃以上者。

（5）全身情况不良、不能耐受手术者。

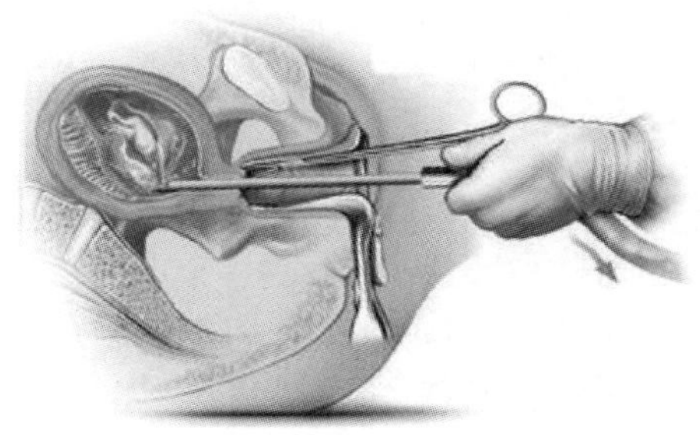

图 22-9 负压吸引术

（三）负压吸引术（图 22-9）操作步骤

（1）常规妇科检查，核实子宫大小。

（2）消毒宫颈：用阴道窥器暴露宫颈，并消毒。用棉签蘸 1% 利多卡因溶液置于宫颈管内 3～5 min。

（3）探测宫腔：宫颈钳夹宫颈前唇（或后唇），用探针探测宫腔深度，孕 6～8 周者，宫腔深 8～10 cm；孕 9～10 周者，宫腔深 10～12 cm。

（4）扩张宫颈：以执笔式持扩宫器顺子宫位置方向扩宫，自 4 号起逐步扩张至大于所用的吸管半号或 1 号。

（5）吸引：连接吸管，试吸无误后，插入宫腔。按顺时针方向吸引宫腔 1～2 周，所用负压不宜超过 600 mmHg，一般控制在 400～500 mmHg。当感觉宫腔缩小，宫壁粗糙，出现少量血性泡沫而无出血时，表示已吸净。此时将橡皮管折叠，取出吸管。

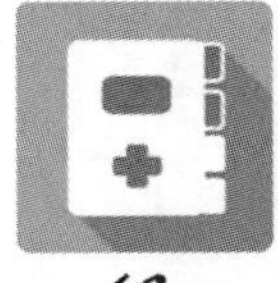

(6) 搔刮：吸引结束后，用小号刮匙轻刮宫腔一周，特别注意宫底和两宫角处。

(7) 再次探测宫腔深度，与术前比较宫腔缩小程度。

(8) 取下宫颈钳，用棉球拭净宫颈及阴道血迹，术毕。将吸出物过滤，测量血液及组织容量，检查有无绒毛。若未见绒毛组织，应送病理检查。

（四）并发症与处理

1. 子宫穿孔 人工流产术的严重并发症。常由于术者操作技术不熟练，未查清子宫位置、大小，哺乳期子宫或瘢痕子宫所致。手术时突然有无底觉，或手术器械进入深度超过原来所测得深度，提示子宫穿孔，应立即停止手术。若穿孔小，无脏器损伤或内出血，手术已完成者，给予催产素和抗生素处理，严密观察受术者的生命体征，有无腹痛、阴道流血及腹腔内出血征象；若情况稳定，胚胎组织未吸净，可在B超引导下或腹腔镜下清宫；若症状严重，有内出血或不能排除内脏损伤者，应剖腹探查，根据损伤情况做相应的处理。

2. 人工流产综合反应 受术者在手术过程中出现的面色苍白、胸闷、血压下降、心率缓慢、出冷汗、头晕，甚至晕厥或者抽搐等症状，称为人流综合反应。主要是由于手术对子宫、宫颈的机械性刺激而引起的迷走神经兴奋所致，同时与受术者的情绪（如紧张、恐惧）、身体状况有关。因此，术前应做好受术者的心理护理；术中操作应轻柔，充分扩张宫颈，吸宫时注意掌握负压；减少不必要的反复吸刮等均有利于预防。一旦发生以上症状与体征，应立即停止手术，给予吸氧，一般能自行恢复。严重者可静脉注射阿托品 0.5～1 mg，即可缓解症状。

3. 吸宫不全 人工流产术后部分胚胎组织残留宫腔。与操作者技术不熟练或子宫位置异常有关，是人工流产术的常见并发症。术后如阴道出血超过10天，血量过多，或出血暂停后又有多量出血者，应考虑为吸宫不全。经B超确诊后，无明显感染征象者，应尽早行刮宫术，刮出物送病理检查，术后予抗生素预防感染；同时伴有感染者，应先控制感染后再行刮宫术；血量不多者，可先用抗生素3天后再行清宫术。

4. 漏吸 已确诊为宫内妊娠进行吸宫，而未吸出组织而导致继续妊娠或胚胎停止发育者。常因子宫畸形、位置异常或操作不熟练引起。因此，若术后检查吸出物时未发现胎囊等妊娠物，应复查子宫位置，重新探测宫腔后行负压吸引术。如仍无胚胎组织，应将吸出物送病理检查，警惕异位妊娠可能。

5. 术中出血 多见于妊娠月份较大的钳刮术。因组织不能迅速排出，影响子宫收缩所致。可在扩张宫颈后，注射缩宫素促进子宫收缩，同时尽快清除胎盘及胎体。吸管过细、胶管过软或负压不足者，应及时更换吸管和胶管，调整负压。

6. 术后感染 多因不全流产、术中未严格无菌操作或患者不执行医嘱提前性生活引起，表现多为急性子宫内膜炎、盆腔炎甚至腹膜炎。患者需要卧床休息，予支持疗法，及时抗感染治疗。宫腔内有残留物者，按感染性流产处理。

7. 羊水栓塞 少见，往往由于宫颈损伤、胎盘剥离使血窦开放，使羊水进入血液系统。即使并发羊水栓塞，其症状及严重性也不如晚期妊娠发病凶猛。其治疗见羊水栓塞章节。

8. 远期并发症 宫颈粘连、宫腔粘连、慢性盆腔炎、月经失调、继发性不孕等。

第七节 计划生育方法的知情选择

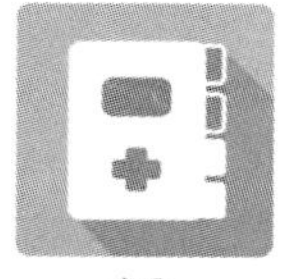

计划生育方法的知情选择是目前我国计划生育优质服务的重要内容，是指通过广泛深入的宣传、教育、培训和咨询，使广大育龄妇女在充分了解国家人口状况和政策及避孕节育知识

后，根据自身特点（包括家庭、身体、婚姻状况等），选择合适的安全有效的避孕方法。

一、新婚期

1. 原则 新婚夫妇年轻，尚未生育，选择使用方便、不影响生育的避孕方法。

2. 选用方法 复方短效口服避孕药使用方便，避孕效果好，不影响性生活，列为首选。男性阴茎套也是较理想的避孕方法，还可选用外用避孕栓、薄膜等。由于尚未生育，一般不选用宫内节育器。不适宜用安全期、体外排精及长效避孕药。

二、哺乳期

1. 原则 不影响乳汁质量及婴儿健康。

2. 选用方法 阴茎套是哺乳期选用的最佳避孕方式。也可选用单孕激素制剂、长效避孕针、皮下埋植剂，使用方便，不影响乳汁质量。哺乳期放置宫内节育器时应防止子宫损伤。哺乳期阴道较干燥，不适用避孕药膜。哺乳期不宜使用雌孕激素复合避孕药或避孕针和安全期避孕。

三、生育后期

1. 原则 选择长效、安全、可靠的避孕方法，减少非意愿妊娠而进行手术所带来的痛苦。

2. 选用方法 各种避孕方法（宫内节育器、皮下埋植剂、复方口服避孕药、避孕针、阴茎套等）均适用，根据个人身体状况进行选择，对某种避孕方法有禁忌证时不宜使用。

四、绝经过渡期

1. 原则 此期仍有排卵可能，应坚持避孕，选择外用避孕药为主的避孕方法。

2. 选用方法 可采用阴茎套。原来使用宫内节育器无不良反应者可继续使用，至绝经后半年取出。绝经过渡期阴道分泌物较少，不宜选择避孕药膜避孕，可选用避孕栓、凝胶剂。不宜选用复方避孕药及安全期避孕。

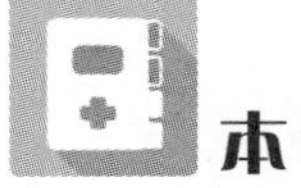

本章小结

【目标检测】

见文档 2205

计生措施	学习要点
宫内节育器	种类，避孕机制，放置与取出，不良反应，并发症等
药物避孕	避孕机制，适应证与禁忌证，常用类型与方法，不良反应与处理等
屏障避孕	男用避孕套，女用避孕套
其他避孕法	紧急避孕法，自然避孕法
输卵管节育术	适应证与禁忌证，操作步骤，并发症等
人工流产	概念，药物流产，手术流产，适应证，禁忌证，操作步骤，并发症等

（杨水莲）

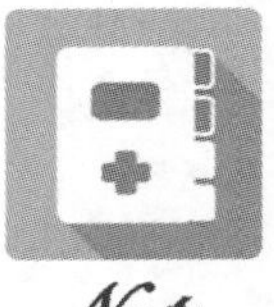

第二十三章　妇女保健

扫码看 PPT

学习目标

1. 掌握：青春期三级保健的重要性、婚前保健的内容及目的、生育期保健的重点、围产期保健内容。

2. 熟悉：妇女保健工作的意义及目的、围产期保健各期的重点。

3. 了解：围绝经期保健和老年期保健的异同点及妇女保健统计指标的意义。

一、妇女保健工作的意义

“以维护和促进妇女健康为目的，以保健为中心，以基层为重点，以预防为主，以群体为服务对象，以保健与临床相结合，以生殖健康为核心开展系列妇女保健工作”是妇女保健的工作方针，做好妇女保健工作，保护妇女的身心健康，有利于优生优育和提高人口素质。

二、妇女保健工作的目的

通过积极的预防、普查、监护和保健措施，做好妇女各期保健以降低患病率，消灭和控制某些疾病及遗传病的发生，控制性传播疾病的传播，降低孕产妇和围产儿死亡率，促进妇女身心健康。

三、妇女保健工作的服务范围

妇女保健工作的服务范围是妇女的一生，涉及女性的青春期、生育期、围产期、绝经过渡期和老年期，除身体保健外，还包括心理社会方面保健。通过研究妇女各期的特点和保健要求，影响妇女健康的卫生服务、社会环境、自然环境和遗传等方面的各种高危因素，制订保健对策和管理方法，开展妇女各期保健，做好妇女常见病和恶性肿瘤的普查普治、计划生育指导、妇女劳动保护、心理保健等。

四、妇女保健工作的方法

妇女保健工作者应充分发挥各级妇幼保健专业机构及三级妇幼保健网的作用，有计划地组织培训和继续教育，不断提高专业队伍的业务技能和水平；制订合理的工作计划和防治措施，做到群众保健与临床保健相结合，防与治相结合；开展广泛的社会宣传和健康教育，提高妇女的自我保健意识；健全法律和法规，保障妇女的合法权利。

五、妇女保健工作的任务

（一）妇女各期保健

1. 青春期保健　重视健康与行为方面，以加强一级预防为重点。青春期保健分三级：重点是一级预防，加强青少年健康教育，使其了解自己生理、心理特点，懂得自爱，培养良好个人

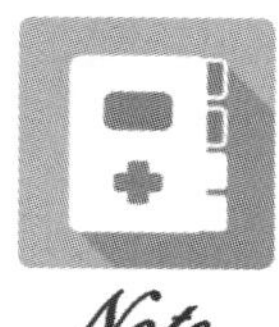
Note

生活习惯。加强体育锻炼，指导营养。进行心理卫生和性知识教育等。二级预防包括早期发现疾病和行为偏导以及减少危险因素两方面，通过学校保健等普及对青少年的体格检查，并及早发现健康和行为问题。三级预防包括对女青年疾病的治疗和康复。

2. 婚前保健 为即将婚配的男女双方在结婚登记前提供的保健服务，包括婚前医学检查、婚前卫生指导和婚前卫生咨询。婚前医学检查是对准备结婚的男女双方通过询问病史、全身检查、生殖器官检查、必要的化验及辅助检查，确定有无影响结婚和生育的疾病，给予及时治疗，并提出有利于健康和提高出生子代素质的医学意见。婚前卫生指导能促进服务对象掌握性保健、生育保健和新婚避孕知识。婚前卫生咨询能帮助服务对象改变不利于健康的行为。婚前保健的目的是保障健康的婚配，避免近亲间或遗传病患者间不适当的婚配或生育，使婚配双方在婚前从身心两方面做准备，达到优生优育的目的。

3. 生育期保健 主要是维护生殖功能的正常，保证母婴安全，降低孕产妇死亡率和围产儿死亡率。以加强一级预防为重点。一级预防：普及孕产妇保健和计划生育技术。二级预防：使妇女在生育期因孕育或节育导致的各种疾病，能够被早发现、早防治，提高防治质量。三级预防：提高对高危孕产妇的处理水平，降低孕产妇死亡率和围产儿死亡率。

4. 围产期保健 孕前期选择最佳的受孕时机，有计划妊娠，以减少危险因素和高危妊娠。孕早期应尽早确诊妊娠，建立孕期保健手册，评估孕前保健情况。做好预防流产相关知识宣教，指导营养和生活方式，预防孕期及产后心理问题的发生。进行高危妊娠初筛，使不适宜继续妊娠者及时终止妊娠。妊娠中晚期做好产前检查、诊断和治疗，指导孕妇营养、生活方式、自我监护。分娩期提倡住院分娩，高危孕妇应提前入院。近年我国卫生健康委员会针对分娩期保健提出“五防、一加强”，“五防”是防滞产、防感染、防产伤、防出血、防窒息；“一加强”是加强产时监护和产程处理。

5. 产褥期保健 产褥期保健均在初级保健单位进行，产后访视应在产后 3 天内、产后 14 天、产后 28 天进行。

6. 哺乳期保健 哺乳期是指产妇用自己的乳汁喂养婴儿的时期。通常为 1 年。哺乳期保健的中心任务是保护、促进和支持纯母乳喂养。产后半小时内新生儿尽早吸吮，坚持能母乳喂养 4～6 个月。哺乳前用温开水清洗乳头和乳房，防止急性乳腺炎发生，产妇注意保持外阴清洁，预防感染。保健人员对母婴的访视内容：①母乳喂养状况，询问母亲的饮食休息，婴儿的睡眠、大小便。重点了解昼夜哺乳次数。鼓励按需哺乳。观察哺乳姿势，进行具体指导。②指导婴儿服饰，改变传统的包法，采用连衣衫裤。③保持室内空气新鲜。④哺乳期最好采用工具避孕或产后 3～6 个月放置宫内节育器，不宜采用避孕药物。

7. 绝经过渡期保健 保健内容包括合理安排生活，保持心情舒畅，注意锻炼身体；保持外阴清洁，进行肛提肌锻炼，加强盆底组织的支持力，定期体检。采用激素替代治疗、补充钙剂等措施防治围绝经期综合征、骨质疏松、心血管疾病等发生。重视绝经过渡期月经、萎缩生殖器官感染等常见疾病。

8. 老年期保健 国际老年学会规定 65 岁后为老年期。此期是一生中生理和心理变化最大的阶段。老年期妇女容易发生各种身心疾病，如萎缩性阴道炎、子宫脱垂、骨质疏松、膀胱膨出和直肠膨出、妇科恶性肿瘤、老年性痴呆等。应定期体检，加强锻炼，合理应用激素类药物。

（二）定期进行妇女常见病和恶性肿瘤的普查普治

建立健全妇女常见病及防癌保健网，定期进行妇女常见病及恶性肿瘤的普查普治工作。35 岁以上妇女每 1～2 年普查一次。普查内容包括妇科检查（外阴、阴道、双合诊、三合诊）、阴道分泌物检查、宫颈细胞学检查、B 型超声检查等。发现异常时，应进一步进行阴道镜检查、宫颈活组织检查等特殊检查。对恶性肿瘤要早发现、早诊断、早治疗，降低发病率，提高治愈率。

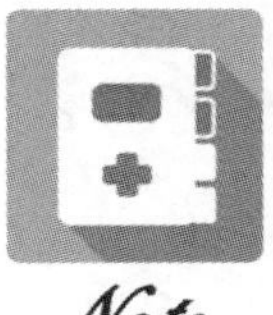

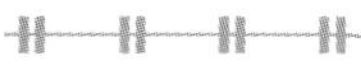

（三）做好计划生育技术指导

开展计划生育技术咨询，以妇女为中心，普及节育科学知识，大力推广以避孕为主的综合节育措施，指导育龄夫妇选择安全有效的节育方法，以降低非意愿妊娠，同时，屏障式避孕措施还能预防性病的传播。人工流产只能作为避孕失败后的补救措施，不作为常规的避孕方法。

六、妇女保健统计指标

妇女保健统计可以客观地反映妇幼保健工作的水平，用于评价工作的质量和效果，并为制订妇幼保健计划、指导妇幼保健工作的开展和科研提供科学依据。

（一）妇女常见病普查普治的常用统计指标

（1）妇女常见病普查率＝期内（次）实查人数/期内（次）应查人数×100%

（2）妇女常见病患病率＝期内患病人数/期内受检查人数×100%

（3）妇女常见病治愈率＝治愈例数/患妇女病总例数×100%

（二）孕产期保健指标

1．孕产期保健工作统计指标

（1）产前检查率＝期内产前检查总人次数/期内孕妇总数×100%

（2）住院分娩数＝期内住院分娩产妇数/期内分娩产妇总数×100%

（3）产后访视率＝期内产后访视产妇数/期内分娩产妇总数×100%

2．孕产期保健质量指标

（1）高危孕妇发生率＝期内高危孕妇数/期内孕妇总数×100%

（2）妊娠期高血压疾病发生率＝期内患病人数/期内孕妇总数×100%

（3）产后出血率＝期内产后出血人数/期内产妇总数×100%

（4）产褥感染率＝期内产褥感染人数/期内产妇总数×100%

3．孕产期保健效果指标

（1）围产儿死亡率＝（孕 28 足周以上死胎、死产数＋生后 7 天内新生儿死亡数）/（孕 28 足周以上死胎、死产数＋活产数）×100%。

（2）孕产妇死亡率＝年内孕产妇死亡数/年内孕产妇总数×100%

（3）新生儿死亡率＝期内生后 28 天内新生儿死亡数/期内活产数×100%

（4）早期新生儿死亡率＝期内生后 7 天内新生儿死亡数/期内活产数×100%

4．计划生育统计指标

（1）人口出生率＝某年出生人数/该年平均人口数×100%

（2）计划生育率＝符合计划生育的活胎数/同年活产总数×100%

（3）节育率＝落实节育措施的已婚育龄夫妇任一方人数/已婚育龄妇女数×100%

【目标检测】
见文档 2301

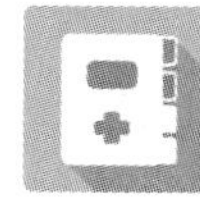

本章小结

妇女保健	学习要点
妇女保健工作的意义	工作意义、目的
妇女保健工作的任务	青春期三级保健的重要性、婚前保健的内容及目的、生育期保健的重点、围产期保健内容
妇女保健统计指标	妇女保健统计指标的意义

（王雪莉）

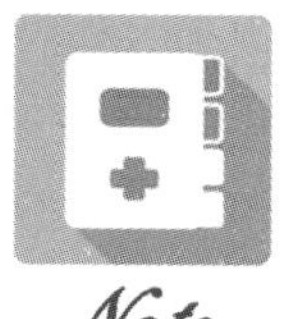

Note

第二十四章　妇产科常用特殊检查

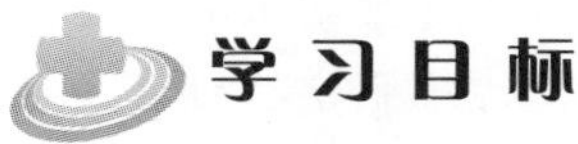

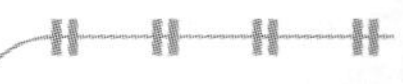

了解：妇产科常用特殊检查的方法及临床意义。

扫码看 PPT

第一节　生殖道脱落细胞学检查

女性生殖道细胞是指阴道、宫颈管、子宫和输卵管的上皮细胞，其中以阴道上段、宫颈阴道部的上皮细胞为主。临床上常通过生殖道脱落上皮细胞检查来反映其生理及病理变化。

一、正常生殖道细胞类型及其形态特征

1. 鳞状上皮细胞　阴道和宫颈阴道部上皮的鳞状细胞相仿，其结构、功能及细胞形态相似，分为表层、中层及底层，其生长和成熟均受卵巢性激素调控。细胞由底层向表层逐渐成熟。鳞状细胞的成熟特点是：细胞由小逐渐变大；细胞形态由圆形变为舟形、多边形；胞质巴氏染色由蓝染变为粉染；胞质由厚变薄；胞核由大变小，由疏松变为致密。

2. 柱状上皮细胞　分为宫颈黏膜细胞及子宫内膜细胞。

1）宫颈黏膜细胞　分黏液细胞和带纤毛细胞两种。黏液细胞呈高柱状或立方状，核圆形或卵圆形，染色质分布均匀，有时可见小核仁。胞质内有空泡，易分解而留下裸核。带纤毛细胞呈立方形或矮柱状，带有纤毛，因细胞退化时纤毛首先消失，故一般见不到。涂片内纤毛柱状细胞常成群，很少重叠，排列整齐。

2）子宫内膜细胞　较宫颈黏膜细胞小，细胞为低柱状，为中性粒细胞的 1～3 倍。核呈圆形，核大小、形状一致，多成堆出现，细胞质少，呈淡灰色或淡红色，边界不清。

3. 非上皮成分　包括吞噬细胞、白细胞、淋巴细胞、红细胞等。

二、生殖道脱落细胞内分泌检查指标

阴道鳞状上皮细胞的成熟程度与体内雌激素水平成正比，雌激素水平越高，阴道上皮细胞分化越成熟。临床上代表细胞成熟的指数有以下几种。

1. 成熟指数（maturation index，MI）　阴道细胞学卵巢功能检查最常用的一种。计算方法是在低倍显微镜下观察计算 300 个鳞状上皮细胞，求得各层细胞的百分率，按底层/中层/表层顺序写出，如底层 10、中层 60、表层 30，MI 需写成 10/60/30。若表层细胞增多，称为右移，提示雌激素水平增高。若底层细胞增多，称为左移，提示雌激素水平低落。一般有雌激素影响的涂片，基本上无底层细胞。如果 3 层细胞的百分率相近，常提示有炎症，应治疗后重新检查。

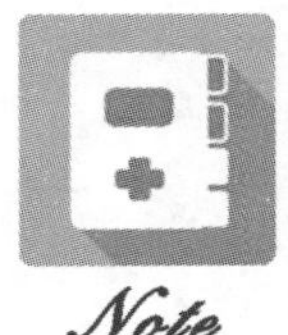

2. 致密核细胞指数(karyopyknotic index,KI) 指鳞状上皮细胞中表层致密核细胞的百分率。从视野中数 100 个表层细胞,如果有 40 个致密核细胞,则 KI 为 40%。指数越高,表明上皮细胞越成熟。

3. 嗜伊红细胞指数(eosinophilic index,EI) 指鳞状上皮细胞中表层红染细胞的百分率。一般在雌激素影响时才出现红染表层细胞,故 EI 表示雌激素水平,指数越高,提示上皮细胞越成熟。

4. 角化指数(cornification index,CI) 指鳞状上皮细胞中表层嗜伊红致密核细胞的百分率,即最成熟细胞的百分率,用以表示雌激素的水平。

上述 4 种均为临床常用的衡量体内雌激素水平的指数。因为体内雌激素处于动态变化状态,所以阴道上皮细胞也随之变化,阴道细胞学检查应定期连续观察,并需结合病史、查体、基础体温测定等,方能做出较正确的判断。

三、生殖道脱落细胞涂片检查

1. 涂片种类及标本采集

1) 注意事项 采取标本前 1～2 天应禁止性生活、阴道检查、阴道用药、阴道灌洗及坐浴。患有阴道炎症者需在治疗后进行检查。

2) 检查方法

(1) 阴道涂片:目的是了解卵巢或胎盘功能。已婚妇女,从阴道侧壁上 1/3 处用干燥无菌小刮板轻轻刮取浅层细胞,均匀而薄地涂于玻片上;切勿用力,以免将深层细胞混入。未婚而又阴道分泌物极少的女性,可将卷紧的消毒棉签用生理盐水浸湿,然后伸入阴道,在侧壁上1/3处轻轻卷取细胞,再涂于玻片上。将涂片置于固定液内固定后进行显微镜观察。

(2) 宫颈刮片:早期宫颈癌重要的筛查方法。使用木质铲形小刮板,绕宫颈外口鳞-柱状上皮交接处旋转 1～2 周,轻轻刮取宫颈细胞,刮取时应注意避免损伤宫颈引起出血。在玻片上向一个方向涂抹,然后经固定液固定、染色后行镜检。若阴道内白带过多,需先用无菌干棉球轻轻擦净白带,再刮取标本。因为这种取材方法获取细胞数目不全面,目前多采用涂片法。

(3) 宫颈管涂片:先将宫颈表面分泌物拭净,用小戟式刮板进入宫颈管内,轻轻刮取 1 周,刮板最好选用细胞刷,进入宫颈管内,旋转 360°后,将细胞刷洗脱于保存液中,再制作涂片。近年问世的细胞制片新技术——液基薄层细胞学技术,是制片技术的重大突破,先去掉涂片上的杂质,直接制成观察清晰的薄层涂片,诊断准确性高于以往传统涂片法。

(4) 宫腔吸片:当宫腔内发生恶性病变时,用宫腔吸片检查阳性率高于阴道涂片法及诊刮术。选用直径 1～5 mm 不同型号的塑料管,轻轻放入宫腔直达子宫底部,另一端连接无菌注射器,上下左右移动塑料管,吸取标本。取出的标本经涂片、固定、染色。注意经宫颈管时需停止抽吸,以防将宫颈管内容物吸入。此外,宫腔吸片标本中可能含有输卵管、卵巢或盆腹腔上皮细胞成分。

2. 染色方法 细胞学染色方法有巴氏染色法(papanicolaou stain)、邵氏染色法及其他改良染色法。巴氏染色法既可用于检查雌激素水平,也可用于查找癌细胞。

3. 辅助诊断技术 包括免疫组织化学、影像学分析、原位杂交技术、流式细胞仪测量及自动筛选或人工智能系统协助诊断等。

四、生殖道脱落细胞涂片在妇科疾病诊断中的应用

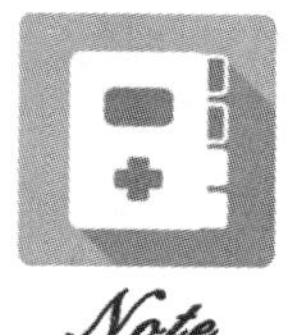

Note

1. 闭经 若阴道涂片检查提示有正常周期性变化,表明患者卵巢排卵功能正常,闭经原因在子宫及其以下部位,如子宫内膜结核、宫颈或宫腔粘连等;涂片中见中层和底层细胞,表层

细胞极少或无，无周期性变化，提示卵巢早衰；涂片提示不同程度雌激素低落，或持续雌激素轻度影响，则为垂体或下丘脑或其他全身性疾病引起的闭经。

2. 异常子宫出血

1）无排卵性异常子宫出血　涂片以雌激素影响为主，缺乏孕激素作用。

2）排卵性异常子宫出血　涂片提示有周期性变化，MI 明显右移，中期出现高度雌激素影响，EI 可达 90%。但排卵后细胞堆积和皱褶不明显或持续时间短，EI 虽有下降但仍偏高。

3. 流产

1）先兆流产　因黄体功能不足引起的先兆流产，妊娠早期 EI 出现增高，治疗后若 EI 稍下降，提示病情好转。

2）稽留流产　EI 升高，舟形细胞少，出现圆形致密核细胞，细胞分散，较大的多边形细胞增多，细胞分散。

4. 生殖道感染性疾病

1）细菌性阴道病　常见的有球菌、乳杆菌、加德纳杆菌和放线菌等。涂片中表现为细胞核呈豆状核、核破碎和核溶解，上皮细胞核周有空晕，胞质内有空泡。

2）滴虫性阴道炎　涂片内可见阴道滴虫，滴虫感染时，鳞状上皮的各层细胞都可脱落。

3）衣原体性子宫颈炎　涂片上可见化生的细胞，胞质内有球菌样物及嗜碱性包涵体，感染细胞肥大多核。

4）病毒性感染　常见的有人乳头状瘤病毒（HPV）和单纯疱疹病毒（HSV）Ⅱ型。

（1）HPV 感染：鳞状上皮细胞被 HPV 感染后具有典型的细胞学改变。在涂片标本中可见挖空细胞、角化不良细胞及反应性外底层细胞。

（2）HSV 感染：早期表现为感染细胞的核增大，染色质结构呈“水肿样”退变，染色质很细，散布在整个胞核中，呈淡的嗜碱性染色，均匀，如毛玻璃状，细胞多呈集结状，有许多胞核。晚期可见嗜伊红染色的核内包涵体，周围见一清亮晕环。

五、生殖道脱落细胞在妇科肿瘤诊断中的应用

阴道涂片中脱落的恶性细胞以鳞状上皮细胞癌最常见。从阴道脱落细胞找到恶性细胞是诊断妇科肿瘤的重要依据，但不能明确肿瘤的部位，且脱落细胞容易变形，故最终确诊应以活组织病理检查为确诊依据。

（一）癌细胞特征

癌细胞主要表现在细胞核、细胞形态及细胞间关系的改变。

1. 细胞核改变　表现为核增大，一般比正常胞核增大 1～4 倍，并出现胞核大小不等和极性消失。核质比失常，可达 1∶0.5 或 1∶0.5 以下，核深染且深浅不一。核膜明显增厚、不规则、染色质分布不均匀，颗粒变粗或凝聚成团。核分裂象增多，出现病理性核分裂，以及出现畸形裸核。

2. 细胞形态改变　细胞形态各异，大小不等，失去极性。细胞质减少，若变性，其内出现空泡。

3. 细胞间关系改变　癌细胞可单独或成群出现，排列紊乱。早期癌涂片背景干净清晰，晚期癌涂片背景较脏，可见较多红细胞和坏死细胞，如继发感染，可见数量不等的中性粒细胞。

（二）生殖道细胞学诊断的报告形式

报告形式主要为分级诊断及描述性诊断两种，目前我国部分医院仍采用分级诊断，即巴氏 5 级分类法。近年来更推荐应用 TBS 分类法及其描述性诊断。

1. 阴道细胞学巴氏分级法

巴氏Ⅰ级：正常，为正常阴道细胞涂片。

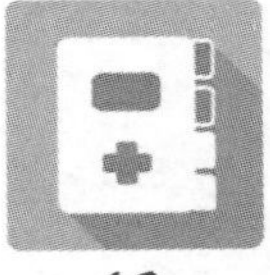

Note

巴氏Ⅱ级:炎症。细胞核增大,核染色质较粗,分布尚均匀。多属于良性改变或炎症。

巴氏Ⅲ级:可疑癌。发现不典型的癌细胞,核异质,核大深染,核形不规则或双核,性质尚难肯定。

巴氏Ⅳ级:高度可疑癌。细胞具有恶性特征,但在涂片中较少见到恶性细胞。

巴氏Ⅴ级:癌。具有典型的多量癌细胞。

2. TBS(the Bethesda system)分类法及描述性诊断内容 1988 年美国制定了阴道细胞 TBS 命名系统,国际癌症协会于 1991 年对宫颈/阴道细胞学的诊断报告正式采用了 TBS 分类法,2001 年再次修订。TBS 描述性诊断报告主要包括以下内容。

1) 未见上皮内病变细胞和恶性细胞

(1) 病原体:

①阴道毛滴虫:呈梨形、圆形或卵圆形,直径 15～30μm,一般见不到鞭毛。

②假丝酵母菌:多数由白色假丝酵母菌引起,部分由其他真菌引起。涂片中可见假菌丝和孢子及上皮细胞被菌丝穿捆。

③细菌:正常情况下乳杆菌是阴道的主要菌群,发生细菌性阴道病时,菌群发生变化,涂片见明显的球杆菌,放置宫内节育器的妇女,涂片还可见放线菌。

④单纯疱疹病毒:主要是疱疹Ⅱ型病毒,被感染细胞核增大,可以是单核或镶嵌的多核,核膜增厚,核呈"毛玻璃"样改变。核内可出现嗜酸性包涵体,包涵体周围常有空晕或透明带环绕。

⑤衣原体:由于细胞学对衣原体诊断的敏感性和可重复性有争议,可使用更特异的检查方法,如培养法、酶联免疫法和聚合酶链反应(PCR)。

(2) 非瘤样发现:

①反应性细胞改变:与炎症、放疗、宫内节育器有关的反应性细胞改变。

②子宫切除术后的腺细胞。

③萎缩(有或无炎症):常见于儿童、绝经期和产后妇女。

(3) 其他:40 岁以上妇女的阴道涂片中见子宫内膜细胞,未见上皮细胞不正常。

2) 上皮细胞异常

(1) 鳞状上皮细胞异常:

①不典型鳞状细胞:包括无明确诊断意义的不典型鳞状细胞和不能排除高级别鳞状上皮内病变的不典型鳞状细胞。

②低度鳞状上皮内病变:与 CINⅠ术语符合。

③高度鳞状上皮内病变:包括 CINⅡ、CINⅢ和原位癌。

④鳞状细胞癌:明确组织类型,如角化型鳞癌、非角化型鳞癌、小细胞型鳞癌。

(2) 腺上皮细胞改变:

①不典型腺上皮细胞(AGC):包括宫颈管细胞 AGC 和子宫内膜细胞 AGC。

②腺原位癌。

③腺癌:尽量判断来源,包括宫颈管、子宫内膜或子宫外。

第二节 女性内分泌激素测定

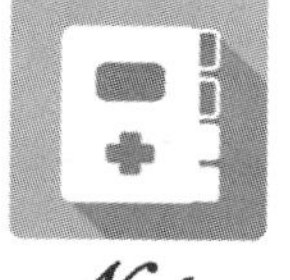

女性生殖道内分泌激素包括下丘脑、垂体、卵巢分泌的激素。各种激素在中枢神经系统的影响及各器官间的相互协调作用下,发挥正常的生理功能。下丘脑分泌的激素通过调节垂体分泌的激素来调控卵巢功能,卵巢分泌的激素又可反馈调节下丘脑和垂体功能。因此,测定下丘脑-垂体-卵巢轴各激素的水平，对一些疾病的诊断、疗效观察、预后评估及生殖生理和避孕药物的研发具有重要意义。

测定激素水平时一般抽取外周血进行，常用方法包括酶标记免疫法、放射免疫测定法(RIA)、气相色谱层析法、分光光度法、荧光显示法。近年来，免疫化学发光法也逐步得到广泛应用。

一、下丘脑促性腺激素释放激素测定

体内促性腺激素释放激素(gonadotrophin releasing hormone，GnRH)由下丘脑释放。GnRH最主要的生理作用是促进垂体促性腺激素细胞合成和分泌FSH和LH，促进LH分泌的作用高于FSH，FSH和LH的分泌依赖于GnRH的脉冲分泌。由于GnRH在外周血中的量很少，且半衰期短，故测定有困难。目前主要采用GnRH刺激试验(也称垂体兴奋试验)与氯米芬试验了解下丘脑和垂体的功能及其病理生理状态。

(一) GnRH兴奋试验

1. 试验原理　LHRH对垂体促性腺激素有兴奋作用，给受试者注射外源性LHRH后，在不同时相抽取外周血，测定促性腺激素含量，可了解垂体功能。若促性腺激素反应性水平升高，提示垂体功能良好，反之，则反应性差。

2. 试验方法　上午8时，将LHRH 100 μg溶于5 mL的0.9%生理盐水中，静脉注射，于注射前和注射后的15 min、30 min、60 min和90 min分别取静脉血2 mL，测定促性腺激素的含量。

3. 结果分析

1) 正常反应　注药后LH值较注药前高2～3倍，高峰出现在15～30 min。

2) 活跃反应　注药后峰值比基值高5倍。

3) 延迟反应　注药后高峰出现时间晚于正常反应出现的时间。

4) 无反应或低弱反应　注药后，LH值无明显变化，处于低水平或稍有上升但不足基值的2倍。

4. 临床应用

1) 青春期延迟　GnRH兴奋试验呈正常反应。

2) 垂体功能减退　如希恩综合征、垂体手术或放射治疗垂体组织遭到破坏时，GnRH兴奋呈无反应或低弱反应。

3) 下丘脑性功能减退　可能出现延迟反应或正常反应。

4) 卵巢功能不全　FSH、LH基值均大于30 U/L，GnRH兴奋试验呈现活跃反应。

5) 多囊卵巢综合征　LH/FSH≥2，GnRH兴奋试验出现活跃反应。

(二) 氯米芬试验

1. 试验原理　氯米芬又称克罗米芬，其化学结构与人工合成的己烯雌酚很相似，与内源性雌激素竞争雌激素受体，具有弱的抗雌激素作用，也可阻断性激素对下丘脑和(或)腺垂体促性腺激素细胞的负反馈作用，从而刺激GnRH的释放。氯米芬试验主要可评估闭经患者下丘脑功能，鉴别下丘脑和垂体病变。

2. 试验方法　月经期第5日开始口服氯米芬50～100 mg/d，连服5天，在服药前1日及服药第3日、第5日及停药后分别测血FSH和LH值。服药后LH可增加85%，FSH增加50%，停药后LH、FSH立即下降。若以后再出现LH上升达排卵期水平，诱发排卵，则为排卵型反应，排卵一般出现在停药后的第5～9日。如果用药后10日内血FSH和LH不升高，则为无反应。

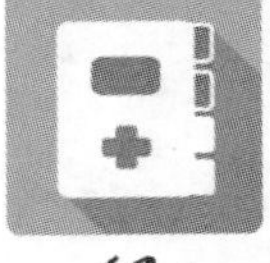

Note

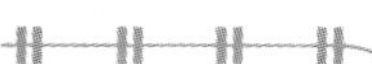

3. 临床应用

1）下丘脑病变　对 GnRH 兴奋试验有反应而氯米芬试验无反应。

2）青春期延迟　可通过 GnRH 兴奋试验判断青春期延迟病因是否为下丘脑、垂体因素所致。

二、垂体促性腺激素测定

1. 来源及生理作用　FSH 和 LH 是腺垂体促性腺细胞分泌的糖蛋白激素，在血中与 α_2 和 β 球蛋白结合，受下丘脑 GnRH、卵巢激素和抑制素的调节。FSH 的主要生理作用是促进卵泡成熟及分泌雌激素。LH 的生理作用主要是促进卵巢排卵和黄体生成，以促进黄体分泌孕激素和雌激素。育龄妇女 FSH 和 LH 随月经周期出现周期性变化。

2. 正常值　见表 24-1 和表 24-2。

表 24-1　血 FSH 正常范围

测定时间	正常范围/(U/L)
卵泡期、黄体期	1～9
排卵期	6～26
绝经期	30～118

表 24-2　血 LH 正常范围

测定时间	正常范围/(U/L)
卵泡期、黄体期	1～12
排卵期	16～104
绝经期	16～66

3. 临床应用

1）判断闭经原因　FSH 及 LH 水平低于正常值，提示闭经原因在垂体或下丘脑。FSH 及 LH 水平均高于正常，提示病变在卵巢。

2）监测排卵　测定 LH 峰值可以估计排卵时间及了解排卵情况，有利于不孕症的诊治。

3）协助诊断多囊卵巢综合征　测定 LH/FSH 值，如 LH/FSH≥2，说明 LH 呈明显高值，FSH 呈低值，有助于诊断多囊卵巢综合征。

4）诊断性早熟　有助于区分真性和假性性早熟。真性性早熟的血 FSH 值增高且出现周期性变化。假性性早熟的血 FSH 及 LH 值较低且无周期性变化。

三、垂体催乳素测定

1. 来源及生理作用　垂体催乳素(prolactin，PRL)是腺垂体嗜酸性催乳素细胞合成和分泌的一种多肽蛋白激素，受下丘脑催乳素释放激素和催乳素抑制激素(主要是多巴胺)的双重调节。其主要生理作用是促进乳腺发育及乳汁分泌，与卵巢性激素共同作用促进分娩前乳腺导管及腺泡的发育，并参与机体多种功能，特别是对生殖功能的调节。

2. 正常值　非妊娠期，PRL＜1.14 mmol/L；妊娠早期，PRL＜3.64 mmol/L；妊娠中期，PRL＜7.28 mmol/L；妊娠晚期，PRL＜18.20 mmol/L。

3. 临床应用

1）闭经、不孕、月经失调　有无泌乳均应检测 PRL 水平，以除外高催乳素血症。

2）垂体肿瘤　若伴 PRL 异常增高，应考虑为垂体催乳素瘤。

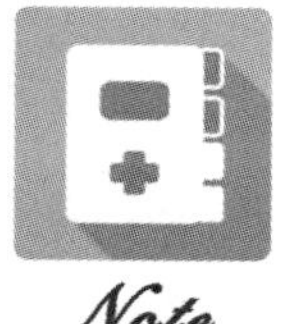

Note

3）PRL 水平升高　见于原发性甲状腺功能低下、卵巢早衰、性早熟、黄体功能欠佳、长期哺乳、精神刺激、药物作用（如氯丙嗪、避孕药、大量雌激素、利血平）等因素。

4）PRL 水平降低　见于垂体功能减退、单纯性催乳素分泌缺乏症，以及某些药物作用如左旋多巴、阿扑吗啡和溴隐亭等。

四、雌激素测定

1. 来源与生理作用　育龄期妇女雌激素（estrogen，E）主要由卵巢产生，妊娠期雌激素主要由卵巢、胎盘产生，少量由肾上腺皮质产生。雌激素分为雌酮（estrone，E_1）、雌二醇（estradiol，E_2）及雌三醇（estriol，E_3）。雌二醇活性最强，对维持女性生殖功能及第二性征有重要作用。绝经前雌激素主要来源于卵巢，分泌量取决于卵泡的发育和黄体功能。绝经后妇女以雌酮为主，主要来自肾上腺皮质分泌的雄烯二酮，在外周转化为雌酮。雌三醇是雌酮和雌二醇的代谢产物，妊娠期间胎盘产生大量雌三醇，测其水平可反映胎儿、胎盘功能状态。

2. 正常值　见表 24-3 和表 24-4。

表 24-3　血 E_2、E_1 参考值

测定时间	E_2 正常值/(pmol/L)	E_1 正常值/(pmol/L)
青春期前	18.35～110.10	62.9～162.8
卵泡期	92.0～275.0	125～377.4
排卵期	734.0～2200.0	125～377.4
黄体期	367.0～1100.0	125～377.4
绝经后	＜100.0	—

表 24-4　血 E_3 参考值

测定时间	正常范围/(nmol/L)
成人（女，非妊娠状态）	＜7
妊娠 24～28 周	104～594
妊娠 29～32 周	139～763
妊娠 33～36 周	208～972
妊娠 37～40 周	278～1215

3. 临床应用　雌激素测定主要用于监测卵巢功能及胎盘功能。

1）监测卵巢功能　测定血 E_2 或 24 h 尿总雌激素水平。

（1）诊断闭经病变部位：①雌激素有正常的周期性变化，表明卵泡发育正常，应考虑为子宫性闭经。②雌激素水平降低，闭经原因可能为卵巢功能低下或药物致卵巢功能抑制，也可见于下丘脑-垂体功能失调、高催乳素血症等。

（2）协助诊断无排卵：无排卵时雌激素无周期性变化，多见于无排卵性异常子宫出血、多囊卵巢综合征、绝经后子宫出血等。

（3）监测卵泡发育：应用药物诱导排卵或超促排卵时，血中 E_2 值可作为卵泡发育、成熟的指标之一，用于判断 HCG 用药和确定取卵的时间。

（4）诊断女性性早熟：女性性早熟时，雌激素明显升高，血 E_2 值＞275 pmol/L 为诊断性早熟的激素指标之一。

（5）协助诊断多囊卵巢综合征：E_1 升高，E_2 正常或轻度升高，并稳定在卵泡期早期水平，$E_1/E_2>1$。

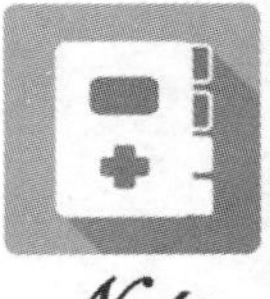

2）监测胎儿-胎盘单位功能：妊娠期间胎盘产生大量 E_3，测定孕妇尿 E_3 含量可反映胎儿胎盘功能状态。正常妊娠 29 周尿 E_3 迅速增加，正常足月妊娠 E_3 24 h 尿排出量平均为 88.7 nmol，妊娠 36 周后 24 h 尿中 E_3 排出量连续多次均小于 37 nmol 或骤减大于 30%，表明胎盘功能减退。若 24 h 尿中 E_3＜22.2 nmol 或骤减大于 50%，提示胎盘功能显著减退。

五、孕激素测定

1. 来源及生理作用 孕激素由卵巢、肾上腺皮质和胎盘产生。主要来源于卵巢的卵泡膜细胞和排卵后的黄体细胞。孕酮水平随着经期发生周期性变化，卵泡期水平极低，排卵后卵巢黄体产生大量孕酮，在中期 LH 峰后的第 6～8 日达到高峰，月经来潮前 4 天逐渐下降至卵泡期水平。妊娠时血清孕酮水平随妊娠时间增加而逐步上升，妊娠 6 周内主要来自卵巢黄体，妊娠中晚期主要由胎盘分泌。孕酮主要作用是使子宫内膜进一步增厚，血管和腺体增生，有利于受精卵着床，并防止子宫收缩，使子宫在分娩前处于静止状态。此外，孕酮还促进乳腺腺泡发育，为泌乳做准备。

2. 正常值 见表 24-5。

表 24-5 血孕酮正常范围

时期	正常范围/(nmol/L)	时期	正常范围/(nmol/L)
卵泡期	＜3.2	妊娠中期	159～318
黄体期	9.5～89	妊娠晚期	318～1272
妊娠早期	63.6～95.4	绝经后	＜2.2

3. 临床应用

1）监测排卵 月经周期后半期近月经来潮时，血孕酮值＞15.9 nmol/L，提示有排卵。使用促排卵药物时，可通过血孕酮水平观察促排卵效果。原发性或继发性闭经、无排卵性月经或无排卵性异常子宫出血、多囊卵巢综合征、口服避孕药或长期使用 GnRH 激动药，均可使孕酮水平下降。

2）评价黄体功能 黄体期血孕酮水平低于生理值，表明黄体功能不足；月经来潮 4～5 天血孕酮仍高于生理水平，提示黄体萎缩不全。

3）辅助诊断异位妊娠 异位妊娠时，孕酮水平较低，若孕酮值＞78.0 nmol/L(25 ng/mL)，可排除异位妊娠。

4）辅助诊断先兆流产 孕 12 周内，孕酮水平较低，提示早期流产风险高。先兆流产时，若孕酮水平呈下降趋势，则可能出现流产。

5）观察胎盘功能 妊娠期血中孕酮水平下降，提示胎盘功能减退。单次孕酮水平≤15.6 nmol/L(5 ng/mL)，提示胎儿死亡。

六、人胎盘催乳素测定

1. 来源及生理变化 人胎盘催乳素(human placental lactogen，HPL)是由胎盘合体滋养细胞产生、储存及释放的单链多肽激素，具有促进胎儿生长、母体乳腺腺泡发育和泌乳以及增强雌激素等作用。HPL 与人生长激素(HGH)有共同的抗原决定簇，呈部分交叉免疫反应，与 PRL 无交叉反应。HPL 自妊娠 5 周时即能从孕妇血中测出，随着妊娠进展逐渐升高，于妊娠 39～40 周时达高峰，产后迅速下降。

2. 正常值 见表 24-6。

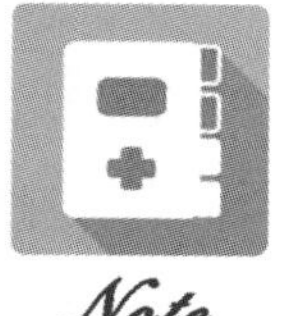

表 24-6 不同时期血 HPL 正常范围

时期	正常范围/(mg/L)	时期	正常范围/(mg/L)
非孕期	<0.5	妊娠 30 周	2.8～5.8
妊娠 22 周	1.0～3.8	妊娠 40 周	4.8～12.0

3. 临床应用

1）监测胎盘功能　妊娠晚期连续动态检测 HPL 可了解胎盘功能。妊娠 35 周后多次测定血清 HPL 值<4 mg/L 或突然下降 50%以上，提示胎盘功能减退。

2）糖尿病合并妊娠　HPL 水平与胎盘大小成正比，糖尿病孕妇的胎盘较大，HPL 分泌增多，母血清 HPL 水平相应升高。临床应用时还应配合其他监测指标综合分析，以提高判断的准确性。

第三节　产前筛查和产前诊断的常用检查方法

一、产前筛查技术

1. 非整倍染色体异常的产前血清学筛查　通过检测孕妇的血液，判断胎儿患病的危险程度，若结果提示高风险，应进行确诊性的检查。

1）筛查指标　主要有早期两项，即游离 β-HCG、妊娠相关性血浆蛋白 A（pregnancy associated plasma protein-A，PAPP-A）；中期三项，即甲胎蛋白（alpha-fetal protein，AFP）、绒毛膜促性腺激素（human chorionic gonadotropin，HCG）、游离雌三醇（unconjugated estriol，uE_3），等等。其中 AFP 由胎儿卵黄囊和肝合成，通过胎儿尿液及上皮组织进入羊水及孕妇外周血。唐氏综合征孕妇血清 AFP 明显降低，结合孕妇预产期、体重、年龄和孕周，计算出危险度，可以查出 65%左右的唐氏综合征患儿。各项指标的单位采用正常孕妇在该孕周的中位数的倍数进行表示。

2）检测方法　一般采用放射免疫、酶联免疫、化学发光法、时间分辨免疫荧光法等。孕早期筛查时间是 10～14 周，孕中期筛查时间是 16～21 周。

3）注意事项　筛查时，孕妇需要提供详细的个人资料，如年龄、末次月经、体重，是否患糖尿病，是否为多胎，是否吸烟、酗酒，有无异常妊娠史等。

2. 胎儿畸形超声筛查　产前超声检查的目的是排除多数胎儿畸形，根据不同时期胎儿结构情况及最佳观察时期确定检查内容。胎儿畸形超声筛查包括妊娠 9～14 周胎儿颈后透明层厚度、胎儿鼻骨检查及严重畸形筛查，妊娠 18～24 周的系统超声检查。

1）筛查内容　检查有无脑积水、无脑儿、脊柱裂、脑膜膨出、小头畸形等中枢神经系统发育异常；有无消化道闭锁、腹裂畸形、脐膨出等消化系统发育异常；有无多囊肾、肾缺如、肾发育不全、肾盂积水等泌尿系统发育异常；有无室间隔缺损、房间隔缺损等心血管系统发育异常；有无缺指（趾）畸形、无指（趾）畸形，以及股骨、胫骨、腓骨、肱骨、尺骨、桡骨的缺失等。

2）注意事项　如果某些部位显示欠佳，可在 2～4 周复查一次；因胎位、羊水、母体等因素的影响，有时不能显示清楚，超声报告中应予以说明；因同一畸形在不同妊娠阶段显示可能不同，又加之仪器的局限性及胎儿、母体方面的影响，漏诊往往不可避免；胎儿畸形的筛查和诊断务必做到知情同意。

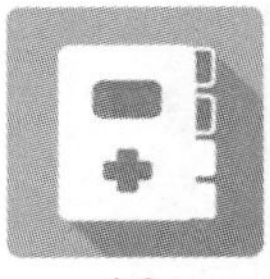

3. 无创产前检查技术(non-invasive prenatal test,NIPT) 由于孕妇外周血清中含有1%～5%的胎儿DNA,因此对胎儿DNA进行测序分析是无创产前检查技术的基础。检测方法是抽取孕妇的外周血,提取游离胎儿DNA,采用高通量DNA测序技术,对染色体倍数异常和基因突变进行诊断。目前临床进行诊断的疾病有18、21、13-三倍体等染色体异常。若孕妇有染色体异常、多胎等情况,不宜使用。

二、染色体的产前诊断常用技术

染色体疾病的产前诊断主要依靠细胞遗传学方法获取胎儿细胞核,从而得到胎儿的染色体。

1. 羊膜腔穿刺术 一般在妊娠16～21周行羊水穿刺做染色体检查,1%～2%的孕妇可发生阴道见红或羊水泄漏,不到0.1%的孕妇并发绒毛膜羊膜炎,0.5%左右的孕妇有流产的风险。

2. 绒毛穿刺取样 一般在妊娠10～13周进行。根据胎盘位置,经宫颈或经腹在最佳位置行穿刺。该诊断技术具有快速避免母体细胞污染等特点,但可能出现滋养细胞层细胞核型与胎儿细胞核型不符的情况。

3. 经皮脐血穿刺技术 习称脐带穿刺。该诊断方法的特点是:①快速核型分析、胎儿细胞培养48 h即可进行染色体核型分析。②胎儿血液系统疾病的产前诊断:如自身免疫性血小板减少性紫癜、血友病、溶血性贫血、地中海贫血等。③可对贫血胎儿进行宫内输血治疗。

4. 胎儿组织活检 妊娠中早期,可在胎儿镜下进行组织活检,主要用于一些家族遗传疾病的产前诊断。

5. 胚胎植入前诊断 采用体外受精的方法,在植入前行遗传学诊断,以达到降低人工流产率和预防遗传疾病的目的。应用的疾病包括脆性X综合征、囊性纤维变性、假肥大性营养不良症、常见的染色体数目异常等。

第四节 羊水检查

羊水检查是经羊膜腔穿刺抽取羊水进行分析的一种产前诊断方法,目前常用于胎儿成熟度判断、宫内感染病原体检测和产前诊断。

一、适应证

(1) 胎儿成熟度判定:高危妊娠需要引产,引产前应了解胎儿成熟度,以选择有利的分娩时机。

(2) 妊娠早期感染某些病原体的诊断:如风疹病毒、巨细胞病毒及弓形虫感染。

(3) 细胞遗传学检查(染色体核型分析)及先天性代谢异常的产前诊断。

二、检查方法

经腹壁羊水穿刺术。

三、临床应用

1. 胎儿肺成熟度检查

1) 卵磷脂与鞘磷脂比值(L/S)测定 胎儿肺泡Ⅱ型上皮细胞分泌的表面活性物质,能使胎肺表面张力降低,有助于预防新生儿呼吸窘迫综合征。肺表面活性物质的主要成分为磷脂,

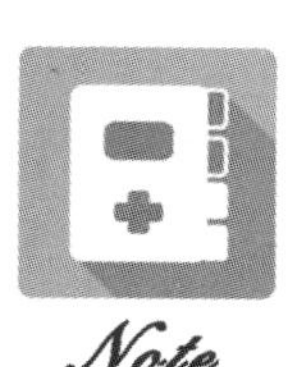

羊水 L/S 值可用于判断胎肺成熟度。

2）磷脂酰甘油测定 磷脂酰甘油占肺泡表面活性物质中总磷脂的 10%，妊娠 35 周后开始出现，代表胎儿肺已成熟，并继续增长至分娩。磷脂酰甘油测定有助于判断胎儿肺成熟度。

2. 检测宫内感染 孕妇存在风疹病毒等感染时，可行羊水的病原体或特异性的生物标志物检测。若羊水白细胞介素-6 水平升高，可能存在亚临床宫内感染、流产及早产风险增高。

3. 细胞遗传学及先天性代谢异常的检查 一般在妊娠 16～21 周进行。

1）染色体异常 通过羊水细胞培养做染色体核型分析，可诊断染色体（常染色体及性染色体）数目异常或结构异常。

2）基因病 从羊水细胞提取胎儿 DNA，针对某一基因做直接或间接分析。目前能进行产前诊断的基因病有地中海贫血、血友病甲及乙、假肥大型进行性肌营养不良症、苯丙酮尿症等。

3）先天性代谢异常 通过羊水细胞培养可做某些酶的测定，诊断因遗传基因突变引起的某种蛋白质或酶的异常或缺陷。如测定半乳糖-1-磷酸盐尿苷酰转移酶，诊断半乳糖血症等。

4. 协助诊断胎膜早破 胎膜早破时，阴道内液体 pH＞7.0。或取阴道后穹隆液体置于玻片上，烘干后在光镜下检查，可见羊齿植物状结晶和少许毳毛。

第五节 女性生殖器官活组织检查

生殖器官活组织检查是指在生殖器官病变处或可疑部位取小部分组织做病理检查，简称活检。绝大部分的活检可作为诊断的最可靠依据。常用的取材方法有局部（外阴部、阴道部、子宫颈部）活组织检查、诊断性宫颈锥形切除、诊断性刮宫、组织穿刺检查等。

一、活组织检查

（一）外阴活组织检查

1. 适应证

（1）外阴部赘生物或久治不愈的溃疡：需明确病变性质。

（2）外阴色素减退疾病：需明确类型及除外恶变者。

（3）外阴特异性感染疾病：如外阴结核、外阴尖锐湿疣、外阴阿米巴病等，需明确诊断者。

2. 禁忌证

（1）月经期。

（2）外阴急性化脓性感染。

（3）疑为恶性黑色素瘤者。

（二）阴道活组织检查

1. 适应证 阴道赘生物、阴道溃疡灶。

2. 禁忌证 急性生殖道炎症。

（三）子宫颈活组织检查

1. 适应证

（1）宫颈脱落细胞涂片检查巴氏Ⅲ级或Ⅲ级以上；宫颈脱落细胞涂片检查巴氏Ⅱ级或经抗感染治疗后仍为Ⅱ级；TBS 分类鳞状细胞异常者。

（2）阴道镜检查发现可疑阳性或阳性者。

（3）疑有宫颈癌或慢性特异性炎症，需明确诊断者。

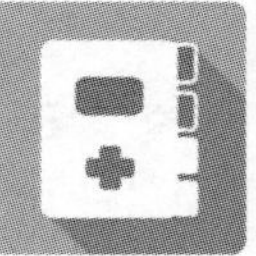

(4) 判断宫颈癌有无早期浸润及湿疣，有无恶变。

(5) 宫颈病变，如不典型增生，经治疗后观察疗效者。

2. 注意事项

(1) 患有阴道炎症应治愈后再行活检。

(2) 妊娠期慎做活检，以免诱发流产或早产，但若高度怀疑宫颈恶性病变者仍应在知情同意后进行检查。

(3) 以月经干净后 3～7 天活检为佳，月经前期不宜做活检，以免经血与切口出血相混淆。月经来潮时切口未愈可增加内膜组织在切口种植机会。

(4) 病变典型者取材应包括病灶及周围组织，病变不典型者可选柱状上皮与鳞状上皮交接部位，均应有一定深度，必须含有足够间质。

(5) 疑有宫颈管内病变，或宫颈癌诊断明确但不明确宫颈管内是否累及时，须同时做宫颈管搔刮术。

二、诊断性宫颈锥切术

1. 适应证

(1) 宫颈脱落细胞学检查多次找到恶性细胞，但宫颈多处活检及分段诊刮病理检查均未发现癌灶者。

(2) 宫颈活检已明确有重度不典型增生者。

(3) 宫颈活检为原位癌或镜下早期浸润癌，而临床疑为浸润癌，为明确病变累及程度及确定手术范围者。

2. 禁忌证

(1) 阴道、宫颈、子宫及盆腔急性或亚急性炎症。

(2) 月经期。

(3) 有血液病等出血倾向者。

3. 术前准备方法及注意事项

(1) 血常规及凝血功能正常。

(2) 阴道无明显炎症，无宫颈、子宫及附件急性或亚急性炎症。

(3) 术前用 0.2%聚维酮碘溶液消毒阴道黏膜，每日 1 次，连用 3 日。

(4) 手术应在月经干净后 3～7 日进行。用于诊断者，避免应用电刀或激光刀，以免组织破坏影响诊断。

(5) 育龄妇女移行带多位于宫颈阴道部，锥切时不必过深，底部应宽；绝经后妇女锥切时底部不增宽，但深度应增加。

三、诊断性刮宫

诊断性刮宫简称诊刮，是诊断宫腔疾病最常用的方法。其目的是刮取宫腔内容物做病理学诊断。怀疑同时合并宫颈管病变时，需对宫颈管及宫腔分两步进行诊断性刮宫，以明确病变部位，简称分段诊刮。

(一) 一般诊断性刮宫

1. 适应证

(1) 无排卵性异常子宫出血或怀疑子宫性闭经：需了解子宫内膜状况及其对性激素的反应。

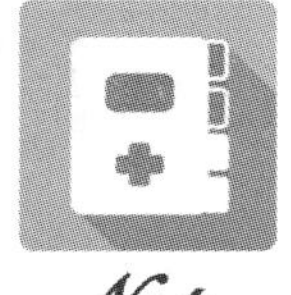

(2) 子宫异常出血或阴道排液：需证实或排除子宫内膜癌、子宫颈管癌，或其他病变如流

产、子宫内膜炎等。

(3) 不孕症:需了解卵巢有无排卵及子宫内膜有无病变,可行诊断性刮宫。

(4) 子宫内膜病变:需证实或排除子宫内膜炎、子宫内膜结核、子宫内膜增生、子宫内膜息肉、子宫内膜癌等。

(5) 宫腔内有组织残留或异常子宫长期大量出血时,刮宫有助于诊断,并有迅速止血的效果。

2. 禁忌证

(1) 患急性阴道炎、急性宫颈炎、急性或亚急性盆腔炎性疾病者。

(2) 患急性严重全身性疾病者。

(3) 手术前体温>37.5 ℃者。

(4) 凝血功能异常者。

(二) 分段诊断性刮宫

1. 适应证

(1) 有不规则阴道出血需证实或排除子宫内膜癌或宫颈管癌的患者。

(2) 可疑子宫内膜癌累及宫颈管的患者。

2. 注意事项

(1) 不孕症患者,应选在月经前或月经来潮 12 h 内刮宫,以了解有无排卵。

(2) 功能失调性子宫出血、怀疑为子宫内膜增生症者,应于月经前 1～2 日或月经来潮 6 h 内刮宫;怀疑为排卵性月经失调的子宫内膜不规则脱落时,则应于月经第 5～7 日刮宫;不规则出血者随时可以刮宫。

(3) 疑有子宫内膜癌患者,随时可诊刮,应注意避免过度刮宫而造成子宫穿孔或癌症扩散。

(4) 疑为子宫内膜结核者,刮宫时要特别注意刮子宫两角部,该部位阳性率高。

第六节 输卵管通畅检查

输卵管通畅检查的目的是了解宫腔和输卵管的形态、输卵管的通畅度、是否存在阻塞或阻塞部位。常用方法有输卵管通气术、输卵管通液术、子宫输卵管造影术。其中输卵管通气术因有发生气栓的潜在危险,且准确率低,临床上已逐渐被其他方法取代。近年随着内镜的临床应用,已普遍使用腹腔镜下输卵管通液检查、宫腔镜下经输卵管口插管通液和宫、腹腔镜联合检查等方法。

一、输卵管通液术

输卵管通液术(hydrotubation)是检查输卵管是否通畅的一种方法,并有一定的治疗功效。通过导管向宫腔内注入液体,根据注液阻力大小、有无回流、注入液体量和患者感觉等判断输卵管是否通畅。由于操作简便,无需特殊设备而广泛用于临床。

(一) 适应证

(1) 不孕症患者,男方精液正常,疑有输卵管阻塞者。

(2) 检查和评价输卵管绝育术、输卵管再通术或输卵管成形术的效果。

(3) 对输卵管黏膜轻度粘连有疏通作用,起到治疗效果。

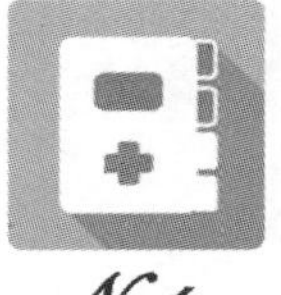

（二）禁忌证

（1）内、外生殖器急性炎症或慢性炎症急性或亚急性发作者。

（2）月经期，不规则阴道出血。

（3）可疑妊娠者。

（4）体温>37.5 ℃者。

（5）严重的全身性疾病，如心、肺功能异常等，不能耐受手术者。

（三）方法

1. 术前准备 月经干净3～7天、术前3天禁性生活；术前半小时肌内注射阿托品0.5 mg解痉；患者排空膀胱。

2. 常用器械 阴道窥器、宫颈钳、长弯钳、宫颈导管、注射器、压力表、Y形管等。

3. 常用液体 生理盐水或抗生素溶液（庆大霉素8万U、地塞米松5 mg、透明质酸酶1500 U、注射用水20 mL，可加用0.5%利多卡因2 mL以减少输卵管痉挛）。

4. 操作步骤

（1）患者排空膀胱后取截石位，外阴、阴道、宫颈常规消毒后铺无菌巾，双合诊了解子宫位置及大小。

（2）放置阴道窥器暴露宫颈，再次消毒阴道穹隆部及宫颈，以宫颈钳钳夹宫颈前唇。沿宫腔方向置入宫颈导管，并使其与宫颈外口紧密相贴。

（3）用Y形管将宫颈导管与压力表、注射器相连，压力表应高于Y形管水平，以免液体进入压力表。

（4）将注射器与宫颈导管相连，并使宫颈导管内充满生理盐水或抗生素溶液，排出空气后沿宫腔方向将其置入宫颈管内且堵塞整个宫颈管，缓慢推注，压力不超过160 mmHg。观察推注时阻力大小、经宫颈注入的液体是否回流、患者下腹部是否疼痛等。

（5）手术结束，取出宫颈导管，再次消毒宫颈、阴道，取出阴道窥器。

5. 结果评定

1）输卵管通畅 顺利推注20 mL生理盐水无阻力，压力持续在60～80 mmHg或以下，或开始略有阻力，随后消失，无液体回流，患者也无下腹不适感，提示输卵管通畅。

2）输卵管阻塞 注入5 mL生理盐水即感有阻力，压力表见压力持续上升而不见下降，患者感下腹胀痛，停止推注后液体又回流至注射器内，表明输卵管阻塞。

3）输卵管通而不畅 开始注射液体时有阻力，再经加压注入又能推进，说明有轻度粘连已被分离，患者有轻微腹痛。

6. 注意事项

（1）所用无菌生理盐水温度以接近体温为宜，防止因液体过冷导致输卵管痉挛。

（2）必须使宫颈导管紧贴宫颈外口，防止注入液体时液体外漏。

（3）术后禁盆浴及性生活2周，酌情给予抗生素预防感染。

二、子宫输卵管造影

子宫输卵管造影（hysterosalpingography，HSG）是指通过导管向宫腔及输卵管注入造影剂行盆腔透视及摄片，根据造影剂在输卵管及盆腔内的显影情况了解输卵管是否通畅、阻塞部位及宫腔形态。该检查损伤小，诊断阻塞部位准确率达80%，且具有一定的治疗作用。

（一）适应证

（1）不孕症患者：了解输卵管是否通畅及其形态、阻塞部位。

（2）了解宫腔形态，确定有无子宫畸形及类型，有无宫腔粘连、子宫黏膜下肌瘤、子宫内膜

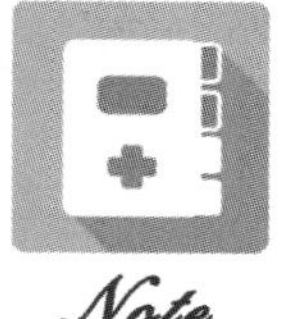

Note

息肉及异物等。

(3) 内生殖器结核非活动期。

(4) 不明原因的习惯性流产:了解宫颈内口是否松弛,宫颈及子宫有无畸形。

(二) 禁忌证

(1) 内、外生殖器急性或亚急性炎症。

(2) 严重的全身性疾病,不能耐受手术。

(3) 妊娠期、月经期。

(4) 体温>37.5 ℃者。

(5) 产后、流产、刮宫术后 6 周内。

(6) 碘过敏者。

(三) 方法

1. 术前准备 碘过敏试验阴性,造影时间应在月经干净后 3～7 天,术前 3 天禁性生活;术前半小时肌内注射阿托品 0.5 mg 解痉;排空膀胱,便秘者行清洁灌肠,避免外压假象,保证子宫正常位置。

2. 设备及器械 X 线放射诊断仪、子宫导管、阴道窥器、宫颈钳、长弯钳、20 mL 注射器等。

3. 造影剂 目前国内外均使用碘造影剂,分油溶性与水溶性两种。油剂(40%碘油)密度大,显影效果好,刺激小,过敏少,但检查时间长,吸收慢,易引起异物反应,形成肉芽肿或形成油栓;水剂(76%泛影葡胺液)吸收快,检查时间短,但子宫输卵管边缘部分显影欠佳,细微病变不易观察,部分患者在注药时有刺激性疼痛。

4. 操作步骤

(1) 患者取截石位,常规消毒外阴、阴道,铺无菌巾,双合诊检查子宫位置及大小。

(2) 以阴道窥器扩张阴道,充分暴露宫颈,再次消毒宫颈及阴道穹隆,用宫颈钳钳夹宫颈前唇,探查宫腔。

(3) 将 40%碘油充满宫颈导管,排出空气,沿宫腔方向将其置入宫颈管内,注入碘油前确保宫颈导管堵塞整个宫颈管,缓慢注入碘油,在 X 线透视下观察碘油流经输卵管及宫腔情况并摄片。24 h 后再摄盆腔 X 线平片,以观察腹腔内有无游离碘油。若用泛影葡胺液造影,应在注射后立即摄片,10～20 min 后第 2 次摄片,观察泛影葡胺液流入盆腔情况。

(4) 注入碘油后子宫角圆钝,输卵管不显影,则考虑输卵管痉挛,可保持原位,肌内注射阿托品 0.5 mg 或针刺合谷、内关,20 min 后再行 X 线透视、摄片或停止操作,下次摄片前先使用解痉药物。

5. 结果评定

1) 正常子宫、输卵管 宫腔呈倒三角形,双侧输卵管显影形态柔软,24 h 后 X 线摄片时盆腔内见散在造影剂。

2) 宫腔异常 子宫内膜结核时子宫失去原有的倒三角形态,内膜呈锯齿状不平;子宫黏膜下肌瘤时可见宫腔充盈缺失;子宫畸形时有相应显示。

3) 输卵管异常 输卵管结核时显示输卵管形态不规则、僵直或呈串珠状,或可见钙化点;输卵管积水时见输卵管远端呈气囊状扩张;24 h 后盆腔 X 线摄片未见盆腔内散在造影剂,说明输卵管不通;输卵管发育异常,如过长、过短或异常扩张的输卵管,输卵管憩室等。

6. 注意事项

(1) 碘油充盈宫颈导管时必须排尽空气,以免空气进入宫腔造成充盈缺损,导致误诊。

(2) 宫颈导管与宫颈外口必须紧贴,以防碘油流入阴道内。

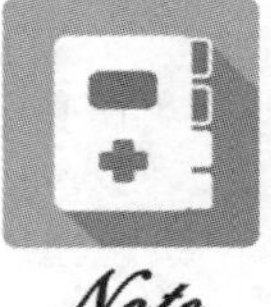

Note

(3) 宫颈导管不要插入太深，以免损伤子宫或引起子宫穿孔。

(4) 注射碘油时用力不可过大，推注不可过快，防止损伤输卵管。

(5) 透视下发现造影剂进入异常通道，同时患者出现咳嗽，应警惕发生油栓，立即停止操作，取头低足高位，严密观察。

(6) 造影后禁盆浴及性生活 2 周，可酌情给予抗生素预防感染。

(7) 有时因输卵管痉挛造成输卵管不通的假象，必要时可重复进行。

三、妇科内镜输卵管通畅检查

近年，妇产科内镜广泛被应用，为输卵管通畅检查提供了新的可靠方法，包括腹腔镜下输卵管通液检查、宫腔镜下经输卵管口插管通液检查和宫、腹腔镜联合检查等方法，其中腹腔镜下输卵管通液检查准确率达 90%～95%，目前成为确定输卵管是否通畅的金标准术式。内镜手术对器械要求较高，且腹腔镜仍是创伤性手术，不推荐作为常规检查方法。内镜检查操作步骤详见相关章节，其注意事项同子宫输卵管造影。

第七节　常用穿刺检查

妇产科常用的穿刺检查包括腹腔穿刺和羊膜腔穿刺，其中腹腔穿刺又分经腹壁腹腔穿刺术、经阴道后穹隆穿刺术。近年来，胎儿脐静脉穿刺术亦应用于临床，用于产前诊断及治疗。

一、腹腔穿刺术

(一) 经腹壁腹腔穿刺术

妇科病变多位于盆腔及下腹部，故可通过经腹壁腹腔穿刺术(abdominal paracentesis)抽出腹腔液体，以明确积液性质或查找肿瘤细胞。对于穿刺抽出的液体，除观察其颜色、浓度及黏稠度外，还要根据病史决定送检项目，包括常规化验检查、细胞学检查、细菌培养、药敏试验等。

1. 适应证

(1) 协助诊断腹腔积液的性质或鉴别贴近腹壁的肿物性质。

(2) 穿刺放出部分腹腔积液，易于做腹部及盆腔检查，缓解呼吸困难等症状。

(3) 经腹腔穿刺注入药物行腹腔化疗。

(4) 气腹造影时做穿刺注入二氧化碳，拍摄 X 线片，利于盆腔器官显影。

2. 禁忌证

(1) 疑有腹腔内严重粘连，特别是卵巢癌广泛盆、腹腔转移致肠梗阻者。

(2) 疑有巨大卵巢囊肿者。

3. 方法

(1) 经腹 B 型超声引导下穿刺，膀胱是否充盈需视疾病的性质或病变部位决定；经阴道 B 型超声指引下穿刺，术前应排空膀胱。

(2) 腹腔积液量较多及囊内穿刺时，患者取仰卧位；液量较少时取半坐卧位或侧斜卧位。

(3) 穿刺点选在脐与左髂前上棘中、外 1/3 交界处，囊内穿刺点宜选在囊性感明显部位。

(4) 常规消毒穿刺区皮肤，铺无菌孔巾，术者需戴无菌手套。

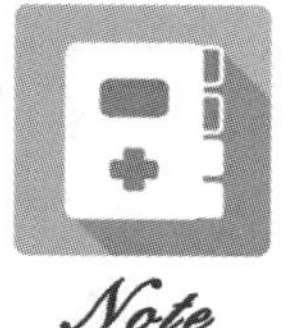

(5) 穿刺一般不需要麻醉，对于精神过于紧张者，用 0.5%利多卡因行局部麻醉，深达

Note

腹膜。

(6) 7号穿刺针从选定点垂直刺入腹腔，穿过腹膜时针头阻力消失，再用止血钳协助固定针头。术者拔去针芯，见有液体流出，用注射器抽出适量液体送检。腹腔积液细胞学检验需100～200 mL，其他液体需10～20 mL。若需放腹腔积液则接导管，导管另一端连接器皿。放液量及导管放置时间可根据患者病情和诊治需要而定。若为查明盆腔内有无肿瘤存在，可放至腹壁变松软易于检查为止。

(7) 若为细针穿刺活检，则常用特制的穿刺针，在超声引导下穿入肿块组织，抽取少量组织，送组织学检查。

(8) 操作结束，将针芯插回穿刺针内一同快速拔出。局部再次消毒，覆盖无菌纱布，固定。若针眼有腹腔积液溢出也可稍加压迫。

4. 穿刺液性质和结果判断

1) 血液

(1) 新鲜血液：放置后血液迅速凝固，此为刺伤了血管，需改变穿刺方向或重新穿刺。

(2) 陈旧性暗红色血液：放置10 min以上不凝固表明有腹腔内出血，多见于异位妊娠破裂、卵巢黄体破裂或其他脏器破裂如脾破裂、肝破裂等。

(3) 小血块或不凝固陈旧性血液：多见于陈旧性宫外孕。

(4) 巧克力色黏稠液体：镜下见不成形碎片，多为卵巢子宫内膜异位囊肿破裂。

2) 脓液　呈黄色、黄绿色、淡巧克力色，质稀薄或浓稠，有恶臭味，提示盆腔或腹腔内有化脓性病变或囊肿破裂。对脓液应行细胞涂片、细菌培养、药敏试验，必要时切开引流。

3) 炎性渗出物　呈粉红色、淡黄色混浊液体，提示盆腔及腹腔内有炎症。应行细胞涂片、细菌培养、药敏试验。

4) 腹腔积液　呈血性、浆液性、黏液性等。应送常规化验，包括比重、总细胞数、红细胞数、白细胞数、蛋白定量、浆膜黏蛋白试验及细胞学检查。必要时检查抗酸杆菌，做结核杆菌培养及动物接种。肉眼观为血性腹腔积液，多疑为恶性肿瘤，应行癌细胞学检查。

5. 注意事项

(1) 术前检查患者生命体征，量腹围，检查腹部体征。

(2) 严格无菌操作，以免腹腔感染。控制好针头进入深度，以免刺伤血管及肠管。

(3) 大量放液时，针头必须固定好，以免针头移动损伤肠管；放液速度不宜过快，每小时放液量不应超过1000 mL，一次放液量不应超过4000 mL。放液时，严密观察患者血压、脉搏、呼吸等生命体征，随时控制放液量及放液速度。腹部缚以多头腹带，逐步束紧或压以沙袋，防止腹压骤减，内脏血管扩张，引起休克。若出现休克现象，应立即停止放腹腔积液。

(4) 向腹腔内注入药物时应慎重，很多药物不宜腹腔内注入。

(5) 术后卧床休息8～12 h，给予抗生素预防感染。

（二）经阴道后穹隆穿刺术

直肠子宫陷凹是腹腔最低部位，腹腔内的积血、积液、积脓易积存于该部位。阴道后穹隆顶端与直肠子宫陷凹紧贴，在此处行经阴道后穹隆穿刺术(culdocentesis)，对抽出物进行肉眼观察、化验、病理检查，是妇科临床常用的辅助诊断方法。

1. 适应证

(1) 疑有腹腔内出血时，如异位妊娠、卵巢黄体破裂等。

(2) 疑盆腔内有积液、积脓时，做穿刺抽液检查，以了解积液性质。也可行盆腔脓肿的穿刺引流及局部注射药物。

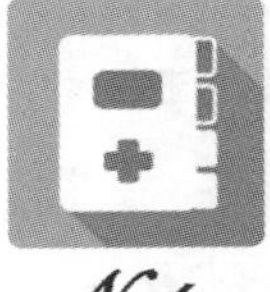

(3)盆腔肿块位于直肠子宫陷凹内，经后穹隆穿刺直接抽吸肿块内容物做涂片，行细胞学检查。若怀疑恶性肿瘤，可行细针穿刺活检，送组织学检查以明确诊断。

(4) 超声介导下行卵巢子宫内膜异位囊肿或输卵管妊娠部位注药治疗。

(5) 超声介导下经阴道后穹隆穿刺取卵，用于各种助孕技术。

2. 禁忌证

(1) 盆腔严重粘连，疑有肠管与子宫后壁粘连或直肠子宫陷凹被较大肿块完全占据，并凸向直肠，应尽量避免穿刺。

(2) 异位妊娠准备采用非手术治疗时，尽量避免穿刺，以免引起感染，影响疗效。

3. 方法

(1) 患者排空膀胱，取截石位，外阴、阴道常规消毒，铺巾。

(2) 通过阴道检查了解子宫、附件情况，注意阴道后穹隆是否膨隆。

(3) 用阴道窥器充分暴露宫颈及阴道后穹隆，并消毒。用宫颈钳钳夹宫颈后唇，向前提拉，充分暴露阴道后穹隆，再次消毒。

(4) 用腰椎穿刺针或22号长针头接5～10 mL注射器，检查针头有无堵塞，在后穹隆中央或稍偏患侧，距离阴道与宫颈后唇交界处稍下方平行宫颈管刺入，当针穿过阴道壁，有落空感后，立即抽吸，如无液体抽出，可边退针边抽吸。

(5) 针头拔出后，穿刺点如有出血，用棉球压迫片刻。血止后取出阴道窥器。

4. 穿刺液性质和结果判断 基本同经腹壁腹腔穿刺术。

5. 注意事项

(1) 穿刺方向，阴道后穹隆中点进针，平行宫颈管方向，深入至直肠子宫陷凹，不可过分向前或向后，以免刺入宫体或直肠。

(2) 穿刺深度一般为2～3 cm，过深可刺入盆腔器官或血管。若积液量较少时，过深的针头超过液平面，抽不出液体而将延误诊断。

(3) 条件或病情允许时，先行超声检查，协助诊断直肠子宫陷凹有无积液及液体量。

(4) 穿刺未抽出血液，不除外宫外孕，因出血量少或与周围组织粘连时，可有假阴性。

(5) 抽出液体应涂片行常规检查及细胞学检查。

(6) 若抽吸物为血液，应放置5 min，若凝固则为血管内血液；若滴在纱布上出现红晕，为血管内血液。放置6 min后仍不凝固，可判断为腹腔内出血。

二、经腹壁羊膜腔穿刺术

经腹壁羊膜腔穿刺术(amniocentesis)是妊娠中、晚期用穿刺针进入羊膜腔抽取羊水或刺入脐静脉抽取血，供产前诊断或注入药物用于治疗，是常用的产前诊断技术和宫内治疗方法。

(一) 适应证

1. 治疗

(1) 胎儿异常或死胎需做羊膜腔内注药(依沙吖啶等)引产以终止妊娠。

(2) 胎肺未成熟，又必须在短时间内终止妊娠，需行羊膜腔内注入地塞米松10 mg以促进胎儿肺成熟。

(3) 母儿血型不合，需进行宫内输血治疗者。

(4) 胎儿宫内发育迟缓者，可向羊膜腔内注入氨基酸等促进胎儿发育。

(5) 胎儿无畸形而羊水过多，孕妇压迫症状明显，需放出适量羊水以改善症状及延长孕期，提高胎儿存活率。

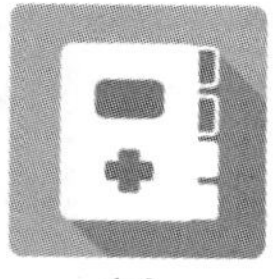

(6) 胎儿无畸形而羊水过少，可间断向羊膜腔内注入适量 0.9%氯化钠注射液，以防胎盘和脐带受压，减少胎儿肺发育不良或胎儿窘迫。

2. 产前诊断 羊水细胞染色体核型分析，基因及基因产物检测。如经产前筛查怀疑有异常胎儿的高危孕妇可进行羊膜腔穿刺抽取羊水细胞，通过检查明确胎儿性别，确诊胎儿染色体病及遗传病等。

(二) 禁忌证

(1) 羊膜腔内注射药物引产时，心、肝、肺、肾疾病或各种疾病的急性期或急性生殖道炎症者。

(2) 产前诊断时，孕妇曾有流产征兆或术前 24 h 内两次体温在 37.5 ℃以上者。

(三) 方法

1. 术前准备

1) 孕周选择 ①胎儿异常者，宜在孕 16～26 周引产。②产前诊断者，宜在孕 16～22 周进行，此时子宫轮廓清楚，羊水量相对多，易于抽取，不易伤及胎儿，且羊水细胞易活，培养成功率高。

2) 穿刺部位选择 ①手法定位：助手固定子宫，宫底下 2～3 横指正中线上或正中线两侧旁开 2～3 cm 选择囊性感明显部位作为穿刺点。②B 型超声定位：穿刺前先行胎盘及羊水暗区定位，穿刺时应尽量避开胎盘，选择在羊水量较多的暗区进行；也可在 B 型超声下直接穿刺。

3) 中期妊娠引产术前准备 ①测血压、脉搏、体温，进行全身检查及妇科检查，注意有无盆腔肿瘤、子宫畸形及宫颈发育情况。②检查血、尿常规，出凝血时间，血小板计数和肝功能，做心电图、胸部 X 线检查等。③腹部及会阴部备皮。

2. 操作步骤 孕妇排尿后取仰卧位，腹部皮肤常规消毒，铺无菌孔巾。在选择好的穿刺点，用 0.5%利多卡因行局部麻醉。用 20 号或 22 号腰椎穿刺针垂直刺入腹壁，穿刺阻力第一次消失表示进入腹腔。继续进针又有阻力表示进入宫壁，阻力再次消失表示已达羊膜腔。拔出针芯即有羊水溢出。抽取所需羊水量或直接注药。穿刺结束，将针芯插入穿刺针内，迅速拔针，敷以无菌纱布，加压 5 min 后用胶布固定。

3. 注意事项

(1) 严格无菌操作，预防感染。

(2) 穿刺针应细，进针不可过深过猛，尽量一次成功，避免多次操作，次数不得超过 2 次。

(3) 穿刺前应查明胎盘位置，勿伤及胎盘。经胎盘穿刺者，羊水可能经穿刺孔进入母体血液循环而发生羊水栓塞。穿刺与拔针前后，应注意孕妇有无呼吸困难、发绀等异常。警惕发生羊水栓塞的可能。

(4) 抽不出羊水常因针孔被羊水中的有形物质堵塞，用有针芯的穿刺针可避免。有时穿刺方向、深度略微调整后即可抽出羊水。

(5) 脐静脉穿刺抽取脐血时一次不得超过 2 mL。穿刺结束后迅速拔针，观察脐带穿刺部位出血情况。出血 60～120 s 自然停止，不必处理，注意监测胎心率，多无改变，若胎心过缓，可肌内注射阿托品 0.5 mg。

(6) 抽出血液，出血可来自腹壁、子宫壁、胎盘，若刺伤胎儿血管，应立即拔出穿刺针并压迫穿刺点，加压包扎。若胎心无改变，1 周后再行穿刺。

(7) 严密观察受术者穿刺后有无不良反应。

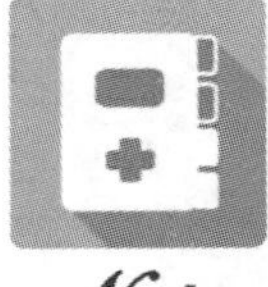

Note

第八节　妇科肿瘤标志物检查

肿瘤标志物(tumor marker)是肿瘤细胞异常表达所产生的蛋白抗原或生物活性物质，可在肿瘤患者的组织、血液或体液及排泄物中检测出，可协助肿瘤诊断、鉴别诊断和病情监测及预后判断。

一、肿瘤相关抗原及胚胎抗原

(一) 癌抗原 125

1. 检测方法及正常值　癌抗原 125(cancer antigen 125，CA125)多选用放射免疫测定方法(RIA)和酶联免疫法(ELISA)，可使用标准试剂盒。常用血清检测阈值为 35 U/mL。

2. 临床应用

(1) CA125 在胚胎时期体腔上皮及羊膜有阳性表达，一般表达水平低且有一定时限。是目前全球应用最广泛的卵巢上皮性肿瘤标志物，在多数卵巢浆液性囊腺癌中阳性率达 80%以上。卵巢上皮性癌患者血清 CA125 水平升高。90%以上患者血 CA125 水平与病情缓解或恶化相关，在临床上用于鉴别诊断盆腔肿块、卵巢肿瘤治疗后的病情监测以及预后的判断等，尤其在监测疗效方面有相当的敏感度。若在治疗开始后 CA125 下降 30%或在 3 个月内降至正常水平，则视为治疗有效。若治疗后 CA125 水平持续上升或一度降至正常水平后再次升高，复发转移率明显上升。若 CA125 持续高于 35 U/mL，一般认为肿瘤在 2～4 个月复发的危险性最大，复发率达 92.3%，即使腹腔未发现肿瘤，也很可能在腹膜后淋巴结群和腹股沟淋巴结已经发生转移。

(2) CA125 对宫颈腺癌及子宫内膜癌的诊断也有一定敏感性，对原发性腺癌，其敏感度为 40%～60%，而对腺癌的复发诊断敏感性达 60%～80%。CA125 的测定值还与子宫内膜癌的分期有关，当 CA125>40 U/mL 时，肿瘤有 90%的概率已侵及子宫浆肌层。

(3) 子宫内膜异位症患者血 CA125 水平呈轻度增高，但很少超过 200 U/mL。

(二) NB/70K

1. 检测方法及正常值　NB/70K 测定多选用单克隆抗体 RIA 法，正常血清检测阈值为 50 AU/mL。

2. 临床应用　NB/70K 是用人卵巢癌相关抗原制备出的单克隆抗体，对卵巢上皮性肿瘤敏感性达 70%。50%早期卵巢癌患者血中可检出阳性。实验证明，NB/70K 与 CA125 的抗原决定簇不同，NB/70K 对黏液性囊腺瘤也可表达阳性，故在临床应用中可互补检测，提高肿瘤检出率，对卵巢癌患者的早期诊断特别有益。

(三) 糖链抗原 19-9

1. 检测方法及正常值　糖链抗原 19-9(carbohydrate antigen 19-9，CA19-9)测定用单抗或双抗 RIA 法，血清正常值为 37 U/mL。

2. 临床应用　CA19-9 是由直肠癌细胞系相关抗原制备的单克隆抗体，除对消化道肿瘤，如胰腺癌、结肠直肠癌、胃癌及肝癌有标记作用外，对卵巢上皮性肿瘤也有约 50%的阳性表达，卵巢黏液性腺癌阳性表达可达 76%，而浆液性肿瘤为 27%。子宫内膜癌及子宫颈管腺癌患者也可呈阳性。

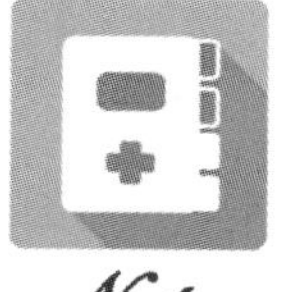
Note

（四）甲胎蛋白

1. 检测方法及正常值 甲胎蛋白(alpha-fetal protein,AFP)常用 RIA 或 ELISA 检测，血清甲胎蛋白正常值为小于 20 μg/L。

2. 临床应用 AFP 属于胚胎期的蛋白产物，是由胚胎肝细胞及卵黄囊产生的一种特异性糖蛋白，但在出生后部分器官恶性病变时可以恢复合成 AFP 的能力，如肝癌细胞和卵巢的生殖细胞肿瘤都可有分泌 AFP 的能力。在卵巢生殖细胞肿瘤中，部分类型肿瘤 AFP 水平明显升高，如卵黄囊瘤(内胚窦瘤)，其血浆 AFP 水平常大于 1000 μg/L，未成熟畸胎瘤和卵巢胚胎性癌血浆 AFP 水平也升高，部分大于 1000 μg/L。上述肿瘤患者经手术及化疗后，血浆 AFP 可转阴或消失，若 AFP 持续一年为阴性，在长期临床观察中患者多无复发；若 AFP 升高，即使临床上无症状，也可能存在隐性复发或转移，应严密随访，及时治疗。因此，AFP 对恶性卵巢生殖细胞肿瘤尤其是卵黄囊瘤(内胚窦瘤)的诊断及监测有较高价值。

（五）癌胚抗原

1. 检测方法及正常值 癌胚抗原(carcinoembryonic antigen,CEA)检测方法多为 RIA 和 ELISA。血浆正常阈值因测定方法不同而有出入，一般不超过 2.5 μg/L。在测定时应设定正常曲线，CEA＞5 μg/L 视为异常。

2. 临床应用 CEA 属于一种肿瘤胚胎抗原，属糖蛋白，胎儿胃肠道及胰腺、肝脏能合成 CEA，出生后血浆中 CEA 含量甚微。多种妇科恶性肿瘤如子宫颈癌、子宫内膜癌、卵巢上皮性癌、阴道癌及外阴癌等均可表达阳性，因此 CEA 对肿瘤类别无特异性标记功能。在妇科恶性肿瘤中，卵巢黏液性腺癌 CEA 阳性率最高，其次为 Brenner 瘤，子宫内膜样癌及透明细胞癌也有相当的 CEA 表达水平；浆液性肿瘤阳性率相对较低。CEA 阳性率根据肿瘤的恶性程度不同而不同。卵巢黏液性良性肿瘤 CEA 阳性率为 15%，交界性肿瘤为 80%，而恶性肿瘤可为 100%。50%的卵巢癌患者血浆 CEA 水平持续升高，其中黏液性低分化癌最为明显。血浆水平持续升高的患者常发展为复发性卵巢肿瘤，且生存时间短。通过测定 CEA，动态监测和跟踪各种妇科肿瘤的病情变化及观察治疗效果，有较高临床价值。

（六）鳞状细胞癌抗原

1. 检测方法及正常值 鳞状细胞癌抗原(squamous cell carcinoma antigen,SCCA)测定方法多为 RIA 和 ELISA，也可采用化学发光方法，其敏感度明显提高。血浆 SCCA 正常阈为 1.5 μg/L。

2. 临床应用 SCCA 分子量为 48000，是从子宫颈鳞状上皮细胞癌分离制备得到的一种肿瘤相关抗原。SCCA 对绝大多数鳞状上皮细胞癌均有较高的特异性，70%以上的子宫颈鳞癌患者血浆 SCCA 升高，而子宫颈腺癌仅有 15%左右升高，对外阴及阴道鳞状上皮细胞癌敏感性为 40%～50%，SCCA 的血浆水平与子宫颈鳞癌患者的病情进展及临床分期有关，若肿瘤明显侵及淋巴结，SCCA 水平明显上升。当患者接受彻底治疗痊愈后，SCCA 水平持续下降。SCCA 还可以作为子宫颈癌患者疗效评定的指标之一。若化疗后 SCCA 持续上升，提示患者对此化疗方案不敏感，需更换化疗方案或改用其他治疗方法。SCCA 对复发癌的预示敏感性可达 65%～85%，而且在影像学方法确定前 3 个月，SCCA 水平就开始持续升高。因此，SCCA 对肿瘤患者有判断预后、检测病情发展的作用。

二、雌激素受体与孕激素受体

1. 检测方法及正常值 雌激素受体(estrogen receptor,ER)与孕激素受体(progesterone receptor,PR)多采用单克隆抗体组织化学染色定性测定，若取细胞或组织匀浆进行测定，则定量参考阈值 ER 为 20pmol/mL，PR 为 50pmol/mL。

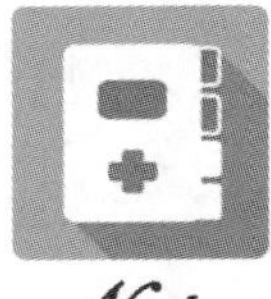

2. 临床应用 ER和PR主要分布于雌、孕激素的靶细胞表面，能与相应激素发生特异性结合，进而产生特异性生理或病理效应。激素与受体的结合具有专一性强、亲和力高、结合容量低等特点。研究表明，ER、PR在大量激素的作用下可影响妇科肿瘤的发生和发展。雌激素有刺激ER、PR合成的作用，孕激素则有抑制ER合成，并间接抑制PR合成的作用。

多数作者报道，ER阳性率在卵巢恶性肿瘤中明显高于正常卵巢组织及良性肿瘤，而PR则相反，说明卵巢癌的发生与雌激素的过度刺激有关，导致其相应的ER表达过度。不同分化的恶性肿瘤的ER、PR的阳性率也不同。卵巢恶性肿瘤随着分化程度的降低，PR阳性率也随之降低。有证据表明，受体阳性患者生存时间明显较受体阴性者长。

关于ER受体与子宫内膜癌的研究也较多，约48%子宫内膜癌患者组织标本中可同时检出ER和PR，31%患者ER和PR均为阴性，7%仅检出ER，14%仅检出PR。这些差异提示ER和PR在不同患者中的表达有很大变化，这种变化对子宫内膜癌的发展及转归有较大影响，特别是对指导应用激素治疗具有重要价值。

三、人乳头状瘤病毒

1. 概述 人乳头状瘤病毒(human papilloma virus，HPV)属乳头多瘤空泡病毒科乳头瘤病毒属。现已确定的HPV型别有120余种，其中约30种涉及生殖道感染。目前，公认CIN和宫颈癌的发生与HPV感染密切相关。根据生物学特征和致癌潜能，HPV分为高危型和低危型两类。低危型HPV如HPV6、11、42、43、44等，主要与轻度临床上皮损伤和泌尿生殖系统疣相关。高危型HPV如HPV16、18、31、33、35、39、45、51、52、56、58、59、66、68等，与子宫颈癌及癌前病变有关，其中又以HPV16、18型与宫颈癌的关系最为密切，宫颈鳞癌中以HPV16型感染最为常见，而宫颈腺癌中HPV18型阳性率较高，并多见于年轻妇女。此外，HPV感染与宫颈上皮内瘤变(CIN)和宫颈浸润癌(CIS)有很强的相关性，随着CIN程度加重，HPV阳性率显著增加，至CIS可达90%以上；且HPV亚型感染与宫颈癌转移和预后密切相关，CIS中HPV18型阳性者较HPV16型阳性者组织学分化差、淋巴结转移率高、术后复发率亦显著增高。因此，国内外开始将检测高危型HPV DNA作为宫颈癌的一种筛查手段。

2. 临床应用

(1) HPV DNA检测适用于大面积普查，初筛并聚焦高风险人群，比通常采用的细胞学检测更有效。《子宫颈癌筛查及早诊治指南》建议筛查对象为有3年以上性行为或21岁以上有性行为的妇女，应每年进行1次细胞学检查。高危妇女人群的定义为多个性伴侣、性生活过早、HIV/HPV感染、免疫功能低下、卫生条件差、性保健知识缺乏的妇女。细胞学检查连续2次均为阴性者，表明其发病风险很低，可将筛查时间改至3年后复查。连续2次HPV检测和细胞学正常可延至5～8年后复查。

(2) 可根据HPV感染基因型预测受检者罹患子宫癌的风险。如HPV16或HPV阳性患者其腺上皮细胞(AGUS)或低度鳞状上皮内病变(LSIL)转变为CINⅢ的概率远高于其他HPV型阳性或未检出HPV者；细胞学阴性而高危型HPV阳性者，一般不做治疗，但发病风险高，对此类人群应坚持定期随访。

(3) 对于未明确诊断意义的不典型鳞状上皮细胞(ASCUS)或AGUS和LSIL，HPV DNA检测是一种有效的再分类方法，再分类阳性的人群的CIN的风险增加，需要进一步行阴道镜及活检，对HPV DNA检测为阴性的患者进行密切随诊。

(4) 对于宫颈高度病变手术治疗后的患者，HPV检测可作为疗效判断和随访监测的方法，可预测其病情恶化或术后复发的风险。研究表明宫颈锥切术后应用HPV DNA检测可预测残余CIN，具有较高的灵敏度和阴性预测值。手术后6～12个月HPV检测为阴性，表明病

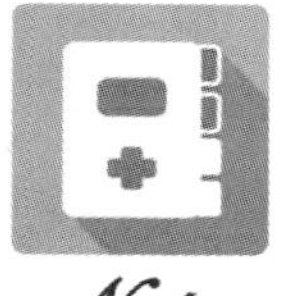

灶切除干净，可最大程度减轻患者的焦虑情绪。若术后 HPV 检测阳性，提示有残余病灶，并可能复发，需严密随访。

第九节 影像检查

影像检查包括超声、X线、计算机体层成像(CT)、磁共振成像(MRI)、正电子发射体层显像(PET)等检查，因此类检查方法对人体损伤小、诊断准确，已逐渐成为妇产科领域重要的检测方法。

一、超声检查

(一) B型超声检查

B型超声检查应用二维超声诊断仪，在荧屏上以强弱不等的光点、光团、光带或光环，显示探头所在部位脏器或病灶的断面形态及其与周围器官的关系，并可做实时动态观察和照相。检查途径分经腹壁和经阴道两种。

1. 经腹壁超声检查 选用弧阵探头和线阵探头，常用频率为 3.5MHz。检查前需适度充盈膀胱，形成良好的"透声窗"，以便于观察盆腔内脏器和病变。检查时患者取仰卧位，暴露下腹部，探测区皮肤涂耦合剂。检查者手持探头，用适度压力滑行探测观察。根据病情需要做纵断、横断或斜断等多断层面扫描。

2. 经阴道超声检查 选用高频探头(5～7.5MHz)，可获得高分辨率图像。检查前，消毒探头，套上一次性使用橡胶套(常用避孕套)，套内外涂耦合剂。检查前患者排空膀胱，取截石位，将探头轻柔地放入患者阴道内，旋转探头，调整角度以获得满意切面。经阴道超声分辨率高，尤其对急诊、肥胖患者或盆腔深部器官的观察更为合适。无性生活史者不宜选用。

(二) 彩色多普勒超声检查

彩色多普勒超声是指用技术获得的血流多普勒信号，经过彩色编码后，实时叠加在二维图像上，形成彩色多普勒超声血流图像。朝向探头编码为红色，背向探头编码为蓝色。现在的彩色多普勒还具有频谱多普勒功能，提供用于评估血流状态的参数，其中在妇产科领域中用于评估血管收缩期和舒张期血流状态的3个常用指标为阻力指数(resistance index，RI)、搏动指数(pulsation index，PI)和收缩期/舒张期(systolic phase/diastolic phase，S/D)。彩色多普勒超声包括腹部和阴道探头。患者检查前的准备、体位及方法同B型超声检查。

(三) 三维超声影像

三维超声影像(3-dimension ultrasound imaging，3-DUI)可显示超声的立体图像。3个相互垂直的平面(X、Y、Z轴)可以同时显示，表现为多平面成像和图像旋转，有利于系统分析胎儿解剖结构。三维立体成像使胎儿显示更直观清晰，在诊断胎儿畸形和妇科疾病尤其妇科肿瘤方面具有独特优势。

(四) 超声造影

超声造影(ultrasonic contrast)是利用造影剂增强"后散射"回声，提高图像分辨力的一种超声诊断技术。将含有惰性气体或空气的微气泡造影剂注入血管内，使其通过血液循环到达靶器官或靶组织，或注入空腔器官腔内，使微泡造影剂对谐波背向散射强度高于人体组织，以使超声造影剂灌注部位与周围组织声阻抗差，从而有效地增强实质性器官或空腔器官的超声

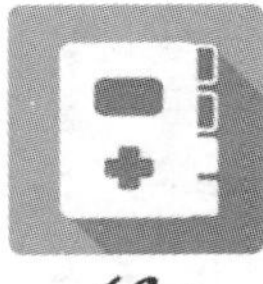

影像和血流多普勒信号，提高图像的对比分辨率。

(五) 超声检查在产科领域的应用

1. B型超声检查 B型超声可检测胎儿发育是否正常，有无胎儿畸形，测定胎盘位置、胎盘成熟度及羊水量等。

1) 早期妊娠 妊娠5周，宫腔内可见圆形或椭圆形的妊娠囊，图像呈圆形光环，中间为羊水，见无回声区。妊娠5～6周，妊娠囊内可见卵黄囊，显示强回声光环。妊娠6周，妊娠囊内可见胚芽和原始心管搏动。妊娠8周初具人形，可测量头臀长度，即顶臀长(crown-rump length，CRL)。妊娠12周前，用以估计胎儿的孕周，即孕周=CRL+6.5，误差在4天内。妊娠9～14周可以排除严重胎儿畸形，如无脑儿。B型超声测量胎儿颈后透明层厚度(NT)、鼻骨长度等，可作为妊娠早期染色体疾病筛查的指标。

2) 中晚期妊娠

(1) 胎儿主要的生长径线测量：表示胎儿生长发育的径线有双顶径(biparietal diameter，BPD)、胸径(thoracic diameter，TD)、腹径(abdominal diameter，AD)和股骨长度(femur length，FL)等。其中BPD表示胎儿总体发育情况，FL表示胎儿长骨发育情况，AD表示胎儿软组织的发育。但由于胎儿的头颅、胸腔和腹腔的形状不是标准的圆形，BPD、TD和AD可分别由头围(head circumference，HC)、胸围(thoracic circumference，TC)和腹围(abdominal circumference，AC)取代。

(2) 估计胎儿体重：判断胎儿成熟度的一项重要指标。超声估测胎儿体重的方法有多种，如胎儿AC预测法、BPD与AC联合预测法、FL与AC联合预测法。根据所获数据直接查专用图表，即可得到胎儿体重。超声仪器中带有根据多参数(AC、BPD、FL)推算胎儿体重的公式，操作者输入相关参数，即得到胎儿体重值。

(3) 胎盘定位和胎盘成熟度检查：妊娠12周后胎盘轮廓清楚，呈现轮廓清晰的半月形弥漫光点区，一般位于子宫前壁、后壁和侧壁。胎盘位置判定对临床有指导意义，如行羊膜腔穿刺术时可避免损伤胎盘和脐带，也可协助判断前置胎盘和胎盘早剥等。随着孕周增长，胎盘逐渐发育成熟。根据胎盘的绒毛板、胎盘实质和胎盘基底层3部分结构变化，将胎盘成熟度进行分级：0级为未成熟，多见于妊娠中期；Ⅰ级为开始趋向成熟，多见于妊娠29～36周；Ⅱ级为成熟期，多见于妊娠36周以后；Ⅲ级为胎盘已成熟并趋向老化，多见于妊娠38周以后。目前国内常用的胎盘钙化分度是：Ⅰ度，胎盘切面见强光点；Ⅱ度，胎盘切面见强光带；Ⅲ度，胎盘切面见强光圈(或光环)。

(4) 测量羊水量：羊水呈无回声暗区、清亮。妊娠晚期，羊水中有胎脂，呈现为稀疏点状回声漂浮。最大羊水暗区垂直深度(AFV)>8 cm时为羊水过多，AFV<2 cm时为羊水过少。以脐水平线为标志将子宫分为四个象限，测量各个象限最大羊水垂直径线，四者相加之和为羊水指数(AFI)。若AFI≥25 cm则为羊水过多，AFI≤5 cm则为羊水过少。

3) 异常妊娠

(1) 葡萄胎：典型的完全性葡萄胎声像特点：①子宫增大，多数大于相应孕周。②宫腔无胎儿及其附属物。③宫腔内充满弥漫分布的蜂窝状大小不等的无回声区，其间可见边缘不整、界限不清的无回声区，或合并宫腔内出血图像。④当伴有卵巢黄素囊肿时，可在子宫一侧或两侧探到大小不等的单房或多房的无回声区。

(2) 判断胎儿是否存活：若胚胎停止发育，则妊娠囊变形、缩小，胚芽枯萎，胎心搏动消失。胎死宫内声像图表现为胎体萎缩，胎儿轮廓不清，颅骨重叠，无胎心及胎动，脊柱变形，肋骨排列紊乱，胎儿颅内、腹内结构不清，羊水暗区减少等。

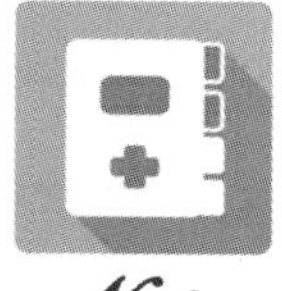
Note

(3) 异位妊娠：宫腔内无妊娠囊，附件区可探及边界不十分清楚、形状不规则包块。若在包块内探及圆形妊娠囊，其内有胚芽或原始心管搏动，则能在流产或破裂前确诊。若已流产或破裂时，直肠子宫陷凹内可见液性暗区。

(4) 前置胎盘：胎盘组织部分或全部覆盖宫颈内口。

(5) 胎盘早剥：胎盘与子宫肌壁间出现形状不规则的强回声或无回声区。

(6) 多胎妊娠：妊娠早期见两个或多个妊娠囊或胚芽；中晚期可见两个或多个胎头光环、两条或多条脊椎像或心脏搏动像。

4) 胎儿畸形

(1) 脑积水：为胎儿晚发畸形。超声显示：胎头双顶径与头围明显大于孕周，头、体比例失调，头围大于腹围；侧脑室与颅中线距离大于颅骨与颅中线距离的 1/2；颅中线偏移，颅内大部分为液性暗区。

(2) 无脑儿：在胎儿颈部上方探不到胎头光环；胎头轮廓可呈半月弧形光带；眼眶部位可探及软组织回声，似青蛙眼；常伴羊水过多或脊柱裂。

(3) 脊柱裂：开放性脊柱裂可见两排串珠状回声，且不对称；或一排不整齐，或串珠样回声，形状不规则，不清晰或中断。纵切时，脊柱裂部位呈不规则"八"字形，横切呈"V"字形。

(4) 多囊肾：多为双侧，肾体积明显增大，外形不规则，呈多囊状，肾实质内见多个大小不等蜂窝状无回声区，常看不清正常结构，可合并羊水过少，膀胱不显示。

2. 彩色多普勒超声检查

1) 母体血流　子宫动脉血流是评价子宫胎盘血液循环的一项良好指标。孕妇双侧子宫动脉阻力指数(RI)、母胎多血管搏动指数(PI)和 S/D 均能随孕周增加而降低，并具有明显相关性。子宫动脉血流阻力升高预示子宫-胎盘血流灌注不足，血流波形在舒张期初出现切迹与子痫前期有关。此外，还可测定卵巢、子宫和胎盘血流。

2) 胎儿血流　可对胎儿的脐动脉(UA)、脐静脉(UV)、静脉导管(DV)、大脑中动脉(MCA)、大脑静脉、主动脉及肾动脉等进行监测。尤其是测定脐带血流变化，已成为常规检查手段。正常妊娠时，脐动脉血流的 RI、PI 和 S/D 与妊娠周数密切相关。脐动脉血流阻力升高与胎儿窘迫、胎儿生长受限、子痫前期等有关。若舒张末期脐动脉血流消失并出现逆流，提示胎儿处于濒危状态。

3) 胎儿心脏　超声彩色多普勒可以从胚胎时期原始心管一直监测到分娩前的胎儿心脏和大血管的结构及活动状态。一般在妊娠 20～24 周进行超声心动图检查。

3. 三维超声扫描技术　三维超声主要观察胎儿外形或脏器结构，有助于提高胎儿体表及内脏畸形诊断的准确性。三维超声透明成像模式可用于观察胎儿唇裂、腭裂、脑畸形、耳朵和颅骨畸形及心脏畸形。

(六) 超声检查在妇科领域的应用

1. B 型超声检查

1) 子宫肌瘤　声像图为子宫体积增大，形态不规则，肌瘤常为低回声、等回声或中强回声。目前腹部超声能分辨直径 0.5 cm 的子宫前壁肌瘤，并可对肌瘤进行较精确定位，准确区分肌壁间肌瘤、黏膜下肌瘤及浆膜下肌瘤。

2) 盆腔子宫内膜异位症　若异位症囊性肿块与周围组织较少粘连，则边界显示清晰；若肿块与周围组织粘连，则边界显示不清。囊性肿块大小不等，多为中等大小，内可见颗粒状细小回声或因血块机化，呈较密集粗光点影像。

3) 子宫腺肌病和腺肌瘤　子宫腺肌病的声像特点是子宫均匀性增大，子宫断面回声不均；子宫腺肌瘤时子宫呈不均匀性增大，其内见散在小蜂窝状无回声区。

4) 盆腔炎性疾病　若盆腔炎性包块与周围组织粘连，则境界不清。有积液或积脓时，则

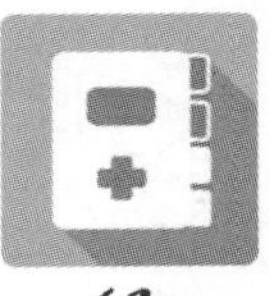

Note

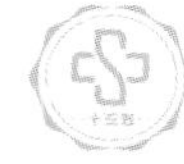

表现为无回声或回声不均。

5）卵巢肿瘤　良性肿瘤表现为卵巢增大，内为单房或多房的液性无回声区，常不伴有乳头，边缘整齐清楚。恶性肿瘤为边缘不整齐、欠清楚、囊壁上有乳头，内部回声强弱不均或无回声区中有不规则强回声团，常累及双侧卵巢并伴腹腔积液。经阴道超声能发现盆腔深处小肿块，在显示其内部细微结构方面有明显优势，已成为早期筛选卵巢肿瘤的重要辅助项目。

6）监测卵泡发育　通常自月经周期第10日开始监测卵泡大小，正常卵泡直径每日增长1.6 mm，排卵前卵泡直径约达20 mm。

7）探测宫内节育器　扫描子宫体能准确显示宫内节育器形状和宫腔所在位置。可诊断宫内节育器位置下移、嵌顿、穿孔或子宫外游走。嵌顿的宫内节育器最好在超声引导下取出。

8）介入超声的应用　阴道超声引导下对成熟卵泡进行采卵；对盆腔囊性肿块进行穿刺，确诊肿瘤性质，同时可注入药物进行治疗。此外，介入超声还可用于减胎术。

2. 彩色多普勒超声检查　利用彩色多普勒超声能判断盆、腹腔肿瘤的血流动力学及分布，有助于鉴别诊断。

3. 三维超声扫描技术　利用三维超声技术对盆腔脏器结构及可能的病变组织进行三维重建，可较清晰地显示组织结构和病变组织的立体结构，呈现二维超声难以达到的立体逼真图像，有助于诊断盆腔脏器疾病，特别是良、恶性肿瘤的诊断和鉴别诊断。

二、X线检查

X线检查借助造影剂可了解子宫腔和输卵管腔内形态，是诊断先天性子宫畸形和输卵管通畅度的常用方法。X线胸片也是诊断妇科恶性肿瘤转移的重要手段。

（一）诊断先天性子宫畸形

1. 单角子宫　仅见一个梭形宫腔，只有一个子宫角和一条输卵管，偏于盆腔一侧。

2. 双子宫　见两个子宫，每个子宫有一个子宫角和一条输卵管相通。两个宫颈可共有一个阴道，或有纵隔将阴道分隔为二。

3. 双角子宫　见一个宫颈和一个阴道，两个宫腔。

4. 鞍状子宫(又名弓形子宫)　见子宫底凹陷，犹如弓形。

5. 中隔子宫　可分为完全性和部分性中隔子宫。完全性中隔子宫造影见宫腔形态呈两个梭形单角子宫，但位置靠近；部分性中隔子宫造影见宫腔大部分被分隔成二，呈分叉状，宫体部分仍为一个腔。

（二）X线胸片

X线胸片主要用于妇科恶性肿瘤肺转移的诊断。X线胸部平片检查是诊断妊娠滋养细胞肿瘤肺转移的首选方法。其X线征象显示多样性，最初表现为肺纹理增粗，随后发展为串珠样、粟粒样和片状阴影，继续发展可见结节状或棉球状阴影，边缘模糊或清晰，肿瘤晚期融合成团块状。可同时伴单侧或双侧气胸、胸腔积液。

（三）计算机体层扫描检查

计算机体层扫描检查(computerized tomography，CT)的基本原理是X线对人体不同密度组织的穿透能力不同，从而产生接收信号的差异，再由计算机对数字信息进行处理，显示出图像。在妇产科领域常用于各种妇科肿瘤治疗方案的制订、预后估计、疗效观察及术后复发的诊断。

（四）磁共振成像检查

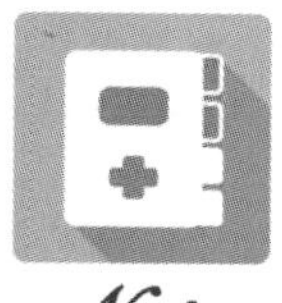
Note

磁共振成像检查(magnetic resonance imaging，MRI)是利用原子核在磁场内共振产生的信号经重建成像的一种影像技术。MRI 检查无放射性损伤，无骨性伪像，对软组织分辨率高，尤其适合盆腔病灶定位及病灶与相邻结构关系的确定。MRI 能清晰地显示肿瘤信号与正常组织的差异，能准确判断肿瘤大小及转移情况，被广泛应用于妇科肿瘤的诊断和手术前的评估。

因 MRI 无辐射损伤，也可在产科领域应用，但其检查过程应用的是射频磁场，有产热以使局部升温的作用，不建议早期妊娠行 MRI 检查。对于妊娠中晚期胎儿，MRI 仅用于超声诊断难以确定的病例，目前认为适合的妊娠周数是 18 周。

(五) 正电子发射体层显像

正电子发射体层显像(positron emission tomography，PET)是一种通过示踪原理显示体内脏器或病变组织生化和代谢信息的影像技术，为功能成像。目前 PET 最常用的示踪剂为 ^{18}F 标记的脱氧葡萄糖(^{18}F-FDG)，其在细胞内的浓聚程度与细胞内糖代谢水平高低呈正相关。由于恶性肿瘤细胞内糖酵解代谢率明显高于正常组织和良性肿瘤细胞，PET 被用于妇科恶性肿瘤的诊断、鉴别诊断、预后评价和复发诊断等。

PET-CT 是将 PET 和 CT 两种不同成像原理的扫描设备同机组合，利用同一扫描床对病变同时进行两种扫描图像采集，用同一个图像处理工作站对 PET 和 CT 两种图像进行融合。融合后的图像既显示病灶的精细解剖结构，又显示病灶的病理变化，可显著提高诊断正确率，弥补了 PET 的缺陷，实现了功能和结构成像的有机融合。

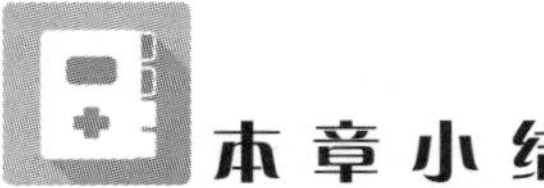

本章小结

妇产科常用特殊检查	学习要点
生殖道脱落细胞学检查	正常生殖道细胞类型及其形态特征；生殖道脱落细胞内分泌检查指标及涂片检查；生殖道脱落细胞涂片在妇科疾病、妇科肿瘤诊断中的应用
女性内分泌激素测定	下丘脑促性腺激素释放激素、垂体促性腺激素、垂体催乳素、雌激素、孕激素、人胎盘催乳素测定
产前筛查和产前诊断的常用检查方法	产前筛查技术、染色体的产前诊断常用技术
羊水检查	适应证、检测方法、临床应用
女性生殖器官活组织检查	活组织检查、诊断性刮宫
输卵管通畅检查	输卵管通液术、子宫输卵管造影、妇科内镜输卵管通畅检查
常用穿刺检查	经腹壁腹腔穿刺术、经腹壁羊膜腔穿刺术
妇科肿瘤标志物检查	肿瘤相关抗原及胚胎抗原、雌激素受体与孕激素受体、人乳头状瘤病毒
影像检查	超声检查、X 线检查

(张艳慧)

【目标检测】
见文档 2401

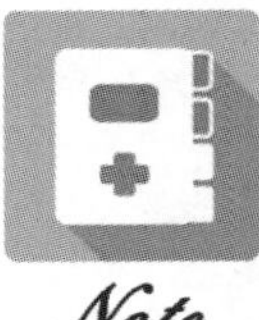

主要参考文献

ZHUYAOCANKAOWENXIAN

[1] 谢幸，苟文丽. 妇产科学[M]. 8版. 北京：人民卫生出版社，2014.

[2] 赵萍，陈晓敏. 妇产科学[M]. 北京：科学技术文献出版社，2016.

[3] 茅清，李丽琼. 妇产科学[M]. 7版. 北京：人民卫生出版社，2014.

[4] 王泽华. 妇产科学[M]. 6版. 北京：人民卫生出版社，1981.

[5] 乐杰. 妇产科学[M]. 7版. 北京：人民卫生出版社，2008.

[6] 谢幸，孔北华，段涛. 妇产科学[M]. 9版. 北京：人民卫生出版社，2018.

[7] 丰有吉，沈铿. 妇产科学[M]. 2版. 北京：人民卫生出版社，2013.

[8] 曹泽毅. 中华妇产科学(临床版)[M]. 2版. 北京：人民卫生出版社，2010.

[9] 中华医学会妇产科学分会产科学组. 孕前和孕期保健指南(2018)[J]. 中华妇产科杂志，2018，53(1)：7-13.